普通高等教育中医药类创新课程"十二五"规划教材
全国高等中医药院校教材

主 编
马越鸣

副主编
沈旭华 何 新 程嘉艺 葛鹏玲 韩 茹 张 宾

药 理 学

供护理学专业使用

上海科学技术出版社

普通高等教育中医药类创新课程"十二五"规划教材
全国高等中医药院校教材

图书在版编目(CIP)数据

药理学/马越鸣主编. —上海：上海科学技术出版社，2013.9
(2015.1 重印)

普通高等教育中医药类创新课程"十二五"规划教材. 全国高等中医药院校教材

ISBN 978-7-5478-1802-2

Ⅰ.①药⋯　Ⅱ.①马⋯　Ⅲ.①药理学－中医学院－教材
Ⅳ.①R96

中国版本图书馆 CIP 数据核字(2013)第 150697 号

药理学
主编/马越鸣

上海世纪出版股份有限公司
上海科学技术出版社　出版
(上海钦州南路71号　邮政编码200235)
上海世纪出版股份有限公司发行中心发行
200001　上海福建中路193号　www.ewen.co
常熟市兴达印刷有限公司印刷
开本 787×1092　1/16　印张 22
字数 530 千字
2013年9月第1版　2015年1月第2次印刷
ISBN 978-7-5478-1802-2/R·613
定价：35.00元

本书如有缺页、错装或坏损等严重质量问题，
请向工厂联系调换

普通高等教育中医药类创新课程"十二五"规划教材
全国高等中医药院校教材

药理学

编委会名单

主 编

马越鸣　上海中医药大学

副主编

沈旭华　上海中医药大学　　　　葛鹏玲　黑龙江中医药大学
何　新　天津中医药大学　　　　韩　茹　安徽中医药大学
程嘉艺　辽宁中医药大学　　　　张　宾　河南中医学院

编 委

（以姓氏笔画为序）

王志琪　湖南中医药大学　　　　南丽红　福建中医药大学
李　丽　广西中医药大学　　　　袁冬平　南京中医药大学
李丽静　长春中医药大学　　　　董爱国　山西中医学院
宋小莉　山东中医药大学　　　　曾　勇　成都中医药大学
张　伟　河北医科大学　　　　　游秋云　湖北中医药大学
林宝琴　广州中医药大学　　　　解宇环　云南中医学院
畅洪昇　北京中医药大学　　　　谭梦晖　上海中医药大学
屈　飞　江西中医药大学

普通高等教育中医药类创新课程"十二五"规划教材
全国高等中医药院校教材

编写说明

随着生物医学模式的转变,护理工作要求护士不仅是药物治疗的执行者,也是用药前后的监护者,还是安全合理用药的咨询者、指导者等。为适应当前护理学专业发展对药理学教学的要求,在总结教学实践与改革探索经验的基础上,特编写本教材。编写的指导思想是将药理学知识与护理学专业密切结合,在介绍药理学基本知识的基础上,增加用药护理的知识,以体现药理学对用药护理的指导,突出专业的实用性。本教材主要供中医药院校护理学本科及相关专业药理学教学使用,也可供临床护士参考。

本教材共52章,前5章为总论,除了介绍药理学的基本概念、药物与机体的相互作用及规律、药物的一般知识之外,还介绍药理学在护理学专业中的应用和用药护理的基本知识,包括药物治疗的护理程序。后47章为各论部分,包括各系统的药物(作用于外周神经系统、中枢神经系统、内脏系统的药物,激素类药物,化疗药物等)。各章以常用代表药为重点,介绍药理学基础和用药护理两方面内容。药理学基础重点介绍药物的药理效应、临床应用、不良反应,简介药物的药动学、作用机制等;用药护理包括药物相互作用、禁忌证和用药护理要点三部分,以用药护理要点为重点,主要介绍给药操作注意事项、用药期间监护和不良反应的处理,提出保障用药安全有效的护理对策与措施,以适应专业实际应用特色。

本教材为适应护理学专业涉及用药种类广泛的专业特点,收录药物种类较其他专业全面,如增设水、电解质和酸碱平衡调节药及维生素类药、抗骨质疏松药和诊断用药等。根据目前各中医药院校护理学专业的性质与层次不同,药理学教学时数差异较大,故以共同讲授章节作重点介绍,其他章节作简介。

每章开始为导学,明确教学目标与要求;正文中优化了知识的表现形式,如疑难的图示释解、类似的列表对比、相关的背景和临床知识以链接或拓展呈现;结尾为综合思考题整合知识及应用,有利于加强教学互动,开展病例讨论、情景模拟等以提升执业能力、素质为导向的实践性、应用性的教学方式的探索。

本教材由来自全国20所开设护理学本科专业的高等中医药院校、长期从事护理学专业药理学教学的教师编写。在编写过程中,得到了编委们所在的学校、教研室和上海科学技术出版社给予的大力支持,我们深表感谢。上海中医药大学护理学院张翠娣老师在本教材用药护理的编写中提出了许多宝贵意见和建议,在此致以特别的谢意。

由于时间和水平有限,本教材如果存在不妥之处,恳请广大师生和读者给予批评和指正,以便及时修正。

《药理学》编委会

2013 年 6 月

普通高等教育中医药类创新课程"十二五"规划教材
全国高等中医药院校教材

目 录

第一章 绪 论

第一节 药理学概念与任务 …………… 1
第二节 药理学发展简史 ……………… 1
第三节 药理学在用药护理中的应用 …… 2
一、药物治疗方面 …………………… 2
二、用药咨询方面 …………………… 3
第四节 护理专业学习药理学的目的和方法 ……………………… 3
一、学习目的 ………………………… 3
二、学习方法 ………………………… 3

第二章 药物效应动力学

第一节 药物的基本作用 ……………… 5
一、药物作用的性质与类型 ………… 5
二、药物作用的选择性与特异性 …… 6
三、药物作用的两重性 ……………… 6
四、药物的量效关系 ………………… 8
五、药物的构效关系 ………………… 10
第二节 药物的作用机制 ……………… 10
一、受体机制 ………………………… 11
二、非受体机制 ……………………… 13

第三章 药物代谢动力学

第一节 药物的跨膜转运 ……………… 15
一、转运方式 ………………………… 16
二、药物转运体 ……………………… 17
第二节 药物的体内过程 ……………… 18
一、吸收 ……………………………… 18
二、分布 ……………………………… 19
三、代谢 ……………………………… 20
四、排泄 ……………………………… 21
第三节 药动学基本概念 ……………… 22
一、药时曲线 ………………………… 22
二、药物消除动力学 ………………… 22
三、药动学基本参数及意义 ………… 24

第四章 影响药物作用的因素

第一节 药物因素 ………………… 27
一、药物剂型与制剂 ………………… 27
二、给药途径 ………………… 27
三、给药时间 ………………… 28
四、长期用药 ………………… 28
五、药物相互作用 ………………… 28

第二节 机体因素 ………………… 29
一、生理因素 ………………… 29
二、遗传因素 ………………… 30
三、病理因素 ………………… 31
四、精神因素 ………………… 31

第三节 环境因素 ………………… 31

第五章 用药护理基本知识

第一节 药物一般知识 ………………… 32
一、药品及相关概念 ………………… 32
二、药品管理及法规 ………………… 33
三、用药剂量的换算与调配 ………………… 34
四、处方学基础 ………………… 35

第二节 用药护理 ………………… 36
一、护理评估 ………………… 36
二、护理诊断 ………………… 36
三、护理计划 ………………… 37
四、计划实施 ………………… 37
五、护理评价 ………………… 38

第六章 传出神经系统药物概论

第一节 传出神经系统分类与递质 ………………… 40
一、分类 ………………… 40
二、递质 ………………… 41

第二节 传出神经系统受体 ………………… 42
一、分类 ………………… 42
二、效应 ………………… 43

第三节 传出神经系统药物的作用方式和分类 ………………… 44
一、作用方式 ………………… 44
二、分类 ………………… 44

第七章 拟胆碱药

第一节 胆碱受体激动药 ………………… 46
一、M、N受体激动药 ………………… 46
二、M受体激动药 ………………… 46

第二节 胆碱酯酶抑制药 ………………… 48
一、易逆性胆碱酯酶抑制药 ………………… 48
二、难逆性胆碱酯酶抑制药 ………………… 49

第三节 用药护理 ………………… 51

第八章 抗胆碱药

第一节 M受体阻滞药 ………………… 53
一、阿托品类生物碱 ………………… 53

二、阿托品的合成代用品 …………… 54
第二节　N受体阻滞药 ………………… 55
第三节　用药护理 ……………………… 56

第九章
拟肾上腺素药

第一节　α、β受体激动药 …………… 57
第二节　α受体激动药 ………………… 60
一、$α_1$、$α_2$受体激动药 ……………… 60
二、$α_1$受体激动药 …………………… 61
三、$α_2$受体激动药 …………………… 62
第三节　β受体激动药 ………………… 62
一、$β_1$、$β_2$受体激动药 ……………… 62
二、$β_1$受体激动药 …………………… 63
三、$β_2$受体激动药 …………………… 63
第四节　用药护理 ……………………… 63

第十章
抗肾上腺素药

第一节　α受体阻滞药 ………………… 65
一、$α_1$、$α_2$受体阻滞药 ……………… 65
二、$α_1$受体阻滞药 …………………… 67
三、$α_2$受体阻滞药 …………………… 67
第二节　β受体阻滞药 ………………… 67
第三节　用药护理 ……………………… 69

第十一章
局部麻醉药

第一节　概述 …………………………… 70
第二节　常用药物 ……………………… 71
第三节　用药护理 ……………………… 71

第十二章
全身麻醉药

第一节　吸入性麻醉药 ………………… 73
第二节　静脉麻醉药 …………………… 74
第三节　复合麻醉 ……………………… 74
第四节　用药护理 ……………………… 75

第十三章
镇静催眠药

第一节　苯二氮䓬类 …………………… 77
第二节　巴比妥类 ……………………… 79
第三节　其他类 ………………………… 80
第四节　用药护理 ……………………… 81

第十四章
抗癫痫药与抗惊厥药

第一节　抗癫痫药 ……………………… 83
第二节　抗惊厥药 ……………………… 87

第三节 用药护理 …… 87

第十五章
抗帕金森病药

第一节 概述 …… 89
第二节 常用药物 …… 90
一、拟多巴胺类药 …… 90
二、抗胆碱药 …… 92
第三节 用药护理 …… 92

第十六章
抗阿尔茨海默病药

第一节 常用药物 …… 94
一、胆碱酯酶抑制药 …… 94
二、其他常用药物 …… 95
第二节 用药护理 …… 95

第十七章
抗精神失常药

第一节 抗精神病药 …… 97
一、第一代抗精神病药 …… 98
二、第二代抗精神病药 …… 99
第二节 抗躁狂药 …… 100
第三节 抗抑郁药 …… 101
第四节 抗焦虑药 …… 102
第五节 用药护理 …… 103

第十八章
镇 痛 药

第一节 概述 …… 105
第二节 阿片受体激动药 …… 105
一、阿片生物碱类镇痛药 …… 106
二、人工合成的镇痛药 …… 108
第三节 阿片受体部分激动药 …… 109
第四节 其他镇痛药 …… 110
第五节 阿片受体阻滞药 …… 110
第六节 用药护理 …… 110

第十九章
解热镇痛抗炎药及抗痛风药

第一节 解热镇痛抗炎药 …… 112
一、概述 …… 112
二、常用药物 …… 113
第二节 抗痛风药 …… 116
第三节 用药护理 …… 116

第二十章
中枢兴奋药

第一节 主要兴奋大脑皮层的药物 …… 118
第二节 主要兴奋延脑呼吸中枢的药物 …… 119

第三节　促进脑功能恢复的药物 …… 120　　第四节　用药护理 …… 121

第二十一章
利尿药及脱水药

第一节　利尿药 …… 123　　第二节　脱水药 …… 127
一、利尿药作用的生理学基础 …… 123　　第三节　用药护理 …… 128
二、常用利尿药 …… 125

第二十二章
抗高血压药

第一节　概述 …… 130　　二、α、β受体阻滞药 …… 135
第二节　常用药物 …… 131　　三、中枢性降压药 …… 136
一、利尿降压药 …… 131　　四、钾通道开放药 …… 136
二、钙通道阻滞药 …… 131　　五、直接舒张血管药 …… 136
三、β受体阻滞药 …… 132　　六、去甲肾上腺素能神经末梢阻滞药 …… 137
四、肾素-血管紧张素系统抑制药 …… 133　　七、神经节阻滞药 …… 137
第三节　其他药物 …… 135　　第四节　抗高血压药的应用原则 …… 137
一、$α_1$受体阻滞药 …… 135　　第五节　用药护理 …… 137

第二十三章
抗心绞痛药

第一节　概述 …… 140　　三、钙通道阻滞药 …… 143
第二节　常用药物 …… 141　　第三节　其他药物 …… 144
一、硝酸酯类 …… 141　　第四节　用药护理 …… 144
二、β受体阻滞药 …… 143

第二十四章
抗动脉粥样硬化药

第一节　概述 …… 147　　三、多烯脂肪酸类 …… 150
第二节　常用药物 …… 148　　四、血管内皮保护药 …… 150
一、调血脂药 …… 148　　第三节　用药护理 …… 150
二、抗氧化药 …… 149

第二十五章
抗心律失常药

第一节　概述 …… 152　　一、心律失常的电生理学基础 …… 152

二、抗心律失常药的作用机制和分类 …… 154
第二节　常用药物 …… 155
一、Ⅰ类　钠通道阻滞药 …… 155
二、Ⅱ类　β受体阻滞药 …… 158
三、Ⅲ类　延长动作电位时程药 …… 159
四、Ⅳ类　钙通道阻滞药 …… 159
五、其他抗心律失常药 …… 160
第三节　用药护理 …… 160

第二十六章
抗慢性心功能不全药

第一节　概述 …… 162
一、CHF 的病理过程 …… 162
二、抗 CHF 药物的作用环节 …… 163
三、抗 CHF 药物的分类 …… 163
第二节　常用药物 …… 163
一、强心苷类 …… 163
二、肾素-血管紧张素-醛固酮系统抑制药 …… 166
三、β受体阻滞药 …… 166
四、利尿药 …… 167
第三节　其他药物 …… 167
一、磷酸二酯酶抑制药 …… 167
二、钙增敏药 …… 167
三、β_1 受体激动药 …… 167
四、血管扩张药 …… 167
五、钙通道阻滞药 …… 168
第四节　用药护理 …… 168

第二十七章
血液及造血系统药物

第一节　抗血栓药 …… 170
一、抗凝血药 …… 170
二、抗血小板药 …… 172
三、纤维蛋白溶解药 …… 173
第二节　止血药 …… 173
一、促凝血药 …… 173
二、抗纤维蛋白溶解药 …… 174
第三节　促造血药 …… 174
一、抗贫血药 …… 174
二、升高白细胞药 …… 176
第四节　血容量扩充药 …… 176
第五节　用药护理 …… 177

第二十八章
呼吸系统药物

第一节　平喘药 …… 179
一、气道扩张药 …… 179
二、抗炎平喘药 …… 180
三、抗过敏平喘药 …… 181
第二节　镇咳药 …… 182
第三节　祛痰药 …… 182
第四节　用药护理 …… 183

第二十九章
消化系统药物

第一节　抗消化性溃疡药 …… 185
一、抗酸药 …… 185

二、胃酸分泌抑制药 …………… 186
三、胃黏膜保护药 ……………… 188
四、抗幽门螺杆菌药 …………… 188
第二节 助消化药 ……………… 188
第三节 止吐药 ………………… 189
第四节 泻药 …………………… 189
第五节 止泻药 ………………… 190
第六节 用药护理 ……………… 191

第三十章
子宫平滑肌兴奋药和抑制药

第一节 子宫平滑肌兴奋药 …… 193
第二节 子宫平滑肌抑制药 …… 195
第三节 用药护理 ……………… 196

第三十一章
组胺及组胺受体阻滞药

第一节 组胺 …………………… 197
第二节 组胺受体阻滞药 ……… 197
一、H_1受体阻滞药 …………… 197
二、H_2受体阻滞药 …………… 199
第三节 用药护理 ……………… 199

第三十二章
肾上腺皮质激素类药物

第一节 糖皮质激素 …………… 200
第二节 盐皮质激素 …………… 205
第三节 促皮质素和皮质激素抑制药 … 205
一、促皮质素 …………………… 205
二、皮质激素抑制药 …………… 205
第四节 用药护理 ……………… 206

第三十三章
胰岛素及口服降血糖药

第一节 胰岛素 ………………… 208
第二节 口服降血糖药 ………… 210
一、促胰岛素分泌药 …………… 210
二、双胍类 ……………………… 211
三、α-葡萄糖苷酶抑制药 ……… 211
四、胰岛素增敏药 ……………… 212
第三节 用药护理 ……………… 212

第三十四章
甲状腺激素及抗甲状腺药

第一节 甲状腺激素 …………… 214
第二节 抗甲状腺药 …………… 216
一、硫脲类 ……………………… 216
二、碘及碘化物 ………………… 216
三、放射性碘 …………………… 217
四、β受体阻滞药 ……………… 217
第三节 用药护理 ……………… 217

第三十五章 性激素类药及避孕药

第一节 雌激素类及雌激素类拮抗药 …… 219
  一、雌激素类 …… 219
  二、雌激素类拮抗药 …… 220
第二节 孕激素类药 …… 220
第三节 雄激素类和蛋白同化激素类药 …… 220
  一、雄激素类 …… 220
  二、蛋白同化激素类药 …… 221
第四节 避孕药 …… 221
  一、主要抑制排卵的避孕药 …… 221
  二、抗着床避孕药 …… 222
  三、男性避孕药 …… 222
第五节 用药护理 …… 222

第三十六章 维生素类药物

第一节 水溶性维生素 …… 224
第二节 脂溶性维生素 …… 225
第三节 用药护理 …… 227

第三十七章 水、电解质及酸碱平衡调节药

第一节 水、电解质平衡调节药 …… 228
第二节 酸碱平衡调节药 …… 229
第三节 用药护理 …… 230

第三十八章 抗菌药物概论

第一节 概述 …… 231
第二节 抗菌作用机制 …… 232
第三节 细菌耐药机制 …… 233
第四节 抗菌药物的合理应用 …… 233
  一、诊断为细菌性感染者,方有指征应用抗菌药物 …… 234
  二、尽早查明感染病原菌,根据病原菌种类及细菌药物敏感试验结果选用抗菌药物 …… 234
  三、按照药物的抗菌作用特点及其体内过程特点选择用药 …… 234
  四、抗菌药物治疗方案应综合患者病情、病原菌种类及抗菌药物特点制定 …… 234

第三十九章 β-内酰胺类抗生素

第一节 青霉素类 …… 236
第二节 头孢菌素类 …… 238
第三节 非典型β-内酰胺类 …… 240
第四节 β-内酰胺酶抑制药及其复方制剂 …… 240
第五节 用药护理 …… 241

第四十章
大环内酯类、林可霉素类及其他类抗生素

第一节　大环内酯类 …………… 243
一、共性 ………………………… 243
二、常用药物 …………………… 244
第二节　林可霉素类 …………… 245
第三节　其他类 ………………… 246
第四节　用药护理 ……………… 246

第四十一章
氨基糖苷类及多黏菌素类抗生素

第一节　氨基糖苷类 …………… 248
一、共性 ………………………… 248
二、常用药物 …………………… 249
第二节　多黏菌素类 …………… 250
第三节　用药护理 ……………… 251

第四十二章
四环素类及氯霉素类抗生素

第一节　四环素类 ……………… 252
第二节　氯霉素类 ……………… 254
第三节　用药护理 ……………… 255

第四十三章
人工合成抗菌药

第一节　喹诺酮类 ……………… 257
一、共性 ………………………… 257
二、常用药物 …………………… 258
第二节　磺胺类与甲氧苄啶 …… 259
一、磺胺类 ……………………… 259
二、甲氧苄啶 …………………… 260
第三节　其他类 ………………… 261
一、硝基咪唑类 ………………… 261
二、硝基呋喃类 ………………… 261
第四节　用药护理 ……………… 261

第四十四章
抗结核病药和抗麻风病药

第一节　抗结核病药 …………… 263
一、一线抗结核病药 …………… 263
二、二线抗结核病药 …………… 264
第二节　抗麻风病药 …………… 264
第三节　用药护理 ……………… 265

第四十五章
抗真菌药和抗病毒药

第一节　抗真菌药 ……………… 267
第二节　抗病毒药 ……………… 268
第三节　用药护理 ……………… 270

第四十六章 抗寄生虫病药

第一节 抗疟药 …………………… 272
 一、概述 …………………………… 272
 二、常用药物 ……………………… 272
第二节 抗阿米巴病药 …………… 274
 一、概述 …………………………… 274
 二、常用药物 ……………………… 274
第三节 抗滴虫病药 ……………… 275
第四节 抗血吸虫病药 …………… 275
第五节 抗丝虫病药 ……………… 275
第六节 驱肠蠕虫药 ……………… 276
第七节 用药护理 ………………… 276

第四十七章 消毒防腐药

第一节 概述 ……………………… 278
 一、药物分类 ……………………… 278
 二、药物作用机制 ………………… 278
 三、影响药物作用的因素 ………… 278
第二节 常用药物 ………………… 279
第三节 用药护理 ………………… 280

第四十八章 抗恶性肿瘤药

第一节 概述 ……………………… 282
 一、细胞动力学与抗肿瘤作用机制 … 282
 二、抗肿瘤药的耐药性 …………… 283
第二节 常用药物 ………………… 283
 一、影响核酸生物合成的药物 …… 283
 二、直接影响DNA结构与功能的
    药物 …………………………… 284
 三、干扰转录过程和阻止RNA合成的
    药物 …………………………… 285
 四、干扰蛋白质合成与功能的药物 … 286
 五、影响激素平衡的药物 ………… 286
第三节 抗肿瘤药物不良反应 …… 287
 一、近期毒性反应 ………………… 287
 二、远期毒性反应 ………………… 288
第四节 用药护理 ………………… 288

第四十九章 影响免疫功能药物

第一节 免疫抑制药 ……………… 290
第二节 免疫调节药 ……………… 291
第三节 用药护理 ………………… 292

第五十章 解毒药

第一节 有机磷酸酯类中毒解毒药 … 293
第二节 金属与类金属中毒解毒药 … 293
第三节 氰化物中毒解毒药 ……… 294
第四节 有机氟中毒解毒药 ……… 295

第五节 抗蛇毒药 ………………… 295　　第六节 用药护理 ………………… 295

第五十一章
诊断用药

第一节 X线造影剂 ……………… 297　　第三节 器官功能检查用药 ……… 298
第二节 磁共振显像造影剂 ……… 298　　第四节 用药护理 ………………… 299

第五十二章
抗骨质疏松药

第一节 骨吸收抑制药 …………… 301　　第三节 骨矿化促进药 …………… 303
第二节 骨形成促进药 …………… 303　　第四节 用药护理 ………………… 304

附　录

一、处方常用拉丁文缩写 ………… 305　　二、常用英文缩略词 ……………… 306

中文药名检索 ………………………………………………………………………… 309
英文索引 ……………………………………………………………………………… 320

第一章
绪　论

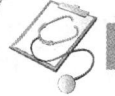

1. **掌握**　药理学、药物、药动学、药效学的概念。
2. **熟悉**　药理学在用药护理中的应用。
3. **了解**　药理学的学科任务、发展简史。

第一节　药理学概念与任务

药物(drug)是指能影响机体(organism)的生理、生化或病理过程,用于预防、治疗和诊断疾病或用于计划生育等特殊用途的物质。药理学(pharmacology)是研究药物与机体相互作用规律和机制的学科。研究药物对机体的作用和作用机制,即药物效应动力学(药效学,pharmacodynamics,PD);研究机体对药物的处置,包括药物的体内过程及其动态变化规律,即药物代谢动力学(药动学,pharmacokinetics,PK)。药理学以生理学、生物化学、病理学、病原学等学科为基础,为临床合理用药、防治疾病提供依据,是联系基础医学与临床医学、医学与药学的桥梁学科。药理学的学科任务是:①阐明药物的药效学和药动学,为临床安全有效用药提供理论依据。②提供寻找和发现新药的线索,指导新药开发。③为其他生命科学的研究提供重要的科学依据和研究方法。④为中医药的现代化研究提供研究思路与方法。

第二节　药理学发展简史

药理学是随着人们对药物认识和应用的深入而建立和发展的,并与科学技术的进步密切相关,大致经历3个发展阶段:古代药物学阶段(本草学阶段)、近代药理学阶段和现代药理学阶段。

公元1世纪问世的《神农本草经》是我国最早的本草学专著,记载药物365种。唐代的《新修本草》记载药物884种,是世界上第一部由政府颁布的药典。明代李时珍所著的《本草纲目》是世界闻名的药物学巨著,全书52卷,收载药物1892种,药方11 000余条,对我国和世界药物学发展作出了巨大贡献。世界其他文明古国都有关于药物的记载,如巴比伦和亚述的碑文、埃及的《埃伯斯医药籍》(Ebers'Papyrus)和古印度的《寿命吠陀》等。

随着有机化学、解剖学和实验生理学的发展,19世纪初实验药理学的创立标志着近代药理学阶段的开始。德国的R. Buchheim(1820－1879)建立了世界上第一个药理学实验室,写出第一本药理学教科书。其学生O. Schmiedeberg(1838－1921)开始研究药物的作用部位,开创了器官药理学。

现代药理学阶段始于20世纪初，在近代实验药理学理论和方法的基础上，迅速发展成为生物医学科学中的主要基础学科。特别是20世纪中叶以来，由于分子生物学、生物化学、免疫学、生物统计学等的迅猛发展以及许多新技术在药理学中广泛应用，如组织和细胞培养、微电极测量、同位素技术、电子计算机技术、纳米技术及基因工程技术等，为药物研究、药理学的发展提供了理论、技术和方法，对药物作用机制的研究，已从系统、器官水平，深入到细胞、亚细胞、受体、分子和量子水平。药理学不断形成许多各具特色的分支或交叉学科，如生化药理学、分子药理学、神经药理学、免疫药理学、遗传药理学、时辰药理学、药物毒理学、临床药理学等，分别从不同角度或层面阐述药物作用及其规律。根据药理学在临床工作中的应用产生了医用药理学、护理药理学等。

中药现代研究始于20世纪20年代陈克恢对麻黄化学成分和药理作用研究。随后中药现代药理研究广泛开展、不断深入，如揭示和提取中药有效成分、研发中药现代制剂，其中20世纪70年代发现的青蒿素已挽救了全球特别是发展中国家数百万人的生命。20世纪80年代发展起来的中药药理学为中药现代化、国际化奠定了重要基础。

【拓展】 基因工程药物

基因工程药物(gene engineering drug)是指应用基因工程技术生产的药品，即将目的基因通过与载体分子组成重组DNA转移到新的宿主细胞系统中表达，分离、纯化所得的目的基因的表达产物。已临床应用的有人胰岛素、干扰素类、组织纤溶酶原激活剂、促红细胞生成素等。

第三节 药理学在用药护理中的应用

随着生物医学模式转向生物-心理-社会医学模式，现代护理模式正由以患者为中心的责任制护理逐步转向以人的健康为中心的整体护理。护理对象不仅为患者，也包括健康人，护理工作场所由医院向社区、家庭延伸。

药理学的护理应用是以现代药理学理论为基础，紧密结合以人的健康为中心的整体护理教育模式，研究护士在用药中的任务和作用，指导护士在全面掌握药理学基本理论和基本知识的基础上，运用护理程序的方法合理用药、观察药效和药物不良反应，防止和减少药源性疾病和事故的发生，以确保临床用药安全有效，提高护理质量和医疗水平。

只有学好药理学，护士在用药方面不仅可以知其然，而且可以知其所以然，更能胜任多种相关职能角色，包括药物治疗(含新药临床试验)的实施者，用药前后的监督者、评价者，用药咨询者等。药物治疗以患者为对象，用药咨询以患者和家属以及健康人为对象，具体体现如下。

一、药物治疗方面

(一) 提高执行医嘱质量

执行医嘱前，能明白医师的用药目的，能初步判断患者当前病情与所用药物是否适合，能理解药物具体用法(剂量、剂型、药物浓度、配制方法、用药时间、给药次数和给药途径)的药理学依据。若对医嘱有疑问，则可与医师或药师联系确认后再严格执行，以提高护士的主动参与性，避免盲目执行医嘱及技术性医疗事故的发生。

执行医嘱时，能将给药操作方法与具体药物的药动学、药效学相联系，从而能预测药物反应；联用药物时，能依据药物相互作用，判断是否存在体外配伍禁忌，能否混合使用。对于有多种适应证和多种给药途径的药物，能分析改变给药途径是否改变药物作用性质与应用。

(二) 加强用药监护

掌握药物作用的两重性，在观察疗效的同时，密切监测相关指标，主动询问和检查患者用药阶段的症状与体征,以便及时发现和处理药物不良反应,并为制定或调整用药方案提供依据或建议,尽量减少或避免药源性疾病的发生。

二、用药咨询方面

(一) 药品选择

指导合理选购非处方药,并告诫同一药物可拥有不同商品名,需避免重复购用。指导解读正规的药品说明书,免受虚假广告误导。帮助理解保健食品不可替代药品,教会区别两者的方法。

(二) 药品保管

教会识别药物有效期及正确的保存方法。告诫药品保管一旦与避光、干燥、阴凉、密闭、低温等相应保存要求不符时,或者药品性状明显改变,即使药品在有效期内也不能保证用药安全、有效。并需提防小儿误服糖衣片等造成药物中毒。

(三) 给药方法

指导自行给药的正确给药方法。例如,片剂、胶囊等口服时一般用温开水送服,为避免消化道刺激,宜于餐后服用;若药物易受饮食影响则应空腹给药;若药物为缓释制剂,吞咽前不可嚼碎或溶解。需提醒片剂用作舌下含服时不可吞服,如硝酸甘油片。教会必要的给药技能,如胰岛素皮下注射等。

(四) 用药评价

树立药物作用具有两重性的观念。教会评价药物起效的初步知识,以免延误治疗时机。对见效较慢的特殊病症,如精神分裂症等,应讲清坚持用药、长期用药的道理,以免急于求成,擅自换药、停药,造成病情迁延反复。对需根据病情变化调整用量的药物,如降血糖药胰岛素,要教会调整用量的方法及标准,防止用药过量而致低血糖。告知所用药物常见不良反应和出现不良反应时可采取的措施。如降血糖药过量,出现心率加快、出汗等低血糖症状时,即刻服用糖水和(或)进食含糖食物。长期用药应做相关定期检查,如血象、肝肾功能。权衡用药利弊,鼓励药物与非药物手段(如饮食控制、体育锻炼)密切配合,避免或减少药物滥用与依赖。

第四节 护理专业学习药理学的目的和方法

药理学的护理应用集中体现在药物治疗的护理程序之中,护理学专业药理学的学习目的和学习方法侧重于药物临床应用方面。

一、学习目的

护理学专业药理学的学习目的主要是通过掌握必要的药理学基础,包括药物的作用、应用、不良反应及防治、药动学特点与药物相互作用等,为护士正确给药、观察药物疗效、监测药物不良反应、防治药源性疾病提供依据,确保临床用药安全、有效。

二、学习方法

(一) 联系基础、面向专业

复习专业基础课程知识,深化理解药理学。如复习传出神经系统的解剖与生理,有助于理解传出神经系统药物的作用方式、机制、效应和分类;复习尿液生成的生理机制,有助于理解利尿药的分类、利尿作用部位与机制、应用特点以及电解质方面的不良反应。

遵循整体护理理念,将用药护理运用于药物治疗的护理程序中。

(二) 归纳对比、把握规律

以代表药为参照,纵向归纳总结每类药物的共性,横向对比区分同类药物各自特点。以作用为核心,辩证认识药物的两重性,总结提高用药安全、有效的方法及护理措施。

(三) 重视实践、学以致用

实践教学包括实训和实验,不仅能够加深理解理论知识,还可锻炼操作技能,更能促进观察与思考、协作与创新,提高解决现实问题的能力。

(四) 拓展更新、自主学习

临床用药种类繁多且不断更新,有必要借助开放的自主性的形式如 PBL(problem based learning)、TBL(team based learning)或途径如网络,终身学习、与时俱进。参考科研文献,结合护理实践,树立循证观念指导临床合理的用药护理。

综合思考题

1. 试述护士学习药理学的意义。
2. 试述护士与药物治疗相关的工作角色与任务。

第二章

药物效应动力学

 导学

1. 掌握 药物作用的两重性、量效关系及其基本概念;效价、效能、治疗指数、安全范围的概念及比较;亲和力、内在活性、激动药、部分激动药、阻滞药的概念。

2. 熟悉 量反应、质反应和量效曲线的概念;药物作用的选择性、受体脱敏、受体增敏的概念及意义。

3. 了解 药物作用的性质、类型和特异性;药物的构效关系;药物非受体作用机制;药物与受体结合的特性。

药物效应动力学(Pharmacodynamics,PD),简称药效学,是研究药物对机体作用及作用机制的科学,为指导临床合理用药、防治疾病提供理论依据。

第一节 药物的基本作用

药物作用(drug action)是指药物与机体间通过分子相互作用所引发的初始影响,是动因;药理效应(pharmacological effect)是指药物引起机体生理、生化功能或形态的变化,是机体反应的表现。例如,肾上腺素与支气管平滑肌细胞 β_2 受体结合并激动受体,有舒张支气管的作用,但两者在药理学中常相互通用。

一、药物作用的性质与类型

(一) 药物作用的性质

1. **调节功能** 药物可调节机体的生理、生化功能状态,使机体原有功能增强的作用称为兴奋(excitation),如地高辛正性肌力;药物使机体原有功能减弱的作用称为抑制(inhibition),如吗啡镇痛。不过,药物兴奋或抑制作用过度都可导致新的病理状态,过度兴奋导致亢进(hyperfunction),深度抑制引起麻痹(paralysis);过度兴奋转入衰竭(exhaustion)则是另一种性质的抑制。例如,呼吸抑制可用中枢兴奋药尼可刹米纠正,但过量可致惊厥;而惊厥可用中枢抑制药苯巴比妥缓解,但过量可致呼吸抑制。

2. **抗病原体及抗肿瘤** 即杀灭或抑制病原体,控制感染性疾病;抑制肿瘤细胞生长繁殖或破坏肿瘤细胞达到治疗癌症的目的。

3. **补充不足** 机体某些物质(如激素、维生素、微量元素、蛋白质等)不足,可引起多种疾病。补充体内营养成分或活性物质的缺乏而防治疾病,称为替代疗法(substitution therapy)或补充疗法

(supplement therapy),如对肾上腺次全切除的患者补充糖皮质激素,给缺铁性贫血患者补充铁剂。

(二) 药物作用的类型

1. 局部作用(local action)和吸收作用(absorptive action)　药物作用按作用部位可分为局部作用和吸收作用。药物在用药部位所发挥的作用称为局部作用,如皮肤擦拭碘酒消毒。药物经不同途径吸收,经血液循环(或直接进入血管)分布到达有关组织器官所发挥的作用称为吸收作用,又称全身作用(general action)或系统作用(systemic action),如口服地西泮催眠。

2. 直接作用(direct action)和间接作用(indirect action)　药物作用按产生的先后可分为直接作用和间接作用。药物在直接接触的组织器官上所表现的作用为直接作用,也称原发作用(primary action)。由于药物的直接作用所导致的继发效果称为间接作用,也称继发作用(secondary action)。例如,去甲肾上腺素收缩血管、兴奋心脏、升高血压是直接作用,心率减慢则是血压升高经减压反射后的间接作用。

二、药物作用的选择性与特异性

(一) 药物作用的选择性

药物作用的选择性(selectivity)是指药物引起机体产生效应范围的专一或广泛程度。效应范围越窄,则药物作用的选择性越高,应用越专一,副作用越少。临床用药一般应尽可能用选择性高的药物,但也有例外,如选择广谱抗生素治疗混合感染。

(二) 药物作用的特异性

药物作用的特异性(specificity)是指药物通过专一性化学反应而产生特定的药理效应,如异丙肾上腺素特异地与β受体结合,而对其他受体影响不大。特异性与化学结构密切相关。

三、药物作用的两重性

药物作用的临床效果具有两重性,既可产生有益的治疗作用(therapeutic action),也可产生有害的不良反应(adverse reaction)。充分发挥药物的治疗作用,尽量避免或减少药物的不良反应是临床安全有效用药的要求。

(一) 治疗作用

凡符合用药目的或达到防治疾病效果的作用,称为治疗作用。根据用药目的不同分为以下两种。

1. 对因治疗(etiological treatment)　用药目的在于消除原发致病因子,彻底治愈疾病。例如,青霉素G杀灭肺炎链球菌治愈大叶性肺炎。

2. 对症治疗(symptomatic treatment)　用药目的在于改善疾病症状,减轻患者痛苦,如复方甘草口服液止咳化痰。症状危急时,如休克、高热、剧痛等,对症治疗比对因治疗更为迫切。

"急则治其标,缓则治其本"和"标本兼治"是对药物治疗原则的概括。

(二) 不良反应

凡不符合用药目的并给患者带来不适、痛苦或危害的反应统称为不良反应。多数不良反应是药物固有药理效应的延伸,在一般情况下可以预知,但不一定能够避免。少数较严重的不良反应为药物引起的人体器官、组织功能或结构损害而较难恢复,并有临床过程的疾病,称为药源性疾病(drug-induced disease),如庆大霉素引起的神经性耳聋。

根据药物不良反应的性质,可将各种不良反应分为以下8类。

1. 副作用(side effect)　副作用是指药物在治疗量时,机体出现的与治疗目的无关的不适反应。副作用是由于药物作用的选择性低造成的,是药物固有作用,可以预知和预防,但是难以避免。其危害较轻,停药后可消退,与治疗作用可相互转化。例如,治疗量下阿托品松弛平滑肌和抑制腺体分泌的作用同时产生,利用前者可缓解胃肠绞痛,但后者引起口干的副作用;利用后者可用于麻醉前给药,但前者引起排尿困难的副作用。

2. 毒性反应(toxic effect) 毒性反应是指在药物剂量过大或用药过久时,机体发生的危害性反应。短期内用药剂量过大引起的,称为急性毒性(acute toxicity)。长期用药导致药物在体内过量蓄积而逐渐发生的,称为慢性毒性(chronic toxicity)。急性毒性多损害循环、呼吸及神经系统功能,慢性毒性多损害肝、肾、骨髓、内分泌等功能。毒性反应一般比较严重,但是可以预知。限制用药量及疗程则可避免发生,一旦发生在必要时减停药物并纠正病理状态,长期用药应监测肝肾功能。毒性反应机制与治疗作用机制可有性质的差别。致突变(mutagenesis)、致畸胎(teratogenesis)、致癌(carcinogenesis)"三致反应"也属于慢性毒性范畴,是由于药物影响细胞的DNA,从而在分裂过程中发生遗传异常,诱发畸胎和癌变,为药物的特殊毒性。

3. 后遗效应(residual effect) 后遗效应是指停药后机体血药浓度已降至阈浓度以下时残存的药理效应。后遗效应可短暂,也可持久。例如,服用长效巴比妥类催眠药后,次晨仍有宿醉现象。长期使用肾上腺皮质激素,负反馈作用引起肾上腺皮质萎缩,停药后的肾上腺皮质功能低下的状态数月内难以恢复。

4. 继发效应(secondary effect) 继发效应亦称治疗矛盾,是指由于治疗效应所带来的不良后果。例如,长期应用四环素类广谱抗生素引起的二重感染。

5. 停药反应(withdrawal reaction) 停药反应是指长期用药后突然停药后原有疾病症状加剧的现象,又称为反跳反应(rebound reaction)。例如,长期应用β受体阻滞药控制血压,突然停药则血压回升。因此,易出现停药反应的药物在停药时应逐渐减量、缓慢停药。

6. 变态反应(allergic reaction) 变态反应也常称为过敏反应(hypersensitive reaction),是指机体接受药物刺激后出现与药理作用无关的病理性免疫反应。具体表现为皮疹、发热、造血系统抑制、肝肾功能损害、休克等。变态反应常见于过敏体质者,与药物剂量大小无关。致敏原可为药物本身、药物的代谢物或药物中的杂质,故对易致过敏的药物或过敏体质者,用药前应做过敏试验,阳性者禁用,但仍有少数假阳性或假阴性反应。

7. 特异质反应(idiosyncratic reaction) 特异质反应是指机体因遗传学异常对药物出现的特殊反应。发生于有遗传性药物代谢或反应变异的个体,药理效应的程度或性质与正常人不同。例如,遗传性葡萄糖-6-磷酸脱氢酶(G-6-PD)缺乏的患者,使用磺胺类药物后可突发急性血管内溶血。

8. 药物依赖性(drug dependence) 药物依赖性是指药物长期与机体相互作用,引起机体在生理功能、生化过程和(或)形态学发生特异性、代偿性和适应性改变的特性,停止用药可导致机体的不适和(或)心理上的渴求。药物依赖性可分为精神依赖性(psychic dependence)和躯体依赖性(physical dependence)。前者又称心理依赖性(psychological dependence),是指药后产生的一种愉快满足的感觉,并在精神上驱使人们有一种继续用药的欲望,以获得满足感或避免不适感。后者也称成瘾性(addiction),是由于反复用药造成的一种依赖状态,若中断用药,可产生一种强烈的身体方面的损害,即戒断症状(abstinence syndrome),使人非常痛苦和难以忍受,甚至有生命危险。成瘾者因惧怕发生戒断症状,故要求连续用药,造成停药困难。具有依赖性特性的药物主要包括麻醉药品和精神药品,反复大量的使用与医疗目的无关的有依赖性特性的药物,导致发生精神依赖性或躯体依赖性,造成精神混乱和产生一些异常行为,称为药物滥用(drug abuse)。因此,对麻醉药品和精神药品必须严格依据相应法规管理与使用。

四、药物的量效关系

(一) 量效一般关系

剂量与效应的关系简称量效关系(dose-effect relationship),是指药物的药理效应与药物的剂量或浓度呈一定关系。其一般规律是在一定剂量范围内,效应随剂量增加而增强,两者呈正变关系(图2-1)。不出现效应的剂量称为无效量(no-effect dose)。刚引起药理效应的剂量称为最小有效量(minimal effective dose)或阈剂量(threshold dose)。引起最大效应而不发生中毒的剂量称为极量或最大治疗量(maximum dose),极量也是国家药典规定的能使用的最大剂量。刚引起轻度中毒的剂量称为最小中毒量(minimum toxic dose)。不引起死亡的最大剂量称为最大耐受量(maximum tolerated dose)。引起致死的最小剂量称为最小致死量(minimum lethal dose)。临床满足安全有效的治疗量(therapeutic dose),即常用量,是指介于阈剂量和极量之间的剂量范围。剧毒药有极量限制,临床用药一般不得超过极量。

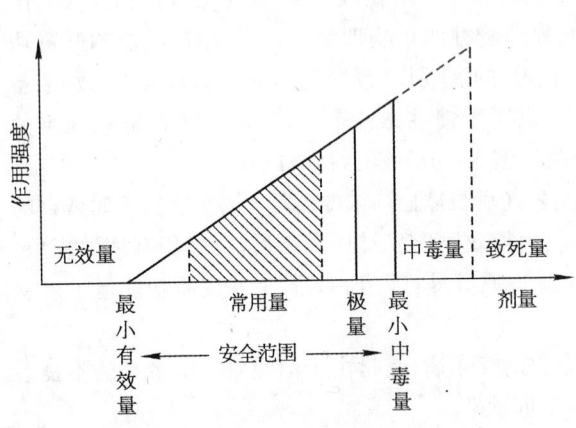

图2-1 药物剂量与效应关系示意图

(二) 量效曲线

以药物剂量或浓度为横坐标、药理效应为纵坐标绘图,所得的曲线即为量效曲线(dose-effect curve)。药理效应按性质可分为量反应(graded response)和质反应(quantal response)。药理效应表现为连续量变的,称为量反应,增减可用具体数量或最大反应百分率表示,如血糖升降、心率快慢等。如将剂量改用对数值,则量反应的量效曲线呈典型的对称S形曲线(图2-2)。药理效应只能用全或无,阳性或阴性表示的,称为质反应,如死亡与存活、催眠与清醒等,必须用多个动物或多个实验标本观察反应的阳性频率。用累加阳性频率或百分率为纵坐标,对数剂量为横坐标作图,则质反应的量效关系曲线也呈对称S形(图2-3)。

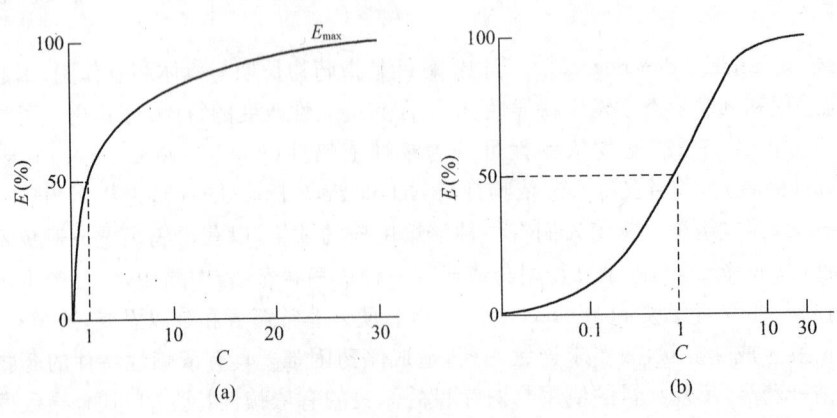

图2-2 量反应的量效曲线

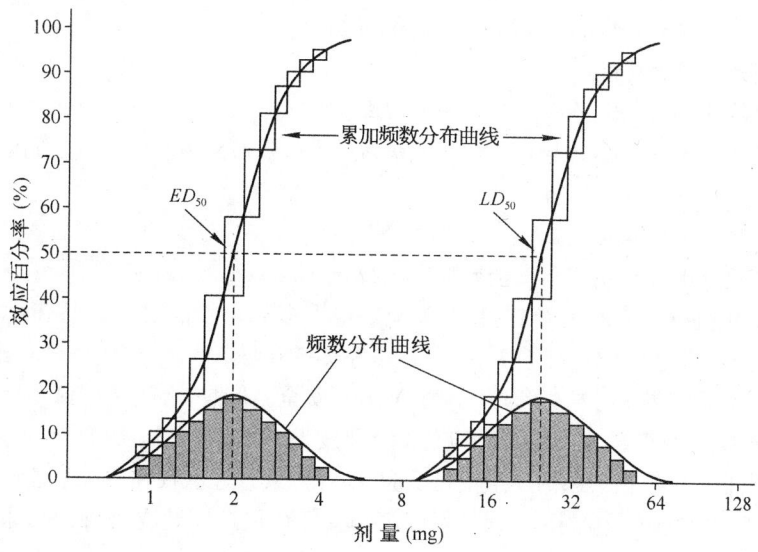

图 2-3 质反应的量效曲线示意图

1. 量效曲线的参数

(1) 效能(efficacy)和效价(potency)：效能是指药物所能达到的最大效应(maximum efficacy, E_{max})，此时即使再增加剂量或浓度，效应也不再增强。效价又称效价强度，是指能引起等效反应（一般采用50% E_{max}）的相对剂量或浓度。等效剂量或浓度越小，其效价越高。

效能和效价都用于评价药物作用的强弱，但两者并非平行关系，效能高比效价高的药物更具临床意义。例如，氢氯噻嗪与呋塞米的利尿作用，前者效价高，后者效能高，治疗重症水肿宜选用后者（图2-4）。

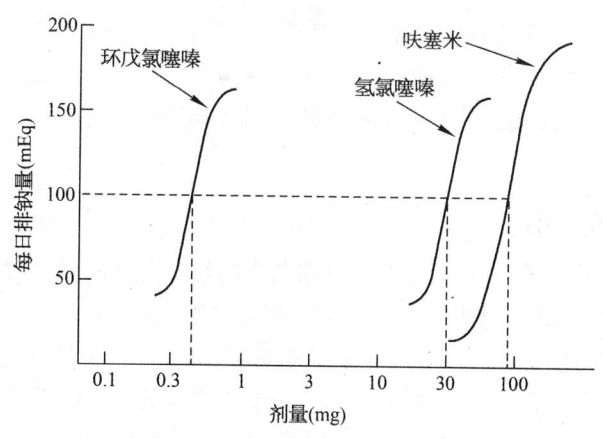

图 2-4 效价和效能的比较

(2) 斜率(slope)：半数效应量处在两端对称S型曲线的中央，其两端接近一直线，占据20%～80%的最大效应区间，此部分与横坐标夹角的正切值称量效曲线的斜率。斜率大表明药物剂量的微小变化即可引起效应的明显改变，临床治疗量及重点观察效应也常在此呈直线状的量效范围内。

(3) 半数效应量：半数效应量是指质反应量效曲线中能引起50%阳性反应的剂量。如果指标是药效则为半数有效量(50% effective dose, ED_{50})，如果指标为中毒或死亡则为半数中毒量(50%

toxic dose，TD_{50})或半数致死量(50% lethal dose，LD_{50})。

2. 评价药物安全性的指标

(1) 治疗指数(therapeutic index；TI)：$TI = LD_{50}/ED_{50}$。

(2) 安全范围(margin of safety)：安全范围是指最小有效量到最小中毒量之间的距离或LD_5至ED_{95}之间的距离。

(3) 安全指数(safety index；SI)：$SI = LD_5/ED_{95}$。

(4) 安全界限(safety margin)：安全界限 = $(LD_1 - ED_{99})/ED_{99} \times 100\%$。

以上指标的比值或区间越大，则药物越安全。绝大多数药物的安全性与药物剂量或浓度相关，因此应汇总分析药物的ED_{50}与LD_{50}(或TD_{50})等实验数据作评价。如图2-5，药物A和B，TI相等；但再用SI和安全界限分析，可判断药物A比B安全。但是，上述指标侧重反映药物的急性毒性，并不能检验药物慢性毒性，如反应停(沙利度胺，thalidomide)致新生儿"海豹肢畸形"(phocomelia)，或非剂量依赖关系的严重不良反应，如青霉素致过敏性休克。且这些指标值来源于动物实验，未必都适用于人类临床。因此，保障药物安全使用还需建立完善的临床不良反应监测制度。

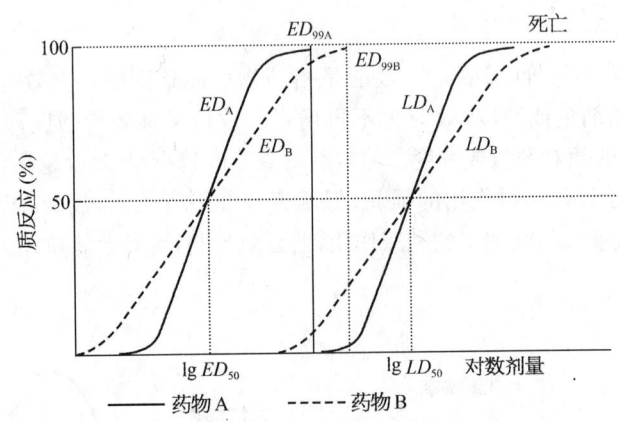

图 2-5 药物治疗指数、安全指数和安全界限

五、药物的构效关系

构效关系(structure activity relationship)是指药物的结构与药理活性或毒性之间的关系。化学结构相似的药物可通过同一机制发挥作用，引起相似或相反的效应。例如，肾上腺素、多巴胺同属儿茶酚胺类药物，都能激动β_1受体，兴奋心脏。药物结构的改变，包括其基本骨架、侧链长短、立体异构(手性药物)、几何异构(顺式或反式)的改变可影响药物的理化性质，进而影响药物的体内过程、药效乃至毒性。例如，奎宁为左旋体，具有抗疟疾作用，而右旋体奎尼丁具有抗心律失常作用。了解药物的构效关系不仅有利于深入认识药物的作用及机制，指导临床合理用药，而且对定向设计药物结构，研制开发新药意义重大。

第二节 药物的作用机制

药物的作用机制(mechanism of action)或称机理、原理，即研究药物为什么起作用和如何起作用？护士了解药物作用机制有助于深入理解药物的治疗作用和不良反应，为临床安全有效地用药提供依据。药物与机体生物大分子的结合部位是药物的作用靶位（靶点），受体是药物最主要和最重要的作用靶位，除受体之外的药物特定的作用靶位还有酶、离子通道和转运体等。多数药物的生物活性与其化学结构密切相关，产生特异性作用，少数药物利用其理化性质发挥作用。

一、受体机制

（一）受体理论

自 1913 年 Ehrlich 提出"锁和钥匙"的假说作为受体-配体相互作用的模型以来，经过不断实验资料补充，有人相继提出占领学说（occupation theory）、速率学说（rate theory）、变构学说（allosteric theory）和能动受体学说（motile receptor theory）等丰富、发展了受体理论。各种学说从不同角度阐释药物与受体之间相互作用的现象与规律，但各有局限性，了解各种学说有助于全面而深入地理解药物通过受体产生作用的机制。

（二）受体的概念

受体（receptor）是一类存在于细胞膜、细胞质或细胞核内介导细胞信号转导的功能蛋白质，能特异识别并结合生物活性分子，将识别和接收的信号放大并传递到细胞内部，进而引起生物效应。受体上与配体特异性结合的部位称为受点（receptor site）。能与受体特异性结合的物质称为配体（ligand）。神经递质、激素、自体活性物质属内源性配体，能与受体结合的药物则是外源性配体。

（三）受体的特性

1. **特异性** 受体对配体具有高度的识别能力，只可与特定分子大小、形状、电荷的配体结合，产生特定的生物效应。受体对配体的高度选择，体现了药物作用的特异性。

2. **多样性** 指同一受体可广泛分布在不同细胞而产生不同的效应，为受体亚型分类的基础。

3. **高敏性** 受体只需与很低浓度的配体结合，经细胞内信号传递和放大，能产生显著的生物效应。

4. **饱和性** 受体及受点的数量是有限的，受体与配体的结合随配体数量增加而饱和。作用于同一受体的配体之间存在竞争，从而可以改变效应性质与程度。

5. **可逆性** 受体与配体的结合是可逆的，受体-配体复合物解离时，配体为原形而非代谢物，受体也恢复为原有状态。

【链接】 受体类型

根据受体蛋白结构、信号转导过程、效应性质、受体位置等特点，受体大致可分为下列 4 类。

1. 配体门控离子通道受体 此类受体与激动剂结合后，导致离子通道开放，促进细胞内、外离子跨膜转运，产生细胞膜去极化或超极化，引起兴奋或抑制效应，如 N 胆碱受体、兴奋性氨基酸受体及甘氨酸受体等属于这类受体。

2. G 蛋白偶联受体（G protein-coupled receptors） 此类受体需通过第二信使始动偶联反应，从而产生生物效应。其主要特点是：受体与激动剂结合后，经过 GTP 结合调节蛋白（Gprotein，G 蛋白）的转导而将信号传递至效应器，产生生物效应，如肾上腺素受体、多巴胺受体、5-羟色胺受体、M 胆碱受体等属于此类受体。

3. 酶活性受体 酶活性受体主要指酪氨酸激酶受体（tyrosine kinase receptor），该受体由 3 部分组成，细胞膜外有配体结合区，中段穿透细胞膜，细胞内区段有酪氨酸激酶活性。激动剂与受体在细胞膜外结合后，激活位于细胞内的酪氨酸激酶，可促其结构内酪氨酸残基的自我磷酸化而增强其酶活性，进一步促使其他底物酪氨酸磷酸化，激活细胞内蛋白激酶，增加 DNA 及 RNA 合成，加速蛋白质合成，产生细胞生长、分化等效应。胰岛素、表皮生长因子、成纤维细胞生长因子及某些淋巴因子的受体属于此类。

4. 细胞内受体　此类受体也称细胞核激素受体（cell nuclear hormone receptor），是存在于细胞质和细胞核内的一类特异蛋白质，与其配体如肾上腺皮质激素、雌激素、孕激素、甲状腺素及维生素 D 等结合成复合物后，作用于靶基因，调控其表达，继而产生生理作用和药理效应。

（四）作用于受体的药物分类

药物与受体的相互作用表现为药物与受体结合产生复合物和其解离之间的可逆性平衡。

$$D + R \underset{K_2}{\overset{K_1}{\rightleftharpoons}} DR \Rightarrow \cdots\cdots \Rightarrow E$$

式中 D 为药物；R 为受体；K 为解离常数；DR 为药物-受体复合物；E 为药理效应。

按照受体理论，药物与受体结合能否产生效应及效应强弱取决于亲和力（affinity）和内在活性（intrinsic activity），亲和力是指药物与受体结合的能力，内在活性是指药物与受体结合后激动受体产生效应的能力。K_D 是引起 50% E_{max} 时（即 50% 受体被占领）所需的药物浓度；K_D 的负对数（$-\lg K_D$）称为亲和力指数（pD_2），其值与亲和力成正比。内在活性强弱以 $\alpha(0 \leqslant \alpha \leqslant 1)$ 表示。

两药亲和力相等时，其作用强弱取决于内在活性强弱；当内在活性相等时，其效价大小则取决于亲和力的大小。

根据亲和力及内在活性的不同，可将药物分为激动药（agonist）、部分激动药（partial agonist）和拮抗药（antagonist）3 类。

1. **激动药**　与受体结合既有较强的亲和力，又有较强的内在活性（$\alpha=1$）的药物，称为受体的激动药或完全激动药（full agonist）。激动药与内源性配体的作用性质相同，效应强。

2. **部分激动药**　与受体结合既有较强的亲和力，又有较弱的内在活性（$0<\alpha<1$）的药物，称为受体的部分激动药。部分激动药与激动药的作用性质相同，但前者效应弱。例如，吗啡和喷他佐辛分别为阿片受体的激动药和部分激动药，都能模拟神经递质脑啡肽的内源性镇痛作用，但吗啡作用强。与激动药共存时，部分激动药小剂量时表现为激动效应，大剂量时与激动药竞争受体结合而表现为拮抗效应。

3. **拮抗药**（又称阻滞药，blocker）　与受体结合有较强的亲和力，但无内在活性（$\alpha=0$）的药物。这些药物本身不能引起效应，但拮抗激动药或内源性配体发挥作用。例如，纳洛酮（阻滞药）拮抗吗啡（激动药）激动阿片受体的作用，可用于解救吗啡急性中毒。依据拮抗药与受体结合是否可逆，可分为竞争性拮抗药和非竞争性拮抗药。

（1）竞争性拮抗药：指与激动剂（包括激动药和内源性配体）可逆性地相互竞争相同受体的拮抗药。与竞争性拮抗药共存时，激动药增加剂量，其药理效应仍能达到单用时的最大效应，即竞争性拮抗药可使激动药的量效曲线平行右移，E_{max} 不变，即图 2-6 由 A 移向 B。

（2）非竞争性拮抗药：指与受体结合相对不可逆的拮抗药。与非竞争性拮抗药共存时，激动药增加剂量，也不能达到其单用时的最大效应，即非竞争性拮抗药可使激动药的量效曲线压低，且 E_{max} 降低，即图 2-6 中由 A 移向 C。

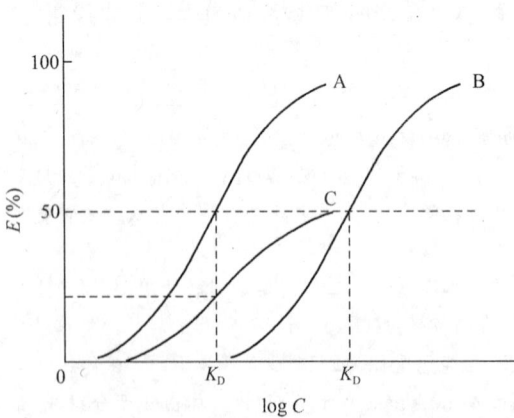

图 2-6　竞争性拮抗药和非竞争性拮抗药对激动药量效曲线的影响

A. 激动药单用时　B. 激动药与竞争性拮抗药共存时
C. 激动药与非竞争性拮抗药共存时　K_D. 解离常数

【链接】 信息转导

从生物信息系统组成和功能的角度来看,信息传递是一个在信息分子启动下,通过一系列受体或酶蛋白质的构型和活性改变,引发特定的级联反应(cascade reaction)过程,胞外信号经过胞质中的酶促反应产生的信使物质逐级放大,引起特定的生物效应并被迅速灭活或终止。第一信使、第二信使及第三信使承担自细胞外至细胞内的信息转导。

1. 第一信使(first messenger) 指多肽类激素、神经递质及细胞因子等细胞外信使物质。大多数第一信使不进入细胞,而是与靶细胞膜表面的特异受体结合,进而改变受体的构象,激活受体,引起细胞膜对离子通透性或酶活性等变化,可将信息传递到其他信使物质或效应器,从而调节细胞功能。

2. 第二信使(second messenger) 指第一信使作用于靶细胞后胞质内产生的信息分子,是细胞外信息与细胞内效应之间必不可少的中介物。第二信使将获得的信息增强、分化、整合,并传递给效应器,发挥特定的生理功能或药理效应。主要的第二信使包括环磷腺苷(cAMP)、环磷鸟苷(cGMP)、三磷酸肌醇(IP_3)、二酰甘油(DAG)、Ca^{2+}(calcium ion)等。

3. 第三信使(third messenger) 指将信息继续向细胞核内转导的物质,包括生长因子、转化因子等,参与基因调控、细胞增殖与分化、肿瘤的形成等过程。

(五)受体的调节

受到各种生理、病理、药理等因素影响,受体的数量、亲和力及内在活性会不断发生变化。由于细胞和受体蛋白的不断更新,受体合成和降解速率不断调节。受体的调节方式有增敏和脱敏两种类型。

1. 受体脱敏(receptor desensitization) 指长期使用激动药,组织或细胞对激动药的敏感性和反应性下降的现象。受体脱敏是产生耐受的原因之一,如长期使用$β_2$受体激动药沙丁胺醇治疗支气管哮喘时,β受体的敏感性降低,疗效减退。若脱敏只涉及受体数量或密度的下降,称之为受体的下调(down-regulation)。

2. 受体增敏(receptor hypersensitization) 指长期使用拮抗药,组织或细胞对激动药的敏感性和反应性升高的现象。受体增敏是产生停药反跳的原因之一,如长期使用β受体阻滞药普萘洛尔控制高血压时,β受体的敏感性增高,突然停药可致心动过速、血压回升。若增敏只涉及受体数量或密度的增高,称之为受体的上调(up-regulation)。

二、非受体机制

1. 理化反应 作用机制与药物的理化性质有关,与药物的化学结构关系不大,作用机制比较简单。例如,静脉注射甘露醇高渗溶液产生渗透性利尿;75%乙醇使蛋白质变性而消毒;氨羧螯合剂依地酸钙钠与重金属阳离子络合解救重金属中毒;抗酸药中和胃酸治疗溃疡病;碳酸氢钠碱化尿液,促进巴比妥类等酸性药物的排泄。

2. 影响神经递质和激素 药物可通过影响神经递质的合成、摄取、释放、灭活等过程改变递质在体内或作用部位的量而引起机体的功能改变。例如,麻黄碱促进去甲肾上腺素能神经末梢释放去甲肾上腺素,升高血压;而利舍平则耗竭神经末梢囊泡内的去甲肾上腺素,降低血压。新斯的明可抑制胆碱酯酶活性,导致乙酰胆碱因水解灭活减少而发挥拟胆碱作用。药物可通过影响激素分泌的量而发挥作用,如磺酰脲类口服降血糖药可促进胰岛素的分泌而降低血糖。

3. 影响细胞代谢 有些药物通过补充生命代谢物质,以治疗相应的缺乏症,如甲状腺激素治疗甲状腺功能低下症、胰岛素治疗糖尿病等。与代谢物化学结构非常相似的某些药物,可干扰代谢而产生药理作用,如抗代谢药5-氟尿嘧啶与尿嘧啶化学结构相似,掺入癌细胞DNA及RNA中,干扰蛋白质合成而发挥抗恶性肿瘤作用。

4. 作用于特定的靶位

(1) 影响酶：药物通过抑制或激活酶的活性，改变机体生化代谢过程而发挥作用。例如，卡托普利抑制血管紧张素转化酶，减少血管紧张素Ⅱ生成，可治疗高血压和心力衰竭；磺胺类抗菌药物抑制二氢叶酸合成酶而抑菌；苯巴比妥诱导肝药酶，长期使用减弱自身和其他药物的作用。而有些药物本身就是酶，如胃蛋白酶。

(2) 影响离子通道：细胞膜上离子通道控制 Na^+、K^+、Ca^{2+}、Cl^- 等离子跨膜运转，与维持细胞的兴奋性和功能密切相关，药物干扰某种离子通道功能可产生特定的药理效应。例如，吡那地尔促进血管平滑肌细胞膜上 K^+ 通道开放，扩张血管而降压；阿米洛利在肾脏远曲小管和集合管阻断 Na^+ 通道，抑制 Na^+ 重吸收而利尿；钙通道阻滞剂可阻滞血管平滑肌细胞膜 Ca^{2+} 通道，降低细胞内 Ca^{2+} 浓度，扩张血管。药物激动配体门控离子通道受体时，先激活受体再影响细胞膜的离子通道。例如，γ-氨基丁酸(GABA)激动 $GABA_A$ 受体，引起 Cl^- 内流，导致突触后膜超极化，产生中枢抑制作用。

(3) 影响转运体：通常离子和小分子有机物极性大，难以直接跨膜转运，而需要借助载体蛋白即转运体转运，包括易化扩散和膜泵转运。例如，通过细胞膜上葡萄糖转运体运输葡萄糖进入细胞；肾小管分布多种转运体负责离子和有机分子的摄取、外排。药物通过抑制载体蛋白的功能，可产生药理效应。例如，丙磺舒是肾小管弱酸载体的抑制剂，抑制原尿中尿酸的重吸收，用于防治痛风；利尿剂呋塞米抑制髓襻升支 Na^+，K^+-$2Cl^-$ 共同转运载体蛋白而发挥其高效利尿作用。

综合思考题

1. 药物为什么会产生毒性反应？如何防范？
2. 治疗指数能否作为衡量所有药物安全性的指标？为什么？
3. 试分析部分激动药分别与激动药、阻滞药在体内共存时对效应的影响。

第三章

药物代谢动力学

> **导学**
>
> 1. **掌握** 药物体内基本过程及药动学基本参数概念。
> 2. **熟悉** 影响药物体内过程的因素。
> 3. **了解** 常见临床给药方案制定的特点。

药物代谢动力学(pharmacokinetics，PK)简称药代动力学或药动学，是应用动力学原理与数学模型，定量描述药物在体内的处置过程和血药浓度随时间变化动态规律的一门学科。药物的体内过程(ADME)是机体对药物的处置(disposition)过程，包括药物的吸收(absorption)、分布(distribution)、代谢(metabolism)和排泄(excretion)，见图3-1。吸收、分布、排泄属于转运(transport)，代谢属于生物转化(transformation)，代谢和排泄合称为消除(elimination)。

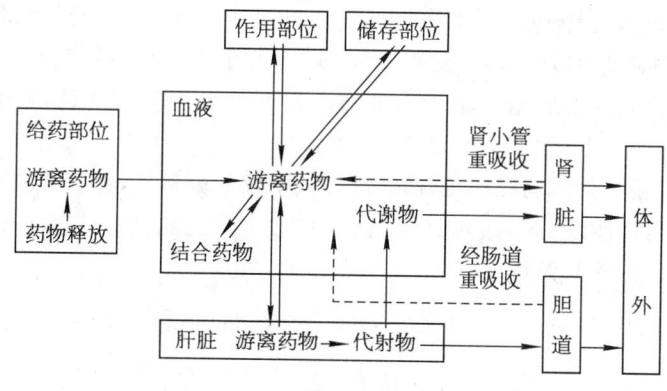

图3-1 药物体内过程示意图

第一节 药物的跨膜转运

吸收、分布与排泄都是药物(包括代谢物)在体内通过各种生物膜的运动，即跨膜转运(transmembrane transport)。生物膜是细胞膜和细胞内各种细胞器膜(如核膜、线粒体膜、内质网膜和溶酶体膜等)的总称。生物膜结构是以流动的脂质双分子层为骨架，其中镶嵌着不同功能的表在蛋白(extrinsic protein)和内在蛋白(intrinsic protein)，前者可伸缩活动，具有胞饮、胞吐作用；后者组成生物膜的酶、受体、载体及离子通道等。膜的随机运动使膜的疏水区出现暂时性间隙，形成散在微孔。药物跨膜转运的方式包括被动转运和主动转运,见图3-2。

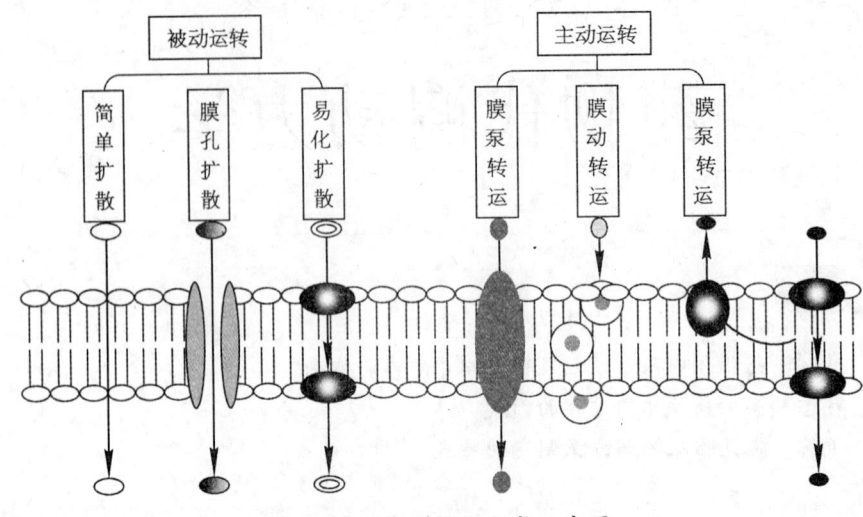

图3-2 药物转运方式示意图

一、转运方式

(一) 被动转运

被动转运(passive transport)即被动扩散(passive diffusion),是指药物由高浓度一侧向低浓度一侧的跨膜扩散过程。基本特点为顺浓度差、不耗能,是大多数药物的转运方式,具体类型如下。

1. 简单扩散(simple diffusion) 即脂溶扩散(lipid diffusion),是指药物依其脂溶性通过细胞膜的脂质双分子层顺浓度差转运,是药物主要的被动转运方式。除与细胞膜的高脂质结构及膜两侧浓度差有关外,还受药物的理化性质影响,分子量小、极性小、解离度小、脂溶性高、非离子型的药物容易跨膜转运。

大多数药物属于弱酸性或弱碱性化合物,在体液中仅部分解离,且其解离程度取决于药物所在体液的pH,其解离特性以pKa表示。体液pH的改变对药物的跨膜转运的影响及特点可用Handerson-Hasselbalch公式说明。

弱酸性药物

$HA = H^+ + A^-$

$K_a = \dfrac{[H^+][A^-]}{[HA]}$

$pK_a = pH - \log\dfrac{[A^-]}{[HA]}$

$pH - pK_a = \log\dfrac{[A^-]}{[HA]}$

$\therefore 10^{pH-pK_a} = \dfrac{[A^-]}{[HA]} = \dfrac{[离子型]}{[非离子型]}$

当 $pH = pK_a$ 时,$[HA] = [A^-]$

弱碱性药物

$BH^+ = H^+ + B$

$K_a = \dfrac{[H^+][B]}{[BH^+]}$

$pK_a = pH - \log\dfrac{[B]}{[BH^+]}$

$pK_a - pH = \log\dfrac{[BH^+]}{[B]}$

$\therefore 10^{pK_a-pH} = \dfrac{[BH^+]}{[B]} = \dfrac{[离子型]}{[非离子型]}$

当 $pH = pK_a$ 时,$[B] = [BH^+]$

pKa即弱酸性或弱碱性药物在50%解离时所在溶液(体液)的pH。每种药物都有固定的

pKa,其值与药物本身酸碱属性无关(表3-1)。改变溶液pH可以明显地影响弱酸性或弱碱性药物的解离度,进而影响其跨膜转运。例如,苯巴比妥为弱酸性药物,pKa=7.4,pH<5.4时解离度<1%;pH由7.35升至7.45时,解离度由47.1%增至52.9%。说明弱酸性药物在酸性环境中稳定,解离度小,脂溶性高,极性小,易通过胃黏膜吸收。弱酸性药物过量中毒时,碱化血液或尿液,可使药物向细胞内分布受阻或从肾小管重吸收减少,排泄加速,以解毒。

表3-1 常用药物的pKa

弱酸性药物	pKa	弱碱性药物	pKa
对乙酰氨基酚	9.5	阿托品	9.7
阿司匹林	3.5	氯丙嗪	9.3
氢氯噻嗪	6.8	地西泮	3.3
布洛芬	4.4	可待因	8.2
苯巴比妥	7.4	肾上腺素	9.6

2. **膜孔扩散**(diffusion through pores) 也称膜孔滤过(filtration through pores)或水溶扩散(aqueous diffusion),是指水溶性大、分子直径小于膜孔的药物通过细胞膜孔顺浓度差扩散,如乙醇、尿素等通过肾小球滤过属于膜孔扩散。

3. **易化扩散**(facilitated diffusion) 指顺浓度差、不耗能,并需要转运体的一种转运方式,具有饱和性、竞争性抑制和特异性现象,如氨基酸、葡萄糖等的吸收属于此种转运。

(二) 主动转运

主动转运(active transport)包括膜泵转运和膜动转运,基本特点为逆浓度差、耗能,是少数药物采用的转运方式。

1. **膜泵转运**(pump transport) 指药物从低浓度一侧向高浓度一侧跨膜转运的过程。属于膜泵转运方式的药物并不多,如去甲肾上腺素能神经末梢对去甲肾上腺素的再摄取和一些具有重要生理作用的离子转运属于主动转运。

膜泵转运的特点有:①逆浓度差转运;②需要转运体协助,具有特异性,因此可使药物在体内富集于某一器官或组织中;③消耗能量;④具有饱和性;⑤需用相同转运体转运时,药物间存在竞争性抑制现象;⑥当一侧药物转运完毕后转运即停止。

2. **膜动转运** 大分子物质的转运伴有膜的运动,称膜动转运(cytosis),药物膜动转运方式如下。

(1) 胞饮(pinocytosis):又称吞饮,是指某些液态蛋白质或大分子物质可通过生物膜的内陷形成小泡进入细胞内,如脑垂体后叶粉剂从鼻黏膜给药的吸收过程。

(2) 胞吐(exocytosis):又称胞裂外排或出胞,是指某些液态大分子物质可从细胞内转运到胞外,如腺体的分泌或递质的释放等。

二、药物转运体

药物跨膜转运中的载体转运包括易化扩散和膜泵转运,均需要依赖生物膜上的载体介导,这些载体即药物转运体(drug transporter),也可称为药物转运蛋白。药物转运体分布于体内各脏器,如肠道、肝脏、肾脏、大脑、心脏、肺等,影响药物体内过程的各个环节,决定了药物在体循环和细胞内的浓度,进而影响药理活性。

第二节 药物的体内过程

一、吸收

吸收是指药物从用药部位向血液循环中转运的过程。药物吸收的速度与程度,决定药物发挥全身作用的起效快慢与效应强弱。除药物理化性质外,影响药物吸收的因素主要有:

1. **药物的剂型与给药途径** 详见第四章。
2. **吸收环境** 口服给药时,胃肠道pH、胃排空速率、肠蠕动快慢、胃肠内容物的多少和性质均可影响药物的吸收。

(1) 胃肠道pH:大多数药物呈弱酸性,药物解离程度因消化道pH不同而变化,从而影响药物吸收。一般情况胃液pH为1.0左右,但餐后受食物和水影响,胃内pH可增加至3.0~5.0。某些疾病如十二指肠溃疡患者的胃液pH显著下降,而无酸症患者胃液pH显著增高。此外,一些药物会影响胃液的分泌和胃液pH,如组胺、乙酰胆碱、毛果芸香碱及中药鸡内金、山楂促进胃液分泌,使胃酸度增高,而阿托品类、阿司匹林及中药乌贼骨、甘草则抑制胃酸分泌。胃排出的酸液在十二指肠与胰液中的碳酸氢根中和,使小肠液pH达到5~7,大大高于胃液,有利于弱碱性药物的吸收。

(2) 胃排空速率:药物从胃幽门排至小肠上部的速度称为胃排空速率。某些主动吸收的药物如维生素B_2,若胃排空速率高,大量药物迅速到达吸收部位,使吸收达到饱和,但吸收量少;而在小肠被动吸收的药物,若胃排空速率快,药物迅速出现在吸收部位,吸收提前且快,疗效强而迅速;另一些易在胃中分解的药物,胃排空速率低则意味着药物在胃中滞留时间长,分解得更多。

胃排空速率主要受内容物影响。稀的软性食物较稠的或固体食物,糖类、蛋白质类食物较脂肪类食物胃排空速率快。大量饮水,增加胃内容物体积,并降低内容物的黏度和渗透压,可提高胃排空速率。影响胃肠运动的药物也干扰胃排空速率,如抗胆碱药、抗组胺药,抑制胃肠蠕动,并降低胃排空速率。

3. **首过效应(first-pass effect)** 指某些经胃肠道给药的药物,在尚未吸收进入体循环之前,在肠黏膜和肝脏被部分代谢,致使进入体循环的原形药量减少的现象,也称第一关卡效应或首关消除。涉及首过效应的部位主要有肠腔、肠壁和肝脏。肠腔内的消化液、消化道酶,甚至肠道菌丛产生的酶,均可使某些药物失活,如胰岛素口服经蛋白水解酶作用几乎完全失活,肠壁中的单胺氧化酶的作用可使酪胺酸失效。肝首过效应受到酶浓度及血流速度的影响,肝脏内酶浓度越高,血流速度越快,首过效应就越明显,进入体循环的药物就越少。首过效应明显的药物可采用舌下或直肠给药以避免或减少首过效应、提高生物利用度。

4. **吸收部位**

(1) 消化道:口服给药方便,比注射给药安全,最为常用。口服药物经消化道吸收,绝大多数以简单扩散的方式通过消化道黏膜吸收。

1) 口腔黏膜吸收:口腔黏膜为多孔的脂类质膜,舌下给药可使脂溶性药物按简单扩散的方式吸收,吸收面积虽小,但因口腔黏膜血流特别丰富,故药物吸收速度快,且可以避开首关消除。适用于用药剂量小、脂溶性高、起效迅速的药物,如硝酸甘油、异丙肾上腺素等。

2) 胃内吸收:胃内pH较低,弱酸性药物可被吸收,但由于胃内容物排空较快,故吸收量较少,而弱碱性药物则难吸收。

3) 小肠吸收:绝大多数药物吸收的部位在小肠。小肠具有环状褶皱和大量的绒毛、吸收面积大(约 200 m²)、血流丰富、毛细血管壁的膜孔大、肠蠕动缓慢、pH 偏中性等特点,故弱酸性药物和弱碱性药物均易被吸收。季铵类药物因高度解离,则难吸收。首过效应过多的药物不宜口服给药,如硝酸甘油口服后约 90% 被首关消除。

4) 直肠吸收:直肠给药可在一定程度上减少首过效应。直肠中、下段的毛细血管血液流入直肠上静脉,然后进入门静脉,其后经过肝脏;而直肠下静脉可流入髂内静脉,绕过首过效应,因此,直肠给药的剂量仅约 50% 可以绕过肝脏。对刺激性较大的药物或不能口服药物的患者,可直肠灌肠或栓剂给药。

(2) 注射部位的吸收:皮下或肌内注射的药物先沿结缔组织扩散,后经毛细血管和淋巴内皮细胞进入血液循环。毛细血管具有微孔,细胞间隙较大,药物常以简单扩散及滤过方式转运,吸收快且较完全。药物的吸收速率常与注射部位的血流量有关,肌肉组织的血流量比皮下组织丰富,故肌注比皮下注射吸收快。血管内给药,如静脉注射,虽无吸收过程,但起效更快、作用更强。

(3) 呼吸道吸收:脂溶性、挥发性的小分子药物通过喷雾或气雾方式给药由呼吸道黏膜或肺泡上皮细胞吸收。吸入给药经肺泡吸收,由于肺泡表面积大、肺泡上皮薄、毛细血管血流量大,故吸收极其迅速。颗粒直径 <2 μm 可进入肺泡,通过肺泡吸收发挥吸收作用;颗粒直径 3~10 μm 可到达细支气管,如异丙肾上腺素气雾剂可用于治疗支气管哮喘;粒径较大(10 μm)大多滞留在支气管黏膜上,产生局部作用。

(4) 皮肤和黏膜吸收:涂擦于皮肤表面的脂溶性高的药物可经完整皮肤吸收。皮肤吸收慢而久,适用于疾病预防。近年来,将促皮吸收剂与药物制成贴皮剂,经皮给药后可达到局部或全身疗效,如硝苯地平贴皮剂、硝酸甘油缓释贴皮剂等。黏膜吸收能力强于皮肤,鼻腔黏膜的吸收面积大,且血管丰富,吸收也迅速。

二、分布

药物分布是指药物吸收入血液循环后随着血流转运到机体各组织器官的过程。药物在体内的分布是不均匀的,一般而言,血流丰富的组织器官,药物分布快而多。药物分布除了受器官血流量、细胞内外液的 pH 影响外,还受下列因素的影响。

1. 药物与血浆蛋白结合　药物吸收入血后,可与血浆蛋白可逆结合。游离型药物与结合型药物按一定结合率维持动态平衡。游离型药物分子量小,易跨膜转运,参与分布、代谢和排泄,是药物的活性形式;结合型药物分子量大,不易跨膜转运,不参与分布、代谢和排泄,是药物暂时的贮存形式。

血浆蛋白及其结合位点数量有限,给药剂量增至一定程度,药物与血浆蛋白结合可达饱和状态,若再增加剂量,游离型药物浓度迅速上升,易引发毒性反应。药物与血浆蛋白的结合是非特异性的,多种药物与血浆蛋白结合时可发生竞争性排挤现象。例如,阿司匹林与香豆素合用时,前者可将后者从血浆蛋白结合部位置换出来,使后者的游离型药物浓度增高而引起自发性出血。此外,年老体弱、慢性肾小球肾炎及肝硬化等患者,血浆蛋白含量减少,用药后游离型浓度增高,可使药物的作用增强或毒性增加。

2. 药物与组织细胞亲和力　某些药物对某些组织细胞具有特殊的亲和力,与分布组织中存在的蛋白质、脂肪、酶及黏多糖等发生可逆的非特异性结合,使药物聚集在该器官组织细胞中,从而使药物分布表现出一定的选择性。如碘在甲状腺组织中浓度比血浆高 1 万倍,抗疟药氯喹在肝内及红细胞内浓度均高于血浆。

3. 体内特殊屏障　人体各组织器官的血流量差异明显,大部分药物通过细胞外液迅速分布。

然而,脑、胎盘及眼部等组织还具有特殊的屏障,药物能否分布到这些组织中则取决于药物通过屏障的能力。

(1) 血脑屏障(blood-brain barrier):指血液与脑细胞、血液与脑脊液、脑脊液与脑细胞之间的屏障,血脑屏障是保护大脑的生理屏障,只有脂溶性高及小分子药物才能通过血脑屏障进入脑组织。但有脑膜炎时,有些药物如青霉素等可透过血脑屏障,达到有效的抗菌浓度,发挥治疗作用。新生儿血脑屏障发育尚未完善,药物容易透过而影响新生儿的大脑发育。

(2) 胎盘屏障(placental barrier):指胎盘将母体和胚胎的血液隔开的屏障,胎盘屏障与一般生物膜没有明显区别,其屏障功能不强。某些药物可透过胎盘屏障影响胚胎的生长发育或致畸,故孕妇用药应慎重,尤其是妊娠前 3 个月和分娩前期更应避免或减少用药。

(3) 血眼屏障(blood-eye barrier):吸收入血的药物在房水、晶状体和玻璃体等组织的浓度远低于血液,此现象是由血眼屏障所致,故作用于眼的药物多以局部应用为好。与血脑屏障相似,脂溶性或小分子药物比水溶性或大分子药物容易通过血眼屏障。

4. 药物转运体　细胞膜上的药物转运体影响药物的分布。脑内微血管内皮细胞上有多种转运体参与血脑屏障的调节,如内皮细胞的血管侧膜上的 P-gp、MRPs 和 BCRP 可将药物外排到血管,使得一些药物不易透过血脑屏障。

三、代谢

药物代谢是指许多药物作为外源性物质进入体内后,会发生化学结构上的改变,即生物转化。体内药物代谢的场所有肝、肾、肺、肠和脑等,以肝为主。

1. 药物代谢的意义　药物经过代谢,药理活性会发生改变。①灭活(inactivation):即多数有药理活性的药物转化为无活性的代谢物,如乙酰胆碱水解为胆碱。②活化(activation):即少数无药理活性的药物转化为有活性的代谢物,如可的松转化为氢化可的松。③产生活性产物:如地西泮转化为具有活性的去甲地西泮、去甲羟地西泮等。④产生毒性产物:如异烟肼的代谢物乙酰肼和肼具有肝毒性。代谢产物水溶性增加也有利于药物排泄。

2. 药物代谢的时相和代谢酶　生物转化分为两相:Ⅰ相反应包括氧化、还原或水解,主要由肝微粒体混合功能氧化酶(细胞色素 P_{450} 酶系统,肝药酶)和存在于细胞质、线粒体、血浆、肠道菌丛中的非微粒体酶催化。大多数药物经Ⅰ相反应转化为水溶性和极性大的灭活代谢物。Ⅱ相反应为结合反应,许多经过氧化反应的药物可在相应酶(如葡萄糖醛酸转移酶等)催化下,与葡萄糖醛酸、乙酰基、甘氨酸、硫酸等结合,形成极性大、水溶性高的产物,使活性下降并易于从肾脏排泄。

肝微粒体细胞色素 P_{450} 酶系统是促进药物生物转化的主要酶系,故又简称为"肝药酶",现已分离出 70 余种。此酶系统的基本作用是从辅酶Ⅱ及细胞色素 b_5 获得两个 H^+ 结合成水,没有相应的还原产物,故又称单加氧化酶,能对数百种药物起反应。

3. 药物代谢的影响因素

(1) 年龄:胎儿和新生儿肝微粒体中药物代谢酶活性很低,对药物的敏感性比成人高,常规剂量就可能出现很强作用。而老年人的药物代谢功能也会降低。

(2) 遗传差异:不同种族和不同个体间由于遗传因素的影响,对同一药物的代谢可存在极为显著的差异。

(3) 病理状态:如肝炎患者的葡萄糖醛酸结合反应和硫酸结合反应受阻,使一些药物的半衰期延长。

(4) 药酶诱导和抑制:由于许多物质(如药物)可以改变药酶的活性,影响药物代谢速度、改变药物作用强度及作用维持时间等。能增强肝药酶活性或增加肝药酶合成的物质称为药酶诱导剂（enzyme inducer）。苯巴比妥为药酶诱导剂，连续应用可加速自身及香豆素类、四环素类、糖皮质激素类等药物经肝药酶转化，降低血药浓度，减弱作用强度，缩短作用维持时间，这是药物产生耐受性的原因之一。反之，能减弱肝药酶活性或减少肝药酶合成的物质称为药酶抑制剂（enzyme inhibiter）。华法林与药酶抑制剂氯霉素合用，前者经肝药酶转化减慢，消除半衰期延长，血药浓度上升，作用增强，易引发自发性出血。因此，合用药酶诱导剂或抑制剂，是导致药物失效或中毒的原因之一，需要调整用药剂量以保证用药安全、有效。常见的药酶诱导剂和药酶抑制剂及其相互作用见表3-2。

表3-2　常见的药酶诱导剂和药酶抑制剂及其相互作用

药物种类		受影响的药物
药酶诱导剂	苯巴比妥	苯巴比妥、苯妥英钠、甲苯磺丁脲、香豆素类、氢化可的松、地高辛、口服避孕药、氯丙嗪、氨茶碱、多西环素
	水合氯醛	双香豆素
	苯妥英钠	可的松、口服避孕药、甲苯磺丁脲
	利福平	华法林、口服避孕药、甲苯磺丁脲
	乙醇	苯巴比妥、苯妥英钠、甲苯磺丁脲、氨茶碱、华法林
药酶抑制剂	氯霉素	苯妥英钠、甲苯磺丁脲、香豆素类
	泼尼松龙	环磷酰胺
	甲硝唑	乙醇、华法林
	环丙沙星、依诺沙星	氨茶碱
	阿司匹林、保泰松	华法林、甲苯磺丁脲

四、排泄

药物排泄是指血液中的药物原形及其代谢物通过排泄器官或分泌器官排出体外的过程。大多数药物排泄属于被动转运，少数属于主动转运，肾脏是排泄药物的主要器官，胆道、肺、乳腺亦可分泌和排泄部分药物。

1. **肾脏排泄**　药物的肾脏排泄取决于肾小球滤过、肾小管分泌和肾小管重吸收。游离型药物、分子量较小的药物及其代谢物可经肾小球滤过，但并不完全随尿排出体外，脂溶性较高的弱酸性或弱碱性药物可通过简单扩散方式，一部分自肾小管重吸收。重吸收的量与尿液pH密切相关，弱酸性药物在碱性尿中，解离型多，重吸收少，排泄快，而弱碱性药物则相反。因此，临床可采用改变尿液的pH，治疗弱酸性或弱碱性药物中毒。肾小管内药物因尿液浓缩而增高浓度，既能有利于治疗泌尿系统疾病，也能增强不良反应，如链霉素，既有利于治疗泌尿道感染，也增加了对肾脏的毒性作用；有的药物在肾小管的浓度超过其溶解度，如磺胺药，可在肾小管内析出结晶，引起肾功能损害。故肾功能不全时，应禁用或慎用对肾脏有危害的药物。药物经肾小管主动分泌时需要转运体，可发生竞争性抑制，如氢氯噻嗪能减少尿酸主动分泌。

2. **胆道排泄**　肝脏中三种载体主动转运系统，分别转运阴离子（有机酸类如磺溴酞、青霉素等）、阳离子（有机碱类如奎宁、红霉素等）和中性化合物如强心苷等。药物及其代谢物由此随胆汁分泌经由胆道及胆总管进入肠腔，随粪便排至体外。肝功能损伤时胆汁分泌减少，同时药物代谢速率降低，易致药物中毒，如地高辛。

某些经胆道排泄的药物代谢物,在肠道受酶或细菌作用转化为原形药物,部分可再被小肠吸收经肝脏进入体循环,此过程称为肝肠循环(hepato-enteral circulation)。中断肝肠循环,药物消除半衰期和作用维持时间均可缩短。例如,强心苷中毒时,口服的考来烯胺可在肠内和强心苷形成络合物,中断肝肠循环,加快强心苷从粪便中排泄,为急救措施之一。

3. 乳汁排泄　乳汁略呈酸性,又富含脂质,脂溶性较高的弱碱性药物如吗啡、阿托品、麦角碱类易自乳汁排泄,故哺乳期妇女服用此类药物时应注意,以免对婴幼儿产生不良影响。

4. 其他排泄途径　某些药物也可经唾液腺排出,且排除量与血药浓度有相关性,可作为无痛性药检的采样。有的药物还可经肺、胃肠道、汗腺等器官排泄。

第三节　药动学基本概念

药动学参数定量反映药物在体内的动态变化过程规律,为临床制定和调整给药方案提供理论依据。

一、药时曲线

时量关系是指给药后在血浆中药物的浓度(简称血药浓度)或量随时间变化的量变过程,这种变化可以时间为横坐标、浓度(或对数浓度)为纵坐标作图,即为血药浓度-时间曲线(concentration-time curve),简称药时曲线或 $c-t$ 曲线(图3-3),它反映了药物的吸收、分布和消除的过程。药时曲线上升段表示药物吸收的快慢,吸收快则升段坡度陡。曲线高度表示药物吸收与消除达到平衡时血药浓度达最高峰,同一药物剂量越大则峰值越高。曲线降段表示药物消除的快慢。药时曲线可分为3期:潜伏期(latent period)是指用药后到开始产生疗效的一段时间,静脉给药无明显潜伏期。持续期(persistent period)是指维持药物疗效的浓度或维持药物基本疗效的时间,其长短与药物的吸收及消除速率有关。高峰期(peak period)是指血中药物达到最大浓度的时间,又称药峰时间(peak time, t_{max}),对应的最大血药浓度称为药峰浓度或峰值(peak value, C_{max}),峰值的高度与剂量成正比。残留期(residual period)是指药物浓度虽已降至最小疗效或最低有效浓度以下,但体内药物尚未完全消除,此期与药物排泄缓慢有关,可产生蓄积作用,反复用药可产生蓄积中毒。

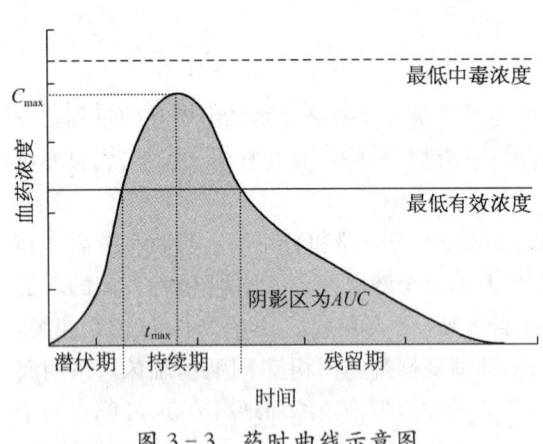

图3-3　药时曲线示意图

二、药物消除动力学

药物消除动力学过程反映药物在体内消除速率的特点。通常按药物消除速度与药物量或浓度之间的关系,可将药物在体内的消除过程分为一级、零级和米-曼速率过程。

(一) 一级速率过程

一级速率药物消除呈指数衰减,每单位时间内消除的百分比不变,每单位时间内药物的消除量随时间先后依次减少。大多数药物的吸收、分布和消除都是以被动扩散的方式转运,任一时刻体内药量(X)的消除速率(dX/dt)与体内当时的药量成正比,可用以下方程式表示。

$$\frac{dX}{dt} = -k_e X \tag{1}$$

式中 X 为体内药量,k_e 为一级速率常数(first-order rate constant),表示单位时间内(如 $\min^{-1}$,h^{-1})药物的消除量与现存量之间的比值,上式经过积分得

$$X = X_0 \cdot e^{-kt} \tag{2}$$

此式表示在时间 t 时药量(X)与初始药量(X_0)的关系。

一级动力学过程具有以下特点:①半衰期与剂量无关;②一次给药的药时曲线下面积(area under concentration-time curve, AUC)与剂量成正比;③一次给药情况下,尿排泄量与剂量成正比。应该指出的是,药物经肝脏的转运或肾小管分泌及胆汁分泌虽是主动转运机制,但多数药物在治疗范围也可遵循一级速率过程。

(二) 零级速率过程

药物的消除速率在任何时间都恒定,与药物浓度无关,称为零级动力学过程。如在体内药量足够高时,代谢酶饱和,药物消除服从零级动力学,无论药物浓度如何,单位时间内消除等量药物,即任一时刻体内药物浓度(C)的消除速率(dC/dt)为一常数。其方程式是

$$\frac{dC}{dt} = -k_0 \tag{3}$$

上式经积分,得

$$C = C_0 - k_0 t \tag{4}$$

式中 k_0 为零级速率常数。零级动力学过程是主动转运的特点,任何耗能的逆浓度梯度转运的药物,因剂量过大,超过其负荷能力,均可出现饱和限速,而成为零级动力学过程。在临床常用药物中,苯妥英钠、阿司匹林、双香豆素及丙磺舒的代谢过程属零级速率。零级动力学过程中药物的半衰期随剂量的增加而延长;药物从体内消除速率取决于剂量的大小,而在一定范围内分布容积与剂量无关。

(三) 米-曼氏速率过程

某些药物体内的消除速率受酶活性限制,在低浓度时表现为一级速率过程,而在高浓度时由于酶系统饱和,表现为零级过程,称为米-曼氏(Michaelis-Menten)速率过程,其公式为

$$\frac{dC}{dt} = -\frac{V_m \cdot C}{K_m + C} \tag{5}$$

式中 dC/dt 是指 t 时的药物消除速率,V_m 是该过程的最大速率,K_m 是米-曼常数,它表示消除速率达到 V_m 一半时的药物浓度。

当药物浓度明显低于 K_m,即 $C \ll K_m$ 时,上式可简化为

$$\frac{dC}{dt} = -\frac{V_m \cdot C}{K_m} \tag{6}$$

若用 k_e 代替 V_m/K_m,则该式为一级速率过程的公式。所以,当药物浓度远小于 K_m 时,可用一级速率过程近似计算。

当药物浓度接近或超过 K_m 时,即 $C \gg K_m$,方程式可简化为

$$\frac{dC}{dt} = -V_m \tag{7}$$

很明显,当药物浓度明显超过消除过程 K_m 时,可用零级速率过程近似计算。

米-曼氏速率过程的产生,通常是由于药物的体内过程有酶和载体的参与,当药物在高浓度时药物的代谢酶被饱和或参与药物跨膜过程的载体饱和。因此,米-曼氏速率过程的产生大多与给药剂量有关。

三、药动学基本参数及意义

(一) 生物利用度

生物利用度(bioavailability,F)是指非血管给药时,药物制剂实际吸收进入血液循环的药量占所给总药量的百分率。这是生物药剂学(biopharmaceutics)的一项重要参数,既是评价药物制剂质量的重要标志,也是选择给药途径的重要参考之一。药物制剂生物利用度的测定,一般是用非血管途径给药,如口服给药的 AUC 与该药等量静脉给药时 AUC 的比值,以吸收百分率表示。根据试验制剂(口服制剂最常用)和参比制剂给药途径的异同,可分为绝对生物利用度和相对生物利用度,其计算方式为

$$绝对生物利用度(F)(\%) = \frac{口服制剂 AUC}{静脉制剂 AUC} \times 100\% \tag{8}$$

$$相对生物利用度(F)(\%) = \frac{试验制剂 AUC}{参比制剂 AUC} \times 100\% \tag{9}$$

生物利用度是评价药物吸收率、药物制剂质量或生物等效性的一个重要指标。绝对生物利用度可用于评价同一药物不同途径给药的吸收程度。相对生物利用度反映药物剂型对吸收率的影响,可以反映不同厂家同一种制剂或同一厂家的不同批号药品的吸收情况,用于评价药品的质量。

(二) 表观分布容积

表观分布容积(apparent volume of distribution,V_d)是体内药量与血药浓度间相互关系的一个比例常数。假定药物均匀分布于机体所需要的理论容积,即药物在体内分布达到动态平衡时的体内药量(D)与血药浓度(C)的比值。计算公式为(V_d 的单位可用 L 或 L/kg 表示)

$$V_d = \frac{D}{C} \tag{10}$$

药物脂溶性低、与血浆蛋白结合率高以及与组织蛋白结合率低则表观分布容积小;相反,则有利于药物从血液进入组织,表观分布容积大。表观分布容积虽然是一个理论容量,但可反映药物分布的广泛程度或与组织中生物大分子结合的程度。其可用于推测药物分布范围:$V_d=5$ L 左右,表示药物大部分分布于血浆;$V_d=40$ L,表示药物分布于全身体液及各组织器官;$V_d=100\sim200$ L,表示药物在体内某器官有浓集。V_d 是药物的分布特征参数,对于一具体药物来说,V_d 值恒定,其值的大小能够表示出该药物的分布特征。一般水溶性或极性大的药物,不易进入细胞内或脂肪组织中,血药浓度较高,表观分布容积较小;亲脂性药物在血液中浓度较低,表观分布容积通常较大,往往超过体液总体积。

(三) 消除半衰期

半衰期(half time,$t_{1/2}$)通常是指消除半衰期,为血药浓度下降一半所需要的时间。$t_{1/2}$ 与消除速率成反比。$t_{1/2}$ 短,药物消除快。$t_{1/2}$ 是药物的消除特征参数,不因药物剂型或给药方法(剂量、途

径)而改变。但同一药物用于不同个体时,由于生理与病理情况的不同,$t_{1/2}$ 可能发生变化,为此,根据患者生理与病理情况下不同的 $t_{1/2}$ 制定个体化给药方案,对治疗浓度范围小的药物是非常必要的。联合用药时可因药酶诱导或抑制作用而改变药物 $t_{1/2}$,此时也要调整给药方案以保证临床用药的安全与有效。

绝大多数药物的消除按一级动力学消除,血药浓度越高,单位时间消除药量越多。一次用药经 4~5 个 $t_{1/2}$,体内药量可消除 96% 以上(表 3-3)。$t_{1/2}$ 的计算公式为(k_e 为消除常数)

$$t_{1/2} = \frac{0.693}{k_e} \tag{11}$$

表 3-3 恒比消除药物消除量和累计量

$t_{1/2}$ 数	一次给药		反复用药的体内累计量（每次等量给药）
	累计消除量	体内剩余量	
1	50%	50%	50%
2	75%	25%	75%
3	87.5%	12.5%	87.5%
4	93.75%	6.25%	93.75%
5	96.87%	3.13%	96.87%
6	98.44%	1.56%	98.44%
7	99.22%	0.78%	99.22%
8	99.6%	0.4%	99.6%

在临床用药中,$t_{1/2}$ 具有重要意义。①药物分类的依据:根据药物的 $t_{1/2}$ 将药物分为短效类、中效类和长效类。②可确定给药间隔时间:$t_{1/2}$ 越长,给药间隔时间越长。③可预测药物基本消除时间:停药 4~5 个 $t_{1/2}$,即可认为药物基本消除。④可预测药物达稳态血药浓度时间:以 $t_{1/2}$ 为给药间隔时间,分次恒量给药,经 4~5 个 $t_{1/2}$ 可达稳态血药浓度。

(四)连续多次给药的血药浓度变化规律

为维持有效血药浓度,常采用等量连续多次给药法。一级动力学消除时,药物消除量随血药浓度升高而增多,若以 $t_{1/2}$ 为给药间隔时间,在 4~5 个 $t_{1/2}$ 后,其消除量已接近每次用药量,因此血药浓度趋于平稳,不再持续上升,血药浓度波动保持在相对恒定的范围,这种状态称为稳态血药浓度(steady state concentration,C_{ss}),又称"坪值"(plateau),如图 3-4。C_{ss} 的高低与剂量成正比(图 3-4 中曲线 A 与 C);在每个半衰期用药总量不变的情况下,坪值浓度上下限的波动幅度与每次用药总量成正比(图 3-4 中曲线 A 与 B),缩短给药间隔时间,血药浓度趋坪时间不变,C_{ss} 波动缩小;血药浓度接近 95% 坪值的时间,即趋坪时间,需 4~5 个 $t_{1/2}$(表 3-3)。给药途径不同,血药浓度变化过程有差异,C_{ss} 波动范围不一。正确认识它们之间的相互关系,应特别注意以下三点。①负荷量与维持量方案:如果临床需要药物迅速起效,可采用负荷量(loading dose,Dm)-维持量给药法,即首次剂量加倍,又称突击剂量,可在一个 $t_{1/2}$ 内达到坪值,随后用维持量按 $t_{1/2}$ 间隔给药保持血药浓度在坪值。如磺胺类药物多采用此法给药。②间歇用药与冲击疗法:若给药间隔远大于 $t_{1/2}$,药时曲线则呈间接脉冲形式,间歇用药后体内药量几乎无蓄积过程。如长期用肾上腺糖皮质激素采用隔日疗法,以减少肾上腺皮质萎缩的发生率。③给药方案个体化:通常参考书中所提供的药动学参数,大多是人群的平均值,个体差异很大。在临床用药过程中,除参考人群的药动学参数外,还应根据患者的体质、病情、并发症、疗效和不良反应等,选择最适宜的剂量或用药间隔,即给药方案个体化(individualization)。这样,更能提高疗效、减少不良反应,安全有效地用药。

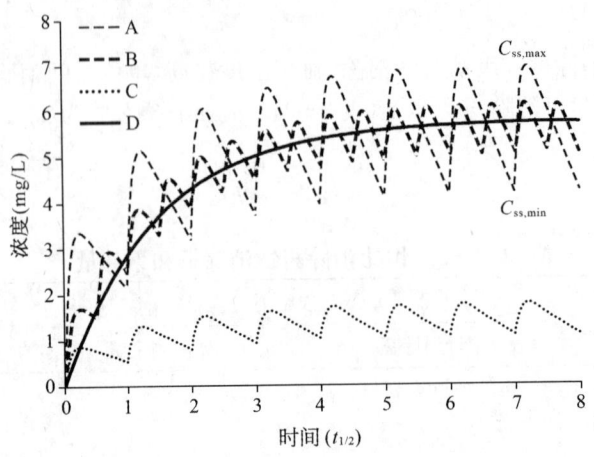

图 3-4 多次给药的药时曲线示意图

A. 800 mg,每个 $t_{1/2}$ 给药 1 次　　B. 400 mg,每 0.5 个 $t_{1/2}$ 给药 1 次
C. 200 mg,每个 $t_{1/2}$ 给药 1 次　　D. 800 mg,每个 $t_{1/2}$ 恒速静脉滴注

恒速静脉滴注,血药浓度呈平滑曲线逐渐上升,无明显波动,如图 3-4 中曲线 D。依据量效关系,在安全有效的血药浓度区间(治疗窗)内,药物效应随血药浓度增加而增强。输液速度过慢,血药浓度低于有效治疗浓度,达不到治疗和急救效果。输液速度过快,血药浓度升高超过安全范围产生毒性作用,特别是一些治疗指数小、毒性作用大的药物。应特别注意,如输注速度过快,对心力衰竭和肺水肿、小儿、老年、胸部外伤的患者易发生输液反应,严重时可致死。因此,医护人员在临床工作中应根据患者的疾病种类、病理生理状态和用药品种等因素综合考虑,按照输液管理规范,选择适宜的输液速度并加强用药监护,以减少药物不良反应发生,提高患者用药安全性及治疗效果。

综合思考题

1. 试述药物分布的去向及其意义。
2. 试分析静脉滴注碳酸氢钠对弱酸性药物分布和排泄的影响。
3. 按一级动力学消除的药物,$t_{1/2}=24$ h。患者每次口服该药 10 mg,每日早晚 6 时各给药 1 次,趋坪时间需多久?

第四章
影响药物作用的因素

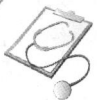 **导学**

1. **掌握** 药物因素对药物作用的影响。
2. **熟悉** 机体因素对药物作用的影响。
3. **了解** 环境因素对药物作用的影响。

临床用药除了依据药物固有的药理作用之外,还应考虑各种药物因素、机体因素和环境因素等对药物作用的综合影响,力求做到用药个体化。此外,还需从药物经济学的角度考虑可获得的治疗效果与药物价格的关系(如成本-效果比),以减少医疗费用。

第一节 药物因素

影响药物作用的因素除了药物的剂量,即量效关系之外,还与药物剂型、给药途径、给药时间与次数、连续用药、联合用药引起的药物相互作用等相关。

一、药物剂型与制剂

同种药物,可因制剂、剂型及具体的用药方式不同,其效应也会有差异。例如,生产工艺或生产批次不同,相同规格的制剂,其疗效或不良反应也可不同,故用药前有必要查验药品有无更换厂家或批号;不同剂型的同种药物,口服吸收率:水溶液＞散剂＞胶囊剂＞片剂,故给药不得随意更改剂型性质,如将片剂溶解变成水溶液;注射剂的水溶液比油剂和混悬剂吸收快,但作用维持时间短,故需要溶解与调配的注射剂应采用相应的溶剂或溶媒。

二、给药途径

给药途径影响药物的吸收、起效时间的快慢和作用维持时间的长短。不同给药途径药物起效时间通常是:静脉注射＞气雾吸入＞腹腔注射＞舌下含服＞肌内注射＞皮下注射＞口服给药＞皮肤给药。同一制剂药物可有不同的给药途径,有些药物给药途径不同,其作用性质发生相应改变。例如,硫酸镁溶液口服可产生导泻和利胆作用,而肌内注射则呈现抗惊厥作用;利多卡因局部给药产生局部麻醉作用,而静脉注射给药则可产生抗心律失常作用。

不同剂型有其对应的给药途径,如片剂、胶囊剂、颗粒剂、散剂、糖浆剂等口服给药,舌下含片应放在舌下,含片可放在两颊黏膜与牙龈之间。给药途径在某些细节上不符规范,有可能带来严重后果。例如,吞服硝酸甘油舌下含片则无即刻缓解心绞痛的作用;肠溶片嚼碎后吞服会降低疗效或增加上消化道刺激；缓释或控释片剂嚼碎后吞服将明显改变制剂预期的体内过程，易增强作用甚至引发中毒。

三、给药时间

许多药物给药时间或时机有相应要求，可根据：①出现所需效应的时间，如急救时即刻用药，催眠药临睡前口服，短效胰岛素餐前 30 min 皮下注射。②减少影响因素的干扰，如口服易受食物影响，一般而言，饭前服药，吸收较好且起效快。③减少药物不良反应，如有刺激性的药物宜饭后服用。④顺应生物节律，如糖皮质激素类药物长期使用时，根据内源性激素的昼夜分泌节律，采用每日或隔日上午 8 时一次顿服，既能达到疗效，又可减轻对下丘脑-腺垂体-肾上腺皮质激素系统的负反馈抑制所引起的不良反应后果。

四、长期用药

长期反复用药可引起机体（包括病原体）对药物反应发生变化，主要表现为耐受性、耐药性和依赖性，还可因长期用药突然停用而发生停药反应。

耐受性（tolerance）是指机体在连续多次用药后反应性降低的现象。增加剂量可恢复反应，停药后耐受性可消失，再次连续用药又可发生。不同原因都可导致耐受性的发生，如麻黄碱耗竭递质去甲肾上腺素；苯巴比妥诱导肝药酶加速自身代谢；受体激动剂引发受体脱敏；硝酸甘油消耗硝酸酯受体巯基，降低其与受体的亲和力。耐药性（resistance）是指病原体或肿瘤细胞对反复应用的化学治疗药物的敏感性降低的现象，也称抗药性。抗菌药物剂量、疗程不足是导致病原体产生耐药性的重要原因。

五、药物相互作用

药物相互作用（drug interaction）是指联合应用两种或两种以上药物时，由于药剂学、药动学或药效学的原因，影响药物的效应，使之增强或减弱。因此，充分了解联用药物的药理作用和用药目的及药物间体内外相互作用，有利于避免配伍禁忌，实现疗效协同、不良反应拮抗、耐药性延缓的联合用药目的。

（一）体外配伍禁忌

药物在体外配伍时，发生的物理、化学变化而降低疗效，甚至产生毒性而影响药物的使用，此为配伍禁忌（incompatibility），属药剂学范畴的药物相互作用。药物相混（包括与溶媒）时发生浑浊、沉淀、产生气体及变色等外观异常，有助于提示和判断配伍禁忌，但有些配伍禁忌并无外观异常。因此，药物在选用溶媒稀释和制剂混合或混入补液前应查阅药品说明书，查对配伍禁忌（尤其静脉给药，中西药联用），避免降低疗效或发生严重后果。例如，乳糖酸红霉素先用灭菌注射用水溶解稀释后，才可进一步稀释于生理盐水，直接用生理盐水溶解易发生沉淀。

（二）体内相互作用

联合用药的结果表现为药物效应增强称为协同（synergism），表现为药物效应减弱称为拮抗（antagonism）。治疗高血压和结核病等多采用联合用药，若是不合理的联合用药，由于药物在药动学及药效学方面的相互干扰，可降低预期的药理效应或出现不良反应。

1. **药动学相互作用** 当某一药物影响另一药物体内过程时，就形成了药动学相互作用。例如，硫酸亚铁与四环素同时口服，在肠道内可形成难溶性的络合物，两药吸收都减少，既达不到前者治疗缺铁性贫血的目的，又达不到后者抗感染的效果。碳酸氢钠解救巴比妥类口服中毒时，前者碱化吸收环境、血液和尿液,从而阻止后者从消化道吸收、促进后者从中枢神经系统转移至血浆而减少其在作用部位的分布、阻止后者从肾小管重吸收而加速排泄。药酶抑制剂导致被肝药酶转化的药物的代谢灭活减慢,作用增强。

2. **药效学相互作用** 在药物作用部位一种药物影响另一种药物的药理作用,称为药效学相互作用。例如,地西泮与氯丙嗪联用时两者中枢抑制作用协同;磺胺药抑制二氢叶酸合成酶,甲氧苄啶抑制二氢叶酸还原酶,两药联用则双重阻断叶酸代谢,抗菌活性由单用时抑菌变为联用时杀菌。

第二节 机体因素

机体方面的诸因素,如年龄、性别、精神状态、病理状态、遗传等可使药物效应发生变异(variation),表现为在不同的个体或同一个体的不同状态下,效应可以发生变异。

一、生理因素

(一) 年龄

通常所说的药物剂量,是指18~65岁成年人药物的平均剂量,小儿与老年人由于生理特点不同,对药物的反应与成年人有所不同。

1. **小儿用药** 小儿特别是新生儿和早产儿,因为其正处于生长和代谢旺盛阶段,循环时间短暂,中枢神经系统、内分泌系统和肝、肾功能发育尚未完善,对药物的敏感性与成人有显著的不同,且小儿体液占体重比例较成人高,水盐代谢率较快,其血浆蛋白总量较少,药物与血浆蛋白的结合率较低,体重较成人轻,故应用药物时应予以考虑。小儿用药剂量可根据体重、年龄、体表面积,套用相应公式换算或参照老幼药物剂量折算表(表4-1)。所得剂量值作为参考,实际用药剂量还需根据患者体质、病情及药物性质等因素合理调整。

表4-1 老幼药物剂量折算表

年　龄	相当于成人剂量	年　龄	相当于成人剂量
初生至1个月	1/18~1/14	6~9岁	2/5~1/2
1~6个月	1/14~1/7	9~14岁	1/2~2/3
6个月至1岁	1/7~1/5	14~18岁	2/3至全量
1~2岁	1/5~1/4	18~60岁	3/4至全量
2~4岁	1/4~1/3	60岁以上	3/4
4~6岁	1/3~2/5		

2. **老年人用药** 随着年龄的增长,老年人在机体生理和生化功能等方面会出现一些改变,多数老年人常患有多种慢性疾病,故应考虑到老年人的病理状态、心理状态、生活环境、家庭条件等,强调针对不同老年人的具体情况,实行个体化治疗的原则,进行具体、合理、安全、有效用药,以提高治疗效果,减少不良反应的发生,保障老年人的健康。

(1) 选择药物:老年人在疾病诊断明确后,根据患者的体重、性别、用药史和病情的轻、重、缓、急及肝、肾功能等情况,权衡药物的疗效和不良反应的利弊,选择能发挥缓解症状、减轻患者痛苦、纠正病理过程,且不良反应轻的药物给予对因、对症治疗。一般合用药物不宜超过3或4种,因为作用相近或不良反应相近的药物合并应用,会加重不良反应。例如,抗胆碱药、抗精神病药、抗抑郁药、抗组胺药等均具有抗胆碱作用,合并应用其口干、便秘、视力模糊、尿潴留等不良反应会加重,应尽量避免。

(2) 确定剂量:老年人体内水分、肌肉组织、血浆蛋白减少,重要器官如心、肝、肾功能减退,药物消除率减慢,$t_{1/2}$明显延长,血浆游离的药物浓度相对增高。所以,老年人原则上应使用最少的药物进行治疗,且应用最低有效剂量,或者是由小剂量逐渐增大,直至找到最适宜的剂量。老年人一般采用成人剂量的1/2~2/3或3/4为宜,最好是剂量个体化,这对主要经肾排泄而且治疗指数较小的药物尤为重要。如果有些患者靠调整剂量达不到理想的要求,应考虑调整给药次数或给药途径。有条件时应进行肌酐清除率和血药浓度监测,这对安全、合理用药具有重要意义。老年人应尽量避免长期用药,以防蓄积中毒。

(3) 合理饮食:老年人常伴有贫血、消瘦、低蛋白血症,不能耐受抗菌药物或抗癌药物治疗。为了采用适宜剂量治疗又不影响疗效,食物营养成分的选择和搭配十分重要。糖尿病患者应控制饮食,降血糖药物方能发挥满意疗效。应用强心苷、降压药时,应限制食物中食盐摄入,使药物的疗效更佳。

(二) 性别

女性因生理上的特点,用药时应有所注意。月经期用抗凝血药物易引起月经过多,妊娠期用作用强烈的泻药易引起早产或流产。阿托品半衰期长,可能在母体内未完全消除而进入新生儿体内发生反应,故临产期应慎用或少用。女性长期应用性激素类药物可造成内分泌紊乱等不良反应。现已证明,某些口服避孕药有酶抑制作用或诱导作用,影响地西泮、泼尼松龙、氨茶碱、丙咪嗪等药物的代谢清除过程。同时,具有酶抑制作用或诱导作用的药物,也可影响避孕药的消除代谢过程,从而影响口服避孕药的疗效或引起不良反应。

(三) 个体差异

在年龄、性别、体重相同的情况下,大多数人对药物的反应是相似的。但少数人也存在质和量的差异,其中量的差异表现为高敏性和低敏性,如有的患者对某些药物特别敏感,应用较少的剂量即可产生较强的作用,称为高敏性(hypersensitivity)。与此相反,对药物的敏感性较低,必须应用较大剂量方可呈现应有的治疗作用,称为低敏性(hyposensitivity)。质的差异有变态反应和特异质反应,后者多与遗传缺陷有关,如先天性G-6-PD缺乏者,服用磺胺药、伯氨喹易引起溶血反应,临床用药时应予注意。

二、遗传因素

遗传的基因组成差别构成了人体对药物反应性的差异,遗传药理学(genetic pharmacology)就是研究机体遗传因素对药物反应影响的学科。

(一) 影响药效学

遗传因素在不影响血药浓度的条件下也可因受体部位异常、组织细胞代谢障碍、解剖学异常而影响机体对药物反应的差异。如华法林耐受者,由于肝内维生素K环氧化还原酶的受体与华法林亲和力降低,使临床用药药效下降。

(二) 影响药动学

其主要表现在药物作用强度和不良反应的差异上。如双香豆素的血浆$t_{1/2}$在同卵双生个体之间相差无几,而在异卵双生个体间可相差几倍。此外,遗传因素可影响酶对药物的转化。如在人群中有快乙酰化型和慢乙酰化型,在服用同样剂量的异烟肼后,前者的血药浓度较低,$t_{1/2}$较短,因此其多发性外周神经炎的发生率也较少。

三、病理因素

疾病可改变机体对药物的敏感性和药物的体内过程,从而影响药物的效应。

(一)与药效的关系

当人体处于病理状态时,机体整体调节功能状态与正常人有一定差异,直接影响药物的作用。例如,强心苷对正常人和慢性心功能不全患者的心脏都有正性肌力的作用,前者心输出量并不增加,心肌耗氧量增多;后者心输出量增加,心肌耗氧量减少。

(二)与不良反应的关系

病理因素导致机体的某些病变,有时可以成为增强药物不良反应的因素。例如,缺氧、低血钾等病理状态是强心苷中毒的诱发因素;肝肾功能低下,长期用药,易发生蓄积性中毒。

四、精神因素

医护人员的语言、态度和患者情绪等均可影响药物的疗效,医护人员应充分调动精神因素中乐观积极的一面以提高疗效。安慰剂(placebo)是指无药理活性的物质,对一些慢性疾病,如高血压、心绞痛等能产生一定的疗效,这就是精神因素所致。但在评价药物的疗效时,应尽量排除精神因素的干扰。

第三节 环 境 因 素

环境中温度、湿度、噪声、光照、通气等物理条件的变化也可影响药物作用。例如,58种药物在不同气温时测定大鼠的 LD_{50},结果有55种在26℃时毒性最小,36℃时毒性最大,8℃时毒性居中。社会及家庭环境容易影响人的精神状态,社会和谐、家庭和睦有助于心理调控,有利于发挥药物治疗作用。

综合思考题

1. 试分析药物作用与肝肾功能的相互影响。
2. 举例说明发生药物相互作用的具体环节。
3. 老年患者个体化药物治疗应考虑哪些因素?

第五章

用药护理基本知识

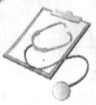导学

1. **掌握** 处方正文及用药医嘱基本书写结构。
2. **熟悉** 用药护理程序基本流程。
3. **了解** 药品及相关概念、药品管理法规。

护士了解药物一般知识和用药护理程序,可为开展药物治疗及用药咨询等奠定必要的基础。

第一节 药物一般知识

一、药品及相关概念

1. **药品** 指用于预防、治疗、诊断人体疾病,有目的地调节人体的生理功能并规定有适应证或者功能主治、用法和用量的物质,包括中药材、中药饮片、中成药、化学原料药及其制剂、抗生素、生化药品、放射性药品、血清、疫苗、血液制品和诊断药品等。

2. **新药** 指我国未生产过的药品。已生产的药品改变剂型、改变给药途径、增加新的适应证或制成新的复方制剂,亦按新药管理。

3. **假药** 《中华人民共和国药品管理法》(简称:管理法)规定,有下列情形之一的,为假药:①药品所含成分与国家药品标准规定的成分不符的;②以非药品冒充药品或者以他种药品冒充此种药品的。

有下列情形之一的药品,按假药论处:①国务院药品监督管理部门规定禁止使用的;②依照管理法必须批准而未经批准生产、进口,或者依照管理法必须检验而未经检验即销售的;③变质的;④被污染的;⑤使用依照管理法必须取得批准文号而未取得批准文号的原料药生产的;⑥所标明的适应证或者功能主治超出规定范围的。

4. **劣药** 药品成分的含量不符合国家药品标准的,为劣药。

有下列情形之一的药品,按劣药论处:①未标明有效期或者更改有效期的;②不注明或者更改生产批号的;③超过有效期的;④直接接触药品的包装材料和容器未经批准的;⑤擅自添加着色剂、防腐剂、香料、矫味剂及辅料的;⑥其他不符合药品标准规定的。

5. **制剂** 指按照医药主管部门批准的药品标准,将药物制成适合临床需要并符合一定质量标准的药剂。医院制剂是指医疗机构根据本单位临床、科研、教学及特殊需要,常规配制的、市场上无供应的自用固定处方制剂,按医院制剂规范或协定处方制成的制剂,又称医院自制制剂。

6. 剂型　指将药物加工制成适合患者需要的给药形式,便于应用、保存和携带,如片剂、胶囊剂、注射剂、软膏等。护士向药房领取或使用制剂前需要进行外观质量的一般检查,凡变质、包装破损、标签不明、超过有效期等不符合质量要求的药品,不应领取也不应使用。

7. 批准文号　是按照一定的程序,由国家食品药品监督管理局批准颁发给药品生产企业的某一药品的专用文号,是药品生产合法性的标志。

8. 生产批号　是药厂按照各批药品生产的日期而编排的号码。一般采用6位数字表示,分别表示年月日。如某药的生产日期为2008年12月20日,对应批号为081220。

9. 有效期　指在规定的储存条件下能够保持药品质量的期限。某药品标明有效期为2008年8月,即表示该药可使用至2008年8月31日。若标明"有效期××年",则可用其批号推算有效期。如批号为080721,有效期3年的药品,可使用至2011年7月20日。

10. 失效期　指药品在规定的储存条件下其质量开始下降,达不到原质量标准要求的期限。如某药品标明失效期为2010年5月,即表示该药只能用到2010年4月30日,2010年5月1日失效,不能再用。

二、药品管理及法规

药品是特殊用品,单位或者个人必须依法从事药品的研制、生产、经营、使用和监督管理。

1. 药典　药典是一个国家记载药品规格、监督管理药品质量的法定技术标准,具有法律的约束力。《中华人民共和国药典》(简称《中国药典》)2010年版,为中华人民共和国建国以来的第九版药典,共分3部。一部收载药材和饮片、植物油脂和提取物、成方制剂和单味制剂等,品种共计2 165种;二部收载化学药品、抗生素、生化药品、放射性药品以及药用辅料等,共计2 271种;三部收载生物制品,共计131种。

2. 药品管理法　药品生产企业或经营企业必须分别按照国务院药品监督管理部门依据《中华人民共和国药品管理法》制定的《药品生产质量管理规范》(GMP)组织生产或《药品经营质量管理规范》(GSP)经营药品。医疗机构配制制剂,必须持有《医疗机构制剂许可证》。国家对麻醉药品、精神药品、医疗用毒性药品、放射性药品(一般将这4类药品称为特殊药品),实行特殊管理。麻醉药品和精神药品同时遵守《麻醉药品和精神药品管理条例》的规定,严格管理,保证其合法、合理、安全使用。药品广告的内容必须真实、合法,以国务院药品监督管理部门批准的说明书为准,不得含有虚假的内容。药品广告不得含有不科学的表示功效的断言或者保证;不得利用国家机关、医药科研单位、学术机构或者专家、学者、医师、患者的名义和形象作证明。非药品广告不得有涉及药品的宣传。特殊药品有其专用标识,见图5-1。

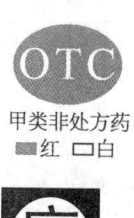
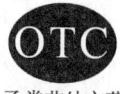
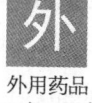

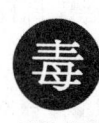
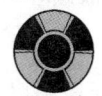

图5-1　各类药品标识

3. **处方药与非处方药分类管理** 根据药品品种、规格、适应证、剂量及给药途径不同,《处方药与非处方药分类管理办法》对药品分别按处方药与非处方药进行管理。处方药(prescription only medication,POM)是指必须凭执业医师或执业助理医师处方才可在正规药房或药店调配、购买和使用的药品;非处方药(over the counter,OTC)是指经过国家药品监督管理部门按一定原则遴选认定,不需凭执业医师或执业助理医师处方,消费者可自行判断、购买和使用的药品。

4. **国家基本药物制度** 国家基本药物是一个国家根据各自的国情,按照符合实际的科学标准从临床各类药品中遴选出的疗效可靠、不良反应较轻、质量稳定、价格合理、使用方便的药品。我国国家基本药物的遴选原则为:临床必需、安全有效、价格合理、使用方便、中西药并重。实施国家基本药物政策,保障基本药物的生产和供应,将有效指导临床合理用药,杜绝药品的滥用和浪费,为我国实行医疗保险制度和药品分类管理奠定基础。

三、用药剂量的换算与调配

临床给药有时需要护士作用药剂量换算与调配。

例1 配制 1∶5 000 洗胃用高锰酸钾溶液 2 000 ml。

设:需高锰酸钾 X g

$1∶5\,000 = X∶2\,000$

$X = 0.4(g)$

即取高锰酸钾 0.4 g,溶于 2 000 ml 水中。

例2 如何用 95% 乙醇配制 500 ml 消毒用乙醇溶液(75%)?

设:需 95% 乙醇 X ml

$500 × 75\% = X × 95\%$

$X = 395(ml)$

即取 95% 乙醇 395 ml,加水至 500 ml。

例3 肌内注射阿托品需 1.5 mg,注射剂规格为 1 mg/2 ml,如何取药?

设:需阿托品 X ml

$1\,mg∶2\,ml = 1.5\,mg∶X\,ml$

$X = 3\,ml$

即需取注射剂 2 支,共抽取 3 ml。

例4 医嘱:5%GNS 1 000 ml + 10%KCl 20 ml 8 h 内 i.v. gtt. 完毕,如何执行?

此题涉及药物体外配伍、静脉补钾要求和静脉输液总量、输液时间及滴速三者换算。

GNS 与 KCl 无配伍禁忌,且静脉补钾必须限浓度、限速度,故按 1 支(10%KCl 10 ml)注入 1 袋(5%GNS 500 ml),再调整滴速至 32 滴/min 静脉滴注,滴速计算依据如下。

$$滴速(滴/min) = 输液总量(ml)/输液时间(min) × 静滴系数(滴/ml)$$

静滴系数即每 1 ml 液体的滴数,视墨菲管的粗细及输液特点而定,一般输液为 15~17,全血为 10~12。故

$$本题滴速 = (1\,000 + 20)/(8 × 60) × 15 = 32(滴/min)$$

四、处方学基础

处方是指由医师在诊疗活动中为患者开具的,由药师审核、调配、核对,并作为患者用药凭证的医疗文书,处方包括医疗机构病区用药医嘱单。处方标准由卫生部统一规定,处方格式由各省、自治区、直辖市卫生行政部门统一制定,处方由医疗机构按照规定的标准和格式印制。此处重点介绍与护士执行给药密切相关的处方正文和用药医嘱的基本书写格式。处方书写的具体规则参见《处方管理办法》(2007年5月1日起施行),字符缩写见本书附录。

(一)处方标准

1. 前记 包括医疗机构名称,费别,患者姓名、性别、年龄,门诊或住院病历号,科别或病区和床位号,临床诊断,开具日期等。可添列特殊要求的项目。

麻醉药品和第一类精神药品处方还应当包括患者身份证明编号,代办人姓名、身份证明编号。

2. 正文 以 Rp 或 R(拉丁文 Recipe"请取"的缩写)标示,分列药品名称、剂型、规格、数量、用法用量。

3. 后记 医师签名或者加盖专用签章,药品金额以及审核、调配,核对、发药药师签名或者加盖专用签章。

(二)处方示例

1. 处方正文

格式:

  药名及剂型:规格×数量

  用法:每次剂量,给药途径,给药次数,给药时间等

各项可用规范的中文、外文或字母缩写表达。

示例:

  注射用青霉素钠(Benzylpenicillin Sodium for Injection)40万U×12瓶

  Sig. 80万U,i.m.,b.i.d.(先皮试)

  复方甘草口服溶液(Compound Glycyrrhiza Oral Solution)180 ml×1瓶

  Sig. 10.0(ml),(p.o.),t.i.d.

  硝酸甘油片(Tab. Nitroglycerin)0.5 mg×20片

  Sig. 0.5 mg,舌下含服,p.r.n.

  复方磺胺甲噁唑片(Tab. SMZco)×20片

  Sig. 2片,(p.o.),t.i.d.

输液处方示例:

  1. 5%葡萄糖注射液(Inj. 5%GS)500 ml×3瓶

  2. 维生素C注射液(Inj. Vitamin C)0.5 g×12支

  3. 维生素B_6注射液(Inj. Vitamin B_6)50 mg×12支

  Sig.

5%GS	500 ml	
Vit. C	2.0(g)	i.v.gtt.,q.d.
Vit. B_6	0.2(g)	

2. 用药医嘱

格式:

药名及剂型:每次剂量,给药次数,给药途径,给药时间等

阿司匹林肠溶胶囊(Caps. Aspirin Enteric-coated)　0.15(g),(p.o.),q.d.
呋塞米注射液(Inj. Furosemide)　20 mg,i.v.,q8h
10%葡萄糖生理盐水注射液(Inj. 10%GNS)500 ml ｜ i.v.gtt.,q.d.×3d
地塞米松注射液(Inj. Dexamethasone)20 mg

第二节　用药护理

护理程序(nursing process)是指导护士以满足护理对象的身心需要,恢复或增进护理对象的健康为目标,运用系统方法实施计划性、连续性、全面整体护理的一种理论与实践模式。药物治疗是减轻或消除病痛、预防疾病、增进健康的常用有效方法之一,离不开护士的密切配合与主动参与。在药物治疗(包括新药临床试验,Ⅰ期以健康志愿者为对象)过程中按护理程序实施用药护理,既能明晰护士独立处理问题的工作范畴与职责,即确定现有和潜在的健康问题,予以有效地预防和解决;又能促进医师、护士、药师之间紧密合作,共同全程监控用药,保障临床用药安全、有效。护理程序按护理评估、护理诊断、护理计划、计划实施和护理评价5个步骤系统、循环、动态、连续地执行。本节介绍护理程序应用于药物治疗的基本过程和常规要求,本教材各论部分每章末节以药物配伍、用药监护、不良反应处理等为重点体现具体药物用药护理的特殊性。两者有机整合,就能够完整规划具体药物按护理程序执行用药护理。

一、护理评估

在药物治疗前,护士收集、整理和分析有关护理对象及其与用药相关的资料,做好用药前评估,主要内容包括:

1. 健康史　疾病诊断及其依据;相关致病因素或条件,如遗传背景、饮食习惯、生活方式和不良嗜好等。

2. 用药史　用药种类及用药目的;患者对药物治疗的反应;药物不良反应,尤其变态反应、依赖性与毒性反应;用药禁忌证;药物配伍禁忌;影响药物作用的因素,尤其是引发药物不良反应的危险因素;患者用药能力等。

3. 实验室及其他检查　肝肾功能、血常规、心电图、X线摄片等与药物疗效及不良反应相关的检查。

4. 心理社会状况　可能影响药物治疗依从性的各种心理社会因素,如文化背景、经济来源、对疾病与药物治疗的认识能力及应对态度、心理承受能力等。

二、护理诊断

将所获评估资料与所用的药物及其药理作用联系起来加以分析,将患者伴随药物治疗的反应及问题区分为两类:一类是护理诊断,另一类是合作性问题。与用药相关的护理诊断和合作性问题主要与药物不良反应、患者药物知识缺乏、不严格执行药物治疗计划有关。与用药相关的护理诊断及相关因素举例见表5-1。与用药相关的合作性问题即用药所致的潜在并发症可涉及各系统,如糖皮质激素诱发消化性溃疡,吗啡导致颅内压增高,肾上腺素引起心律失常等。

表 5-1　与用药相关的护理诊断及相关因素

诊断名称	相关因素	药物举例
体液过多	与水钠潴留有关	可的松
尿潴留	与膀胱括约肌张力增加有关	阿托品
腹泻	与刺激胃肠道有关 与镁盐泻下作用有关	丙戊酸钠 三硅酸镁
便秘	与肠蠕动减慢、胃肠平滑肌张力增加有关	哌替啶
气体交换受损	与抑制呼吸中枢有关	地西泮
睡眠形态紊乱	与中枢神经功能失调,中枢神经兴奋、抑制有关	苯巴比妥钠
体温过高	与抑制汗腺分泌、影响散热有关	阿托品
疼痛	与局部组织的刺激有关	青霉素钾盐
感知改变	与感觉神经损害有关	庆大霉素
感染的危险	与药物抑制骨髓造血功能有关	抗恶性肿瘤药
有外伤的危险	与惊厥、抽搐、眩晕、直立性低血压等药物不良反应有关	哌唑嗪
不合作	与药物引起的不适有关 与疗程长、不能坚持用药有关 与不了解药物的有关知识有关	氨茶碱 抗高血压药 抗结核病药
执行治疗方案无效	与药物治疗不能根除病因有关	抗精神病药

注:表中采用北美护理诊断(NANDA)分类法Ⅱ的诊断名称。

三、护理计划

护理计划是在对护理对象的健康状况进行全面评估和分析、列出护理诊断的基础上,制定的如何预防、减轻或消除护理对象健康问题的计划,是护理活动的指南。针对药物治疗的护理计划以保障用药安全有效为前提,包括以下两个方面。

1. 确定预期护理目标　将与用药相关的护理诊断,按轻重缓急排序,每项均制定相应的护理目标,即护士在护理期限内要帮助患者达到的健康状态,作为落实护理措施和护理评价的依据。就用药引发的合作性问题,护士不能独立提出护理目标,必须与其他人员(主要是医师)合作,明确分担的职责与任务。

2. 制定具体护理措施　护理措施是有助于实现预期目标的护理活动及其具体实施方法。针对护理诊断,护士可直接制定护理措施,能独立解决相应的健康问题。但对合作性问题而言,护士大多通过执行医嘱时落实相关护理措施。与药物治疗相关的主要护理措施包括:正确安全地使用药物,观察药物疗效,监护与防治药物的不良反应,进行有效的药物治疗管理,制定健康教育计划等。

四、计划实施

计划实施是将护理计划中制定的各种护理措施付诸实践的过程。同时,做好护理记录,继续收集资料,再评估服务对象的健康状况和对护理措施的反应,以便随时调整护理计划。护士实施与用药相关的护理计划及具体护理措施时应做到:实施前,储备必要的药学知识和护理技能;实施时,严格按制度与规范执行用药及监护;实施后,及时评价患者对用药及护理措施的反应。

1. **解读药品说明** 读懂所用药物的药品说明书,重点关注给药方法、用药后护理观察和不良反应处理。

2. **规范医嘱执行** ①根据用药目的,核查医嘱是否有误。若有疑问或异议,应与医师联系,明确后执行。②严格按医嘱用药。③一般不执行口头医嘱、电话医嘱。在紧急情况下,严格按有关规定执行口头医嘱。

3. **贯彻查对制度** ①"三查",即给药前查,给药中查,给药后查。②"八对",即核对床号、姓名、药名、有效期、浓度、剂量、用法及用药时间。③"三注意",即注意检查药品质量,注意药物之间的配伍禁忌,注意观察用药后的反应。

4. **遵守用药管理** ①执行各项临床用药护理管理制度(给药途径、给药时间、药物配制、静脉输液速度),同时满足具体药物的特殊操作要求,正确实施给药操作及护理。②掌握特殊人群(妊娠期、哺乳期妇女,儿童,老年)的用药护理要求。③特殊药品(麻醉药品、精神药品、医疗用毒性药品及放射性药品)严格遵守管理法规保管与使用。

5. **加强监护措施** 就过程而言,就是用药前评估危险因素,识别高危患者,预见潜在健康问题与并发症。相应对策是:①排除用药禁忌,制定有针对的防范性护理措施,力争避免发生健康问题与并发症。用药期间严密监护不良反应,尤其毒性反应。②加强观察与监测,警惕先兆症状。③多方合作,及时落实防治措施。例如,长期使用氯丙嗪,发现活动状态异常提示锥体外系运动障碍,应做减量或换药等处理。用药后反馈疗效与不良反应信息,作为调整或完善药物治疗方案的参考依据。防范变态反应时,首先了解患者有无过敏史,过敏试验之后仍需继续观察,事先准备急救措施。麻醉药品、精神药品不宜连续使用,并关注耐受性与依赖性。提倡个体化用药,在合理范围内调整剂量,避免过量。药物长期使用,应检测肝肾功能,以免肝肾功能减退,药物代谢、排泄受阻,易发生中毒。联合用药时应分析药物相互作用,避免不合理联用引发不良后果。

6. **全面健康教育** ①传授药物治疗知识:向患者传授用药目的,药物防治疾病的作用环节,初步判断药物疗效的方法,防范药物不良反应的措施等知识。从而促进患者对药物疗法形成正确的认识与观念,消除疑虑,主动配合药物治疗。②心理指导:心理指导既是解决心理健康问题的手段,如缓解患者对药物治疗的紧张、焦虑、悲观等负面情绪;又能排除不良心理社会因素的干扰,增强患者战胜疾病的信心,提高药物治疗的依从性,有利于坚持用药、稳定治疗效果。③用药指导:告诫患者遵守医嘱用药,包括所用药物适应证、禁忌证、主要作用、用药方法与途径、主要不良反应表现及防治措施、药物有效期识别、药物保存方法、应用注意事项等。④行为指导:指导患者掌握一定的自我护理或促进健康的行为方法。护士应教会患者某些给药及护理方法,如糖尿病患者自我注射胰岛素的方法。配合药物治疗,护士应指导患者改善生活方式、调整饮食、戒除不良嗜好,以利提高疗效和减少用药及不良反应。如控制热量摄入和适当体育锻炼可减少胰岛素治疗糖尿病的用药量;限制钠盐摄入、控制体重和戒烟,可提高降压药治疗高血压效果。⑤出院指导:就药物治疗而言,部分患者出院后仍需用药物以维持疗效、防止疾病迁延与复发。护士应向患者交代清楚用药目的,如小剂量阿司匹林长期口服用于冠心病,可降低继发血栓栓塞性疾病的风险。某些药物需要说明停药依据,如铁剂治疗贫血,在外周血象恢复正常后,仍需继续用药以补充体内储存铁。如果作为替代疗法,则告诫患者终身用药。

五、护理评价

护理评价是按预期目标所规定的时间,将护理后服务对象的健康状况与预期目标进行比较并作出评定和修改的活动。护士作出护理评价后确定后续决策:①目标完全实现,终止护理措施;

②目标部分实现,继续或修订原护理计划;③目标未实现,应重新评估、诊断、计划。

在用药护理过程中,护士是药物治疗(包括新药临床试验)的实施者,用药前后的监护者。按护理程序执行用药护理时,护士可独立解决部分与用药相关的健康问题或开展相关的护理科研;同时又通过执行医嘱或反馈监测信息与医师、药师分担或共同承担其他职责,如药物临床疗效评价、药物安全性评价、药物治疗方案评价和药品不良反应监测及报告等。护理程序应用于药物治疗,有助于护士与医师、药师的互动合作,促进共同探索临床合理用药、完善药物治疗。

综合思考题

1. 判断药品真伪优劣的依据有哪些?
2. 哪些护理措施可提高用药安全性?

第六章

传出神经系统药物概论

导学

1. **掌握** 传出神经系统分类与递质、受体及生理效应;传出神经系统药物的分类及代表药物。
2. **熟悉** 去甲肾上腺素和乙酰胆碱的消除方式。
3. **了解** 去甲肾上腺素和乙酰胆碱的合成、贮存、释放。

传出神经是传递来自中枢神经冲动以支配效应器官活动的神经系统。传出神经系统药物是指能直接或间接影响传出神经的化学传递而改变效应器官活动的药物。

第一节 传出神经系统分类与递质

一、分类

传出神经系统包括自主神经和运动神经。自主神经分为交感神经和副交感神经,主要支配心脏、平滑肌和腺体;运动神经支配骨骼肌。按神经末梢兴奋时所释放的递质不同,主要分为胆碱能神经和去甲肾上腺素能神经(图6-1)。

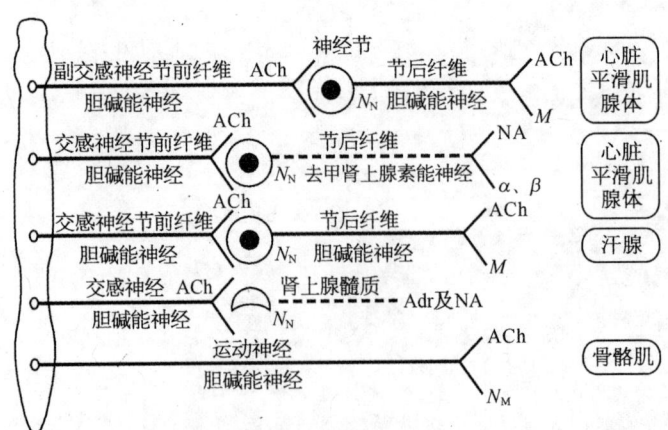

图6-1 传出神经系统按递质分类

ACh. 乙酰胆碱　　M. M胆碱受体　　NA. 去甲肾上腺素
Adr. 肾上腺素　　N_N. N_N胆碱受体　　N_M. N_M胆碱受体
α. α肾上腺素受体　　β. β肾上腺素受体

(一)胆碱能神经

兴奋时神经末梢释放乙酰胆碱(acetyl choline, ACh),包括:①交感神经和副交感神经的节前纤维;②副交感神经的节后纤维;③少数交感神经的节后纤维,如支配汗腺分泌的神经和某些骨骼肌的血管舒张神经;④支配肾上腺髓质的神经;⑤运动神经。

(二)去甲肾上腺素能神经

兴奋时神经末梢释放去甲肾上腺素(noradrenaline, NA 或 norepinephrin, NE),包括大多数交感神经的节后纤维。

传出神经系统还包括在某些部位发挥局部作用的多巴胺能神经、嘌呤能神经、5-羟色胺能神经及肽能神经等。

二、递质

(一)乙酰胆碱

1. 合成　在胆碱能神经末梢,胆碱从细胞外经主动转运(图6-2的Ⓐ)摄入胞液中,胆碱和乙酰辅酶 A 在胆碱乙酰化酶的作用下合成 ACh。

2. 储存　合成的 ACh 经载体转运(图6-2的Ⓑ)进入囊泡后与 ATP 和囊泡蛋白共同储存于囊泡内。

3. 释放　当神经冲动到达末梢时,突触前膜去极化,Ca^{2+} 内流,促使囊泡膜与突触前膜融合成裂孔,通过裂孔将 ACh 排入突触间隙,即胞裂外排。

4. 消除　突触间隙的 ACh 被胆碱酯酶(acetyl cholinesterase, AChE)水解成胆碱和乙酸。一分子的 AChE 水解 6×10^5 个 ACh 分子/min。水解产物胆碱被突触前膜再摄取供再次合成利用。

上述过程见图6-2。

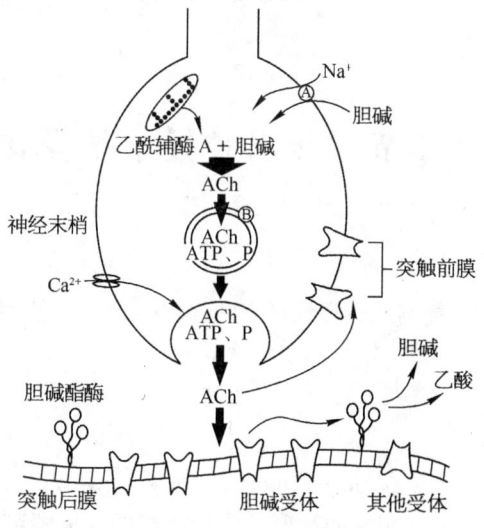

图 6-2　乙酰胆碱的合成、储存、释放与消除

(二)去甲肾上腺素

1. 合成　在神经末梢部位,酪氨酸经载体(图6-3的Ⓐ)摄入细胞,酪氨酸在酪氨酸羟化酶的作用下生成多巴,多巴在多巴脱羧酶的作用下生成多巴胺,多巴胺经载体(图6-3的Ⓑ)摄入囊泡,在多巴胺β羟化酶的作用下生成NA。其中,酪氨酸羟化酶是限速酶,胞质中多巴胺和游离的NA

增加时,对该酶有负反馈抑制作用。

2. 储存　合成的及再摄取的NA与ATP和嗜铬蛋白结合成储存型,储存于囊泡内。

3. 释放　以胞裂外排的方式量子式地将NA释放到突触间隙中。

4. 消除　①约占85%通过突触前膜上的胺泵再摄取回神经末梢,即摄取1,是NA主要的消除方式,NA再摄取后绝大多数储存于囊泡中以供再次释放,未储存部分被单胺氧化酶(MAO)代谢灭活。②少数被突触后膜及其他组织摄取,即摄取2。③未被摄取的NA被突触间隙的儿茶酚氧位甲基转移酶(COMT)和MAO代谢灭活。

上述过程见图6-3。

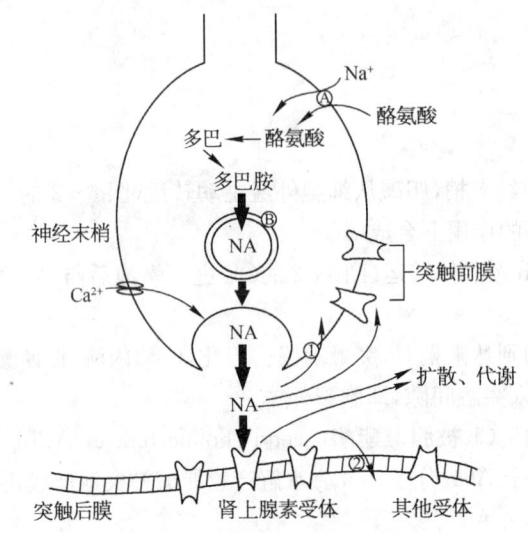

图6-3　去甲肾上腺素的合成、储存、释放与消除
1. 摄取1　2. 摄取2

第二节　传出神经系统受体

一、分类

传出神经系统的受体根据能与之选择性结合的递质不同来命名,主要包括胆碱受体和肾上腺素受体。

(一) 胆碱受体

胆碱受体可分为如下两类。

1. 毒蕈碱型胆碱受体(muscarinic receptor, M胆碱受体, M受体)　此型受体对毒蕈碱(muscarine)较为敏感,分布于节后胆碱能神经纤维所支配的效应器细胞膜。按功能划分,又可分为M_1、M_2和M_3受体亚型。M_1受体主要分布于神经节、胃腺细胞及中枢神经,M_2受体主要分布于心脏和突触前膜,M_3受体主要分布于平滑肌和腺体。

2. 烟碱型胆碱受体(nicotinic receptor, N胆碱受体, N受体)　此型受体对烟碱(nicotine)较为敏感,可分为$N_N(N_1)$和$N_M(N_2)$受体。N_N受体分布于自主神经节和肾上腺髓质细胞膜,N_M受体分布于骨骼肌细胞膜。

（二）肾上腺素受体

能选择性与 NA 或肾上腺素结合的受体称为肾上腺素受体，可分为如下两大类。

1. α 肾上腺素受体（α 受体）　可分为 $α_1$ 受体和 $α_2$ 受体两种亚型。突触后膜主要为 $α_1$ 受体，突触前膜则为 $α_2$ 受体。$α_1$ 受体分布于血管、瞳孔开大肌、胃肠和膀胱括约肌、汗腺和唾液腺等部位。$α_2$ 受体分布于血管、血小板、脂肪组织、去甲肾上腺素能和胆碱能神经末梢。

2. β 肾上腺素受体（β 受体）　主要分为 $β_1$ 受体和 $β_2$ 受体两种亚型。$β_1$ 受体主要分布于心脏及肾小球动脉的球旁细胞，$β_2$ 受体主要分布于支气管、血管平滑肌、睫状肌及去甲肾上腺素能神经突触前膜。

二、效应

（一）胆碱受体效应

1. M 样作用　为激动 M 受体所呈现的作用，主要表现为心脏抑制、血管扩张、内脏平滑肌收缩、腺体分泌增加和瞳孔缩小等。

2. N 样作用　为激动 N 受体所呈现的作用，N_N 受体激动时表现为自主神经节兴奋、肾上腺髓质嗜铬细胞分泌肾上腺素和 NA；N_M 受体激动时表现为骨骼肌收缩。

（二）肾上腺素受体效应

1. α 型作用　为激动 $α_1$ 受体所呈现的作用，主要表现为血管收缩、瞳孔扩大等。去甲肾上腺素能神经突触前膜 $α_2$ 受体兴奋时，产生负反馈作用，抑制递质 NA 的释放。

2. β 型作用　为激动 β 受体所呈现的作用。$β_1$ 受体兴奋可引起心脏兴奋、肾小球动脉的球旁细胞分泌肾素，脂肪分解；$β_2$ 受体兴奋可引起血管扩张、支气管扩张、糖原分解等。去甲肾上腺素能神经突触前膜 $β_2$ 受体兴奋时，产生正反馈作用，促进递质 NA 的释放。

机体多数器官和组织受胆碱能神经和去甲肾上腺素能神经双重支配，两者的效应多是相互对立的，但在中枢神经系统的调节下又是统一的，以便共同维持所支配效应器的正常活动。在通常情况下，心脏和血管以去甲肾上腺素能神经支配为主（占优势），胃肠道和膀胱平滑肌等以胆碱能神经支配为主，当两类神经同时兴奋或抑制时，一般表现为占优势的神经引起的效应的增强或减弱，见表 6-1。

表 6-1　传出神经系统的主要受体与效应

效应器		胆碱能神经兴奋		去甲肾上腺素能神经兴奋	
		受体	效应	受体	效应
心脏	心肌	M_2	收缩力减弱	$β_1$	收缩力加强
	窦房结	M_2	心率减慢	$β_1$	心率加快
	传导系统	M_2	传导减慢	$β_1$	传导加快
平滑肌	血管　皮肤黏膜	—		α	收缩
	内脏	—		α	收缩
	骨骼肌	M	扩张（交感神经）	$β_2$	扩张
	冠状动脉	—		$β_2$	扩张
	支气管	M	收缩	$β_2$	松弛
	胃肠壁	M	收缩	$β_2$	松弛
	膀胱逼尿肌	M	收缩	$β_2$	松弛
	胃肠、膀胱括约肌	M	松弛	α	收缩
	胆囊与胆道	M	收缩	$β_2$	松弛
	眼　虹膜	M	瞳孔括约肌收缩（缩瞳）	α	瞳孔开大肌收缩（散瞳）
	睫状肌	M	收缩（近视）	$β_2$	松弛（远视）

(续表)

效应器		胆碱能神经兴奋		去甲肾上腺素能神经兴奋	
		受体	效应	受体	效应
腺体	汗腺	M	分泌(交感神经)	α	手、脚心分泌
	唾液腺	M	分泌	α	分泌
	胃肠及呼吸道	M	分泌		
代谢	肝糖原	M	合成	β_2	分解及异生
	肌糖原	—		β_2	分解
	脂肪组织	—		β_1	分解
自主神经节		N_N	兴奋	—	
肾上腺髓质		N_N	分泌(交感神经)	—	
骨骼肌		N_M	收缩	β_2	收缩(运动神经)

第三节 传出神经系统药物的作用方式和分类

一、作用方式

传出神经系统药物通过与受体结合的直接方式或影响递质的间接方式发挥拟似或拮抗递质的效应。

(一)与受体结合

直接与相应传出神经系统受体结合,具有内在活性,产生与 ACh 或 NA 相似作用的药物分别称为胆碱受体激动药或肾上腺素受体激动药;无内在活性,产生与 ACh 或 NA 相反作用的药物分别称为胆碱受体阻滞药或肾上腺素受体阻滞药。

(二)影响递质

1. 影响递质的合成 如密胆碱抑制 ACh 生物合成。
2. 影响递质的释放 如麻黄碱和间羟胺促进 NA 释放,可乐定和碳酸锂抑制 NA 释放。
3. 影响递质的转运或储存 如利舍平抑制 NA 储存,从而耗竭神经末梢的 NA。
4. 影响递质的消除 如新斯的明可抑制胆碱酯酶,减少 ACh 水解。

二、分类

传出神经系统药物可按其作用性质(拟似或拮抗递质)和作用受体类型的选择性进行分类(表 6-2)。

表 6-2 传出神经系统药物的分类

拟 似 药	拮 抗 药
一、拟胆碱药	一、抗胆碱药
(一)胆碱受体激动药	(一)胆碱受体阻滞药
1. M、N 受体激动药(卡巴胆碱)	1. M 受体阻滞药
2. M 受体激动药(毛果芸香碱)	(1)非选择性 M 受体阻滞药(阿托品)

(续表)

拟 似 药	拮 抗 药
3. N受体激动药(烟碱)	(2) M_1受体阻滞药(哌仑西平)
(二)胆碱酯酶抑制药(新斯的明)	(3) M_2受体阻滞药(tripitramine)
二、拟肾上腺素药	(4) M_3受体阻滞药(达非那新)
(一)α受体激动药	2. N受体阻滞药
1. $α_1$、$α_2$受体激动药(去甲肾上腺素)	(1) N_N受体阻滞药(美加明)
2. $α_1$受体激动药(去氧肾上腺素)	(2) N_M受体阻滞药
3. $α_2$受体激动药(可乐定)	① 去极化型肌松药(琥珀胆碱)
(二)β受体激动药	② 非去极化型肌松药(筒剑毒碱)
1. $β_1$、$β_2$受体激动药(异丙肾上腺素)	(二)胆碱酯酶复活药(碘解磷定)
2. $β_1$受体激动药(多巴酚丁胺)	二、抗肾上腺素药
3. $β_2$受体激动药(沙丁胺醇)	(一)α受体阻滞药
(三)α、β受体激动药(肾上腺素)	1. $α_1$、$α_2$受体阻滞药
	(1) 短效类(酚妥拉明)
	(2) 长效类(酚苄明)
	2. $α_1$受体阻滞药(哌唑嗪)
	3. $α_2$受体阻滞药(育亨宾)
	(二)β受体阻滞药
	1. $β_1$、$β_2$受体阻滞药(普萘洛尔)
	2. $β_1$受体阻滞药(阿替洛尔)
	3. $β_2$受体阻滞药(布他沙明)
	4. α、β受体阻滞药(拉贝洛尔)

综合思考题

1. 以心脏为作用部位,说明传出神经系统药物作用的对立统一关系。
2. 举例说明传出神经系统药物的作用方式。

第七章
拟胆碱药

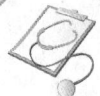

1. 掌握 毛果芸香碱的药理作用及作用机制、临床应用、不良反应;新斯的明的药理作用、临床应用;有机磷中毒解救。
2. 熟悉 胆碱酯酶复活药的药理作用、临床应用。
3. 了解 卡巴胆碱和氯贝胆碱的药理作用和主要适应证。

拟胆碱药(cholinomimetic drugs)是一类与胆碱能神经递质乙酰胆碱作用相似的药物。根据其作用机制,可分为胆碱受体激动药和胆碱酯酶抑制药。

第一节 胆碱受体激动药

一、M、N受体激动药

乙酰胆碱为胆碱能神经递质,能直接激动M、N受体,呈现M样和N样作用。其性质不稳定,极易被AChE水解,作用时间短,无临床应用价值,主要用作工具药。常用M、N受体激动药见表7-1。

表7-1 常用M、N受体激动药

药　物	卡巴胆碱(carbachol)	氯贝胆碱(bethanechol chloride)
药理作用及特点	对M、N受体选择性低,对胃肠及膀胱平滑肌兴奋作用强,对心血管作用较弱,对眼有缩瞳、降低眼内压作用,不易被AChE水解,作用维持久	对M受体具有相对选择性,对胃肠道和泌尿道平滑肌兴奋作用强,对心血管系统几无影响,不易被AChE水解,作用维持久
主要适应证	需缩瞳的眼科手术、青光眼、术后腹部胀气、尿潴留或膀胱功能异常	术后腹气胀、胃张力缺乏症、胃潴留、尿潴留、口腔黏膜干燥症

二、M受体激动药

毛果芸香碱

毛果芸香碱(pilocarpine;匹鲁卡品),为本类代表药,是从毛果芸香属植物中提取的生物碱,现已能人工合成。

【药动学】

毛果芸香碱为叔胺类化合物,其水溶液性质稳定。常用1%～2%的溶液滴眼,易透过角膜,10～30 min产生缩瞳和降低眼内压效应,持续4～8 h;调节痉挛作用持续2 h。

【药理作用】

直接兴奋副交感神经(包括支配汗腺的交感神经)节后纤维支配的效应器官的M胆碱受体,尤其对眼和腺体作用较强。

1. 眼　滴眼后可引起缩瞳、降低眼内压和调节痉挛等作用(图7-1)。

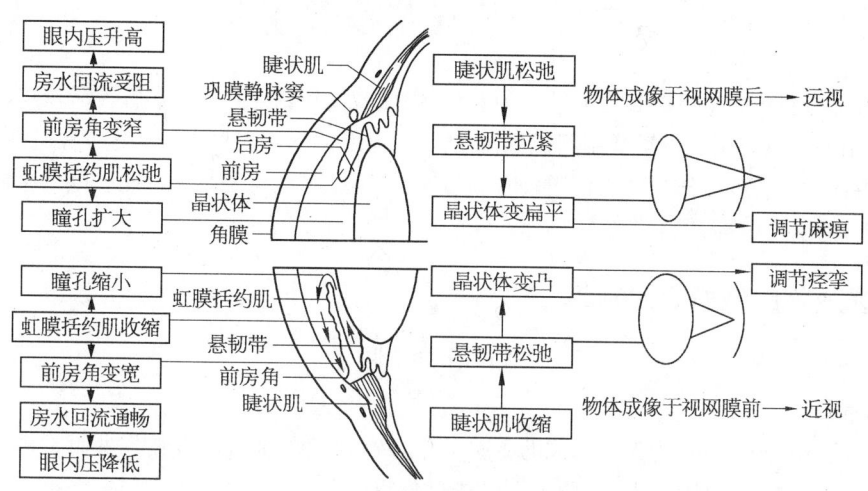

图7-1　拟胆碱药和抗胆碱药对眼的作用

上图:抗胆碱药　下图:拟胆碱药

(1) 缩瞳:虹膜括约肌(瞳孔括约肌)分布M受体,受动眼神经的副交感纤维支配,兴奋时虹膜括约肌向中心方向收缩,瞳孔缩小。毛果芸香碱可兴奋虹膜括约肌的M受体,缩小瞳孔。

(2) 降低眼内压:房水由睫状肌上皮细胞分泌和虹膜血管内液体渗出产生,经瞳孔流入前房,到达前房角间隙,流经巩膜静脉窦进入血液循环。毛果芸香碱激动虹膜括约肌M受体,收缩虹膜括约肌,虹膜向中心拉紧,虹膜根部变薄,前房角间隙扩大,有利于房水回流至血液循环,降低眼内压。

(3) 调节痉挛:增加晶状体屈光度,视近物清晰、视远物模糊的过程称为调节痉挛。视力的调节主要取决于晶状体的屈光度变化,而晶状体由于悬韧带的牵拉维持在较扁平的状态。悬韧带受睫状肌的控制,睫状肌以环状肌纤维为主。毛果芸香碱可兴奋睫状肌环状肌纤维M受体,使睫状肌向中心方向收缩,悬韧带松弛,晶状体向前凸出,屈光度增加,故视近物清晰、视远物模糊。

2. 腺体　以增加汗腺、唾液腺分泌最为明显,对泪腺、胃腺、胰腺、小肠腺体及呼吸道腺体分泌也可增加。

【临床应用】

1. 青光眼　毛果芸香碱滴眼主要治疗闭角型青光眼。本品对早期开角型青光眼也有效,但机制未明。

2. 虹膜炎　与扩瞳药交替使用,以防止虹膜与晶状体粘连。

3. 对抗抗胆碱药不良反应　皮下注射可用于抗胆碱药如阿托品中毒的解救。

4. 其他 口服给药可治疗口腔干燥症。

【不良反应】
浓度过高（>2%）可造成青光眼患者症状加重，故不宜使用。滴眼剂量过大或口服给药过量时可出现M受体过度兴奋的症状，如流涎、多汗、恶心、呕吐、支气管痉挛和呼吸困难等。

西维美林

西维美林（cevimeline）为M受体激动药，有促进唾液腺、汗腺等外分泌腺分泌的作用，并可增加胃肠道与尿道平滑肌的张力。口服用于干燥综合征患者的口干症状治疗。不良反应同毛果芸香碱。

第二节 胆碱酯酶抑制药

胆碱酯酶抑制药能与AChE可逆结合为复合物，使酶失活，导致ACh水解灭活较少，表现出M样、N样作用和中枢作用。根据抑制胆碱酯酶的可逆程度，可分为两类。一类是易逆性胆碱酯酶抑制药，如新斯的明等，可作为药物使用，即抗胆碱酯酶药。另一类是难逆性胆碱酯酶抑制药，如有机磷酸酯类，易引发中毒，但不作临床用药。

一、易逆性胆碱酯酶抑制药

新斯的明

【药动学】
新斯的明（neostigmine）为人工合成的季铵类化合物，脂溶性低，口服吸收少而不规则，不易透过血脑屏障，故无明显中枢作用。滴眼时不易透过角膜进入前房，故对眼作用弱。

【药理作用】
产生效应的基本作用机制是抑制胆碱酯酶，对骨骼肌作用最显著，对胃肠和膀胱平滑肌作用较强。

1. 兴奋骨骼肌 通过如下机制兴奋骨骼肌，作用强大。①抑制胆碱酯酶；②促进运动神经末梢释放ACh；③直接兴奋骨骼肌运动终板膜N_M受体。

2. 兴奋平滑肌 增强胃肠道平滑肌和膀胱逼尿肌收缩。

3. 抑制心脏 增强ACh抑制心脏作用，减慢心率。

【临床应用】
1. 重症肌无力 通过兴奋骨骼肌的作用能缓解重症肌无力的症状。

重症肌无力为运动神经-肌肉传递功能障碍性疾病，由于体内产生了胆碱受体（AChR）的自身抗体，破坏了神经肌肉接头处突触后膜AChR，使突触传递发生障碍，不能引起骨骼肌的充分收缩，从而导致肌无力，为自身免疫性疾病。其常见症状为眼睑下垂、咀嚼和吞咽困难、四肢无力等，严重时呼吸困难。

2. 手术后腹气胀和尿潴留 能兴奋胃肠道和膀胱平滑肌，增加胃肠蠕动和膀胱张力，从而促进排气、排尿。

3. 阵发性室上性心动过速 在压迫眼球或颈动脉窦等兴奋迷走神经措施无效时使用新斯的明，通过其拟胆碱作用可使心率减慢。

4. 抗胆碱药中毒解救 增加ACh数量，用于非去极化型肌松药如筒箭毒碱、M受体阻滞药如阿托品过量中毒的解救。

【不良反应】
治疗量下不良反应较少，过量可产生恶心、呕吐、腹痛、心动过缓等M样症状和肌肉颤动等N

样症状,甚至出现"胆碱能危象"。

其他常用易逆性胆碱酯酶抑制药见表7-2。

表7-2 其他常用易逆性胆碱酯酶抑制药比较

药 物	药理作用及特点	临床应用	主要不良反应
毒扁豆碱 (physostigmine)	①抗胆碱酯酶作用,可缩小瞳孔,降低眼内压;②中枢神经系统作用,小剂量兴奋,大剂量抑制;③作用较强且持久	滴眼治疗青光眼	滴眼可出现视觉模糊、眼或眉痛、眼睑抽搐、泪多、局部灼热或刺激性红肿等
吡斯的明 (pyridostigmine)	①可逆性抗胆碱酯酶;②直接兴奋骨骼肌运动终板 N_M 受体,提高胃肠道、支气管平滑肌的肌张力;③作用维持时间长	重症肌无力,手术后腹气胀和尿潴留	较轻,常见胃肠道反应、汗及唾液分泌增多等,较少见尿频、缩瞳等,接受大剂量治疗的重症肌无力患者,常出现精神异常
加兰他敏 (galantamine)	①抗胆碱酯酶作用,改善神经肌肉间的传导;②作用维持时间长	重症肌无力,脊髓灰质炎后遗症,非去极化型肌松药的过量中毒	较轻

二、难逆性胆碱酯酶抑制药

有机磷酸酯类(organophosphates;有机磷)主要有两类,一类为农业用杀虫剂,如对硫磷(parathion)、乐果(rogor)、敌百虫(dipterex;美曲膦酯)和敌敌畏(DDVP)等;另一类为战争用神经毒剂,如沙林(salin)、梭曼(soman)和塔崩(tabun)等。本类药物对人畜均有毒性,如使用过程中管理和防护不当易致中毒。

(一)有机磷中毒

1. 中毒途径 有机磷可经呼吸道、消化道、皮肤和黏膜吸收进入体内。

2. 中毒机制 有机磷难逆性抑制胆碱酯酶,即有机磷与胆碱酯酶结合为磷酰化胆碱酯酶,后者无水解 ACh 的活性,致使 ACh 在体内蓄积过多,而过度激动胆碱受体,致机体功能失调而引起各种中毒症状。

3. 中毒表现

(1)急性中毒:轻度中毒的表现以 M 样症状为主;中度中毒时出现明显的 M 样和 N 样症状;重度中毒时除 M 样和 N 样症状加重外,还有明显的中枢症状(表7-3)。

表7-3 有机磷急性中毒症状

症 状	作 用	中毒症状
M 样症状	兴奋虹膜括约肌	瞳孔缩小
	兴奋睫状肌	调节痉挛
	增加腺体分泌	流涎、口吐白沫、出汗
	兴奋平滑肌	呼吸道:分泌物增多、呼吸困难、严重者肺水肿
		胃肠道:恶心、呕吐、腹痛、腹泻、大便失禁
		泌尿道:小便失禁
	抑制心脏	心动过缓
	扩张血管	血压下降

(续表)

症状	作用	中毒症状
N样症状	兴奋神经节 N_N 受体 兴奋骨骼肌 N_M 受体	心动过速、血压升高等 肌肉震颤、抽搐等
中枢症状	先兴奋 后抑制	躁动、不安、谵语、抽搐等 昏迷、血压下降、呼吸衰竭等

(2) 慢性中毒:多发生于长期接触农药的人员,主要表现为血中 AChE 活性持续明显下降。临床多表现为神经衰弱综合征、腹胀、多汗,偶见肌束颤动及瞳孔缩小。

(二) 有机磷中毒的解救药物

1. M 受体阻滞药 M 受体阻滞药能迅速对抗有机磷中毒的 M 样中毒症状,常用药物有阿托品和山莨菪碱等。

阿 托 品

阿托品(atropine)为治疗有机磷急性中毒的竞争性解毒药物。足量阿托品可在有机磷中毒时,在胆碱能神经突触部位竞争性地阻断 M 受体,从而迅速解除 M 样症状;同时又能通过血脑屏障进入脑内消除部分中枢症状;大剂量时可阻断 N_N 受体。但不能阻断 N_M 受体以缓解骨骼肌兴奋的症状,也不能恢复失活胆碱酯酶的活性。因此,除轻度中毒可单独应用外,中重度中毒者需与胆碱酯酶复活药联用(本药其他内容详见第八章)。

2. 胆碱酯酶复活药 胆碱酯酶复活药是一类能使已被有机磷抑制的胆碱酯酶恢复活性的药物,目前常用的有碘解磷定、氯解磷定和双复磷等。

氯 解 磷 定

【药动学】

氯解磷定(pralidoxime chloride,PAM-Cl)水溶性高,溶液稳定,可静脉或肌内注射,肌内注射 1~2 min 起效,特别适合于急救。

【药理作用】

1. 恢复胆碱酯酶活性 氯解磷定与磷酰化胆碱酯酶中的磷酰基结合,形成氯解磷定-磷酰化胆碱酯酶复合物,再经裂解,形成无毒的磷酰化氯解磷定,同时游离出有水解 ACh 活性的胆碱酯酶。

2. 直接解毒 氯解磷定直接与体内游离的有机磷结合,形成的磷酰化氯解磷定经肾排泄。

【临床应用】

解救急性有机磷中毒,迅速解除 N 样症状,消除肌肉颤动。

【不良反应】

(1) 肌内注射时局部有轻微疼痛。

(2) 静脉注射过快(>500 mg/min)可出现头痛、乏力、眩晕、视力模糊、复视、恶心及心动过速等症状。

(3) 用药量过大(>8 g/24 h)反而抑制胆碱酯酶,严重者呈癫痫样发作、抽搐和呼吸抑制。

碘 解 磷 定

碘解磷定(pralidoxime iodide,PAM,解磷定)的药理作用、临床应用与氯解磷定相似,但作用较弱,副作用较多。

第三节 用药护理

【药物相互作用】

1. 新斯的明 在药效学方面,与非去极化型肌松药拮抗,与去极化型肌松药协同,故新斯的明可解救筒箭毒碱中毒而禁用于琥珀胆碱中毒。

2. 碘解磷定、氯解磷定 在碱性溶液中易分解,禁与碱性药物配伍。

【禁忌证】

新斯的明 机械性肠梗阻、尿路阻塞和支气管哮喘。

【用药护理要点】

1. 给药操作注意事项

毛果芸香碱:滴眼时压迫目内眦1～2 min,以利充分发挥局部作用,避免药物经鼻泪管流入鼻腔被黏膜吸收而引发不良反应。

2. 用药期间监护

(1) 毛果芸香碱:治疗青光眼时,检测眼内压与视力。

(2) 新斯的明:治疗重症肌无力时,监测用药前后肌张力、心率、呼吸等变化,谨防发生"胆碱能危象",如心动过速、肌无力加重。

(3) 胆碱酯酶复活药:检测全血、红细胞 AChE 活性,判断疗效。

3. 不良反应处理

(1) 毛果芸香碱:M 样症状可用阿托品对抗。

(2) 新斯的明:口服过量应及时洗胃。中毒早期宜维持呼吸并给予阿托品对抗,可静脉注射 1～2 mg,必要时可重复肌内注射阿托品,用量可达 4 mg,以控制胆碱能症状。

4. 有机磷中毒解救

(1) 清除毒物:发现中毒时,应立即把患者移出现场,去除污染的衣物。皮肤吸收者,应用温水和肥皂清洗皮肤;眼部染毒者,可用2%碳酸氢钠或生理盐水冲洗数分钟;口服中毒者,应首先抽出胃液和毒物,并用微温的2%碳酸氢钠或生理盐水洗胃,直至洗出液中无农药味,然后用50%硫酸钠导泻。敌百虫口服中毒时不用碱性溶液洗胃,因其在碱性溶液中可转化为毒性更强的敌敌畏。

(2) 特效解救药物:联用胆碱受体阻滞药和胆碱酯酶复活药,如阿托品和氯解磷定。两者联用的解毒机制及疗效互补,以"早期"、"足量"、"反复"为用药原则。磷酰化胆碱酯酶易老化,氯解磷定越早使用,胆碱酯酶活性恢复越好。阿托品越早使用,M 样症状及早缓解。阿托品的足量取决于 ACh 积聚程度,以达到"阿托品化"为判断依据,即面红、脉速、瞳孔轻度扩大、皮肤干燥、意识障碍减轻或昏迷患者开始苏醒。氯解磷定足量的指标是:N 样症状全部消失,全血或红细胞中 AChE 活性分别恢复到50%～60%或30%以上。中、重度中毒或毒物不能从吸收部位彻底清除时,应重复给药,以巩固疗效。

(3) 其他支持疗法:静脉滴注葡萄糖生理盐水,加用利尿药或甘露醇;静脉滴注碳酸氢钠或乳酸钠;必要时行腹膜透析或血液透析;维持呼吸、循环功能;保持呼吸道通畅,必要时人工呼吸、给氧;加强护理,防止感染等。

综合思考题

1. 试述毛果芸香碱滴眼应用及滴眼时压迫目内眦的目的。
2. 试述新斯的明治疗重症肌无力的药理作用依据（效应及其机制）。
3. 为何联用阿托品和氯解磷定解救中重度有机磷急性中毒？

第八章

抗 胆 碱 药

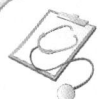导学

1. **掌握** 阿托品的药理作用、临床应用、不良反应。
2. **熟悉** 东莨菪碱、山莨菪碱、后马托品、哌仑西平的作用特点和临床应用。
3. **了解** 溴丙胺太林、贝那替秦、筒箭毒碱、琥珀胆碱的作用特点和临床应用。

抗胆碱药(anticholinergic drugs)主要是指阻断胆碱能神经递质乙酰胆碱或拟胆碱药与胆碱受体结合而呈现与拟胆碱药相反作用的药物。

第一节 M受体阻滞药

一、阿托品类生物碱

阿托品类生物碱属非选择性M受体阻滞药,包括阿托品、东莨菪碱和山莨菪碱等,均由植物中提取。

阿 托 品

阿托品(atropine)为本类代表药,作用及用途广泛,但选择性低、副作用多,故其应用大多被同类药物或人工合成品所替代或取代。

【药动学】

口服易吸收,黏膜易吸收,达血药峰浓度需1 h。分布全身各组织,可透过血脑屏障和胎盘屏障。肌内注射12 h内有85%~88%以原形或代谢物经尿排泄,少量经消化道和乳汁排出,$t_{1/2}$为2.5 h,作用持续3~4 h。

【药理作用及临床应用】

阿托品能竞争性阻断M受体,对M_1、M_2和M_3受体无选择性。大剂量能扩张血管、兴奋中枢神经系统及阻断自主神经节N_N受体。机体各器官对阿托品的敏感性不同,按高低顺序依次为腺体、眼、内脏平滑肌、心脏、血管、中枢神经系统。

1. 腺体

(1)抑制腺体分泌:抑制唾液腺、汗腺最敏感,小剂量(0.5 mg)即能引起口干和皮肤干燥,剂量增大,作用更明显。也能抑制呼吸道腺体和泪腺,较大剂量能减少胃液分泌。

(2)临床应用:用于麻醉前给药,治疗严重盗汗及流涎症。抑制胃酸分泌作用弱,已不用于治

疗胃、十二指肠溃疡。

2. 眼

(1) 扩大瞳孔、升高眼内压和调节麻痹：阻断虹膜瞳孔括约肌 M 受体，松弛瞳孔括约肌，引起扩瞳、升高眼内压；阻断睫状肌 M 受体，松弛睫状肌，产生调节麻痹作用。睫状肌因松弛而退向外缘，致悬韧带被拉紧，晶状体变扁，折光度减小，故视近物模糊、视远物清晰，此为调节麻痹(图 7-1)。

(2) 临床应用：用于检查眼底、验光配镜，治疗虹膜睫状体炎。

3. 内脏平滑肌

(1) 解除内脏平滑肌痉挛：作用敏感性，痉挛状态＞正常状态；作用部位强度，胃肠＞尿道、膀胱＞胆道、支气管＞子宫。

(2) 临床应用：缓解各种内脏绞痛，对胃肠绞痛、膀胱刺激征如尿频、尿急等疗效较好；对肾绞痛或胆绞痛疗效较差，常与阿片类镇痛药如哌替啶合用；也可用于遗尿症。

4. 心脏

(1) 兴奋心脏：较大剂量的阿托品可阻断窦房结的 M_2 受体，解除迷走神经对心脏的抑制作用，加快心率；也能拮抗迷走神经过度兴奋引起的传导阻滞等心律失常。

(2) 临床应用：治疗窦性心动过缓和房室传导阻滞及窦房结功能低下而出现的室性异位节律。

5. 血管

(1) 扩张血管：大剂量阿托品能直接扩张血管，解除小血管痉挛，改善循环，对皮肤血管扩张明显。此作用与抗 M 受体作用无关。

(2) 临床应用：适宜治疗中毒性肺炎、中毒性菌痢、爆发性流行性脑脊髓膜炎等所致的感染中毒性休克，但必须补足血容量及运用抗菌药物对因治疗。

6. 中枢神经系统 较大剂量(1～2 mg)可轻度兴奋延脑和大脑；5 mg 时可明显兴奋延脑、大脑，表现为烦躁不安、多言、幻觉等；大剂量(10 mg)时有明显中枢中毒症状，表现为定向障碍、运动失调、惊厥等；进一步由兴奋转入抑制，出现昏迷，甚至死于呼吸麻痹。

7. 拮抗 ACh，解救有机磷中毒 详见第七章。

【不良反应】

1. 副作用 常见，主要有口干、皮肤干燥、潮红、心悸、视力模糊、排尿困难、便秘等。

2. 中毒反应 上述症状加重，并出现中枢兴奋症状，重者转入中枢抑制。最小致死量：成人 80～130 mg；儿童 10 mg。

其他阿托品类生物碱

其他常用阿托品类生物碱见表 8-1。

表 8-1 其他常用阿托品类生物碱

药　物	主要作用及特点	主要临床应用
东莨菪碱(scopolamine)	抑制腺体分泌；解除小血管痉挛，改善循环；抑制胃肠蠕动；中枢抑制作用强；中枢抗胆碱	麻醉前给药，中毒性休克，晕动症，妊娠呕吐、放射病呕吐，帕金森病
山莨菪碱(anisodamine)	解除血管及胃肠平滑肌痉挛作用强，扩瞳作用弱，抑制腺体分泌，无中枢作用	中毒性休克，血管神经性头痛，内脏绞痛

二、阿托品的合成代用品

为克服阿托品选择性差、副作用多、安全性低的缺点，以及避免眼科应用时，作用持久而畏光及影响视力,现多使用阿托品的合成代用品,包括合成扩瞳药、解痉药和选择性 M_1 受体阻滞药,其选择性高,已替代或取代阿托品部分应用(表8-2)。

表8-2 阿托品的常用合成代用品

类别	代表药物	主要临床应用	不良反应
合成扩瞳药	后马托品(homatropine) 托吡卡胺(tropicamide)	检查眼底;验光配镜	很少
合成解痉药			
季胺类	溴丙胺太林(propantheline bromide)	胃、十二指肠溃疡;胃肠绞痛	常见口干、头晕、嗜睡;中毒量可致呼吸肌麻痹
叔胺类	贝那替秦(benactyzine)	焦虑患者伴溃疡病;慢性胃炎、胃酸过多症	较多,如四肢麻木感、恶心、感觉迟钝、口渴、嗜睡、头晕、运动失调等
选择性 M_1 受体阻滞药	哌仑西平(pirenzepine)	胃和十二指肠溃疡	很少

第二节　N受体阻滞药

(一) N_N 受体阻滞药

N_N 受体阻滞药又称神经节阻滞药,能阻断交感神经节和副交感神经节 N_N 受体,降压作用明显,但作用选择性低,不良反应多而严重,现已少用。本类药物美加明(mecamylamine)和樟磺咪芬(trimetaphan camsilate)主要用于外科手术时控制血压及高血压急诊。

(二) N_M 受体阻滞药

N_M 受体阻滞药又称神经肌肉阻滞药或骨骼肌松弛药,能选择性地阻断骨骼肌运动终板突触后膜 N_M 受体,从而干扰神经冲动向骨骼肌的传递,表现为骨骼肌松弛。根据其作用方式和特点,分为去极化型肌松药和非去极化型肌松药两类(表8-3)。

表8-3 N_M 受体阻滞药分类及比较

分类	去极化型肌松药	非去极化型肌松药
代表药物	琥珀胆碱(suxamethonium, succinylcholine)	筒箭毒碱(d-tubocurarine) 维库溴铵(vecuronium) 阿曲库铵(atracurium)
作用机制	与 N_M 受体牢固结合,发挥持久去极化作用,使 N_M 受体不再对 ACh 产生反应,产生肌松作用	竞争性与 N_M 受体结合,无内在活性,阻断 ACh 与 N_M 受体结合,产生肌松作用
特点	最初可出现短时肌束颤动;起效快,维持时间短;连续使用可产生快速耐受性;过量中毒时禁用 AChE 抑制剂如新斯的明来解救	肌松前无肌束震颤;作用维持时间较长;过量中毒可用新斯的明来解救
临床应用	支气管镜、食管镜、胃镜等检查,浅麻醉辅助用药	辅助麻醉药,用于胸腹手术和气管插管等
不良反应	肌痛、眼内压升高、血钾升高、发热,过量引起呼吸肌麻痹	支气管痉挛、血压降低、心率减慢,大剂量引起呼吸肌麻痹
禁忌证	青光眼、白内障晶状体摘除术者	重症肌无力,严重休克,支气管哮喘

第三节 用药护理

【药物相互作用】
1. 阿托品 ①药动学协同:碳酸酐酶抑制剂、$NaHCO_3$等碱化尿液药物,延迟阿托品排泄。阿托品抑制胃肠排空,增加口服药物吸收,如地高辛、维生素B_2、$MgSO_4$。②药效学协同或拮抗:协同哌替啶止痛;协同氯丙嗪抗胆碱作用;协同其他种类抑制胃酸分泌药物抗消化性溃疡;拮抗甲氧氯普胺的促胃肠运动。
2. 肌松药 氨基糖苷类抗生素协同肌松作用。

【禁忌证】
阿托品禁用于青光眼、前列腺肥大、幽门梗阻;慎用于高热、心动过速。

【用药护理要点】
1. 给药操作注意事项
阿托品:静脉注射宜缓慢;滴眼时压迫目内眦以防吸收中毒。
2. 用药期间监护
(1) 阿托品:注意观察心率、血压、呼吸、尿量、体温、瞳孔等。
(2) 肌松药:注意观察肌张力、呼吸、血钾。
3. 不良反应处理 阿托品的一般不良反应停药后消退,通常无需做特殊处理。

阿托品急性中毒应及时救治,基本解救原则包括:清除毒物、使用特效解毒药、支持和对症治疗及预防并发症。解救措施:①口服中毒者可用4%鞣酸溶液洗胃,50%硫酸钠导泻。②使用特效解毒药,胆碱受体激动药如毛果芸香碱或胆碱酯酶抑制药如毒扁豆碱,缓解外周症状,必要时反复用药。但是阿托品在抢救有机磷中毒时的过量中毒则应禁用胆碱酯酶抑制药解救。③维持呼吸、循环功能,需保持呼吸道通畅,必要时人工呼吸、给氧。④其他对症处理,中枢兴奋可用小剂量巴比妥类如硫喷妥钠对抗;高热采用冰袋、酒精擦浴降低患者体温。

综合思考题

1. 试述阿托品治疗感染性休克的作用依据及应用注意。
2. 试述阿托品的临床应用,并列出取代或替代各项应用的同类药物。

第九章

拟肾上腺素药

导学

1. **掌握** 肾上腺素、多巴胺、去甲肾上腺素、异丙肾上腺素的药理作用、临床应用。
2. **熟悉** 肾上腺素、多巴胺、去甲肾上腺素、异丙肾上腺素的不良反应与用药护理要点;去甲肾上腺素静脉滴注的注意事项及防治局部组织缺血坏死的措施。
3. **了解** 间羟胺、麻黄碱、去甲肾上腺素、甲氧明、羟甲唑啉的药理作用与临床应用。

拟肾上腺素药(adrenomimetics)是一类能与肾上腺素受体结合并激动受体,产生与肾上腺素相似作用的药物,又称肾上腺素受体激动药(adrenoceptor agonists)。由于本类药物在化学结构上多属胺类,且药理作用与交感神经兴奋的效应相似,故旧称拟交感胺类药。

第一节 α、β受体激动药

肾上腺素

肾上腺素(adrenaline, Ad 或 epinephrine)是肾上腺髓质的主要递质,其生物合成主要是在髓质嗜铬细胞中进行。药用肾上腺素可从家畜肾上腺提取或人工合成,其化学结构与去甲肾上腺素的不同之处在于氨基氮位上一氢原子被甲基取代。

【药动学】

1. **吸收** 口服无效,气雾吸入或注射给药均易吸收。皮下注射因局部血管收缩而延缓吸收,6～15min起效,作用可维持 1 h;肌内注射因对骨骼肌血管不产生收缩作用,故吸收远较皮下注射快,但维持时间较短(约 30 min)。

2. **代谢** 外源性和肾上腺髓质分泌的肾上腺素进入血液循环后,立即通过摄取和酶的降解等机制失活。灭活肾上腺素的酶 COMT 和 MAO 广泛存在于多种组织内,特别是肝、肾、肠和血管壁细胞中。

3. **排泄** 肾上腺素主要以代谢物和少量原形经肾脏排泄。

【药理作用】

肾上腺素为 α、β 受体激动药,作用广泛而复杂,并与机体的生理病理状态、靶器官中肾上腺素受体亚型的分布、整体的反射作用和神经末梢突触间隙的反馈调节等因素有关。

1. **兴奋心脏** 由于肾上腺素能够激动心肌、窦房结和传导系统的 β_1 受体,故可产生增强心肌收缩力、加快心率和传导、增加心输出量的作用。此外,尚可舒张冠状血管,改善心肌血液供应,是一个快速而强效的心脏兴奋剂。但应注意,肾上腺素可加快心肌代谢,增加心肌耗氧量,且可提高自律性,易致心律失常。

2. 收缩或舒张血管　激动血管平滑肌 α_1 受体则血管收缩,激动 β_2 受体则血管扩张。体内各部位血管的肾上腺素受体的种类和密度不同,故肾上腺素对血管的作用取决于各部位血管平滑肌 α_1 及 β_2 受体的分布密度及给药剂量的大小。皮肤、黏膜、肾和胃肠道等器官的血管 α_1 受体占优势,故皮肤、黏膜血管收缩最为强烈;内脏血管,尤其是肾脏血管也显著收缩;对脑血管和肺血管收缩作用则十分微弱,有时由于血压升高而被动地扩张。骨骼肌和肝脏血管以 β_2 受体占优势,故肾上腺素对其具有扩张作用;肾上腺素也能扩张冠状血管,其原因除可激动冠脉 β_2 受体外,还包括:①肾上腺素可兴奋心脏,增加心肌代谢产物(如腺苷等),刺激血管扩张。②因血压升高,提高了冠状血管的灌注压力,使冠脉被动扩张。小动脉和毛细血管前括约肌的肾上腺素受体密度高,血管收缩明显;而静脉和大动脉的肾上腺素受体密度低,故收缩作用较弱。给药剂量小,肾上腺素对血管的影响以舒张为主;给药剂量大,则以血管收缩占优势。

3. 升高血压　肾上腺素对血压的影响与其剂量和给药途径密切相关,小剂量或慢速滴注肾上腺素时,心肌收缩力增强,心输出量增加,收缩压升高。同时,由于 β_2 受体比 α_1 受体对低浓度肾上腺素更敏感,舒张骨骼肌血管的作用抵消或超过对皮肤、黏膜血管的收缩作用,舒张压不变或下降,故脉压增大,有利于血液对各组织器官的灌注。大剂量或快速静脉滴注肾上腺素时,除强烈兴奋心脏外,血管平滑肌 α_1 受体兴奋占优势,故皮肤、黏膜、肾脏和肠系膜血管强烈收缩,外周阻力显著增高,收缩压和舒张压均升高。单次用药,肾上腺素的典型血压改变多为双相反应,即给药后迅速出现明显的升压,继之出现微弱的降压,后者持续时间较长。如先阻断血管 α 受体(如酚妥拉明),则表现出肾上腺素对血管 β_2 受体的激动作用,肾上腺素的升压作用被翻转,呈现明显的降压反应,此现象称为肾上腺素升压效应的翻转,见图9-1。故当氯丙嗪引起低血压时(阻断血管 α 受体),应选用去甲肾上腺素治疗,而禁用肾上腺素。

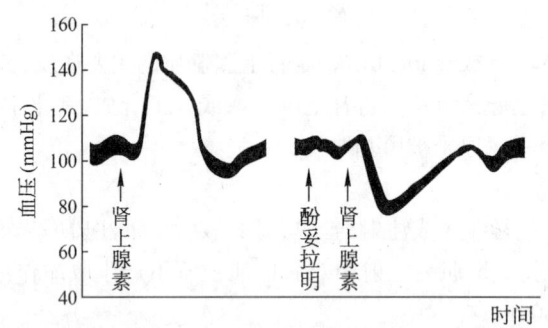

图9-1　肾上腺素对血压的影响及肾上腺素升压翻转现象

4. 舒张平滑肌　肾上腺素对平滑肌的作用主要取决于器官组织的肾上腺素受体类型和分布密度。

(1) 支气管:肾上腺素可激动支气管平滑肌 β_2 受体,舒张支气管平滑肌,支气管哮喘发作时,此作用更加明显;肾上腺素还可激动支气管黏膜血管平滑肌 α_1 受体,使之收缩,从而减轻哮喘时的黏膜水肿和渗出;肾上腺素也可激动支气管黏膜层和黏膜下层肥大细胞 β_2 受体,抑制抗原引起的肥大细胞脱颗粒释放组胺等过敏介质。

(2) 胃肠道:肾上腺素能抑制胃肠道平滑肌,表现为胃松弛,肠张力下降,蠕动频率及幅度降低。

(3) 膀胱:松弛膀胱逼尿肌,减缓排尿感,易引起尿潴留。

5. **促进代谢** 治疗量的肾上腺素能明显促进机体代谢,可通过激动肝脏的 β_2 和 α 受体,促进肝糖原分解和糖原异生,升高血糖,但极少出现尿糖;肾上腺素亦可促进脂肪分解,增加血中游离脂肪酸,其机制与激动脂肪细胞 β 受体、激活甘油三酯酶有关。

【临床应用】

1. **心脏骤停** 因溺水、药物中毒、麻醉和手术意外、急性传染病和心脏传导高度阻滞引起的心脏骤停,在进行心脏按摩、人工呼吸等措施的同时,可用肾上腺素做心室内注射,使心脏重新起搏。

2. **过敏性休克** 输液反应或药物过敏,如青霉素等引起的过敏性休克,由于组胺和白三烯等过敏介质的释放,引起小血管扩张和毛细血管通透性增高,致使有效循环血量降低,血压下降;引起心脏抑制,心肌收缩力减弱;引起支气管平滑肌痉挛导致呼吸困难等。肾上腺素能抑制肥大细胞脱颗粒,阻止过敏介质释放;明显收缩小动脉和毛细血管前括约肌,降低毛细血管通透性;兴奋心脏和解除支气管平滑肌痉挛,从而迅速有效地缓解过敏性休克的临床症状,故肾上腺素为治疗过敏性休克的首选药物。

3. **支气管哮喘** 肾上腺素可解除哮喘时的支气管平滑肌痉挛,亦可抑制组织和肥大细胞释放过敏介质,如组胺和白三烯类等,并可通过对支气管黏膜血管的收缩作用,减轻呼吸道水肿和渗出,迅速控制支气管哮喘急性发作。此外,肾上腺素对血管神经性水肿亦能迅速缓解症状。

4. **与局麻药配伍及局部止血** 将肾上腺素加入普鲁卡因或利多卡因等局麻药中,可使注射部位血管收缩,延缓局麻药的吸收,减少麻药吸收中毒的发生,并延长局麻作用维持时间。但应注意用量,过量时仍可产生心悸和血压骤升等全身性不良反应;肢体远端部位如手指、阴茎等处手术时,局麻药中禁止加入肾上腺素,以免引起局部缺血坏死。浸有肾上腺素的纱布或棉球(0.1%)用于外伤表面,如鼻黏膜和齿龈,能收缩局部微血管而止血。

【不良反应】

一般不良反应有心悸、出汗、烦躁、头痛和血压升高等,停药后症状消失。

多 巴 胺

多巴胺(dopamine,DA)是去甲肾上腺素生物合成的前体,药用多巴胺是人工合成品。

【药动学】

口服后易在肠和肝脏中被破坏而失效,一般用静脉滴注给药。在体内约有75%转化为其他代谢产物,其余则作为前体合成去甲肾上腺素,代谢产物或其原形经肾脏排出。不易透过血脑屏障,故外周给予多巴胺无明显中枢作用。

【药理作用】

本药除了随剂量增加,依次激动 DA 受体、β_1 受体和 α 受体之外,还可促进去甲肾上腺素能神经末梢释放 NA,间接发挥作用。

1. **兴奋心脏** 激动心脏 β_1 受体,增强心肌收缩力,增加心输出量;一般剂量对心率影响不大,大剂量可加快心率。

2. **血管和血压** 治疗量的多巴胺既可激动血管 α_1 受体,收缩皮肤、黏膜血管,也可激动肾脏、肠系膜和冠状血管 D_1 受体,扩张血管,故外周阻力变化不大。收缩压因心输出量的增加而升高,舒张压不变,故脉压增大。大剂量多巴胺可显著收缩血管,增加外周阻力,血压明显升高。

3. **肾脏** 低浓度多巴胺可激动肾血管 D_1 受体,扩张肾血管,增加肾血流量、肾小球滤过率;此外,多巴胺尚能直接抑制肾小管重吸收 Na^+,排钠利尿。大剂量多巴胺可兴奋肾血管 α_1 受体而致肾血管明显收缩,减少肾血流量。

【临床应用】

主要用于治疗各种休克,如心源性休克、感染中毒性休克和出血性休克等。对于伴有心肌收缩力减弱、心输出量减少、尿量减少或肾功能损害而需补足血容量者尤为适宜。本药尚可与利尿药合用治疗急性肾功能衰竭。

【不良反应】

一般较轻,偶见恶心、呕吐。如剂量过大或滴注速度过快,可出现心动过速和肾血管收缩所致肾功能下降等。

麻 黄 碱

麻黄碱(ephedrine)是从麻黄(ephedrine silica)、中麻黄(ephedra intermedia)或木贼麻黄(ephedra equisetine)干燥草质茎提取的生物碱,现已人工合成,药用其左旋体或消旋体。

麻黄碱可直接激动 α 和 β 受体,并可促进去甲肾上腺素能神经末梢释放 NA,间接发挥作用。与肾上腺素比较,本药的特点是:①兴奋心脏、收缩血管、升高血压和舒张支气管的作用弱而持久;②中枢兴奋作用较显著;③连续使用可发生快速耐受性;④性质稳定,可口服。

临床应用:①防治轻症支气管哮喘;②滴鼻缓解鼻黏膜充血引起的鼻塞;③防治硬膜外和蛛网膜下腔麻醉引起的低血压;④缓解荨麻疹和血管神经性水肿等过敏反应引起的皮肤黏膜症状等。

常见不良反应为中枢兴奋所致的不安、失眠等。连续滴鼻治疗过久,可产生反跳性鼻黏膜充血或萎缩。

第二节 α 受体激动药

一、α_1、α_2 受体激动药

去甲肾上腺素

去甲肾上腺素(Noradrenaline,NA 或 Norepinephrine)是 NA 能神经末梢释放的主要递质,肾上腺髓质可少量分泌。药用 NA 是人工合成的左旋体,其化学性质不稳定,见光、遇热易分解,尤其在碱性溶液中迅速氧化变为粉红色乃至棕红色而失效,在酸性溶液中较稳定。常用其酒石酸盐。

【药动学】

口服给药因收缩胃黏膜血管而影响吸收,在肠内易被碱性肠液破坏,余者又被肠黏膜及肝脏首过效应代谢,故口服无效。皮下或肌内注射,因血管强烈收缩,吸收很少,且易发生局部组织坏死,故一般采用静脉滴注给药。进入体内后可被 NA 能神经末梢和非神经组织所摄取,并可被 COMT 和 MAO 代谢而失活。

【药理作用】

NA 对 α 受体具有强大激动作用,且对 α_1 和 α_2 受体无选择性,对 β_1 受体作用较弱,对 β_2 受体几乎无作用。

1. 收缩血管 激动血管 α_1 受体,收缩血管(特别是小动脉和小静脉)。对全身各部位血管收缩的程度与其分布 α 受体的密度有关,皮肤、黏膜血管收缩最明显,其次是肾脏血管,对脑、肝、肠系膜,甚至骨骼肌血管都有收缩作用。但可舒张冠状血管,其机制同肾上腺素(除兴奋 β_2 受体作用外)。

2. 兴奋心脏 激动心脏 β_1 受体较弱,兴奋心脏作用比肾上腺素弱,可增强心肌收缩力,加快传导。在整体情况下,由于血压升高反射性兴奋迷走神经的作用胜过其直接加快心率的作用,故心

率减慢。同时由于强烈的收缩血管作用,增加外周阻力,故心输出量不变或稍降。剂量过大或静脉注射过快时,可引起心律失常,但较肾上腺素少见。

3. 升高血压　此作用强。小剂量静脉滴注时,收缩血管的作用尚不十分剧烈,故舒张压升高不明显,但由于心脏兴奋引起收缩压升高,致使脉压增大。较大剂量时血管强烈收缩,外周阻力明显增高,故脉压变小。

4. 其他　对血管以外的平滑肌和代谢的作用均较弱,仅在大剂量时才出现血糖升高。对孕妇可增加子宫收缩的频率。

【临床应用】

1. 休克　主要用于神经性休克早期的血压骤降,还可用于休克经补足血容量后血压仍不能回升者或外周阻力明显降低及心输出量减少者,如心源性休克。NA 能使休克患者血管收缩,血压升高,心脏兴奋,脑及冠脉血流量增加,在短时间内保证重要脏器的血液供应。但若长期大量应用,血管强烈收缩,外周阻力显著增高,心脏负担加重,心肌耗氧量增加,心输出量反而减少,组织缺血、缺氧更加严重,故忌大剂量长期应用。且很多休克患者本来就有血管痉挛,应用后只会加重微循环障碍。因此,目前 NA 在休克治疗中已不占重要地位,很少使用,仅是暂时措施,宜与 α 受体阻滞药合用。

2. 药物中毒性低血压　中枢抑制药(如镇静催眠药、吩噻嗪类抗精神病药)中毒引起的低血压,可采用去甲肾上腺素静脉滴注来纠正。

3. 上消化道出血　食管静脉曲张破裂出血或胃出血时,口服去甲肾上腺素稀释液,可收缩食管或胃局部黏膜血管,产生止血效果。

【不良反应】

1. 局部组织缺血坏死　静脉滴注时间过长、浓度过高或药液外漏,可引起局部组织缺血坏死。

2. 急性肾功能衰竭　剂量过大或滴注时间过长可使肾脏血管剧烈收缩,引起少尿、无尿和肾实质损伤而导致急性肾功能衰竭。

3. 突然停药后的血压下降　长期滴注去甲肾上腺素后,血管长期处于收缩状态,此时若突然停药,可引起血管迅速扩张,导致血压骤降。

间 羟 胺

间羟胺(metaraminol;阿拉明,aramine)性质稳定,可直接兴奋 $α_1$、$α_2$ 受体,对 $β_1$ 受体作用较弱;还可被 NA 能神经末梢摄取进入囊泡,通过置换作用促进神经末梢释放 NA 而间接发挥作用。

主要作用是收缩血管,升高血压,但升压作用比 NA 弱、缓慢而持久。可略增强心肌收缩力,对正常人心输出量的影响不明显,但对休克患者可增加心输出量。由于反射性兴奋迷走神经可使心率减慢,较少引起心悸和心律失常。对肾血管的收缩作用较 NA 弱,不易引起肾功能衰竭;药液外漏也不易引起局部组织缺血坏死。连续应用使神经末梢囊泡内 NA 减少而使其药理作用逐渐减弱,此时若适当加用小剂量 NA,往往可恢复或增强间羟胺的升压作用。

间羟胺代替 NA 治疗早期休克和其他低血压状态,升压作用可靠,不易被 MAO 破坏,作用维持时间较长。可根据病情需要,采用静脉滴注、肌内注射或皮下注射,使用方便。

二、$α_1$ 受体激动药

去氧肾上腺素和甲氧明

去氧肾上腺素(phenylephrine;苯肾上腺素,neosynephrine;新福林)和甲氧明(methoxamine;甲

氧胺, methoxamedrine),均可直接或间接地兴奋 α_1 受体,不易被 MAO 破坏。药理作用主要包括收缩血管,升高血压,减少皮肤、黏膜、内脏(肾脏和肺脏)和四肢的血流量;由于血压升高,反射性减慢心率,其作用比 NA 弱而持久。此外,去氧肾上腺素还可激动瞳孔开大肌 α_1 受体而扩瞳。与阿托品比较,本药的扩瞳作用弱,起效快,维持时间短,且不影响视力。

可用于抗休克、腰椎麻醉或全身麻醉引起的低血压,也可用于阵发性室上性心动过速。去氧肾上腺素还可作为快速短效的扩瞳药应用于眼底检查。

羟 甲 唑 啉

羟甲唑啉(oxymetazoline)是一种唑啉类衍生物,可直接兴奋血管平滑肌 α_1 受体,产生收缩血管的作用,具有作用迅速、疗效相对持久、不良反应较低和反跳现象轻的特点。用于缓解过敏性结膜炎、非感染性结膜炎的眼部症状,以及由过敏、干眼、游泳、烟雾、隐形眼镜、疲劳等因素所致的眼部充血;亦可用于滴鼻治疗鼻黏膜充血和鼻炎。偶见局部刺激症状,小儿用后可致中枢神经系统症状,2岁以下儿童禁用。

三、α_2 受体激动药

α_2 受体激动药包括可乐定(clonidine)、甲基多巴(methyldopa)等,主要用于抗高血压,详见第二十二章。

第三节 β受体激动药

一、β_1、β_2 受体激动药

异丙肾上腺素

异丙肾上腺素(isoprenaline)是人工合成品,化学结构是去甲肾上腺素氨基上的氢原子被异丙基所取代,药用其盐酸盐,是经典的 β 肾上腺素受体激动药。

【药动学】

口服易在肠黏膜与硫酸基结合而失效,气雾吸入或注射给药,均易吸收。舌下给药可经口腔黏膜下的舌下静脉丛迅速吸收但不规则。吸收后主要在肝、肺等组织中被 COMT 代谢失效,而 MAO 对其作用较弱。反复用药后药效减弱,这可能与其代谢物 3-甲氧异丙肾上腺素具有 β 受体阻断作用有关。

【药理作用】

对 β 受体具有很强的激动作用,且对 β_1、β_2 受体选择性低,对 α 受体几乎无作用。

1. 兴奋心脏 对心脏 β_1 受体具有强大的激动作用,表现为正性肌力、正性频率和加快传导的作用。与肾上腺素比较,异丙肾上腺素加快心率和加快传导的作用较强,对正位起搏点(窦房结)的兴奋作用比异位起搏点强,而肾上腺素对正位起搏点和异位起搏点的作用均强,故较肾上腺素不易引起心律失常。

2. 舒张血管和影响血压 激动血管平滑肌 β_2 受体而舒张血管,骨骼肌血管明显扩张,肾、肠系膜和冠状血管也呈现不同程度舒张。心脏兴奋和血管舒张,导致收缩压升高而舒张压下降,故脉压明显增大。大剂量异丙肾上腺素静脉注射时,可强烈扩张静脉,使有效血容量下降,回心血量减少,心输出量减少,引起血压明显降低,此时收缩压与舒张压均降低。

3. 舒张支气管平滑肌　激动支气管平滑肌 β_2 受体,舒张支气管,作用比肾上腺素略强,支气管平滑肌处于痉挛状态时,效果尤为显著。也可抑制组胺等过敏介质释放,但对支气管黏膜血管无收缩作用,故消除黏膜水肿作用不如肾上腺素,但久用可产生耐受性。此外,对处于紧张状态的胃肠道等多种平滑肌亦具有舒张作用。

4. 促进代谢　激动 β 受体,促进糖原和脂肪的分解,升高血糖和游离脂肪酸水平,同时增加组织耗氧量。升高血糖作用比肾上腺素弱。

【临床应用】

1. 支气管哮喘　舌下或喷雾给药,起效快,作用强,可控制支气管哮喘急性发作。反复使用易产生耐受。

2. 房室传导阻滞　舌下或静脉滴注可明显改善房室传导,可用于治疗Ⅱ、Ⅲ度房室传导阻滞。

3. 心脏骤停　适用于心室自身节律缓慢、重度房室传导阻滞或窦房结功能衰竭而并发的心脏骤停。必要时可与肾上腺素、去甲肾上腺素配伍做心室内注射。

【不良反应】

常见不良反应有心悸、头晕、皮肤潮红等,少有心绞痛、恶心、震颤、出汗等。支气管哮喘患者已有缺氧状态,如用量过大,心肌耗氧量加大,容易产生心律失常,甚至可引起室性心动过速及心室颤动而致死。

二、β_1 受体激动药

β_1 受体激动药,如多巴酚丁胺(dobutamine)、普瑞特罗(prenalterol)、扎莫特罗(xamoterol)等,主要用于抗心功能不全,详见第二十六章。

三、β_2 受体激动药

β_2 受体激动药,如沙丁胺醇(salbutamol)、特布他林(terbutaline)、克仑特罗(clenbuterol)等,主要用于平喘,详见第二十八章。

第四节　用 药 护 理

【药物相互作用】

1. 药物　三环类抗抑郁药,如丙咪嗪,可抑制去甲肾上腺素能神经末梢再摄取 NA,增强作用。

2. 肾上腺素　与阻断 α 受体效应的药物合用,如氯丙嗪,升压作用被翻转。

3. 多巴胺　与全身麻醉药,如环丙烷、氟烷合用可诱发心律失常;与 MAO 抑制药合用,增强作用。

4. 肾上腺素、去甲肾上腺素、多巴胺　碱性溶液中不稳定,忌与碱性药配伍。

【禁忌证】

1. 本类药物共同禁忌证　心脑血管病变如高血压病、脑血管硬化、缺血性心脏病等,快速型心律失常,甲状腺功能亢进症,嗜铬细胞瘤,强心苷中毒等。

2. 其他禁忌　去甲肾上腺素禁用于少尿、无尿及严重微循环障碍者;麻黄碱禁用于哺乳期妇女。

【用药护理要点】

1. 给药操作注意事项

(1) 肾上腺素:可采用皮下注射、肌内注射、静脉注射及心室内注射,需要稀释至相应浓度,防

止注射过量或注射速度过快而引起血压骤升及心律失常等不良反应。局麻药中浓度常用1：250 000。治疗电击所致心脏骤停时,常伴有心室纤颤,应配合使用除颤器及利多卡因等抗心律失常药物。

(2) 去甲肾上腺素、多巴胺:静脉滴注要严格控制浓度与滴速,并防止药液外漏。为防止停药后血压下降,NA应逐渐减少用量后停药。

(3) 间羟胺:肌内注射时部位要深,以利吸收。

(4) 异丙肾上腺素:治疗支气管哮喘时,可舌下给药或气雾吸入,切忌过量,以免心律失常。为加快起效可嚼碎药片含服,不可吞咽。完全含化或气雾吸入后应立即漱口,以免刺激口腔和咽喉。

(5) 麻黄碱:兴奋中枢,可引起不安、失眠等,应避免睡前服用。

2. 用药期间监护

(1) 严密监测患者的意识、面色、末梢循环、血压、脉搏、心率、尿量、中心静脉压以及心电图等。

(2) 治疗支气管哮喘时,还需监测呼吸,必要时做血气分析。

(3) 静脉滴注去甲肾上腺素,应检查给药部位,一旦发现局部皮肤苍白等缺血征象,需及时处理。尿量应保持在25 ml/h以上,以防急性肾功能衰竭。

3. 不良反应处理

(1) 若不良反应与静脉滴注剂量过大或滴速过快有关,应减慢滴速或停药。

(2) 给药部位若局部缺血,应停止给药或更换注射部位,同时对原注射部位进行热敷,并用普鲁卡因或α受体阻滞药(如酚妥拉明)做局部浸润注射,以舒张血管。

综合思考题

1. 为什么纠正氯丙嗪所致低血压应选用去甲肾上腺素,却不能用肾上腺素?
2. 试述肾上腺素与异丙肾上腺素平喘机制的异同。

第十章

抗肾上腺素药

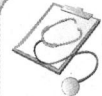

> **导学**
>
> 1. **掌握** 酚妥拉明和β受体阻滞药的药理作用、临床应用;β受体阻滞药的不良反应。
> 2. **熟悉** 酚妥拉明的不良反应;β受体阻滞药的禁忌证。
> 3. **了解** 酚苄明、妥拉唑林、育亨宾药理作用与临床应用;常用β受体阻滞药比较。

抗肾上腺素药(antiadrenergic drugs)又称肾上腺素受体阻滞药(adrenoceptor-blocking drugs)或肾上腺素受体拮抗剂(adrenoceptor antagonists)。根据药物对α和β受体的选择性不同,本类药物可分为α受体阻滞药和β受体阻滞药两大类(表6-2)。

第一节 α受体阻滞药

α受体阻滞药能选择性地与α肾上腺素受体结合,妨碍神经递质或拟肾上腺素药与α受体结合,从而产生抗肾上腺素的作用。本类药物能阻断肾上腺素和去甲肾上腺素的升压作用,并能产生肾上腺素升压翻转作用。

一、α_1、α_2受体阻滞药

此类药物对α_1和α_2受体的选择性低,既可阻断血管平滑肌α_1受体,又可阻断突触前膜α_2受体,促进神经末梢释放NA,但作用较弱。根据作用维持时间长短,可分为短效和长效两类。

(一) 短效类

酚 妥 拉 明

酚妥拉明(phentolamine;立其丁,regitine)属人工合成品,药用其磺酸盐。

【药动学】

口服和注射均易吸收。口服30 min后血药浓度达高峰,生物利用度低,效果仅为注射给药的20%。常作肌内或静脉注射,静脉注射后2~5 min起效,作用维持10~15 min;肌内注射作用维持30~45 min。大多以无活性的代谢物从尿中排泄。

【药理作用】

1. **舒张血管** 静脉注射能扩张血管,降低血压。其作用机制主要是阻断血管平滑肌α_1受体和对血管的直接舒张作用。对静脉和小静脉α受体阻断作用比其对小动脉的作用强。

2. 兴奋心脏　扩张血管,降低血压,可反射性兴奋交感神经,同时阻断突触前膜 α_2 受体,削弱了递质释放的负反馈调节,导致 NA 释放增加,故心脏兴奋,心率加快,心输出量增加。

3. 其他　具有拟胆碱作用,兴奋胃肠平滑肌;具有组胺样作用,增加胃酸分泌,出现皮肤潮红等。

【临床应用】

1. 外周血管痉挛性疾病　酚妥拉明扩张局部血管治疗雷诺病、血栓闭塞性脉管炎等外周血管痉挛性疾病。

2. 组织缺血坏死　当静脉滴注 NA 发生外漏时,可用酚妥拉明 5～10mg 溶于 10～20ml 生理盐水中做局部浸润注射,防止组织缺血坏死。

3. 顽固性充血性心力衰竭　酚妥拉明能解除心功能不全时小动脉和小静脉的反射性收缩,降低心脏前、后负荷和左心室充盈压,增加心输出量,改善肺水肿和全身性水肿症状。

4. 休克　酚妥拉明扩张血管,降低外周阻力,增加心输出量,故可改善休克时内脏的微循环障碍,同时能降低肺循环阻力,防止肺水肿的发生。尤其对休克症状改善不佳而左室充盈压增高者疗效好,可用于心源性、感染性和神经源性休克,应注意用药前必须补足血容量。临床上常与去甲肾上腺素合用,以对抗后者激动 α 受体收缩血管的作用,保留其激动 β_1 受体兴奋心脏、增加心输出量的作用,同时又可防止出现酚妥拉明过度扩张血管引起的血压过低。

5. 肾上腺嗜铬细胞瘤　酚妥拉明的扩血管降压作用可用于肾上腺嗜铬细胞瘤的鉴别诊断及其骤发高血压危象的治疗及术前准备。

【不良反应】

常见的不良反应有低血压,皮肤潮红,以及胃肠平滑肌兴奋所致的消化道症状,如腹痛、腹泻、呕吐等。静脉给药可引起心动过速、心律失常和心绞痛。

妥拉唑林

妥拉唑林(tolazoline)为 α_1、α_2 受体阻滞药,其 α 受体阻断作用较酚妥拉明弱,作用维持时间短。妥拉唑林尚具有较强的拟组胺及拟胆碱作用。主要用于治疗外周血管痉挛性疾病,也可用于防止 NA 静滴外漏引起的局部组织坏死。

(二) 长效类

酚苄明

酚苄明(phenoxybenzamine;酚苄胺,dibenzyline)具有起效慢、作用强和作用持久的特点。

【药动学】

口服酚苄明生物利用度仅为 20%～30%,因局部刺激性强,不宜作肌内或皮下注射。静脉注射酚苄明后,因其脂溶性高,可大量分布于脂肪组织中,然后再缓慢释放,故作用持久;另因其分子中的氯乙胺基需环化形成乙撑亚胺基后才能与 α 受体牢固结合,发挥其阻断 α 受体的作用,故起效慢。主要经肝脏代谢,经肾脏及胆道排泄。一次用药,12 h 排泄 50%,24 h 排泄 80%,作用可维持 3～4 d,1 周后尚有少量残留于体内。

【药理作用】

酚苄明属于非竞争性 α 受体阻滞药,可与 α 受体形成牢固的共价键。能扩张血管,降低外周阻力。对于静卧的正常人,缓慢静脉注射一般剂量(1mg/kg),收缩压改变很小,而舒张压下降。当伴有代偿性交感性血管收缩,如血容量减少或直立时,就会引起显著的血压下降。血压下降所引起的反射作用,加之阻断突触前膜 α_2 受体引起 NA 释放增加,以及抑制 NA 再摄取,可加快心率。酚苄明除可阻断 α 受体外,在高浓度时,还具有抗 5-HT 及抗组胺作用。

【临床应用】

主要用于治疗外周血管痉挛性疾病;出血性、创伤性和感染性休克;嗜铬细胞瘤;良性前列腺增生引起的阻塞性排尿困难等。

【不良反应】

常见的不良反应有体位性低血压、反射性心动过速、鼻塞;口服可致胃肠道刺激症状(如恶心、呕吐)及中枢神经系统抑制症状(如嗜睡、疲乏)等。

二、α_1 受体阻滞药

哌唑嗪(prazosin)、特拉唑嗪(terazosin)、多沙唑嗪(doxazosin)为选择性 α_1 受体阻滞药,主要用于抗高血压,详见第二十二章。

三、α_2 受体阻滞药

育 亨 宾

育亨宾(yohimbine)为选择性突触前膜 α_2 受体阻滞药,既可作用于外周,又可作用于中枢。通过阻断突触前膜 α_2 受体,可促进 NA 能神经末梢释放 NA,增加交感神经张力,导致血压升高,心率加快。此外,育亨宾也是 5-HT 的拮抗药。育亨宾目前主要用于实验研究的工具药,也可用于治疗男性性功能障碍及糖尿病患者的神经病变。

第二节 β 受体阻滞药

β 受体阻滞药是一类能与 NA 能神经递质或拟肾上腺素药竞争 β 受体,从而产生 β 受体阻断效应的药物。根据其对 β_1 和 β_2 受体选择性的不同,有非选择性(β_1、β_2 受体阻滞药)和选择性(如选择性 β_1 受体阻滞药)之分。本类药物中有些除具 β 受体阻断作用外,还具有一定的内在拟交感活性,故又可将药物分为有内在拟交感活性和无内在拟交感活性两类。

【药动学】

各药因脂溶性不同及首过效应的原因,生物利用度差异较大。如普萘洛尔、美托洛尔等口服容易跨过肠黏膜,但生物利用度低;吲哚洛尔生物利用度相对较高。脂溶性高的药物主要在肝脏内代谢,少量以原形从尿中排泄;脂溶性低的药物主要以原形从肾脏排泄。半衰期多数为 3~6 h,有的可达 10~20 h,属长效类 β 受体阻滞药。

【药理作用】

1. β 受体阻断作用

(1) 心血管系统:阻断心脏 β_1 受体,抑制心脏,表现为减慢心率、减弱心肌收缩力、减少心输出量、降低心肌耗氧量、降低血压,还能延缓心房和房室结传导。对正常人休息状态下心脏的作用较弱,当心脏交感神经张力增高时(如运动或病理情况),对心脏的抑制作用明显。因其对血管 β_2 受体的阻断作用,使 α 受体作用占优势,加上心脏抑制后反射性兴奋交感神经,故血管收缩,外周阻力增加,肝、肾和骨骼肌等血流量减少。

(2) 支气管平滑肌:阻断支气管平滑肌 β_2 受体,收缩支气管,增加呼吸道阻力。

(3) 代谢:阻断 β 受体可抑制交感神经兴奋所引起的脂肪和肝糖原分解,并可减少组织耗氧量。

(4) 肾素释放:通过阻断肾小球旁器细胞的 β_1 受体而抑制肾素的释放,这是其降低血压的依据

之一。

2. 内在拟交感活性　有些β受体阻滞药与β受体结合后，对β受体具有部分激动作用（partial agonistic action），称为内在拟交感活性（intrinsic sympathomimetic activity，ISA）。ISA较强的药物其抑制心肌收缩力、减慢心率和收缩支气管作用一般较不具ISA的药物弱。

3. 膜稳定作用　有些β受体阻滞药可降低细胞膜对离子的通透性，具有膜稳定作用。但对人离体心肌细胞的膜稳定作用需在高于临床有效浓度几十倍时才能发挥，且无膜稳定作用的β受体阻滞药也有抗心律失常作用，故认为此作用在常用量时与其抗心律失常作用关系不大。

【临床应用】

1. 抗快速型心律失常　详见第二十五章。
2. 抗心绞痛和心肌梗死　详见第二十三章。
3. 抗高血压　详见第二十二章。
4. 抗充血性心力衰竭　详见第二十六章。
5. 抗甲状腺功能亢进症　详见第三十四章。
6. 其他　如噻吗洛尔能降低眼内压，局部用药可治疗青光眼。

【不良反应】

一般不良反应有恶心、呕吐和轻度腹泻等消化道症状，停药后消失。偶见过敏性皮疹和血小板减少等。严重的不良反应主要与应用不当有关，主要包括：

1. 抑制心脏功能　阻断心脏β$_1$受体，抑制心脏功能。特别是对心功能不全、窦性心动过缓和房室传导阻滞的患者，由于其心脏活动中交感神经占优势，故对本类药物敏感性增加，有加重病情的可能，甚至引起重度心功能不全、肺水肿、房室传导完全阻滞及心脏骤停等严重后果。具有内在拟交感活性的β受体阻滞药较少引起心功能抑制。

2. 收缩血管　阻断血管平滑肌β$_2$受体，可引起外周血管收缩甚至痉挛，导致四肢发冷，皮肤发白或发绀，出现雷诺症状或间歇跛行，甚至可引起脚趾溃烂和坏死。

3. 诱发或加重支气管哮喘　非选择性β受体阻滞药可阻断支气管平滑肌β$_2$受体，引起支气管收缩。这种作用对正常人较弱，但对支气管哮喘或慢性阻塞性肺疾病的患者较强，有时可诱发或加重支气管哮喘。

4. 反跳现象　长期应用β受体阻滞药后，如突然停药，可引起原有病情的加重，其机制与受体上调有关。

5. 其他　偶见眼-皮肤黏膜综合征及幻觉、失眠和抑郁症状，少数人可出现低血糖。

常用β受体阻滞药比较，见表10-1。

表10-1　常用β受体阻滞药比较

药物	药理作用			临床应用
	阻断受体	作用强度	ISA	
普萘洛尔（propranolol）	β$_1$、β$_2$	1.0	—	高血压、心律失常、心绞痛、甲状腺功能亢进症
纳多洛尔（nadolol）	β$_1$、β$_2$	2.0～4.0	—	高血压、心律失常、心绞痛、甲状腺功能亢进症
噻吗洛尔（timolol）	β$_1$、β$_2$	6.0～100.0	—	青光眼
吲哚洛尔（pindolol）	β$_1$、β$_2$	6.0～15.0	++	高血压、心律失常、心绞痛、甲状腺功能亢进症

(续表)

药物	药理作用			临床应用
	阻断受体	作用强度	ISA	
阿替洛尔(atenolol)	β_1	0.5~1.0	−	高血压、心律失常、心绞痛、甲状腺功能亢进症
美托洛尔(metoprolol)	β_1	1.0	−	高血压、心绞痛、慢性心功能不全
醋丁洛尔(acebutolol)	β_1	0.5	+	高血压、心律失常、心绞痛
拉贝洛尔(labetalol)	α、β_1、β_2	0.25	+−	中重度高血压、心绞痛

第三节 用药护理

【药物相互作用】

1. β受体阻滞药 延缓使用胰岛素后血糖水平的恢复,易致低血糖。与其他类抗高血压药、抗心绞痛药协同降压和抗心绞痛。

2. 普萘洛尔 苯妥英钠、苯巴比妥和利福平诱导肝药酶,加速其代谢;西咪替丁抑制肝药酶,延缓其消除。

【禁忌证】

1. 酚妥拉明 低血压、严重动脉硬化、心绞痛、心肌梗死、胃及十二指肠溃疡患者禁用或慎用。

2. β受体阻滞药 严重左室心功能不全、窦性心动过缓、重度房室传导阻断和支气管哮喘禁用;低血压和肝、肾功能不良者慎用。

【用药护理要点】

1. 给药操作注意事项

(1) 酚妥拉明:静脉给药有时可引起严重的心率加快、心律失常和心绞痛,故需缓慢注射或滴注。为防范体位性低血压,嘱患者给药后卧床休息 30 min,改变体位要缓慢。

(2) β受体阻滞药:个体差异大,给药从小剂量开始,逐渐增量。长期应用避免骤停,以免原来病情加重,其反跳机制与受体上调有关,应逐渐减量停药。

2. 用药期间监护

(1) 定时监测血压、心率、心律、呼吸;心律失常者监测心电图。

(2) 长期应用需监测肝肾功能。

(3) 糖尿病患者合用β受体阻滞药时应加强血糖监测。因β受体阻滞药往往会掩盖低血糖反应症状,如心悸等,从而延误低血糖的及时发觉。

3. 不良反应处理 纠正α受体阻滞药所致的低血压时,应选用α受体激动药,禁用肾上腺素。

综合思考题

1. 糖尿病患者使用β受体阻滞药时需关注哪些问题?
2. 试述酚妥拉明体位性低血压的护理防范措施及药物治疗。

第十一章
局部麻醉药

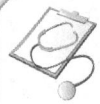

导学

1. **掌握** 普鲁卡因、利多卡因、丁卡因的局麻作用特点、临床应用和不良反应。
2. **熟悉** 局部麻醉药的临床应用。
3. **了解** 局部麻醉药的作用及作用机制。

第一节 概　述

局部麻醉药(local anaesthetics)简称局麻药,是一类局部应用于神经末梢或神经干周围,能暂时、完全和可逆地阻断神经冲动的产生和传导,在意识清醒的状态下,使局部的各种感觉和运动功能暂时消失,即发挥局部麻醉作用,而对各类组织无损伤性影响的药物。局麻药主要用于各种局部麻醉,利多卡因还可首选抗室性心律失常。

【局麻作用】

局麻药局部给药,发挥其局部麻醉作用。局麻药可以升高阈电位,降低动作电位的幅度,减慢动作电位的传导速度,延长不应期,使神经的兴奋性及传导性降低直至完全丧失。局麻药的作用与神经纤维的直径大小及神经组织的解剖特点有关。一般是神经纤维末梢、神经节及中枢神经系统的突触部位对局麻药最敏感,细神经纤维比粗神经纤维容易被阻断。在局麻药的作用下,痛觉首先消失,其次是冷觉、温觉、触觉、压觉,最后是运动麻痹。在做蛛网膜下腔麻醉时,首先阻断自主神经,继而按上述顺序产生麻醉作用。

【作用机制】

在正常情况下,神经细胞膜由于 Na^+ 内流发生去极化,局麻药可抑制 Na^+ 内流,从而阻止动作电位的产生和神经冲动的传导,产生局麻作用。这种作用主要由于局麻药两端带正电荷的胺基与神经细胞膜上 Na^+ 通道闸门内侧磷脂分子中带负电荷的磷酸基相连接,从而阻断电压门控性 Na^+ 通道。

【临床应用】

1. 表面麻醉(surface anaesthesia)　又称黏膜麻醉,是将穿透力强的局麻药根据需要涂敷或喷射在黏膜表面,使黏膜下神经末梢麻醉。适用于眼、鼻、口腔、气管、食管和泌尿生殖道黏膜,常选用丁卡因。

2. 浸润麻醉(infiltration anaesthesia)　是将局麻药注入皮下或手术视野附近的组织,使局部神经末梢被麻醉。适用于浅表小手术,常选用利多卡因、普鲁卡因等。

3. 传导麻醉(conduction anaesthesia;阻滞麻醉,block anaesthesia)　是将局麻药注射到外周神

经干附近,阻断神经冲动的传导,使该神经所分布的区域麻醉。适用于四肢、口腔手术或封闭止痛,常用利多卡因、普鲁卡因。

4. 蛛网膜下腔麻醉(subarachnoid anesthesia) 又称为脊髓麻醉或腰椎麻醉(spinal anaesthesia),是将局麻药注入腰椎蛛网膜下腔,麻醉该部位的脊神经根。适用于腹部和下肢手术,常用利多卡因、普鲁卡因和丁卡因。

5. 硬膜外麻醉(epidural anaesthesia) 是将局麻药注入硬膜外腔,麻醉药沿着神经鞘扩散,穿过椎间孔阻断神经根。适用于胸、腹部手术,常用利多卡因、普鲁卡因和丁卡因等。

【不良反应】

1. 吸收作用 局麻药从给药部位吸收入血后或直接误入血液循环后引起的全身作用,实际上是局麻药的不良反应。

(1) 中枢神经系统:局麻药对中枢神经系统的作用是先兴奋后抑制,初期表现为眩晕、惊恐不安、多言、震颤和焦虑,甚至发生神志错乱和阵发性惊厥。中枢过度兴奋可转为抑制,之后进入昏迷和呼吸衰竭。

(2) 心血管系统:局麻药对心肌细胞膜具有膜稳定作用,吸收后可降低心肌的兴奋性,使心肌收缩性减弱,传导减慢,不应期延长。多数局麻药可使小动脉扩张,血压下降,因此浓度过高时可引起虚脱、突发心室纤颤导致死亡。特别是药物误入血管内更容易发生。高浓度时局麻药对心血管作用常发生在其对中枢作用之后,但少数情况下低剂量也可出现严重的心血管反应。

2. 变态反应 较为少见。在少量用药后立即出现荨麻疹、支气管痉挛及喉头水肿等症状。

第二节 常用药物

常用局部麻醉药比较见表11-1。

表11-1 常用局部麻醉药比较

药物	作用持续时间(h)	相对作用强度(比值)	毒性	临床应用
利多卡因(lidocaine;赛罗卡因,xylocaine)	1~1.5	1	较小	传导麻醉、硬膜外麻醉、室性心律失常
普鲁卡因(procaine;奴佛卡因,novocaine)	1	0.5	较小	浸润麻醉、传导麻醉腰椎麻醉和硬膜外麻醉
丁卡因(tetracaine;地卡因,dicaine)	10	10	大	表面麻醉、传导麻醉、腰椎麻醉及硬膜外麻醉
布比卡因(bupivacaine)	5~10	5	大	浸润麻醉、传导麻醉、硬膜外麻醉
罗哌卡因(ropivacaine)	1	4	大	硬膜外麻醉、传导麻醉和浸润麻醉

第三节 用药护理

【药物相互作用】

1. 局麻药 配伍微量肾上腺素,抑制局麻药吸收,延长局麻维持时间,减少吸收中毒的发生。

2. 普鲁卡因、利多卡因 协同琥珀胆碱的肌松作用,合用时后者需减量。

3. 普鲁卡因　静脉滴注用作全麻辅助用药时,协同全麻药作用,合用时应减量。

【禁忌证】

腰椎麻醉和硬膜外麻醉禁忌证　中枢神经系统疾病、脊柱畸形、外伤或结核、休克、败血症、靠近穿刺部位皮肤感染和心脏病等。

【用药护理要点】

1. 给药操作注意事项

(1) 药液属酸性,不得与碱性药液混合使用。

(2) 酯类局麻药需常规进行皮试,过敏者禁用。

(3) 腰椎麻醉时需调整药物的比重与患者体位,以便掌控药液的平面。局麻药可用10%葡萄糖配成高密度液或用脑脊液稀释成近似等密度液。

2. 用药期间监护　局麻药吸收后主要产生中枢神经系统毒性和心脏毒性。

(1) 严密观察血压、脉搏、呼吸频率。

(2) 分娩应用时,应严密检测胎心。

(3) 加强护理,避免麻醉未完全苏醒之前可能产生的自我伤害。

3. 不良反应处理

(1) 中毒:一旦发现中毒,应立即停用局麻药,保持呼吸道通畅,维持呼吸和循环。肌注苯巴妥钠或地西泮对抗中枢兴奋,重症有惊厥者静脉缓慢注射2.5%硫喷妥钠6~8 ml。中枢抑制者给氧,酌情使用升压药如麻黄碱,心脏、呼吸骤停者立即复苏。

(2) 过敏反应:立即停药并用肾上腺素及抗过敏药治疗。

(3) 头痛和尿闭:从脊髓麻醉状态恢复的患者,可能有头痛和尿闭现象。头痛与体位有关,通过保持患者头低脚高仰卧位12 h可减轻症状。

(4) 高铁血红蛋白症:给氧处理后未见好转,可采用1%亚甲蓝1~2mg/kg静注。

综合思考题

1. 试述防治局麻药中毒的措施。

2. 6岁男童行扁桃体摘除术时,医师误将1%丁卡因当作1%普鲁卡因,于扁桃体周围注射12 ml以后,患者很快出现烦躁不安、面色苍白,随即出现阵发性强烈惊厥、呼吸浅促、口唇发绀、心率减缓、血压下降。请问为何发生?如何处理?

第十二章

全身麻醉药

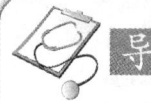

1. **熟悉** 常用全身麻醉药的作用特点及临床应用。
2. **了解** 复合麻醉的方法。

全身麻醉药(general anesthetics)简称全麻药,是指作用于中枢神经系统,能可逆性地引起意识、感觉和反射丧失的药物。临床用于外科手术前麻醉,以消除疼痛和松弛骨骼肌。根据给药方式的不同,全身麻醉药分为吸入性麻醉药和静脉麻醉药。

第一节 吸入性麻醉药

吸入性麻醉药(inhalation anesthetics)是指通过吸入给药经肺泡吸收而达到麻醉效果的药物,包括气体和液体吸入麻醉药两类。前者如氧化亚氮,后者如乙醚、氟烷、异氟烷、恩氟烷及地氟烷等。

【体内过程】

吸入性麻醉药都是挥发性液体或气体,脂溶性高,很容易通过生物膜,经肺泡进入血液,然后分布转运到中枢神经系统,当吸入性麻醉药达到一定的分压时,即可产生麻醉作用。其浓度越高,全麻状态越深。吸入性麻醉药的吸收和分布过程受多种因素影响,除脂溶性外,还与吸入气体内药物浓度、血/气分布系数、肺通气量有关。一般把一个大气压下,能使50%患者痛觉消失的肺泡气体中全麻药的浓度称为最小肺泡浓度(minimal alveolar concentration,MAC)。各药的MAC是恒定的,值越低,反映药物的麻醉作用越强。

吸入性麻醉药吸收入血后随即分布转运到各个器官,其分布的多少和该器官的血流量有关。最终分布则取决于全麻药与局部组织的亲和力。脑/血分配系数可反映吸入性全麻药与脑组织的亲和力,该值越大,表明该药物进入脑组织的量越多。

吸入性全麻药主要以原形从肺泡排出,血/气分布系数、脑/血分配系数值越低的药物,消除越快。

【全麻作用】

吸入麻醉时患者的麻醉表现和麻醉深度有明显的量效关系,先抑制大脑皮质,最后是延脑。麻醉逐渐加深时,依次出现各种神经功能受抑制的症状。

【作用机制】

全麻药的作用机制至今尚未阐明,其中以脂质学说比较有说服力。该学说认为全麻药脂溶性较高,能进入神经细胞膜和胞内。溶于胞膜的脂质层,引起胞膜的物理化学性质改变,使膜蛋白及钠、钾通道等构象和功能发生改变。同时,全麻药可与神经细胞膜内的类脂质结合产生物理化学反应,干扰整个细胞的功能,最后抑制神经细胞膜电位去极或影响递质的释放,导致神经冲动传递受抑制从而引起全身麻醉。

【临床应用】

主要应用于全身吸入麻醉。

常用吸入性麻醉药比较见表12-1。

表12-1 常用吸入性麻醉药比较

药 物	MAC(%)	血/气分布系数	特 性
异氟烷(isoflurane)	1.20	1.40	麻醉诱导期平稳快速,麻醉深浅易于调整
恩氟烷(enflurane)	1.60	1.80	麻醉诱导期平稳快速,麻醉深浅易于调整
地氟烷(desflurane)	6.00	0.45	麻醉的诱导及苏醒均快,易于调节麻醉深度
七氟烷(sevoflurane)	2.00	0.65	麻醉诱导和苏醒均较快
氧化亚氮(nitrous oxide)	105.0	0.47	麻醉效价强度低,但镇痛作用较强,停药后苏醒较快,常与其他麻醉药配伍使用

第二节 静脉麻醉药

静脉麻醉药(intravenous anesthetics)是指将麻醉药直接输入血液循环而产生全身麻醉作用的药物。目前临床上常用的静脉麻醉药有硫喷妥钠、氯胺酮及丙泊酚等,该类药物作用起效迅速,但麻醉分期不明显,麻醉深度不易控制。

常用静脉麻醉药比较见表12-2。

表12-2 常用静脉麻醉药比较

药 物	镇痛	催眠	记忆缺失	苏醒幻觉
硫喷妥钠(thiopental sodium)	好	好	无	无
氯胺酮(ketamine)	好	无	好	有
丙泊酚(propofol)	无	好	好	无
依托咪酯(etomidate)	无	好	无	无
咪达唑仑(midazolam)	无	好	好	无

第三节 复合麻醉

复合麻醉是指同时或先后应用两种以上麻醉药物或其他辅助药物,能够达到较满意的麻醉效果,创造有利的外科手术条件。常用的复合麻醉方法如下。

1. **麻醉前给药** 指患者进入手术室前应用的药物。其主要目的是为了消除患者紧张、恐惧、不安情绪,减少麻醉药用量,增强麻醉效果,防止不良反应。如术前使用巴比妥类药物或地西泮、吗啡、阿托品等。

2. 基础麻醉 指在手术前给患者大剂量的镇静催眠药,使患者进入深睡状态,在此基础上进行麻醉,使麻醉更平稳,并减少麻醉药用量。

3. 诱导麻醉 指应用作用迅速的硫喷妥钠或氧化亚氮,使患者迅速进入外科麻醉期,然后用其他麻醉药维持,可避免兴奋状态带来的危险。

4. 低温麻醉 指在麻醉时配合物理降温使患者体温降至 28~30 ℃,以减少心、脑等重要器官的耗氧量。以便实施需截止血流的心脏直视手术。

5. 控制性降压 加用短时作用的血管扩张药硝普钠或钙拮抗剂使血压适度适时下降,同时抬高手术部位,减少出血。常用于止血比较困难的颅脑手术。

6. 神经安定镇痛术 指用氟哌利多及芬太尼按 50∶1 制成的合剂做静脉注射,使患者达到意识朦胧,自主动作停止,痛觉消失。适用于外科小手术。

7. 合用肌松药 指在全身麻醉药使用的同时注射适量的琥珀胆碱类,以满足手术对肌肉松弛的要求。

第四节 用 药 护 理

【药物相互作用】

1. 全身麻醉药 与卡那霉素、链霉素、多黏菌素合用时,可引起神经肌肉麻痹和呼吸抑制;与降压药合用时,可增强降压效果;与地西泮联用,可增强地西泮作用。

2. 氟烷 氟烷提高心肌对肾上腺素、去甲肾上腺素作用敏感性,联用时可增加室性心动过速或心室颤动的发生机会;麻醉前给阿托品,可拮抗氟烷对心脏的抑制;氟烷可松弛子宫,削弱子宫收缩药作用。

3. 氯胺酮 地西泮对氯胺酮麻醉恢复期的幻觉及躁动有防治作用;与适量氯丙嗪合用,可减轻或消除血压上升、幻觉、躁动等不良反应;麻醉前使用巴比妥类药物,可增强氯胺酮的呼吸抑制作用。

4. 硫喷妥钠 中枢神经抑制药如吩噻嗪类、镇痛药、其他麻醉药等均可加强硫喷妥钠的麻醉与呼吸抑制作用;阿托品能有效地对抗硫喷妥钠引起的呼吸及心脏的不良反应;与肌松药筒箭毒碱合用时,可加强呼吸抑制。

【禁忌证】

新生儿、婴幼儿、支气管哮喘患者、产妇分娩或剖宫产者禁用静脉麻醉药。严重循环功能不全者慎用麻醉药。

【用药护理要点】

1. 给药操作注意事项

(1) 必须严格无菌操作。

(2) 多数静脉麻醉药对循环系统的抑制作用与用量及注射速度有关,以 (2~3)ml/(10~20)s 为宜,必要时可分次注入。

2. 用药期间监护

(1) 密切观察患者双侧瞳孔、血压、呼吸等生命体征。

(2) 当患者意识消失后,应托起下颌(或头后仰)以保持呼吸道通畅及行人工呼吸、维持有效的通气量。

(3) 应用时必须有循环和呼吸监测。

3. **不良反应处理**

(1) 吸入性全麻药中毒:治疗抢救的基本原则是即刻停止麻醉药吸入,抢救呼吸衰竭和循环衰竭。在抢救呼吸同时,应针对血压剧降、心肌缺氧、心跳无力、心律失常和酸中毒等进行对症处理,同时应注意脑水肿及其他方面对症处理,并做好心脏骤停的抢救准备。

(2) 静脉麻醉药中毒:主要表现为中枢抑制、呼吸和心血管症状,给予吸氧、输5%葡萄糖加速药物的排泄和使用中枢兴奋药,如有躁动不安给予地西泮。

综合思考题

1. 复合麻醉可用哪些种类药物?依据是什么?
2. 哪些措施有助于预防全麻药中毒?

第十三章 镇静催眠药

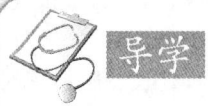

1. **掌握** 地西泮的药理作用、临床应用。
2. **熟悉** 地西泮的不良反应与静脉给药注意事项；巴比妥类药物的药理作用、临床应用、不良反应以及中毒的解救原则与措施。
3. **了解** 水合氯醛、甲丙氨酯、佐匹克隆、唑吡坦的作用与应用特点。

镇静催眠药(sedative-hypnotics)是一类通过抑制中枢神经系统而达到缓解过度兴奋，引起镇静和近似生理性睡眠的药物。目前，常用的镇静催眠药包括苯二氮䓬类、巴比妥类及其他类。随着剂量增加，镇静催眠药中枢抑制作用由浅入深，依次出现镇静催眠、抗惊厥抗癫痫等作用。其中，苯二氮䓬类较巴比妥类安全、成瘾性小、戒断症状较轻，临床常用于治疗焦虑、失眠、惊厥及麻醉前给药。

生理性睡眠可分为非快动眼睡眠(nonrapid-eye movement sleep, NREMS)和快动眼睡眠(rapid-eye movement sleep, REMS)，前者又可分为Ⅰ、Ⅱ、Ⅲ、Ⅳ期，其中Ⅲ、Ⅳ期合称慢波睡眠(slow wave sleep, SWS)。各类镇静催眠药对睡眠时相的影响不相同。巴比妥类显著缩短REMS和SWS，长期用药骤停易引起REMS反跳，出现焦虑不安、失眠和多梦，易造成药物依赖、停药困难；苯二氮䓬类主要延长NREMS第Ⅱ期而缩短SWS，REMS反跳较轻；佐匹克隆、唑吡坦主要是选择性延长SWS，副作用少；水合氯醛和格鲁米特则缩短REMS，不良反应明显，较少使用。

失眠常见症状表现为入睡困难、不能熟睡、梦中惊醒、早醒等。事先应查明失眠的可能原因，首先针对原发疾病进行治疗，药物治疗常作为辅助手段，应避免长期使用，以免产生耐受与依赖。

第一节 苯二氮䓬类

苯二氮䓬类(benzodiazepines, BDZ或BZ)化学结构多为1,4-苯并二氮䓬的衍生物。临床上常用的有地西泮、硝西泮、氯硝西泮、氟西泮、劳拉西泮、氟硝西泮、奥沙西泮、三唑仑、氯氮䓬、艾司唑仑等20余种。

地 西 泮

地西泮(diazepam；安定，valium)为本类代表药，是目前临床最常用的镇静、催眠、抗焦虑药。

【药动学】

1. **吸收** 地西泮口服吸收迅速而完全，经30 min至1 h达血药浓度峰值。肌内注射吸收缓慢而不规则，故治疗急症患者时有必要采用静脉注射给药。

2. 分布　地西泮血浆蛋白结合率高,脂溶性高,易透过血脑屏障和胎盘屏障。连续使用可蓄积于脂肪和肌肉组织。

3. 消除　地西泮主要在肝脏代谢,主要活性代谢产物 $t_{1/2}$ 长于原形。地西泮及其代谢物最终与葡萄糖醛酸结合失活,主要经肾脏排泄,部分可经乳汁排泄。

地西泮长期使用可致蓄积性中毒。地西泮在老年人及肝、肾功能低下者的 $t_{1/2}$ 显著延长,宜减量使用。

【药理作用】

1. 抗焦虑　地西泮低于镇静催眠剂量时即有高度选择性的抗焦虑作用,能改善恐惧、紧张、忧虑等症状,其主要作用部位是调节情绪反应的边缘系统。

2. 镇静催眠　适当剂量地西泮具有镇静及催眠作用,可显著缩短入睡时间,延长睡眠持续时间,减少觉醒次数。主要通过延长 NREMS 的 Ⅱ 期,显著缩短 SWS,从而改善睡眠。

3. 抗惊厥、抗癫痫　地西泮不能抑制癫痫病灶异常放电,但能阻止异常放电扩散而抗癫痫;并能缓解疾病(如癫痫大发作、感染)及中枢兴奋药过量中毒等原因所致的惊厥症状。

4. 中枢性肌肉松弛　地西泮有较强的肌肉松弛作用,静脉给药,肌松作用尤为明显,一般不影响正常活动。

目前认为苯二氮䓬类的中枢抑制作用可能与药物作用于脑内不同部位 γ 氨基丁酸 A 受体（$GABA_A$ 受体）密切相关（图 13-1）。

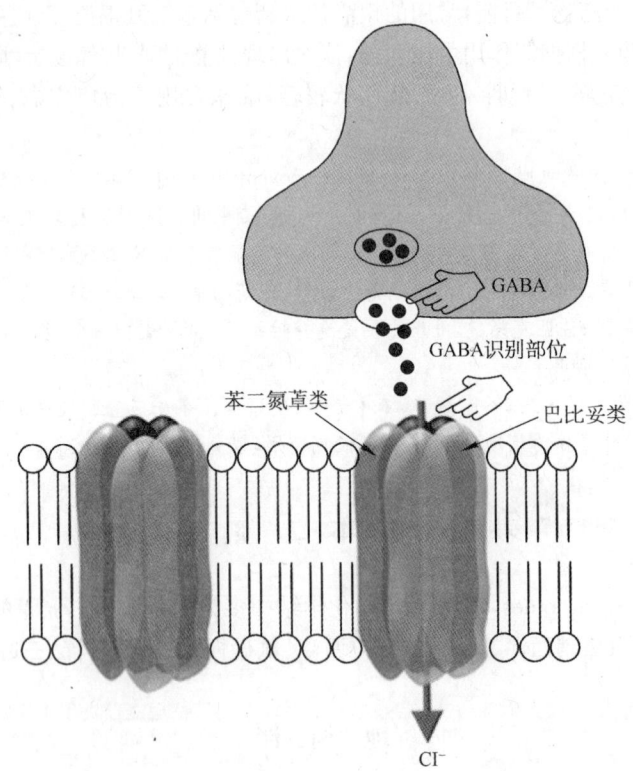

图 13-1　苯二氮䓬类与巴比妥类作用机制模式图

苯二氮䓬类与 BDZ 受体结合或巴比妥类与相应位点结合,促进 GABA 与 $GABA_A$ 受体的结合,苯二氮䓬类增加 Cl^- 通道开放频率或巴比妥类延长 Cl^- 通道开放时间,增强 GABA 的中枢抑制效应(图 13-1)。

【拓展】 苯二氮䓬类受体阻滞药

氟马西尼是苯二氮䓬类受体阻滞药,除了解救苯二氮䓬类药物过量中毒外,还可用于终止用苯二氮䓬类药物诱导及维持的全身麻醉,鉴别诊断苯二氮䓬类、其他药物或脑损伤所致的不明原因的昏迷。需注意长期应用苯二氮䓬类药物的患者在使用本药物时可诱发戒断症状。

【临床应用】

1. 焦虑症　首选治疗各种原因引起的焦虑症。
2. 失眠症　首选治疗各种失眠症,但应配合原发病的诊治。
3. 镇静及麻醉前给药　地西泮不仅可以减少麻醉药的用量,缓解患者对手术的恐惧,还可引起暂时性记忆缺失,使患者忘掉手术中的不良刺激。
4. 惊厥、癫痫　辅助治疗破伤风、子痫、小儿高热惊厥及药物中毒性惊厥。静脉注射地西泮首选治疗癫痫持续状态。
5. 肌肉紧张状态　临床可试用于大脑麻痹、脑血管意外或脊髓损伤引起的肌肉僵直,关节病变、腰肌劳损等所致的肌肉痉挛。

【不良反应】

1. 副作用　常见,表现为嗜睡、乏力、头晕、记忆力下降,以及影响技巧性操作;大剂量偶致共济失调;静脉注射过快会抑制呼吸和循环系统功能,尤其是老年人和心肺功能减退者。
2. 耐受性、依赖性　连续用药可发生耐受性和依赖性,突然停药可出现反跳和戒断症状,如兴奋、失眠、焦虑、激动、震颤,甚至惊厥,但程度比巴比妥类轻。
3. 变态反应　偶见,表现为皮疹、白细胞减少等。
4. 急性中毒　过量使用可引起急性中毒,表现为运动功能失调、谵语、昏迷和呼吸抑制,一般不会危及生命。但肝功能减退者或过量饮酒者,可加重中毒,甚至致死。

其他常用药物

其他常用苯二氮䓬类药物见表13-1。

表 13-1　常用苯二氮䓬类药物比较

分　类	药　物	作用及特点	主要临床应用
长效类($t_{1/2}>24$ h)	地西泮(diazepam)	抗焦虑,镇静催眠,抗惊厥、抗癫痫,中枢性肌肉松弛	焦虑症,麻醉前给药,失眠症,惊厥、癫痫,肌僵直
中效类($t_{1/2}$ 6~24 h)	硝西泮(nitrozepam) 氯硝西泮(clonazepam) 艾司唑仑(estazolam)	镇静催眠及抗惊厥 抗惊厥作用较强 镇静催眠、抗惊厥、抗焦虑作用较强	各型失眠症,癫痫 儿童癫痫小发作 失眠,焦虑症,癫痫,麻醉前给药
短效类($t_{1/2}<6$ h)	三唑仑(triazolam)	短效镇静催眠,可迅速诱导入睡	各型失眠症

第二节　巴比妥类

巴比妥类(barbiturates)为巴比妥酸的衍生物,目前主要用于抗惊厥、抗癫痫及静脉麻醉。

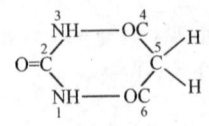

图 13-2 巴比妥酸化学结构

【构效关系】

巴比妥类的母核——巴比妥酸无中枢抑制作用,只有当 C_2 上为 O 或 S(如硫喷妥,thiopental),以及 C_5 上两个 H 被不同基团取代后,才具有中枢抑制作用,且取代基团越长(7 个 C 以内)、有分支(如异戊巴比妥,amobarbital)或有双键(如司可巴比妥,secobarbital)则脂溶性更高,作用更强、更快、更短;如被苯环取代(如苯巴比妥,phenobarbital)则具有抗惊厥、抗癫痫作用(图 13-2)。

【药动学】

1. 吸收　巴比妥类药物口服吸收快速而完全,脂溶性越高口服吸收越快,一般 10~60 min 起效;静脉注射起效更快。

2. 分布　脂溶性高者,静脉注射后快速分布进入中枢,随后很快再分布到脂肪组织;脂溶性低者,分布进入中枢缓慢。

3. 消除　巴比妥类药物在体内的消除主要有肝脏代谢和肾脏排泄两种方式,脂溶性高者以肝脏代谢为主,消除快;脂溶性低者以肾脏排泄为主,消除慢。巴比妥类药物呈弱酸性,碱化尿液可加速其肾脏排泄。

总之,脂溶性高者,如硫喷妥钠,作用强、快、短;脂溶性低者,如苯巴比妥,作用弱、慢、久。

【药理作用及临床应用】

随着剂量增加,巴比妥类药物中枢抑制由浅入深,依次呈现镇静催眠、抗惊厥抗癫痫、麻醉作用。过量则抑制延髓生命中枢,甚至致死。因麻醉剂量与中毒剂量接近,临床麻醉少用。

常用巴比妥类药物比较见表 13-2。

表 13-2　常用巴比妥类药物比较

分类	药物	脂溶性	起效时间(h)	维持时间(h)	主要临床应用
长效	苯巴比妥	低	0.5~1	6~8	镇静、催眠、抗惊厥、抗癫痫
中效	异戊巴比妥	中	0.25~0.5	3~6	催眠、抗惊厥
短效	司可巴比妥	中	0.25	2~3	催眠、麻醉前给药
超短效	硫喷妥钠	高	i.v.立即	0.25	静脉麻醉、诱导麻醉

【不良反应】

1. 后遗效应　常见,表现为用药次晨头晕、乏力、困倦、精细运动不协调等症状。

2. 耐受性和依赖性　巴比妥类连续久服可引起耐受性和成瘾性。耐受性与其自身药酶诱导作用有关。长期应用可产生依赖性,与 REMS 反跳有关。突然停药,戒断症状明显,表现为激动、失眠、焦虑,甚至惊厥。

3. 变态反应　偶见,表现为皮疹、剥脱性皮炎等。

4. 急性中毒　大剂量口服或静脉注射速度过快,可致急性中毒,表现为昏迷、呼吸抑制、血压下降、体温降低、多种反射减弱或消失,最终可因呼吸衰竭致死。

第三节　其 他 类

水 合 氯 醛

水合氯醛(chloral hydrate)口服易吸收,约 15 min 起效,维持 6~8 h。催眠作用优于巴比妥类,醒后无不适感,大剂量时有抗惊厥作用。主要用于顽固性失眠,以及子痫、破伤风、小儿高热等引起的惊厥。对心、肝、肾有损害;胃刺激性大,消化性溃疡患者不宜口服,应改用灌肠;久用可产生耐受性和依赖性,戒断症状较严重,应防止滥用。

甲丙氨酯

甲丙氨酯(meprobamate)主要用于镇静、抗焦虑和催眠,尤其适用于老年失眠患者。

佐匹克隆

佐匹克隆(zopiclone;依梦返,imovane)口服吸收迅速,血浆蛋白结合率45%左右,体内分布广泛,主要经肾脏排泄,$t_{1/2}$为3.5~6 h。具有抗焦虑、镇静、催眠、肌松和抗惊厥作用。主要用于催眠,入睡快,睡眠时间延长,对 REMS 影响较小,故催眠质量较高,醒后舒适。主要不良反应有嗜睡、头晕、健忘、肌无力等,长期使用后如突然停药也可出现戒断症状。哺乳期妇女禁用,老年人和肝功能不良者慎用或减量。

唑吡坦

唑吡坦(zolpidem;思诺思)是新一代催眠药,化学结构属咪唑并吡啶类,口服吸收迅速,存在首过效应,生物利用度约70%,血浆蛋白结合率约92%,$t_{1/2}$约2 h。药理作用类似佐匹克隆,催眠特点与佐匹克隆相似,常规剂量不产生耐受性,不良反应一般较少。

第四节 用药护理

【药物相互作用】

1. 本类药物 联用其他中枢抑制药物,中枢抑制作用增强。

2. 地西泮 受苯巴比妥等肝药酶诱导剂影响,作用减弱;受西咪替丁等肝药酶抑制剂影响,作用增强。与地高辛联用,可增加地高辛血药浓度而易致中毒。注射液宜单独给药,以免与其他输液配伍时由于溶媒组成改变以致溶解度降低而易析出结晶。

3. 巴比妥类 属肝药酶诱导剂,可削弱双香豆素、皮质激素类、性激素、口服避孕药、强心苷、苯妥英钠、氯丙嗪等药物作用。

4. 乙醇 既协同本类药物中枢抑制作用,又加重肝脏代谢负荷,用药期间宜禁酒。

【禁忌证】

重症肌无力患者及6个月以下婴儿禁用,老年、孕妇和哺乳妇女慎用。肝、肾、呼吸功能不全者,驾驶员、高空作业和精细操作者慎用。

【用药护理要点】

1. 给药操作注意事项

(1) 静脉推注:应缓慢、不宜混用。地西泮每分钟不超过5 mg,一次量不超过10 mg,24 h 内用量不超过100 mg,以免引起呼吸抑制。

(2) 静脉滴注:地西泮注射液稀释至大于60倍容量的输液中。

2. 用药期间监护

(1) 监测戒断症状。用药应个体化,以最小剂量维持治疗效果;长期使用时,不可随意减量和自行停用,应逐渐减量停药。

(2) 监测生命体征和皮肤、黏膜改变,尤其巴比妥类用于伴呼吸、心血管系统疾病的患者。

(3) 监测肝、肾功能。

3. **不良反应处理** 一般不良反应,停药后消退,通常无需作特殊处理。急性中毒应及时救治,基本解救原则包括清除毒物、支持和对症治疗及预防并发症。

(1) 巴比妥类中毒解救措施:1:2 000~1:5 000 高锰酸钾溶液或温生理盐水洗胃;50%硫酸钠导泻;静脉滴注葡萄糖生理盐水,加用利尿药或甘露醇;静脉滴注碳酸氢钠或乳酸钠;必要时腹膜透析或血液透析。维持呼吸、循环功能,保持呼吸道通畅,必要时人工呼吸、给氧、使用呼吸兴奋药;血压偏低者应输液、使用升压药。加强护理,防止感染。

(2) 苯二氮䓬类中毒解救:除常规解救措施外,可用特效药氟马西尼(flumazenil)解救。

综合思考题

1. 为什么地西泮控制癫痫持续状态时采用缓慢静脉推注的给药方式?
2. 抢救巴比妥类药物口服中毒时,碳酸氢钠(i.v.gtt.)在哪些环节发挥解救作用?
3. 处方合理性辨析:患者,男,72岁。近来时有入睡困难、早醒。处方如下。

地西泮 5 mg×30
Sig. 10 mg, q. d. , p. o. , h. s.

第十四章 抗癫痫药与抗惊厥药

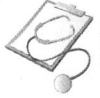

导学

1. **掌握** 苯妥英钠、硫酸镁的药理作用、临床应用。
2. **熟悉** 苯妥英钠的不良反应和用药护理要点；硫酸镁中毒的解救；卡马西平、苯巴比妥、乙琥胺、丙戊酸钠、氯硝西泮、地西泮的抗癫痫作用和应用特点。
3. **了解** 氟桂利嗪、奥卡西平、加巴喷丁、拉莫三嗪、扑米酮、托吡酯、氨己烯酸、抗痫灵、左乙拉西坦的抗癫痫作用和应用特点。

第一节 抗癫痫药

癫痫（epilepsy）是一组由大脑神经元异常放电所引起的短暂中枢神经系统功能失常为特征的慢性脑部疾病，具有突然发生、反复发作的特点。其病理基础是大脑皮层病灶神经元的异常放电并向周围扩散。临床表现为运动、感觉、意识、行为和自主神经等不同程度的功能障碍。

癫痫发作分型复杂，临床常见类型如下。

1. 部分性发作 开始仅限于一侧大脑的某一部分。

(1) 单纯部分性发作：又称局限性发作，多无意识障碍，表现为：①运动症状，如口角、眼睑、手指和足趾等局部重复动作；②特殊感觉症状，如麻木感、针刺感和幻觉等；③自主神经症状；④精神症状。

(2) 复杂部分性发作：又称精神运动性发作，伴有意识障碍，即对环境接触不良，对他人言语无反应，做出无意识动作和搓手、抚面等，事后不能回忆。

(3) 部分性发作继发为全面性强直阵挛性发作：若大发作之后可回忆起部分性发作时的情景称为先兆。

2. 全身性发作 两侧大脑半球自开始就同时受累，意识障碍。

(1) 失神性发作：以意识障碍为主，可分为典型和非典型发作。前者又称小发作，意识丧失，突然发生和突然停止，一次发作持续5～30 s，清醒后对发作无记忆。后者意识障碍的发生和休止比典型者缓慢，肌张力改变则较明显。

(2) 强直阵挛性发作：又称大发作，以意识丧失和全身对称性抽搐为特征。自发作开始到意识恢复一般需要5～10 min。一次癫痫发作持续30 min以上或连续多次发作，发作间期意识或神经功能未恢复至通常水平，则为癫痫持续状态。

(3) 肌阵挛性发作：突然、短暂、快速的肌肉收缩，可遍及全身，也可限于面部、躯干或肢体。

药物抗癫痫的具体作用机制多样，可归纳为两种方式：一是直接抑制病灶神经元过度放电；二是阻止异常放电的扩散。目前临床常用的抗癫痫药（antiepileptic drugs）有苯妥英钠、卡马西平、苯巴比妥、扑米酮、丙戊酸钠和乙琥胺等。癫痫发作类型及选药见表14-1。

表 14-1　癫痫发作类型及选药

药物	单纯部分性发作	复杂部分性发作	失神性发作	强直阵挛性发作	癫痫持续状态	肌阵挛性发作
苯妥英钠	+	+		+*	+(i.v.)	
苯巴比妥		+		+*	+(钠盐)	
扑米酮				+		
卡马西平	+	+*		+		
丙戊酸钠			+	+	+	+
乙琥胺			+*			
加巴喷丁	+	+				
拉莫三嗪	+	+	+			+
氯硝西泮			+	+		+
地西泮					+*(i.v.)	

注:+:可选用;+*:可作首选。

苯妥英钠

苯妥英钠(phenytoin sodium;大仑丁,dilantin)。

【药动学】

1. 吸收　口服吸收慢且不规则,需连服数日才显效,达 C_{ss} 时间为 5~14d,平均有效浓度(MEC)为 10~20 μg/ml。

2. 分布　脂溶性高,吸收后可迅速分布于脑组织中。血浆蛋白结合率约 90%。

3. 消除　60%~70% 经肝药酶代谢为无活性的对羟基苯基衍生物,由肾脏排泄,其中原形占 5%,$t_{1/2}$ 为 6~24 h。当血药浓度高于 10μg/ml 时,将按零级动力学消除,血浆 $t_{1/2}$ 为 20~60 h。

【药理作用及临床应用】

1. 抗癫痫　对癫痫强直阵挛性发作疗效好,为首选药之一,对癫痫复杂部分性发作和单纯部分性发作有一定疗效,对失神性发作无效。其作用机制为阻止异常放电向病灶周围的正常脑组织扩散。

2. 抗外周神经痛　治疗三叉神经痛、舌咽神经痛和坐骨神经痛等,减轻疼痛,减少发作次数。

3. 抗心律失常　主要治疗室性心律失常,详见第二十五章。

【不良反应】

1. 局部刺激　本药碱性较强,口服易引起食欲减退、恶心、呕吐、腹痛等症状。静脉注射易引起静脉炎。

2. 牙龈增生　多见于青年和儿童,与胶原代谢改变、结缔组织增生有关。

3. 神经系统反应　血药浓度>20 μg/ml 出现眼球震颤,>30 μg/ml 致共济失调等小脑前庭系统功能障碍,>40 μg/ml 可引起精神改变。

4. 造血系统反应　用药 1~3 周常出现巨幼红细胞性贫血,少数可出现血细胞和血小板减少,偶致再生障碍性贫血。

5. 其他　偶见男性乳房增大、女性多毛、变态反应(如皮疹)等。妊娠早期用药偶致畸胎。

苯巴比妥

苯巴比妥(phenobarbital;鲁米那,luminal),抗癫痫作用具有起效快、疗效好、广谱、低毒和价廉的优点。其作用机制为抑制癫痫病灶异常高频放电及扩散,主要治疗癫痫强直阵挛性发作(首选药之一)、癫痫持续状态及复杂部分性发作。

扑米酮

扑米酮(primidone;去氧苯比妥)化学结构与苯巴比妥类似,口服吸收迅速、完全,3 h血药浓度达高峰,血浆 $t_{1/2}$ 为 7～14 h。与活性代谢物苯巴比妥和苯乙基丙二酰胺共同发挥抗癫痫作用。主要治疗癫痫强直阵挛性发作、单纯部分性发作和复杂部分性发作。不良反应较多,适用于其他药物不能控制的患者。

卡马西平

卡马西平(carbamazepine;酰胺咪嗪)。

【药动学】

口服吸收慢而不规则,4～8 h达血药浓度峰值,血浆蛋白结合率约75%,MEC为4～10 μg/ml。在肝脏代谢为环氧化物,也具有抗癫痫作用。长期服用因诱导肝药酶,加速自身代谢,$t_{1/2}$ 缩短至10～20 h。主要以无活性代谢物形式分别经尿和粪便排出72%和28%。

【药理作用及临床应用】

1. 抗癫痫　对癫痫复杂部分性发作疗效好,为首选药;对癫痫强直阵挛性发作和单纯部分性发作也有一定疗效。其作用机制主要是通过阻滞神经细胞膜钠通道,抑制癫痫病灶异常高频放电的发生和扩散。

2. 抗外周神经痛　治疗三叉神经痛和舌咽神经痛,其疗效优于苯妥英钠。

3. 抗躁狂抑郁症　对锂盐无效的躁狂症仍有效。

【不良反应】

用药早期可出现头昏、眩晕、恶心、呕吐和共济失调等,也可有皮疹和心血管反应。一般不需停药,1周左右逐渐消失。偶致再生障碍性贫血和粒细胞减少等。

奥卡西平

奥卡西平(oxcarbazepine)为卡马西平的10-酮基结构类似物,是一种前体药,在体内大部分(70%)被代谢为有活性的10-单羟基代谢物(MHD)。药理作用和临床疗效与卡马西平相似,但不良反应少而轻,易于耐受,可替代卡马西平抗癫痫应用。

丙戊酸钠

丙戊酸钠(sodium valproate)口服吸收良好,主要经肝脏代谢,肾脏排泄。对失神性发作疗效最好,强于乙琥胺,但由于肝脏毒性,一般不作为首选;对癫痫强直阵挛性发作和难治性癫痫也有一定疗效。一般不良反应轻微而短暂,严重毒性为肝脏损害。

乙琥胺

乙琥胺(ethosuximide)口服吸收迅速,仅对癫痫失神性发作有效,为首选药。常见副作用为嗜睡、眩晕、呃逆、食欲不振和恶心呕吐等,偶见白细胞减少、再生障碍性贫血。

加巴喷丁

加巴喷丁(gabapentin)口服易吸收,广泛分布于全身,尤其是胰腺和肾。经肾脏排泄,$t_{1/2}$ 为 5～7 h。主要治疗癫痫单纯部分性发作和复杂部分性发作,常见不良反应有嗜睡、头晕、运动失调和疲劳等。

拉莫三嗪

拉莫三嗪(lamotrigine)口服吸收完全,生物利用度为100%。2.5 h达血药浓度峰值,MEC为1~4 μg/ml。肝脏代谢,肾脏排泄,$t_{1/2}$为29 h。主要治疗癫痫单纯部分性发作、复杂部分性发作及失神性发作。常见不良反应为恶心、头痛、视物模糊、眩晕和共济失调等。

托吡酯

托吡酯(topiramate;妥泰)为新型抗癫痫药,可增强抑制性神经递质GABA的作用,治疗伴有和不伴有继发性全身发作的癫痫部分性发作。

氨己烯酸

氨己烯酸(vigabatrin)为GABA氨基转移酶的抑制剂,以提高脑内GABA浓度而产生抗癫痫作用。临床治疗癫痫复杂部分性发作、婴儿痉挛症(West综合征)。常见不良反应为嗜睡、疲劳和体重增加,少数患者出现易激动、抑郁等,也可致视野缺损。

抗痫灵

抗痫灵(antiepilepsirin)是我国自行研制的桂皮酰胺类抗癫痫药,具有安全、广谱有效的优点,其作用机制可能与升高脑内5-HT含量有关。对各型癫痫均有不同程度的疗效,主要对强直阵挛性发作效果好,发挥作用时不产生精神抑制。不良反应少,可见厌食、恶心、头晕和嗜睡等反应。

氟桂利嗪

氟桂利嗪(flunarizine)为双氟化哌啶衍生物,是强效钙通道阻滞药,能阻断神经细胞的病理性钙超载而防止阵发性去极化、细胞放电,从而避免癫痫发作。氟桂利嗪是安全、广谱有效的抗癫痫药,对多种癫痫均有不同程度的疗效,尤其对单纯性部分性发作、强直阵挛性发作效果好。毒性小,严重不良反应少,最常见不良反应为困倦,其次为镇静和体重增加。

左乙拉西坦

左乙拉西坦(levetiracetam)为一种吡咯烷酮衍生物,是新型抗癫痫药。与其他抗癫痫药相比,具有独特的抗癫痫机制、较好的药代动力学特点,且高效、安全。其抗癫痫作用机制可能为左乙拉西坦与脑内突触囊泡糖蛋白2A(synaptic vesicle glycoprotein 2A, SV2A)结合,抑制癫痫病灶放电;还可抑制高电压激活的N型钙通道,阻断大脑皮层GABA受体下调,从而间接增强中枢抑制作用。用于成人及4岁以上儿童癫痫患者部分性发作的加用治疗。最常见的不良反应有嗜睡、乏力和头晕,常发生在治疗的开始阶段,随时间推移,中枢神经系统不良反应发生率和严重程度随之降低。

苯二氮䓬类

临床治疗癫痫常用的苯二氮䓬类药物有地西泮、硝西泮、氯硝西泮和氯巴占。地西泮是治疗癫痫持续状态的首选药,静脉注射显效快,且较其他药物安全。硝西泮主要治疗失神性发作、肌阵挛性发作及幼儿痉挛等。氯硝西泮抗癫痫谱较广,治疗各型癫痫发作,对失神性发作疗效比地西泮好,静脉注射也可治疗癫痫持续状态,对肌阵挛性发作、幼儿痉挛也有良效。氯巴占(clobazam,氯异西泮)抗癫痫谱较广,可治疗对其他抗癫痫药无效的各种癫痫发作,对复杂部分性发作继发全身性发作效果佳。不良反应少,有与剂量相关的一过性镇静作用、嗜睡、倦怠等,也可见不安、易激惹、抑郁、共济失调。

第二节 抗惊厥药

惊厥是由各种原因引起的中枢神经过度兴奋的一种症状,表现为全身骨骼肌不自主、不协调的强烈收缩,常见于小儿高热、破伤风、癫痫强直阵挛性发作、癫痫持续状态、子痫和中枢兴奋药中毒等。

常用抗惊厥药(anticonvulsants)包括苯二氮䓬类、巴比妥类、水合氯醛等(见第十三章),本节仅介绍硫酸镁。

硫 酸 镁

硫酸镁(magnesium sulfate)的作用、用途与其浓度、给药途径密切相关。

【药理作用及临床应用】

1. 外用热敷,消炎去肿　可用硫酸镁粉剂或50%硫酸镁溶液外敷,治疗肢体外伤后肿胀等。

2. 口服导泻、利胆　硫酸镁高渗液口服给药产生局部作用,包括导泻和利胆,治疗便秘、食物或药物中毒、阻塞性黄疸及慢性胆囊炎,详见第二十九章。

3. 注射给药产生吸收作用

(1) 抗惊厥:其机制除抑制中枢外,主要由于 Mg^{2+} 与 Ca^{2+} 特异性地竞争 Ca^{2+} 结合部位,抑制 ACh 释放,降低 ACh 致运动终板去极化作用和降低骨骼肌的兴奋性,从而阻断神经肌肉接头的传递过程,松弛骨骼肌。主要治疗子痫和破伤风引起的惊厥。

(2) 扩张血管:Mg^{2+} 可直接扩张外周血管,产生降压作用。可治疗高血压脑病及高血压危象。

(3) 抑制中枢:Mg^{2+} 能抑制中枢神经兴奋,产生镇静作用,过量中毒则过度抑制中枢。

【不良反应】

过量可引起呼吸抑制、腱反射消失、心脏抑制、血压骤降甚至死亡。

第三节 用 药 护 理

【药物相互作用】

1. 抗癫痫药　作用环节与机制不同的抗癫痫药如扑米酮、苯妥英钠和卡马西平联用,抗癫痫作用协同;同类药物如扑米酮与苯巴比妥应避免联用,以免增强不良反应。地西泮、氯硝西泮、卡马西平、苯巴比妥可降低苯妥英钠血药浓度;苯巴比妥可加速卡马西平的消除;卡马西平与苯妥英钠合用可相互加速代谢;卡马西平、苯妥英钠和扑米酮可加速拉莫三嗪的消除;丙戊酸钠可减慢拉莫三嗪代谢。

2. 苯妥英钠　与抗酸药同服时形成难溶复合物,减少吸收。抑制叶酸吸收与代谢,引起叶酸缺乏,可导致巨幼红细胞性贫血。苯妥英钠为肝药酶诱导剂,能加速多种药物代谢如糖皮质激素、避孕药、强心苷类、维生素 D 等。肝药酶抑制剂如氯霉素、西咪替丁、异烟肼等能减慢苯妥英钠代谢。与利多卡因、普萘洛尔合用,可增强心脏抑制作用。

3. 苯巴比妥　与乙醇、全麻药、中枢抑制药或单胺氧化酶抑制药等合用时,中枢抑制作用增强。苯巴比妥为肝药酶诱导剂,能加速多种药物代谢如巴比妥类、口服避孕药等。

4. 硫酸镁　增强其他药物如阿曲库铵、庆大霉素等的神经肌肉阻滞作用;与保钾利尿药合用,易导致高血镁、高血钾。其导泻作用可以减少其他口服药物吸收,用于中毒解救,但禁用于中枢抑制药中毒。静脉注射钙剂可有拮抗 Mg^{2+} 的作用,用于硫酸镁中毒解救。与葡萄糖酸钙、盐酸多巴酚丁胺、盐酸普鲁卡因、青霉素等常用药物存在配伍禁忌。

【禁忌证】

苯巴比妥禁用于呼吸功能障碍、卟啉病患者等。苯妥英钠禁用于阿-斯综合征、重度房室传导阻滞、窦性心动过缓、白细胞减少者等。硫酸镁禁用于肠道出血患者、急腹症患者、孕妇、经期妇女导泻，以及传导阻滞、严重肾功能不全等。

抗癫痫药禁用或慎用于肝肾功能减退者、老年人，并减量使用。

过敏体质者禁用或慎用苯巴比妥、卡马西平、奥卡西平、拉莫三嗪等药物。

【用药护理要点】

1. 给药操作注意事项

(1) 口服胃肠道刺激明显者，宜饭后服用，如苯妥英钠。

(2) 苯妥英钠宜在心电监护下静脉注射，宜稀释后选择较粗静脉单独给药，且缓慢推注完后即刻用生理盐水冲洗以减少刺激，防止静脉炎。

2. 用药期间监护

(1) 抗癫痫药物治疗以按发作类型选药及联用，个体化、长期用药为原则。加减药量应缓慢，突然停药可导致癫痫复发或加重。

(2) 抗癫痫药物更换及剂量调整必须充分考虑各药间复杂的药效学和药动学的相互作用，及患者的肝肾功能状态和耐受不良反应的程度等。

(3) 教育患者养成良好的生活规律与习惯，如禁酒。

(4) 长期应用需定期监测血象、肝肾功能。个体差异大者，应做血药浓度监测，如苯妥英钠。

3. 不良反应处理

(1) 用药时注意口腔卫生、经常按摩牙龈可减轻苯妥英钠所致的牙龈增生。

(2) 巴比妥类中毒，急救措施见第十三章。

(3) 硫酸镁中毒，急救措施可用静脉缓慢注射氯化钙。

综合思考题

1. 试根据药动学和药效学药物相互作用，分析探讨抗癫痫药的合理联用。
2. 不同给药途径时硫酸镁有何不同作用？相应作用机制是什么？

第十五章 抗帕金森病药

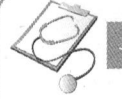

1. **掌握** 左旋多巴的药理作用、临床应用。
2. **熟悉** 抗帕金森病药的分类及作用环节;左旋多巴的体内过程、联合用药、不良反应与用药监护;苯海索的药理作用、临床应用。
3. **了解** 卡比多巴、苄丝肼、溴隐亭、普拉克索、吡贝地尔、金刚烷胺、司米吉兰、恩他卡朋的药理作用与临床应用。

第一节 概 述

帕金森病(Parkinson's disease,PD)是一种慢性进行性中枢神经系统退行性疾病,绝大多数发生于老年人。常见的临床症状为进行性运动迟缓(行走时呈典型的拖曳步态,活动开始很难,一旦开始又不能及时停止或改变方向)、静止性震颤、肌强直、姿势调节障碍,严重者伴有记忆障碍等痴呆症状。此外,病毒性脑炎、老年性血管硬化、一氧化碳中毒、脑外伤及某些抗精神病药物等也可引起类似 PD 的症状,统称为帕金森综合征(Parkinsonism)。PD 的主要病理学特征是黑质致密带(substantia nigra pars compacta,SNc)多巴胺能神经元缺失、残存神经元胞质内路易小体(Lewy 小体)的出现及纹状体内神经末梢的退行性变。

【链接】 神经退行性疾病

神经退行性疾病(neurodegenerative diseases)是一类以脑组织不同区域神经元慢性、进行性缺失为特征的神经系统疾病,主要包括帕金森病(Parkinson's disease,PD)、阿尔茨海默病(Alzheimer's disease,AD)、肌萎缩侧索硬化症、亨廷顿病、脊髓肌萎缩症、脊髓小脑共济失调等。其中,在许多疾病患者脑中发现有某些蛋白质异常聚集所形成的不溶性沉积物(包涵体),如帕金森病患者脑中的 α 突触核蛋白沉积,阿尔茨海默病患者脑中 β 淀粉样蛋白及异常磷酸化 tau 蛋白聚集,肌萎缩侧索硬化症患者脑中超氧化物歧化酶蛋白聚集等。目前的药物治疗仍然是针对神经元丢失的功能代偿,而不能逆转神经元的丢失。

PD 发病机制尚未阐明。黑质纹状体多巴胺能神经-胆碱能神经功能失衡学说认为,多巴胺能神经元发出上行纤维到达新纹状体,其末梢与尾核-壳核神经元形成突触,以多巴胺(DA)为神经递质,对纹状体 GABA 能神经元发挥抑制作用。同时,尾核中的胆碱能神经元与尾-壳核神经元所形成的突触以 ACh 为神经递质,对纹状体 GABA 能神经元发挥兴奋作用。正常时两种递质(DA、ACh)效应相互拮抗,处于动态平衡,共同参与调节机体的运动功能。PD 患者由于黑质病变,DA 合成减少,使纹状体内 DA 含量明显降低,造成黑质-纹状体通路多巴胺能神经功能减弱,而胆碱能神经功能相对占优势,使锥体外系功能失调,出现肌张力增高等PD的症状。

目前临床使用的抗帕金森病药大多以多巴胺能神经-胆碱能神经功能失衡学说为依据而研制的。按作用机制可将抗帕金森病药分为拟多巴胺类药和中枢抗胆碱药,两者联用时可增强疗效。而氧化应激-自由基学说则认为,DA氧化代谢产生的自由基促进神经膜类脂的氧化,破坏多巴胺能神经细胞膜功能。该学说启发了新的治疗思路,即以抗氧化作为早期PD的治疗手段,以保护神经细胞,延缓PD病变进程。

第二节 常用药物

一、拟多巴胺类药

拟多巴胺类药按作用机制具体可分为多巴胺前体药、多巴脱羧酶(AADC)抑制药、多巴胺受体激动药、促进多巴胺能神经递质释放药、选择性单胺氧化酶(MAO)抑制药、儿茶酚氧位甲基转移酶(COMT)抑制药、N-甲基-D-天冬氨酸(NMDA)受体阻滞药。

(一) 多巴胺前体药

左 旋 多 巴

左旋多巴(levodopa,L-dopa)是DA的前体物质。

【药动学】

1. 吸收 口服后,经小肠芳香族氨基酸转运载体迅速吸收,1～2 h达到血药浓度峰值,$t_{1/2}$为1～3 h。食物中的其他氨基酸、胃排空减慢、胃液pH偏低和抗胆碱药可减少左旋多巴的吸收。

2. 分布 左旋多巴依赖芳香族氨基酸转运载体进入脑内,经脱羧转化成为DA而发挥药理作用,而DA不能通过血脑屏障进入中枢。口服左旋多巴后,只有1%左右能够进入脑内发挥作用。

3. 消除 绝大多数左旋多巴在肝脏、肠黏膜以及其他外周组织被多巴脱羧酶代谢成为DA。外周多巴脱羧酶不仅可减少左旋多巴进入脑内而降低疗效,而且可增加外周DA导致外周不良反应。

【药理作用及临床应用】

1. 抗帕金森病 左旋多巴进入中枢转变为多巴胺,补充纹状体多巴胺的不足,使纹状体中DA与ACh的比例失衡得以改善,从而发挥抗帕金森病的作用。随着病情的发展,左旋多巴的疗效逐渐降低,提示其作用至少部分依赖于多巴胺能神经元功能的存在。

目前,左旋多巴仍是治疗帕金森病的一线药物。用药早期,约80%的患者症状明显改善。作用特点是:①治疗效果与黑质-纹状体的病理损伤程度相关,对重症和年老体弱者治疗效果较差,对轻症和较年轻者治疗效果好。②对运动困难和肌肉僵直者疗效好,对肌肉震颤者疗效较差,对吞咽困难及认知减退者无效。③起效慢,用药2～3周才出现体征改善,1～6个月后的疗效最佳。此外,左旋多巴对于其他原因引起的帕金森综合征也有一定的疗效,但是对于阻断多巴胺受体的抗精神病药(如吩噻嗪类)引起的锥体外系不良反应无效。

2. 治疗肝性脑病 进入脑中的左旋多巴可转变为去甲肾上腺素,取代患者脑中的伪递质,利于中枢神经功能的恢复,这样可以使肝性脑病的患者清醒,但是不能改善肝脏功能。

【不良反应】

1. 早期反应 大部分患者在治疗开始时会出现胃肠道及心血管系统等不良反应,但在用药数周后逐渐消失。

(1) 胃肠道反应:大约80%的患者会出现恶心、呕吐和食欲不振等现象,这与多巴胺兴奋延髓催吐化学感受器 D_2 受体有关,同时还出现腹胀、腹痛和腹泻等症状。

(2) 心血管反应:大约30%的患者会出现体位性低血压,可能与外周组织中 DA 过多从而诱发血管扩张或者 NA 的释放减少有关。此外,DA 作用于心脏的 $β_1$ 受体,可引起心动过速、心绞痛和心律失常等症状。

2. 长期反应

(1) 运动障碍(运动过多症):高龄患者会出现头颈前后、左右不规则的扭动,皱眉和伸舌等不自主的运动;而年轻患者会出现舞蹈样异常的运动。服药2年以上的患者此症状发生率可高达90%。

(2) 症状波动("开-关"现象,on-off phenomenon):多发生在初期疗效好而且持续服药1年以上的患者。轻者出现症状波动,严重患者出现"开-关"现象,"开"时活动正常或接近正常,而"关"时突然出现肌强直性运动不能等 PD 症状。如正在行走时,会突然停止,感觉被固定于该处。这种现象持续数分钟或者数小时。此现象的发作可以1日数次或者数日1次。

(3) 精神症状:出现焦虑、失眠、幻觉、夜间谵妄和精神错乱等。

(二) 其他常用药物

其他常用药物见表 15-1。

表 15-1 其他常用拟多巴胺类药

药　　物	药理作用及特点	主要临床应用
卡比多巴(carbidopa)	①较强的 AADC 抑制药;②仅抑制外周左旋多巴的脱羧反应,减少外周 DA 生成,左旋多巴进入中枢增加,可减少75%的左旋多巴用量;③明显减轻外周 DA 增多所致的不良反应	①单用无效;②与左旋多巴组成复方制剂(卡左双多巴),增强左旋多巴抗 PD 疗效
苄丝肼(benserazide)	与卡比多巴类似	①单用无效;②与左旋多巴组成复方制剂(多巴丝肼;美多巴),增强左旋多巴抗 PD 疗效
溴隐亭(bromocriptine)	①选择性 D_2 受体激动药;②激动黑质-纹状体通路的 D_2 受体,发挥抗 PD 作用;③激动结节-漏斗通路的 D_2 受体,抑制催乳素和生长激素的释放	①单用治疗 PD 轻症患者,对改善运动不能和肌肉僵直效果好,对肌肉震颤疗效较差。现多与左旋多巴制剂合用;②治疗催乳素所致的闭经、溢乳、经前期综合征、肢端肥大症等
普拉克索(pramipexole)	①选择性 D_3 受体激动药;②对 D_3 受体的亲和力明显高于 D_2 及 D_4 受体;抗 PD 作用与激动纹状体多巴胺受体有关	①单用可改善早期 PD 症状,尚可减轻 PD 患者的抑郁症状;②与左旋多巴联用治疗重症 PD
吡贝地尔(piribedil)	①多巴胺受体激动药;②激动黑质-纹状体通路的 D_2 受体及中脑-皮质、中脑-边缘系统通路的 D_2 和 D_3 受体,产生有效的 DA 效应;③增加股动脉血流量	①单用或与左旋多巴联用治疗 PD,改善老年患者的病理性认知和感觉神经功能障碍,如注意力和(或)记忆力下降、眩晕;②治疗动脉病变的痛性症状(步行时痛性痉挛)、循环源性的眼科障碍
金刚烷胺(amantadine)	①促进多巴胺能神经递质释放药;②主要抗 PD 机制是促进黑质-纹状体中残存的多巴胺能神经元释放 DA	抗 PD 疗效不及左旋多巴和溴隐亭,而优于胆碱受体阻滞药。与左旋多巴联用,疗效协同,并能减少左旋多巴剂量及不良反应

(续表)

药　物	药理作用及特点	主要临床应用
司来吉兰(selegiline)	①选择性 MAO-B 抑制药;② 抑制纹状体中 DA 的降解、增强左旋多巴的疗效;③ 抗氧化应激,保护黑质多巴胺神经元	① PD 早期,单用能延缓症状进展,延迟左旋多巴的使用。与左旋多巴联用,可降低后者用量;② 延缓 PD 患者的神经元变性
恩他卡朋(entacapone)	①选择性外周 COMT 抑制药;②抑制外周 COMT,减少外周左旋多巴代谢,增加左旋多巴进入中枢	①单用无效;②与左旋多巴联用,使左旋多巴的疗效趋于平稳。尤其适用于 PD 症状波动的患者,使"开-关反应"的"开"期时间延长,"关"期时间缩短,以提高患者生活质量

二、抗胆碱药

苯 海 索

苯海索(benzhexol;安坦,artane)口服易吸收,口服后 1 h 起效,作用可持续 6~12 h。通过抑制黑质-纹状体通路 ACh 的作用,恢复纹状体多巴胺能神经与胆碱能神经之间的功能平衡。缓解肌肉震颤效果好,但对运动迟缓效果差。主要治疗抗精神病药阻断 DA 受体引起的锥体外系反应(迟发性运动障碍除外)及以肌肉震颤为主的 PD 等,对抑郁、流涎、多汗等症状也有改善作用。其外周抗胆碱作用约为阿托品的 1/10~1/3,故有与阿托品相似而较其轻的副作用,如口干、便秘、心动过速、尿潴留和视力模糊等,偶见精神症状。与阿托品不同,苯海索可引起 PD 及精神分裂症患者记忆力、注意力及认知功能降低,停药可恢复。

第三节　用 药 护 理

【药物相互作用】

1. **左旋多巴**　与其他各类抗帕金森病药(除了非选择性 MAO 抑制药)联用,可协同提高抗帕金森病药疗效;与非选择性 MAO 抑制药合用可致急性肾上腺危象,故禁止联用。利舍平可耗竭黑质-纹状体中的多巴胺,降低左旋多巴的疗效;与抗精神病药合用,两者作用互相拮抗,应避免合用。维生素 B_6 是多巴脱羧酶的辅酶,可加速左旋多巴在外周转化,使左旋多巴疗效降低、不良反应增强。

2. **苯海索**　与乙醇或其他中枢抑制药合用,可增强中枢抑制作用。与金刚烷胺、抗胆碱药、MAO 抑制药合用,可增强抗胆碱作用。与氯丙嗪合用时,使后者代谢加快、血药浓度降低并缓解氯丙嗪急性锥体外系反应。

【禁忌证】

左旋多巴禁用于严重精神病、严重心律失常、心力衰竭、青光眼、消化性溃疡和有惊厥史的患者。苯海索禁用于青光眼、尿潴留、前列腺肥大患者。孕妇及哺乳期妇女、儿童慎用左旋多巴和苯海索。

【用药护理要点】

1. **给药操作注意事项**　多巴胺制剂于餐前 30 min 服用,避免与牛奶、鸡蛋、豆浆等同服,以免与食物中氨基酸竞争吸收。

2. **用药期间监护**

(1) 提醒患者和家属,药物虽仅作对症治疗,但长期使用可缓解症状、减少并发症、改善预后、延长生命、提高生活质量。所以,尽管不良反应较多,也需坚持治疗;治疗越早、效果越好。

(2) 注意观察用药反应,包括帕金森病原有症状变化和药物不良反应表现,提防药物过量中毒,并为及时调整药量或换药提供依据。

(3) 日常监测体温、血压、脉搏、心律、呼吸、尿量等,必要时做心电图监护;定期检测肝肾功能、血常规等。

3. 不良反应处理　一般不良反应较多,可通过合理联用、减少用药量来减轻不良反应或预防中毒。中毒尚无特效解救药,口服中毒者按常规原则处理:立即催吐、洗胃,采取增加排泄措施,并依病情进行相应对症治疗和支持疗法。

综合思考题

1. 为何联用左旋多巴和卡比多巴治疗帕金森病?

第十六章
抗阿尔茨海默病药

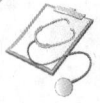

1. **掌握** 多奈哌齐的药理作用、临床应用。
2. **熟悉** 抗阿尔茨海默病药的分类。
3. **了解** 石杉碱甲、加兰他敏、卡巴拉汀、美金刚的药理作用与临床应用。

老年痴呆大致可分为阿尔茨海默病（Alzheimer's Disease，AD）、血管性痴呆（vascular dementia，VD）和两者并存的混合性痴呆，AD 占据多数。AD 是一种以进行性认知功能障碍和记忆损害为特征的中枢神经系统退行性疾病，是继心血管疾病、癌症和脑卒中之后引起老年人死亡的第四大病因。其临床表现为全面持久的智能减退，包括记忆力、计算力、抽象思维能力和语言功能的减退，情感和行为异常，丧失工作能力和独立生活能力。AD 主要病理特征是大脑皮质萎缩、脑组织细胞外淀粉样蛋白沉积、神经元纤维缠结。其致病机制仍未阐明，尚无特效治疗药物。但是有些药物可延缓 AD 病程进展，改善患者的记忆和认知功能障碍。现临床治疗 AD 的药物主要是胆碱酯酶（AChE）抑制药和 N-甲基-D-天冬氨酸（NMDA）受体阻滞药。此外，促进脑功能恢复的药物，如胞磷胆碱、吡拉西坦等；改善脑循环的药物，如双氢麦角碱、尼莫地平等；抗氧化应激、清除自由基等药物有助于 AD 的治疗。

第一节　常用药物

一、胆碱酯酶抑制药

多奈哌齐

多奈哌齐（donepezil；安理申，aricept）是第二代可逆性中枢 AChE 抑制药。

【药动学】

口服吸收完全，生物利用度达 100%，3~4 h 达血药浓度峰值。血浆蛋白结合率为 96%。主要由肝药酶代谢，代谢产物中 6-O-脱甲基衍生物的体外抗 AChE 活性与母体药物相同。代谢物及少量原形药物经肾脏排泄。$t_{1/2}$ 约为 70 h。

【药理作用】

选择性抑制中枢神经系统 AChE，提高中枢神经系统特别是大脑皮层神经突触中 ACh 浓度，从而改善认知功能。多奈哌齐改善实验性记忆障碍的作用可被 N 受体阻滞药美卡拉明所减弱，提示其改善记忆障碍作用可能与激动 N 受体有关。多奈哌齐对 β-淀粉样蛋白及脑缺血再灌注等多种原因导致的大脑皮质及海马神经元损伤具有保护作用,可减少神经元的死亡。

【临床应用】

临床上主要治疗轻、中度 AD。其中对轻度 AD 作用更佳,能显著改善认知功能障碍,是目前临床治疗 AD 最常用的药物。也可治疗重度 AD、VD、帕金森病、精神分裂症、脑震荡等疾病所致的认知功能障碍等。

【不良反应】

一般较轻微,主要由药物的拟胆碱作用引起。可见恶心、呕吐、腹泻、肌痛、肌肉痉挛、疲乏、失眠和头晕,少数患者出现血肌酸激酶轻微增高。

二、其他常用药物

其他常用治疗阿尔茨海默病药物见表 16-1。

表 16-1 其他常用治疗阿尔茨海默病药

药物	药理作用及特点	主要临床应用
石杉碱甲(huperzine A)	①我国首创的可逆性高选择性 AChE 抑制药;②抑制中枢 AChE,增强 ACh 作用,改善认知功能;③抗氧化应激和抗神经细胞凋亡作用,保护神经细胞	治疗老年性记忆功能减退及各型 AD,对 VD 也有一定疗效。显著改善记忆和认知功能
加兰他敏(galantamine)	①第二代 AChE 抑制药;②抑制中枢 AChE,增强 ACh 作用,改善认知功能	首选治疗轻、中度 AD,可治疗重症肌无力、脊髓前角灰质炎的恢复期或后遗症等
卡巴拉汀(rivastigmine;利凡斯的明)	①第二代 AChE 抑制药;②选择性抑制大脑皮质和海马的 AChE;③减慢淀粉样蛋白前体的形成	治疗轻、中度 AD,明显改善认知功能,提高记忆力、注意力和方位感;对 VD 也有一定疗效
美金刚(memantine)	①非竞争性 N-甲基-D-天冬氨酸(NMDA)受体阻滞药;②阻断 NMDA 受体,抑制谷氨酸浓度病理性升高所致的神经元损伤;③抗氧化应激,保护神经元,改善学习记忆障碍	治疗中、重度 AD 及帕金森病所致痴呆,有效改善患者的认知功能及日常生活能力;与 AChE 抑制药或尼莫地平联用,提高疗效及安全性

第二节 用药护理

【药物相互作用】

1. AChE 抑制药 可增强拟胆碱药和其他 AChE 抑制药的作用;可拮抗抗胆碱药的作用。

2. 多奈哌齐 药酶诱导剂如苯妥英钠、卡马西平、苯巴比妥等可加速多奈哌齐的代谢;药酶抑制剂如酮康唑、奎尼丁可抑制多奈哌齐的代谢。

【禁忌证】

多奈哌齐禁用于对多奈哌齐或哌啶衍生物高度敏感的患者、哺乳期妇女。石杉碱甲禁用于对石杉碱甲过敏者,严重心动过缓、低血压、心绞痛、哮喘患者。美金刚禁用于严重肝功能不全、意识紊乱患者及孕妇和哺乳期妇女,慎用于肾功能减退患者且需减量。

【用药护理要点】

1. 给药操作注意事项 多奈哌齐睡前服用,若引起严重失眠者可改为晨服。

2. 用药期间监护

(1) 告知患者及家属治疗 AD 尚无十分有效的方法,药物治疗可延缓 AD 病程进展,改善患者的记忆和认知功能障碍。同时,配合补充营养、智力训练、康复运动、心理疏导和生活照顾等,以改善病情和生活质量。

(2) 抗 AD 药物治疗需长期坚持,而 AD 患者存在记忆障碍难以自行按医嘱用药,应嘱家属监督或实施给药。

(3) 密切观察精神异常情况,并做及时医治,以延缓病情进展。

(4) 定期检测肝肾功能、血象等。

3. 不良反应处理 AChE 抑制药的不良反应一般较轻,连续给药后可自行消退。症状严重或中毒者可用阿托品对抗。

综合思考题

1. 哪些药理作用对延缓 AD 病程和控制症状有益?

第十七章 抗精神失常药

> **导学**
>
> 1. **掌握** 氯丙嗪的药理作用、临床应用。
> 2. **熟悉** 氯丙嗪的不良反应、禁忌证与用药护理要点；利培酮、氟西汀、丁螺环酮的药理作用、临床应用；碳酸锂的药理作用、临床应用、不良反应及处理。
> 3. **了解** 其他抗精神失常药的药理作用与主要临床应用。

精神失常（psychiatric disorders）是由多种原因引起的精神活动障碍的一类疾病，表现为情感、思维、行为等异常，精神分裂症、躁狂症、抑郁症和焦虑症为临床常见类型。主要用于治疗精神疾病的药物统称为抗精神失常药，根据主要适应证，可分为抗精神病药（antipsychotic drugs）、抗躁狂药（antimanic drugs）、抗抑郁药（antidepressive drugs）和抗焦虑药（antianxiety drugs）。

第一节 抗精神病药

抗精神病药是主要用于治疗精神分裂症或其他伴有精神病症状的精神障碍的一类药物。根据药理作用机制不同可分为第一代（传统或经典）和第二代（新型或非经典）两类。

精神分裂症临床可区分为Ⅰ型和Ⅱ型，前者以阳性症状为主，如幻觉、妄想、不协调精神运动性兴奋等；后者以阴性症状为主，如情感淡漠、思维贫乏、意志减退或缺乏等。精神分裂症的病因尚不明确，与遗传因素、神经系统发育障碍和神经递质功能失调等有关。脑内主要有 4 条 DA 能神经通路：①中脑-皮质通路；②中脑-边缘系统通路；③黑质-纹状体通路；④下丘脑-垂体（结节-漏斗）通路（图 17-1）。中脑-皮质通路和中脑-边缘系统通路参与精神、情感、行为活动等调节，DA 亢进假说认为精神分裂症与这两条通路的 DA-D_2 受体功能亢进有关，第一代抗精神病药主要通过拮抗 D_2 受体发挥抗精神病作用，其特点是对阳性症状疗效佳，锥体外系反应较重。5-羟色胺（5-HT）假说认为阴性症状与 5-HT_2 受体过度激活有关。第二代抗精神病药可通过拮抗 5-HT_{2A} 受体而调节中脑-皮质通路 DA 释放，从而改善阴性症状和认知功能，其特点是拮抗 5-HT_{2A} 受体作用强于 D_2 受体，

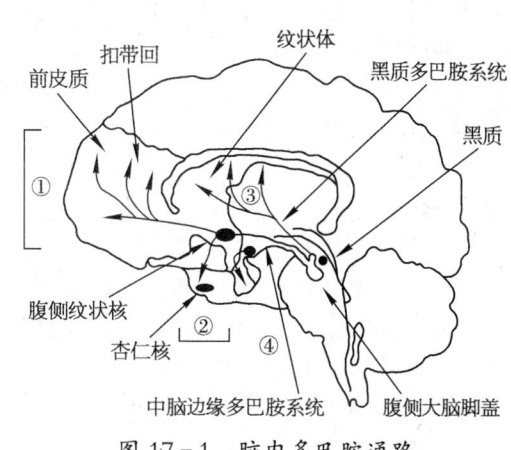

图 17-1 脑内多巴胺通路

对阴性症状和阳性症状均有较好疗效,对难治病例有效,并能预防复发,改善认知功能、抑郁和焦虑症状,锥体外系反应较轻。

一、第一代抗精神病药

按化学结构分类及常用药物见表17-1。

氯 丙 嗪

氯丙嗪(chlorpromazine;冬眠灵,wintermine),是首个抗精神病药,临床仍较常用。

【药动学】

口服吸收慢而不完全,胃内食物和抗胆碱药能延缓其吸收。肌内注射吸收迅速,15~30 min血药浓度达峰值。分布于全身,脑内浓度可达血浆浓度的10倍。主要在肝脏代谢,大部分以代谢物形式经尿和粪排泄。因脂溶性高,易蓄积于脂肪组织,停药数周后,仍有药物从尿中排出。

【药理作用】

1. 中枢神经系统

(1) 安定和抗精神病作用:正常人给药后可产生活动减少、镇静、情感淡漠等中枢兴奋性降低的表现。精神病患者给药后能迅速控制兴奋躁动,逐渐消除躁狂、幻觉、妄想等阳性症状,患者理智恢复,情绪安定,生活自理。但显效较慢,一般需连续用药6周至6个月。抗精神病作用主要与阻断中脑-皮质和中脑-边缘系统通路D_2受体有关。

(2) 镇吐:小剂量抑制延脑催吐化学感受区(CTZ),大剂量直接抑制呕吐中枢,产生较强的中枢性镇吐作用,但对晕动病(晕车、晕船)所致呕吐无效。

(3) 影响体温调节:抑制下丘脑体温调节中枢,致使体温随环境温度的变化而升降。环境温度低时表现为降温,既能降低发热体温,也能降低正常体温(与解热镇痛抗炎药的解热作用不同),且环境温度越低,降温作用越明显,故临床配合物理降温、增强降温作用;高温环境中则导致体温随环境温度升高而升高。

(4) 加强中枢抑制药的作用:与麻醉药、镇静催眠药、镇痛药等中枢抑制药有协同抑制中枢作用,联用时应适当减量。

2. 自主神经系统 阻断α受体作用较强,扩张血管。阻断M受体作用较弱,引起口干、心悸、尿潴留等。

3. 内分泌系统 阻断下丘脑-垂体通路D_2受体,干扰内分泌调节。例如,减少催乳素抑制因子释放,增加催乳素分泌,引起乳房肿大及泌乳,故乳腺癌患者禁用;减少促性腺激素释放,抑制排卵;减少促肾上腺皮质激素和生长激素分泌,延迟生长发育。

【临床应用】

1. 精神分裂症 对急性精神分裂症疗效良好,特别适合于以幻觉、妄想等阳性症状为主的Ⅰ型,需长期甚至终身药物治疗。对阴性症状和慢性患者疗效差。

2. 呕吐及顽固性呃逆 可治疗除晕动病以外的多种呕吐,包括疾病(如癌症、尿毒症、放射病等)、药物所致呕吐。还可制止顽固性呃逆。

3. 低温麻醉 配合冰浴等物理降温措施,用于低温麻醉。

4. 人工冬眠疗法 临床可将氯丙嗪、哌替啶、异丙嗪等组成冬眠合剂,配合物理降温,使机体进入人工冬眠状态。此时能减轻机体的过度应激反应,降低代谢、耗氧,改善微循环,保护细胞免于严重损害,用于严重的外伤、感染、中毒、甲状腺危象等的抢救,为原发病的治疗争取时间。

【不良反应】

1. 锥体外系反应 是长期大量使用时常见副作用,有4种表现。①帕金森综合征:表现为表情呆板、动作迟缓、肌肉震颤、肌张力增高。②急性肌张力障碍:表现为口舌、面、颈部大幅度怪异动作。③静坐不能:表现为坐立不安、不停运动。以上三者属急性锥体外系反应,因氯丙嗪阻断黑质-纹状体通路D_2受体所致,减量后一般可恢复,可用中枢抗胆碱药(苯海索)治疗。④迟发性运动障碍:表现为不自主四肢舞蹈样动作,或口-舌-面颊的不随意运动;出现较晚且严重,目前尚无有效疗法。

2. 其他常见不良反应　如嗜睡、困倦、乏力等中枢抑制作用和口干等M样症状,少数患者注射给药时可出现体位性低血压。长期用药,可引起内分泌失调症状如闭经、生长发育延迟。

3. 变态反应　常见皮疹、光敏性皮炎等,少数患者可致肝功能损害或急性粒细胞缺乏。

4. 药源性精神异常　包括药源性兴奋、意识障碍、抑郁状态、紧张综合征等。

5. 惊厥发作　少数患者用药期间可出现抽搐,引起癫痫发作。

6. 恶性综合征　表现为持续性高热、肌强直、意识障碍等,是一种少见但比较严重的不良反应。

其他常用第一代抗精神病药

其他常用第一代抗精神病药见表17-1。

表17-1　常用第一代抗精神病药比较

分类	常用药物	药理作用及特点	主要临床应用
吩噻嗪类	氯丙嗪(chlorpromazine)	抗精神病、镇静作用强。心血管、自主神经反应、锥体外系反应明显	治疗精神分裂症,对阳性症状效果好
	奋乃静(perphenazine)	抗精神病作用强,锥体外系反应常见。镇静、体位性低血压、心血管作用较弱	治疗偏执型、紧张型精神分裂症
	硫利哒嗪(thioridazine)	抗精神病作用较弱。兼有抗抑郁、抗焦虑等作用	治疗精神躯体障碍所致焦虑和紧张状态
硫杂蒽类	氯普噻吨(chlorprothixene)	抗精神病作用不如氯丙嗪,较弱的抗焦虑、抗抑郁作用。锥体外系反应较少	治疗伴焦虑或抑郁症状的精神分裂症
丁酰苯类	氟哌啶醇(haloperidol)	抗精神病作用强,对自主神经无明显影响,锥体外系反应明显	治疗各型急慢性精神分裂症、躁狂症
二苯丁酰哌啶类	五氟利多(penfluridol)	抗精神病作用较强且维持时间长。锥体外系反应多	慢性精神分裂症维持治疗
苯甲酰胺类	舒必利(sulpiride)	选择性阻断中脑-边缘系统D_2受体。锥体外系和内分泌副作用少,不影响自主神经系统	治疗各型精神分裂症及慢性精神分裂症的孤僻、退缩、淡漠症状

二、第二代抗精神病药

常用药物包括氯氮平、奥氮平、喹硫平、利培酮、齐拉西酮、阿立哌唑、氨磺必利等。

利　培　酮

利培酮(risperidone)为苯并异噁唑衍生物,已作为一线抗精神病药。

【药动学】
口服可完全吸收,不受食物影响。体内分布迅速、广泛,血浆蛋白结合率约90%。利培酮$t_{1/2}$为3h左右,代谢物9-羟基利培酮与利培酮有相似的药理作用,$t_{1/2}$为24h。70%的药物或代谢物随尿液排泄,少量随粪便排出。

【药理作用】
阻断5-HT_2受体作用强于D_2受体。阻断D_2受体,改善阳性症状;阻断5-HT_2受体,改善阴性症状。并对认知功能障碍和情感症状有效。同时,能平衡 DA 系统而减少锥体外系反应。

【临床应用】

治疗精神分裂症及其他各种精神病状态,对阳性症状和阴性症状均有效,可减轻情感症状(如抑郁、焦虑),也用于维持治疗和难治病例的治疗。采用利培酮微球注射剂维持治疗,每 2 周只需给药 1 次。

【不良反应】

不良反应少而轻,可见失眠、口干等。大剂量也能引起锥体外系反应,以急性肌张力障碍和静坐不能多见。

其他常用第二代抗精神病药

其他常用第二代抗精神病药见表 17-2。

表 17-2 其他常用第二代抗精神病药比较

药物	药理作用及特点	主要临床应用
氯氮平(clozapine)	控制兴奋躁动,抗幻觉、妄想,镇静、催眠作用较强。锥体外系反应很少,长期使用易导致糖脂代谢异常	治疗精神分裂症难治病例
奥氮平(olanzapine)	具有 5-HT、DA 和胆碱受体拮抗作用,能显著改善阴性及阳性症状。不良反应较氯氮平少,长期使用易导致糖脂代谢异常	用于精神分裂症阳性症状和(或)阴性症状的急性期和维持期的治疗。治疗中、重度躁狂发作,预防双相情感障碍的复发
喹硫平(quetiapine)	为多种神经递质受体拮抗药,包括 5-HT$_2$、D$_1$、D$_2$、H$_1$、α$_1$ 等。锥体外系反应很少	治疗精神分裂症阳性症状、阴性症状,治疗双相情感障碍躁狂发作
齐拉西酮(zprasidone)	拮抗 5-HT$_2$、D$_2$ 受体,兼有 NA、5-HT 再摄取抑制作用	治疗精神分裂症的阳性和阴性症状

第二节 抗躁狂药

抗躁狂药又称心境稳定剂(mood stabilizer; MS)是一类治疗躁狂发作、预防躁狂抑郁复发的药物。作用特点是能有效地控制躁狂抑郁双相障碍的某一相发作,而不对另一相产生负面影响,不同于抗抑郁药使用后较易诱发躁狂发作。最经典的心境稳定剂是锂盐,抗癫痫药卡马西平、丙戊酸盐及多种抗精神病药如氯丙嗪、氟哌啶醇、奥氮平、利培酮、喹硫平、齐拉西酮可用于控制急性躁狂发作;拉莫三嗪对双相抑郁疗效肯定。

碳酸锂

碳酸锂(lithium carbonate)是目前常用的抗躁狂药物之一。

【药动学】

口服吸收迅速而完全,2~4 h 血药浓度达峰值。锂离子迅速分布至全身,蓄积于细胞内。锂离子透过血脑屏障缓慢。锂离子经肾脏排泄,约 80% 重吸收,$t_{1/2}$ 为 7~24 h。

【药理作用及临床应用】

具有肯定的抗躁狂和预防躁狂抑郁发作的作用。主要通过锂离子发挥作用,作用机制复杂,包括增强 5-HT、抑制 NA 和 DA 作用,以及减少环磷酸腺苷(cAMP)等。防治躁狂发作和双相抑郁发作,还可治疗难治性抑郁、分裂情感性精神障碍。

【不良反应】

锂盐不良反应较多,安全范围小,血药浓度超过 1.4 mmol/L 可出现中毒症状,常见恶心、呕吐、腹泻、疲乏、肌肉无力、肢体震颤等。严重反应有精神紊乱、反射亢进、惊厥甚至昏迷或死亡。

第三节 抗 抑 郁 药

抑郁症是一种常见的情感障碍。目前认为,抑郁症的发生主要与中枢 5-HT、NA 能神经传递功能低下和相关受体的改变有关。抗抑郁药是指一类治疗抑郁症或抑郁状态的药物。除各种抑郁症外,对焦虑谱系障碍(如惊恐障碍、强迫症、社交焦虑症、疑病症等)、经前期紧张症、绝经后潮热症等有一定疗效。药物分类及常用药物见表 17-3。其中,选择性 5-HT 再摄取抑制药(SSRI)是临床一线抗抑郁药。

氟 西 汀

氟西汀(fluoxetine;百忧解),是 SSRI 的代表药,安全有效,临床使用较多。

【药动学】

口服吸收良好,进食不影响其生物利用度。血浆蛋白结合率约 95%,分布广泛,服药数周后达到稳态血浆浓度。主要肝脏代谢,氟西汀和活性代谢物去甲氟西汀排泄均很慢,大约 60% 经肾脏排泄。

【药理作用及临床应用】

选择性抑制中枢神经元 5-HT 再摄取,增加突触间隙 5-HT 含量,发挥抗抑郁作用,从而改善情感障碍。治疗重症抑郁障碍、强迫症、经前期紧张症、神经性贪食、惊恐障碍、双相抑郁等。

【不良反应】

选择性较好,没有经典三环类抗抑郁药的抗胆碱、镇静及心血管系统作用,故不良反应较少。常见不良反应为口干、食欲减退、性功能减退等,少数病例可见焦虑、头痛等。

其他常用抗抑郁药

其他常用抗抑郁药见表 17-3。

表 17-3 其他常用抗抑郁药物比较

分 类	常用药物	药理作用及特点	主要临床应用
NA 再摄取抑制药	三环类: 丙咪嗪(imipramine)、氯米帕明(chlorimipramine)、多塞平(doxepine)	抑制 NA 和 5-HT 再摄取;抗抑郁起效慢;镇静、抗胆碱、降压作用强;不良反应相对多而重	共性应用:治疗各种抑郁症,丙咪嗪可治疗小儿遗尿症 氯米帕明可治疗强迫性神经症、恐怖性神经症 多塞平可治疗焦虑性神经症
	四环类: 马普替林(maprotiline)、米安色林(mianserin)	选择性抑制 NA 再摄取;对 5-HT 的再摄取影响小;抗抑郁起效快;兼有抗焦虑作用;镇静、抗胆碱、降压作用弱	共性应用:治疗各种抑郁症,对老年抑郁症疗效尤佳 米安色林可治疗焦虑症或伴有抑郁的焦虑症
	瑞波西汀(reboxetine)	选择性抑制 NA 再摄取;不影响 5-HT、DA 再摄取	用于重症抑郁、SSRI 治疗无效者的辅助药物,对精神运动性迟滞的抑郁患者尤为适用

(续表)

分类	常用药物	药理作用及特点	主要临床应用
单胺氧化酶(MAO)抑制药	吗氯贝胺(moclobemide)	可逆性抑制脑内MAO-A；抗抑郁起效快，停药后MAO活性恢复快	治疗难治性抑郁、非典型性抑郁、伴焦虑抑郁
选择性5-HT再摄取抑制药	氟伏沙明(fluvoxamine) 舍曲林(sertraline) 帕罗西汀(paroxetine) 西酞普兰(citalopram) 艾司西酞普兰(escitalopram)	选择性抑制5-HT再摄取；不良反应相对少而轻；帕罗西汀起效快；艾司西酞普兰为西酞普兰左旋对映体，作用强，药物相互作用少	作为一线药物治疗各种抑郁症，也可治疗强迫症等
5-HT和NA再摄取抑制药	文拉法辛(venlafaxine) 度罗西汀(duloxetine)	抑制NA和5-HT的再摄取，对5-HT再摄取的抑制作用弱于SSRI；抗抑郁作用起效快，有镇痛作用	治疗各种抑郁症，对伴有躯体化症状的抑郁发作疗效较好
其他	曲唑酮(trazodone)	拮抗5-HT$_2$受体和激动5-HT$_{1A}$受体。具有抗抑郁、镇静作用	治疗老年性抑郁、顽固性抑郁，及伴失眠、焦虑者
	安非他酮(bupropion)	中度NA和相对弱的DA再摄取抑制药，不作用于5-HT	治疗各种抑郁症，转躁风险小，适用于双相抑郁
	米氮平(mirtazapine)	阻断NA能神经突触前膜a_2受体，增加NA释放。阻断突触后膜5-HT$_2$、5-HT$_3$，提高5-HT$_1$效应	治疗各种抑郁，特别是重度抑郁，及伴明显焦虑、失眠者

第四节 抗焦虑药

焦虑是一种内心紧张不安，预感到似乎将要发生某种不利情况而又难以应付的不愉快情绪。焦虑症是一种难以控制、没有明确对象和内容的恐惧，或威胁与焦虑程度不相符合的一种疾病。抗焦虑药是一类主要用以消除紧张和焦虑症状的药物，治疗焦虑谱系障碍及其他精神障碍伴随的焦虑症状。常用抗焦虑药包括可作为首选的苯二氮䓬类(BDZ)、SSRI如帕罗西汀、西酞普兰、文拉法辛等、5-HT能抗焦虑药如丁螺环酮、坦度螺酮等。

丁 螺 环 酮

丁螺环酮(buspirone)为新型抗焦虑药物，属于氮杂螺环癸烷二酮化合物。

【药动学】

口服吸收快而完全，首过效应明显，生物利用度低。血浆蛋白结合率约95%。肝脏代谢，代谢物经尿和粪排出，$t_{1/2}$为2~4h，也可高达11h，个体差异较大。

【药理作用及临床应用】

具有选择性抗焦虑作用，为中枢5-HT$_{1A}$受体部分激动剂，该受体位于5-HT能神经元的突触前膜，激动时抑制5-HT的释放。抗焦虑作用与BDZ相当，但起效较慢。主要治疗广泛性焦虑症和其他焦虑性障碍以及焦虑症状的短期治疗。

【不良反应】

较少，可见眩晕、头痛、恶心等。

第五节 用药护理

【药物相互作用】

1. 抗精神失常药　各种抗精神失常药之间及与乙醇或其他中枢抑制药合用,可增强中枢抑制作用。氯丙嗪与碳酸锂合用可增高血锂浓度;氯丙嗪与 MAO 抑制药及三环类抗抑郁药合用,抗胆碱作用协同,加重不良反应。三环类抗抑郁药抑制肝酶药,可增高利培酮的血药浓度。利培酮可加重 MAO 抑制药、三环类抗抑郁药的不良反应。SSRI 可增加氯氮平、利培酮的血药浓度。氟西汀不可合用 MAO 抑制药,以免引起 5-HT 综合征;氟西汀与三环类抗抑郁药合用,因竞争肝内代谢,后者血药浓度升高。卡马西平为肝药酶诱导剂,可以造成利培酮等精神药物代谢加快。

2. 氯丙嗪　阻断血管 α 受体可翻转肾上腺素升压作用;与抗高血压药合用易致体位性低血压;与阿托品类药物合用增强不良反应。

3. 碳酸锂　摄入钠盐可促进其排泄。

【禁忌证】

氯丙嗪禁用于癫痫史、基底神经节病变、帕金森病、骨髓抑制、昏迷、严重肝功能损害及对吩噻嗪类药过敏者等;利培酮禁用于对利培酮制剂过敏者。碳酸锂禁用于心血管疾病、癫痫、帕金森病、甲状腺功能低下、肾功能不全者及孕妇等。氟西汀禁用于对氟西汀过敏者、哺乳者和躁狂抑郁症患者。

【用药护理要点】

1. 给药操作注意事项

(1) 精神科患者治疗依从性较差,每次口服给药,必须确认药物全部吞服,避免患者丢、藏、吐而不配合治疗。

(2) 刺激性药物如氯丙嗪做深部肌内注射时应经常更换给药部位;静脉给药宜缓慢,以免中枢抑制或心血管反应过强。

2. 用药期间监护

(1) 药物治疗精神疾病通常显效较慢,又需长疗程,教育患者及家属严格按医嘱坚持用药,不可随意减量、停用,以免病情迁延、恶化或复发。药物不作根治,更需要积极配合心理疏导、减缓压力,改善生活方式如戒烟限酒。抗精神失常药物一般可分三个阶段进行监护。①急性期:主要是控制症状、缓解病情,用药宜从小剂量开始,1~2周后逐渐递增到治疗量。显效时间往往在用药2周左右,故此期勿匆忙换药。②巩固期:精神症状已经基本控制,应以恢复患者自知力、防止复燃为主。③维持期:以稳定病情为主,可用治疗量的20%~50%,缓慢减药,直至终止治疗。

(2) 注意观察精神症状,鉴别是否产生药源性精神障碍,如抗抑郁时,患者由抑郁转为躁狂。

(3) 针对主要不良反应做重点监测　如 5-HT、NA 再摄取抑制药,测量血压;碳酸锂,定期检测血锂浓度;齐拉西酮、阿立哌唑,检测心电图;苯二氮䓬类,监测依赖性。

(4) 长期用药,定期监测肝肾功能、血常规、体重、血脂、血糖等。

3. 不良反应处理

(1) 锥体外系反应:帕金森综合征、静坐不能、急性肌张力障碍可用苯海索治疗。迟发型运动障碍减停原用药物,改用氯氮平或舒必利;尚无特效治疗措施,预防为主,可以酌情使用地西泮等。

(2) 体位性低血压:教会患者预防方法,如给药后卧床、变换体位时宜扶持、动作要缓慢,以避免摔伤;治疗可用去甲肾上腺素。

(3) 碳酸锂中毒:解救措施:①催吐或洗胃;②保持体液、电解质平衡,监测肾功能;③每 3 h 测一次血锂浓度,直到低于 1.0 mmol/L 为止;④严重中毒,可间断血液透析和(或)给予一次静脉滴注渗透性利尿药;⑤避免感染。

综合思考题

1. 试述氯丙嗪阻断中枢 4 条多巴胺通路 D_2 受体的效应及意义?
2. 试分析以下联用是否合理?为什么?
   氯丙嗪+碳酸锂治疗躁狂症。
   氟西汀+多巴丝肼+司来吉兰治疗伴抑郁症状的帕金森病。

第十八章

镇 痛 药

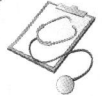

1. **掌握** 吗啡、哌替啶的药理作用、临床应用、不良反应与用药监护。
2. **熟悉** 可待因、美沙酮、芬太尼、喷他佐辛、罗通定的药理作用及临床应用。
3. **了解** 曲马多、布托啡诺、丁丙诺啡、布桂嗪、纳洛酮的药理作用及临床应用。

第一节 概　　述

疼痛是一种与组织损伤有关的不愉快感觉和情感性体验,常伴有紧张、焦虑、烦躁不安等情绪反应和生理功能变化。疼痛可分为急性痛(锐痛)和慢性痛(钝痛)。前者为尖锐而定位明确的刺痛,发生快、消退也快。后者为定位不明确的烧灼痛,发生慢、消退也慢。疼痛既是机体的保护性反应,也是临床多种疾病的常见症状。疼痛的部位与性质对疾病诊断有重要意义,因此,对诊断未明的疼痛不宜过早使用药物止痛,以免掩盖病情,贻误诊断。

镇痛药(analgesics)是一类作用于中枢神经系统,选择性地消除或缓解疼痛的药物,同时能缓解疼痛所致的情绪反应。本类药物镇痛作用强大,因多数药物反复应用易成瘾,故又称成瘾性镇痛药或麻醉性镇痛药,应严格管理和使用。

目前临床应用的镇痛药可分为3类:①阿片受体激动药;②阿片受体部分激动药;③其他镇痛药。

【拓展】 癌症的镇痛治疗

首先对癌痛的原因和性质作出正确评估,再根据疼痛原因和程度选择适当的镇痛药。癌症的镇痛治疗以按阶梯用药、口服给药、按时给药、个体化用药为原则。

阶梯给药分3级。①轻度疼痛:主要选用解热镇痛抗炎药(如阿司匹林、对乙酰氨基酚等);②中度疼痛:应选用弱阿片类药(如可待因、羟考酮等);③重度疼痛:应选用强阿片类药(如吗啡、芬太尼等)。必要时加用辅助药物以协同镇痛、减轻不良反应或改善其他症状等,如镇静催眠药地西泮缓解焦虑、失眠症状。

第二节　阿片受体激动药

阿片受体广泛分布于神经系统和某些外周组织。在丘脑内侧、脑室及导水管周围灰质和脊髓胶质区阿片受体密度高,并与痛觉的整合及感受有关;在边缘系统及蓝斑核密度最高,与情绪及精神活动有关。与缩瞳有关的中脑盖前核,与咳嗽、呼吸中枢和交感神经中枢有关的延脑孤束核,与胃肠活动(恶心、呕吐反射)有关的脑干极后区迷走神经背核等结构也有阿片受体分布。阿片受体有4种亚型：μ、δ、κ和σ受体，各亚型激动后可产生不同的效应。内源性阿片肽（或内阿片肽）包括甲硫氨酸脑啡肽、亮氨酸脑啡肽、β内啡肽和强啡肽等近20种与阿片类药物作用相似的肽类。其分布与体内阿片受体一致，能与阿片受体特异性结合，产生镇痛等作用。

一、阿片生物碱类镇痛药

阿片(opium)为罂粟科植物罂粟未成熟蒴果浆汁的干燥物，含有20余种生物碱，其中吗啡、可待因和罂粟碱具有药用价值。按化学结构阿片生物碱可分为菲类和异喹啉类，吗啡和可待因属于菲类；罂粟碱为异喹啉类，具有舒张血管作用。

吗 啡

吗啡(morphine)是阿片中的主要生物碱，含量高达10%。

【构效关系】

吗啡的化学结构是由4个双键的氢化菲核与N-甲基哌啶环稠合而成，其A环和C环由氧桥连接(图18-1)。当A环3位上的酚羟基上的H被甲基取代，则镇痛作用减弱，如可待因、海洛因；17位侧链上的甲基被丙烯基取代，不仅镇痛作用减弱，而且成为吗啡的拮抗药，如丙烯吗啡和纳洛酮(表18-1)。

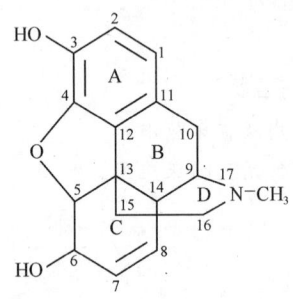

图18-1 吗啡的化学结构

表18-1 吗啡及其衍生物的构效关系

药 物	取代部位和取代基				效应特点
	3	6	14	17	
吗啡	—OH	—OH	—H	—CH$_3$	激动药
可待因	—OCH$_3$	—OH	—H	—CH$_3$	激动药
海洛因	—OCOCH$_3$	—OCOCH$_3$	—H	—CH$_3$	激动药
烯丙吗啡	—OH	—OH	—H	—CH$_2$CH=CH$_2$	部分激动药
纳洛酮	—OH	=O	—OH	—CH$_2$CH=CH$_2$	拮抗药

【药动学】

1. 吸收 吗啡口服易吸收，首过效应明显，生物利用度低(仅25%)，故常注射给药。皮下注射30 min后，吸收60%。

2. 分布 吗啡血浆蛋白结合率约为35%，未结合的吗啡迅速分布至全身，仅有少量通过血脑屏障进入脑内，但足以发挥中枢性镇痛作用。也可通过胎盘进入胚胎。

3. 消除 吗啡大部分经肝脏代谢，代谢产物吗啡-6-葡萄糖醛苷具有活性。代谢物及原形经肾脏排泄，血浆$t_{1/2}$为2.5～3 h。少量可随乳汁排泄。

【药理作用】

1. 中枢神经系统

(1) 镇痛、镇静：吗啡镇痛作用强而广，对各种疼痛均有效，特别对慢性持续性钝痛优于间断性锐痛。一次用药可维持4～6 h。镇痛同时有明显的镇静作用，可消除由疼痛所引起的焦虑、紧张、恐惧等情绪反应，并可产生欣快感，有飘飘欲仙的感觉，使疼痛更易于耐受。欣快感是造成患者强迫性用药形成依赖性的主要原因。

作用机制：体内镇痛系统由内源性阿片肽、内啡肽能神经元和阿片受体组成。吗啡的镇痛作用是通过激动脊髓胶质区、丘脑内侧第三与第四脑室及导水管周围灰质等部位的阿片受体,主要是μ受体,模拟内源性阿片肽对痛觉的调制功能而产生镇痛作用(图18-2)。其镇静和欣快作用则与其激动中脑边缘系统和蓝斑的阿片受体而影响多巴胺能神经功能有关。

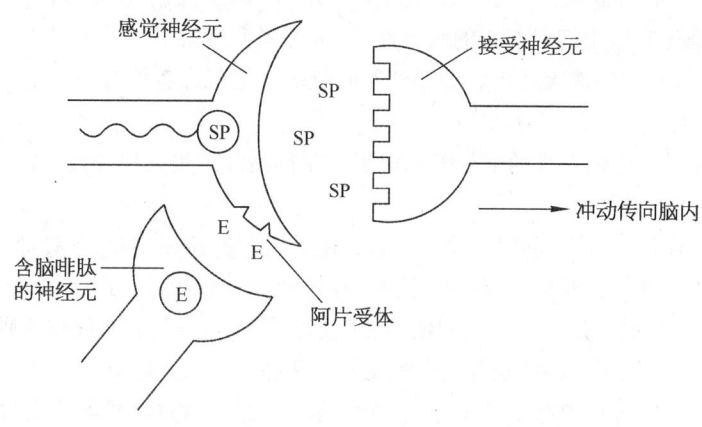

图 18-2 吗啡镇痛机制

E.脑啡肽　SP.P 物质

疼痛刺激使感觉神经末梢兴奋并释放兴奋性递质(可能为 P 物质),该递质与接受神经元上的受体结合,激动受体并传递痛觉。含脑啡肽的神经元(内啡肽能神经元)释放脑啡肽(内源性阿片肽),后者与阿片受体结合,减少感觉神经末梢释放 P 物质,从而阻止痛觉冲动传入脑内。

(2) 抑制呼吸:治疗量即可抑制呼吸中枢,减慢呼吸频率,降低潮气量,并降低呼吸中枢对 CO_2 敏感性。中毒时严重抑制呼吸,呼吸频率减至 3～4 次/min。抑制呼吸作用与激动呼吸中枢的 μ 受体有关。

(3) 镇咳:吗啡激动延髓孤束核的阿片受体而抑制延髓咳嗽中枢,使咳嗽反射消失,镇咳作用强。

(4) 缩瞳:吗啡兴奋动眼神经缩瞳核,可产生缩瞳作用,与激动中脑盖前核的阿片受体有关。针尖样瞳孔为吗啡中毒的特征。

(5) 催吐:吗啡兴奋延髓催吐化学感受区,引起恶心、呕吐。

2. 外周作用

(1) 心血管系统:吗啡可引起组胺释放和抑制血管运动中枢,舒张血管平滑肌,扩张全身血管,引起体位性低血压。吗啡抑制呼吸,导致体内 CO_2 积聚,扩张脑血管,升高颅内压。

(2) 消化系统:治疗剂量的吗啡能兴奋胃肠平滑肌,提高胃肠道平滑肌及括约肌的张力,减弱肠道推进性蠕动;加之抑制胆汁、胰液和肠液分泌和抑制中枢,使便意迟钝,引起便秘,可用于止泻。吗啡还能兴奋胆道括约肌,增加胆道和胆囊内压,诱发或加重胆绞痛。

(3) 其他:治疗量吗啡能提高膀胱括约肌张力,导致尿潴留;也可减弱催产素对子宫的兴奋作用而延长产程;大剂量吗啡还可收缩支气管,诱发哮喘。

3. 免疫系统　吗啡对细胞免疫和体液免疫功能有抑制作用。这一作用在停药戒断症状期最为明显,长期给药对免疫的抑制可出现耐受现象。

【临床应用】

1. 镇痛　吗啡易成瘾,仅用于治疗其他镇痛药无效的急性锐痛,如严重创伤、烧伤和晚期恶性肿瘤疼痛等;心肌梗死引起的剧痛、血压正常者,也可用吗啡止痛;对胆绞痛和肾绞痛需联用解痉药如阿托品等;对神经压迫性疼痛疗效较差。

2. 心源性哮喘 心源性哮喘是因左心衰竭,引起突发性的急性肺水肿而导致的呼吸困难、气促和窒息感。应用吗啡的依据:①吗啡具有镇静作用,可迅速缓解患者的紧张、恐惧和窒息感。②抑制呼吸中枢,降低呼吸中枢对CO_2的敏感性,缓解呼吸急促症状。③扩张外周血管,降低外周阻力,减少回心血量,有利于消除肺水肿和缓解左心衰竭。但若患者伴有休克、昏迷、严重肺部疾患或痰液过多者应禁用。

3. 腹泻 一般以含少量吗啡的阿片酊配成复方制剂治疗严重的单纯性腹泻。

【不良反应】

1. 副作用 治疗量时可引起眩晕、嗜睡、恶心、呕吐、便秘、排尿困难、呼吸抑制等。

2. 耐受性及依赖性 长期反复应用吗啡易产生耐受性和依赖性。产生耐受性后药效减弱,需增大剂量才能达到原来的药效。产生躯体依赖性(成瘾)后一旦停药会出现戒断症状,表现为流泪、流涕、呕吐、腹泻、出汗、烦躁、失眠、震颤、惊厥、大小便失禁,甚至虚脱等。

3. 急性中毒 吗啡过量引起急性中毒,表现为昏迷、针尖样瞳孔(严重缺氧时则瞳孔散大)、呼吸高度抑制、血压降低,甚至休克。呼吸麻痹是中毒致死的主要原因。

可 待 因

可待因(codeine,甲基吗啡)在阿片中含量约0.5%。口服易吸收,首过效应较少,吸收率可达60%。吸收后,大约10%的可待因脱甲基后转变为吗啡,镇痛作用仅为吗啡的1/10,镇咳作用是吗啡的1/4;镇静、欣快感、呼吸抑制及依赖性弱于吗啡。无明显的便秘、尿潴留及体位性低血压等不良反应。临床主要治疗剧烈干咳和中等程度疼痛。

二、人工合成的镇痛药

哌 替 啶

哌替啶(pethidine;度冷丁)为苯基哌啶衍生物,是目前临床常用的人工合成镇痛药。

【药动学】

1. 吸收 口服易吸收,但生物利用度较低(52%),故一般注射给药。

2. 分布 血浆蛋白结合率约60%,可通过血脑屏障和胎盘屏障。

3. 消除 在肝脏代谢为哌替啶酸和去甲哌替啶,后者有明显中枢兴奋作用,可能与哌替啶中毒发生惊厥有关。代谢物主要由肾脏排泄,少量经乳汁排出,$t_{1/2}$为3 h。

【药理作用】

1. 中枢作用 镇痛强度为吗啡的1/10,维持时间短(2~4 h),有明显镇静作用,欣快作用较吗啡弱。中枢性镇咳作用不明显。等效镇痛剂量抑制呼吸程度与吗啡相当,但作用持续时间短。

2. 外周作用 提高胃肠平滑肌和括约肌张力,但维持时间短,一般不引起便秘;兴奋胆道括约肌,升高胆囊内压;大剂量收缩支气管平滑肌;对妊娠末期子宫的节律性收缩无明显影响,故可用于分娩止痛。扩张外周血管,可引起体位性低血压;扩张脑血管,可升高颅内压。

【临床应用】

1. 镇痛 常替代吗啡治疗各种急性锐痛。联用解痉药治疗胆绞痛、肾绞痛;用于分娩止痛时,临产前2~4 h内不宜使用。

2. 麻醉前给药 其镇静作用可消除术前紧张、恐惧,减少麻醉药用量。

3. 心源性哮喘　替代吗啡治疗。
4. 人工冬眠　哌替啶与异丙嗪、氯丙嗪等组成冬眠合剂,用于人工冬眠疗法。

【不良反应】
1. 副作用　治疗量可引起眩晕、恶心、呕吐、心悸和体位性低血压等。
2. 成瘾性　较吗啡弱,但仍需严格控制使用。
3. 急性中毒　昏迷、呼吸抑制、低血压、瞳孔散大等,偶有震颤、肌肉痉挛、惊厥。

美 沙 酮

美沙酮(methadone)镇痛效价强度与吗啡相当。但该药的欣快作用不如吗啡,耐受性和依赖性产生也较慢,停药后戒断症状较轻。除治疗各种原因剧痛外,也用于吗啡和海洛因的脱瘾治疗或替代维持治疗。

芬 太 尼

芬太尼(fentanyl)为强效镇痛药,镇痛强度是吗啡的 100 倍。用量小、起效快、维持时间短,仅 1~2 h。也会产生明显欣快感、呼吸抑制和依赖性,大剂量产生肌肉僵直。主要治疗各种原因引起的剧痛。与氟哌利多配伍用于神经安定镇痛术;与全麻药和局麻药合用,可增强麻醉效果,减少麻醉药用量。

曲 马 朵

曲马朵(tramadol)镇痛强度与喷他佐辛相当,抑制呼吸作用弱,无明显扩张血管和降压作用,耐受性和依赖性不明显,成瘾性小。其作用机制尚未完全阐明,适用于缓解中、重度急慢性疼痛及外科手术。长期应用也可产生依赖性;偶有多汗、头晕、恶心、呕吐等。

第三节　阿片受体部分激动药

阿片受体部分激动药是一类对阿片受体兼有激动和拮抗作用的药物。小剂量或单独使用时,可激动阿片受体,有镇痛作用;大剂量或与激动药合用时,反而拮抗阿片受体。某些该类药物对某一亚型阿片受体有激动作用,而对另一亚型阿片受体则有拮抗作用。此类药物与阿片受体激动药比较,呼吸抑制作用较轻,成瘾性较小,但引起烦躁不安、心血管兴奋等不良反应。

喷 他 佐 辛

喷他佐辛(pentazocine;镇痛新)为阿片受体部分激动药,可激动 κ 受体和拮抗 μ 受体。口服易吸收,但首过效应明显。具有镇痛、镇静、抑制呼吸作用。成瘾性小,不产生欣快感和依赖性,故已列入非麻醉药品。适用于治疗各种慢性钝痛。

布 托 啡 诺

布托啡诺(butorphanol)为吗啡的衍生物,常用其酒石酸盐。对 κ 受体有激动作用,对 μ 受体有弱的拮抗作用。镇痛作用为吗啡的 3.5~7 倍,抑制呼吸作用不随剂量增加而加重。口服首过效应明显,生物利用度低,肌内注射吸收迅速完全,10 min 起效,持续时间 4~6 h,血浆 $t_{1/2}$ 为 4~5 h。临床上用于缓解中、重度疼痛,如术后、外伤和癌症疼痛及胆绞痛、肾绞痛等,也可作麻醉前给药。常见不良反应有镇静、乏力、出汗、个别出现嗜睡、头痛、眩晕、精神错乱等。久用产生依赖性。

丁 丙 诺 啡

丁丙诺啡(buprenorphine)是半合成、高脂溶性的阿片受体部分激动药,以激动 κ 受体和 μ 受体为主,对δ受体有拮抗作用。其镇痛效价为吗啡的25倍,作用维持时间长,成瘾性比吗啡小,海洛因成瘾者服用后,能较好地控制毒瘾。与喷他佐辛比较,较少引起烦躁等精神症状,但更易引起呼吸抑制。临床应用同布托啡诺,也可用于吗啡或海洛因成瘾的脱毒治疗。

第四节 其他镇痛药

罗 通 定

罗通定(rotundine;延胡索乙素)为罂粟科草本植物玄胡(元胡)中提取的有效成分,可人工合成。镇痛作用比解热镇痛抗炎药强,但比哌替啶弱,还有镇静及催眠作用。可治疗头痛(尤伴有失眠者)、牙痛、痛经、分娩痛、内脏绞痛。无成瘾性,大剂量可抑制呼吸。

布 桂 嗪

布桂嗪(bucinnazine;强痛定,fortanodyn),其镇痛作用约为吗啡的1/3。多用于缓解偏头痛、神经痛以及炎症性、外伤性疼痛和癌症疼痛。个别病例曾出现依赖性,宜慎用。

第五节 阿片受体阻滞药

阿片受体阻滞药常用纳洛酮(naloxone)和纳曲酮(naltrexone)。两者的化学结构与吗啡相似,对μ、δ和κ受体有竞争性拮抗作用,能快速对抗阿片受体激动药过量中毒,逆转阿片受体激动效应。纳洛酮口服生物利用度低(2%),一般采用注射给药,$t_{1/2}$为1.1 h;纳曲酮口服生物利用度为30%,$t_{1/2}$为2.7 h。两药临床主要用于吗啡类镇痛药急性中毒所致的呼吸抑制、休克、循环衰竭等症状的解救(可使昏迷患者迅速复苏)和用于对吸毒成瘾患者的诊断。纳洛酮也是重要的工具药。

第六节 用 药 护 理

【药物相互作用】

1. 镇痛药 本类与乙醇、镇静催眠药、麻醉药、抗精神病药、三环类抗抑郁药和抗组胺药等其他中枢抑制药合用,可增强中枢抑制。阿片受体阻滞药可缓解阿片类药物的中毒症状。

2. 吗啡 对抗缩宫素兴奋子宫而延缓产程。

3. 哌替啶 与氨茶碱、肝素钠、磺胺嘧啶、呋塞米、头孢哌酮等配伍,易产生混浊或沉淀。

【禁忌证】

吗啡及哌替啶禁用于支气管哮喘、肺心病、颅脑损伤、颅内压增高和血压降低患者,慎用于肝功能减退患者。分娩止痛禁用吗啡。新生儿、婴幼儿对阿片类抑制呼吸作用敏感,不宜选用。

【用药护理要点】

1. 给药操作注意事项

(1) 严格按照《麻醉药品管理条例》的规定保管和使用本类药物。

(2) 给药方法多采用口服、皮下注射或肌内注射,在必要时使用。

(3) 重复用药应有医师的新处方,一般给药间隔至少4 h,间隔太短易引起蓄积中毒或成瘾。

2. 用药期间监护

(1) 监测呼吸、循环功能,如测量血压,观察呼吸及其变化,观察舌、唇、甲床有无发绀。如出现呼吸减慢、瞳孔缩小、嗜睡等应及时处理。

(2) 分娩止痛时,需监测新生儿呼吸。

(3) 哺乳期使用吗啡或哌替啶,应停止哺乳。

(4) 嘱咐患者用药后卧床,缓慢改变体位,以防体位性低血压晕厥致摔伤。

(5) 鼓励患者多食粗粮、多饮水、定时排便,以克服用药过程中可能出现的腹胀、排尿困难、便秘等副作用。

(6) 嘱咐患者用药期间戒烟限酒,以免加深呼吸抑制。

3. 不良反应处理　吗啡等阿片类急性中毒时,采取人工呼吸、适量给氧等抢救措施,同时静脉注射阿片受体阻滞药如纳洛酮,解除中毒症状。哌替啶中毒可致中枢兴奋而惊厥,需用抗惊厥药。

综合思考题

1. 为什么吗啡可治疗心源性哮喘而禁用于支气管哮喘?
2. 试述联用哌替啶与阿托品治疗胆绞痛的依据。
3. 处方合理性辨析:某男,45岁。1 h前因右侧腰背部突发剧烈疼痛急诊就医。尿常规检查:红细胞+++;B超检查:肾结石。医嘱如下,请分析是否合理,为什么?

盐酸哌替啶注射液　75 mg　i.m.　st!

5%葡萄糖生理盐水　500 ml　i.v.gtt.

第十九章

解热镇痛抗炎药及抗痛风药

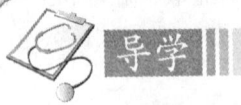

1. **掌握** 阿司匹林的药理作用、临床应用、不良反应及防治；对乙酰氨基酚的药理作用与临床应用。
2. **熟悉** 解热镇痛抗炎药的共性作用及作用机制。
3. **了解** 解热镇痛抗炎药、抗痛风药的分类；抗痛风药的药理作用与临床应用。

第一节 解热镇痛抗炎药

一、概述

解热镇痛抗炎药(antipyretic-analgesic and anti-inflammatory drugs)是具有解热、镇痛，并大多数还有抗炎抗风湿作用的药物。为与糖皮质激素类区别，又称为非甾体抗炎药(non-steroidal anti-inflammatory drugs, NSAIDs)。前列腺素(prostaglandin, PG)是细胞膜磷脂的代谢产物，具有多种生理效应(图 19-1)。NSAIDs 的主要共同作用机制是抑制体内环氧合酶(cyclooxgenase, COX, 环加氧酶, 环氧酶, 前列腺素合成酶)，减少局部组织 PG 的合成与释放，从而产生解热、镇痛、抗炎抗风湿作用。临床上主要用于发热、慢性钝痛和风湿性疾病的对症治疗。

1. **解热** 下丘脑体温调节中枢通过对产热及散热两个过程的精细调节，维持体温于相对恒定水平。在病理条件下，病原体及其毒素等外热源经免疫细胞吞噬处理后，产生并释放内热原(如白细胞介素-1，肿瘤坏死因子等)，内热原作用于下丘脑体温调节中枢，增加 PG 合成，提高体温调定点，促使机体产热增加、散热减少，升高体温，引起发热。NSAIDs 抑制下丘脑体温调节中枢 COX，减少 PG 合成，主要通过增加散热而将发热体温降至正常，即解热。NSAIDs 对正常体温无影响，临床用于缓解各种发热。

2. **镇痛** 作用部位主要在外周。在组织损伤或炎症时，局部产生和释放致痛物质(也是致炎物质)如缓激肽、PG 等。致痛物质作用于痛觉感受器引起疼痛，PG 还提高痛觉感受器对其他致痛物质的敏感性，即 PG 的释放对炎性疼痛起到放大作用。NSAIDs 抑制炎症部位 COX，减少 PG 合成和释放，发挥镇痛作用。NSAIDs 镇痛强度中等，对各种严重创伤性剧痛及内脏平滑肌绞痛无效，临床上用于缓解伴 PG 增高的慢性钝痛(炎症性)，如头痛、牙痛、神经痛、肌肉或关节痛、痛经等。

3. **抗炎抗风湿** 炎症与风湿病灶，局部产生大量的 PG，PG 可导致血管扩张和组织水肿，与缓激肽、组胺、白三烯(LT)等其他致炎症因子协同作用。除苯胺类外，NSAIDs 抑制炎症与风湿病灶

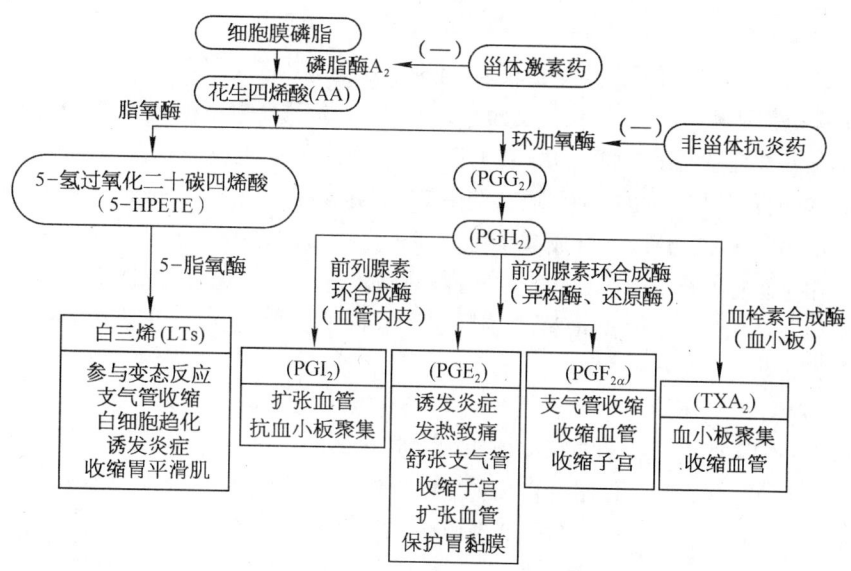

图 19-1 花生四烯酸代谢及抗炎药物作用环节

COX,减少 PG 合成和释放,具有抗炎抗风湿作用,能有效控制风湿热、风湿性及类风湿关节炎的症状。

二、常用药物

常用的解热镇痛抗炎药按化学结构可分为水杨酸类、苯胺类、吡唑酮类及有机酸类 4 类。各类药物均具有镇痛作用,但在抗炎作用方面则各具特点,如乙酰水杨酸和吲哚美辛的抗炎作用较强,某些有机酸的抗炎作用中等,而苯胺类几无抗炎作用。

(一) 水杨酸类

水杨酸类药物包括阿司匹林、二氟尼柳等,阿司匹林最常用。

阿 司 匹 林

阿司匹林(aspirin;乙酰水杨酸 acetylsalicylic acid)。

【药动学】

口服后,小部分在胃、大部分在小肠吸收。30 min 至 2 h 血药浓度达峰值。在吸收过程中与吸收后,迅速被胃黏膜、血浆、红细胞及肝脏中的酯酶水解为水杨酸。因此,阿司匹林血浆浓度低,血浆 $t_{1/2}$ 短(约 15 min)。水杨酸与血浆蛋白结合率高,可达 80%～90%。以水杨酸盐的形式迅速分布至全身组织,可进入关节腔及脑脊液,并可通过胎盘。水杨酸经肝药酶代谢,大部分代谢物与甘氨酸结合,少部分与葡萄糖醛酸结合后,自肾脏排泄。

尿液 pH 显著影响水杨酸盐排泄量,在碱性尿时可排出 85%,而在酸性尿时仅 5%。因为碱性尿中,水杨酸盐解离增多,重吸收减少而排出增加,而在酸性尿中则相反。肝代谢水杨酸能力有限。口服小剂量阿司匹林(<1g)时,水解生成的水杨酸量较少,代谢按一级动力学进行,水杨酸血浆 $t_{1/2}$ 为 2～3 h;当剂量≥1 g 时,代谢即从一级动力学转变为零级动力学进行,$t_{1/2}$ 延长为 15～30 h;如剂量再增大,血中游离水杨酸浓度将急剧上升,可突然出现中毒症状。

【药理作用及临床应用】

1. 解热镇痛　有较强的解热、镇痛作用,常与其他解热镇痛药配成复方,治疗头痛、牙痛、肌肉痛、神经痛、痛经及感冒发热等。

2. **抗炎抗风湿** 抗炎抗风湿作用也较强，首选治疗风湿热和类风湿关节炎。

3. **抑制血小板聚集、抗血栓形成** 血栓素 A_2（TXA_2）是诱发血小板聚集和血栓形成的重要内源性物质，阿司匹林抑制血小板膜 COX，减少血小板中 TXA_2 的生成而抗血小板聚集及抗血栓形成。但在高浓度时，阿司匹林也能抑制血管壁中 COX，减少了前列环素（prostacyclin，PGI_2）合成。PGI_2 是 TXA_2 的生理拮抗物质，其合成减少可能促进血栓形成。因而建议采用小剂量（每日口服75～150 mg）用于防止血栓形成。还用于缺血性心脏病，包括稳定型、不稳定型心绞痛及进展性心肌梗死患者，能降低病死率及再梗死率。此外，应用于血管形成术及旁路移植术也有效。对一过性脑缺血发作者，可防止脑血栓形成。

【不良反应】

短期应用副作用少，长期大量抗风湿应用则不良反应多见。

1. **胃肠道反应** 最常见。口服可直接刺激胃黏膜，引起上腹不适、恶心、呕吐。血浓度高则刺激延脑催吐化学感受区（CTZ），也可致恶心及呕吐。较大剂量口服（抗风湿治疗）可引起胃溃疡及不易察觉的胃出血（无痛性出血）；原有溃疡病者，症状加重。内源性 PG 对胃黏膜有保护作用，如将 PGE_2 与阿司匹林同服，可减少后者引起的胃出血，其疗效与 PGE_2 的剂量成比例，提示阿司匹林致溃疡可能与它抑制胃黏膜合成 PG 有关。

2. **凝血障碍** 一般剂量阿司匹林就可抑制血小板聚集，延长出血时间。大剂量（>5g/d）或长期服用，还能抑制凝血酶原形成，延长凝血酶原时间，但维生素 K 可以预防。

3. **变态反应** 少数患者可出现荨麻疹、血管神经性水肿、过敏性休克。某些哮喘患者服阿司匹林或其他解热镇痛药后可诱发哮喘，称为"阿司匹林哮喘"。其发病机制与抑制 COX 有关，因 PG 合成受阻，而由花生四烯酸生成的白三烯以及其他脂氧酶代谢产物增多，内源性支气管收缩物质居于优势，导致支气管痉挛，诱发哮喘。肾上腺素治疗"阿司匹林哮喘"无效。

4. **水杨酸反应** 阿司匹林剂量过大（>5g/d）时，可出现头痛、眩晕、恶心、呕吐、耳鸣等，总称为水杨酸反应，是水杨酸类中毒的表现。严重者可出现过度呼吸、酸碱平衡失调，甚至精神错乱。

5. **瑞夷综合征（Reye's syndrome）** 据报道患病毒性感染伴有发热的儿童或青年服用阿司匹林后有发生瑞夷综合征的危险，表现为严重肝功能不良合并脑病，虽少见，但可致死，宜慎用。

二 氟 尼 柳

二氟尼柳（diflunisal）为水杨酸衍生物，口服吸收好，2～3 h 血药浓度达峰值，血浆蛋白结合率为90%，在体内不被代谢，主要以结合型药物从尿中排泄，少量从乳汁排出。镇痛、抗炎作用比阿司匹林强且维持时间长，解热作用弱。主要治疗类风湿关节炎、骨关节炎和各种轻、中度疼痛。不良反应主要有恶心、呕吐、腹痛、头晕和皮疹等。

（二）苯胺类

对乙酰氨基酚是非那西丁的活性代谢产物，两者均有较强的解热镇痛作用。但是它们的抗炎抗风湿作用很弱，没有临床应用价值。非那西丁不良反应大，已不再单独使用，仅作为复方制剂的一种成分。

对乙酰氨基酚

对乙酰氨基酚（acetaminophen；扑热息痛），为解热镇痛复方制剂最常用的成分。

【药动学】

口服易吸收，血药浓度 30 min 至 1 h 达峰值，血浆蛋白结合率为25%。大部分在肝脏代谢，主要与葡萄糖醛酸、硫酸及半胱氨酸结合,少量经羟化转化为对肝脏有毒性的代谢物,代谢物及少量原形均随尿排出,$t_{1/2}$一般为 2~4 h。

【药理作用及临床应用】
解热作用和镇痛作用与阿司匹林相似,几乎不具有抗炎和抗风湿作用。临床上主要治疗感冒发热、头痛、关节痛、神经痛和肌肉痛等。无明显胃肠刺激,故适用于对阿司匹林不能耐受或过敏的患者。

【不良反应】
治疗量短期使用,很少发生不良反应。过量可致肝坏死。

(三) 吡唑酮类

安 乃 近

安乃近(metamizole sodium)为氨基比林和亚硫酸钠相结合的化合物,易溶于水,解热、镇痛作用较氨基比林快而强。临床上主要治疗急性关节炎、头痛、风湿痛、牙痛及肌肉痛等。一般不作首选,仅在急性高热、病情急重,又无其他有效解热药可用的情况下用于紧急退热。较长时间使用可引起粒细胞减少、血小板减少性紫癜,严重者可致再生障碍性贫血,甚至致死。

(四) 有机酸类

吲 哚 美 辛

吲哚美辛(indomethacin;消炎痛)口服吸收迅速而完全,2 h 血药浓度达峰值。吲哚美辛是最强的 COX 抑制药之一,有显著抗炎及解热作用,对炎性疼痛有明显镇痛效果,但不良反应多,故仅用于其他药物不能耐受或疗效不显著的病例。对关节强直性脊椎炎、骨关节炎也有效,对癌性发热及其他不易控制的发热常能见效。30%~50%患者用治疗量吲哚美辛后发生不良反应,约 20%患者必须停药,但大多数反应与剂量过大有关。

舒 林 酸

舒林酸(sulindac;苏林大)的作用及应用均似吲哚美辛,但强度不及后者的一半。其特点是作用较持久,不良反应也较少。

双 氯 芬 酸

双氯芬酸(diclofenac)为邻氨苯甲酸的衍生物。具有抗炎、解热及镇痛作用,抗炎作用强。临床上主要用于风湿性及类风湿关节炎、骨性关节炎、强直性脊柱炎的长期对症治疗,也可用于肌肉骨骼疼痛、术后痛和痛经等。不良反应较少,常见头晕及头痛,偶见肝功能异常、白细胞减少。

布 洛 芬

布洛芬(ibuprofen;异丁苯丙酸)是苯丙酸的衍生物。口服吸收迅速,1~2 h 血药浓度达峰值,血浆 $t_{1/2}$ 2 h,99%与血浆蛋白结合,可缓慢进入滑膜腔,并可保持高浓度。具有抗炎、解热及镇痛作用,主要用于治疗风湿性及类风湿关节炎,也可用于一般解热镇痛,疗效并不优于阿司匹林,但主要特点是胃肠反应较轻,易耐受。不良反应有轻度消化不良、皮疹,胃肠出血不常见,偶见视力模糊及中毒性弱视。同类药物酮洛芬(ketoprofen)的作用及用途均与布洛芬相似。

吡 罗 昔 康

吡罗昔康(piroxicam;炎痛喜康)属苯噻嗪类,为强效、长效抗炎镇痛药。口服吸收完全,2~4 h 血药浓度达峰值。其主要优点是血浆 $t_{1/2}$长(36~45 h),用药剂量小,每日服 1 次(20 mg)即可有效。对风湿性及类风湿关节炎的疗效与阿司匹林相同而不良反应少,患者耐受良好。对胃肠道有刺激作用,剂量过大或长期服用可致消化道出血、溃疡。

(五) 选择性 COX 抑制剂

塞来昔布

塞来昔布(celecoxib)选择性抑制 COX-2,具有解热、镇痛、抗炎抗风湿作用。临床上主要治疗急、慢性骨性关节炎和类风湿关节炎,其主要特点是消化性溃疡发生率显著低于其他 NSAIDs。临床上使用昔布类药物时,应遵循最小有效量和最短疗程的原则,一般不推荐为首选药。常见不良反应为上腹部疼痛、腹泻和消化不良。

第二节 抗痛风药

痛风是由于尿酸钠沉积于骨关节和软骨所导致的,以急性关节炎反复发作为特征的代谢性疾病。急性发作时尿酸盐微结晶沉积于关节而引起局部粒细胞浸润及炎症反应,如未及时治疗则可发展为慢性痛风性关节炎。抗痛风药主要包括抑制尿酸合成、促进尿酸排泄和抑制炎症反应的药物,常用的抗痛风药见表 19-1。

表 19-1 抗痛风药特点

药物	药理作用	临床应用	不良反应
秋水仙碱(colchicine)	抑制中性粒细胞的浸润、趋化和吞噬	急性痛风性关节炎	较多,常见消化道反应
别嘌呤(allopurinol)	抑制尿酸生成	原发性和继发性高尿酸血症	少,偶见皮疹、胃肠道反应和转氨酶升高,罕见粒细胞减少
地美可辛(demecolcine)	与秋水仙碱相同	急性痛风	较秋水仙碱轻
丙磺舒(probenecid)	抑制肾小管对尿酸的重吸收,促进尿酸排泄	慢性痛风	较少
磺吡拉宗(sulfinpyrazone)	抑制肾小管对尿酸的重吸收,减少尿酸盐在组织的沉积	尿酸结石性痛风	胃肠道反应,偶见骨髓抑制、肾功能损害
苯溴马隆(benzbromarone)	抑制肾小管对尿酸的重吸收,促进尿酸排泄	慢性痛风、原发性和继发性高尿酸血症	常见胃肠反应,偶有皮疹、肾绞痛,可出现粒细胞减少

第三节 用药护理

【药物相互作用】

1. **阿司匹林** 与其他 NSAIDs 合用,降低后者生物利用度,协同增大胃肠道副作用和出血风险。因竞争性结合血浆蛋白,可增强香豆素类抗凝药、磺酰脲类降糖药、肾上腺糖皮质激素等作用,分别导致出血、低血糖反应、诱发溃疡等不良后果。碳酸氢钠碱化尿液,加速水杨酸盐经肾排泄,可用于阿司匹林中毒解救。维生素 K 可对抗阿司匹林所致的凝血障碍。

2. **对乙酰氨基酚** 在长期饮酒或应用其他肝药酶诱导剂时,增加对乙酰氨基酚发生肝脏毒性的危险;与氯霉素合用时,可延长后者的 $t_{1/2}$,增强其毒性。

【禁忌证】

NSAIDs禁用于过敏及严重肝肾功能不全者,慎用于老年人。阿司匹林还禁用于活动性溃疡、消化道出血、凝血障碍等,慎用于病毒性感染伴有发热的儿童或青年、痛风患者。吲哚美辛、布洛芬等儿童不宜使用。

【用药护理要点】

1. 给药操作注意事项

(1) NSAIDs服药时需间隔4h,每24h不超过4次。宜饭后口服以减少胃肠道刺激。体温在38℃以下应停服。

(2) 阿司匹林不同剂型与规格针对不同适应证,抗血栓应用必须小剂量长期服用。术前1周应停用以免影响止血。

2. 用药期间监护

(1) 大量或长期使用时,注意观察药物反应,尤其是老年患者,防止发生严重不良反应。一旦发生明显的不良反应,应作停药及换药处理。

(2) NSAIDs解热应用时,嘱患者多饮水,测量体温、记录出入量,并观察有无大量出汗或虚脱。

(3) 治疗风湿病时,用药从小剂量开始,逐渐增至能有效控制症状,嘱患者需坚持长期用药。

(4) 长期用药,监测肝肾功能、尿量、血常规、凝血功能等。

3. 不良反应处理

(1) 阿司匹林中毒:①立即停药;②清除毒物,用清水或2%碳酸氢钠溶液洗胃,硫酸钠导泻,静脉滴注碳酸氢钠,必要时进行透析;③对症和支持治疗,以保持呼吸道通畅、充分供氧;维持血压平稳;纠正水、电解质、酸碱平衡紊乱;控制抽搐、防治脑水肿;高热者物理降温等。

(2) 对乙酰氨基酚中毒:洗胃或催吐,硫酸钠导泻,尽早使用拮抗剂N-乙酰半胱氨酸或甲硫氨酸防治对乙酰氨基酚的肝损害。

综合思考题

1. 试比较阿托品、吗啡和阿司匹林缓解疼痛的作用机制、作用特点及适应证。

2. 处方合理性辨析:患儿,5岁,昨日起哭闹不眠,饮食欠佳。体检:体温38.6℃,面部及胸前有散在水痘。处方如下,请分析是否合理?为什么?

板蓝根颗粒　10袋
Sig. 0.5袋/次,t.i.d.,p.o.,温水冲服
阿司匹林片　0.1g×30
Sig. 0.1g,t.i.d.,p.o.

第二十章

中枢兴奋药

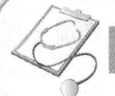

1. 熟悉 咖啡因的药理作用和临床应用;尼可刹米的药理作用、临床应用、不良反应与用药监护。
2. 了解 促进脑功能恢复药物的药理作用与临床应用。

中枢兴奋药(central stimulants)是能提高中枢神经系统功能活动的一类药物,分3类:①主要兴奋大脑皮层的药物;②主要兴奋延脑呼吸中枢的药物;③促进脑功能恢复的药物。随着剂量的增加,其中枢作用部位随之扩大,过量均可引起中枢各部位广泛兴奋而致惊厥。

第一节 主要兴奋大脑皮层的药物

咖 啡 因

咖啡因(caffeine;咖啡碱)水溶性很低,常制成水溶性大的制剂,如苯甲酸钠咖啡因(安钠咖)。

【药动学】

口服、直肠或非肠道给药均能迅速吸收。口服吸收快而完全,生物利用度接近100%。易透过血脑屏障,在肝脏代谢为有药理活性的副黄嘌呤,最终以1,7-二甲基尿酸等形式由尿排出。

【药理作用】

1. 中枢神经系统 咖啡因兴奋中枢神经系统的范围与剂量有关。小剂量(50~200 mg)时选择性兴奋大脑皮质,使人睡意消失,疲劳减轻,提高人体对外界的反应能力,精神振奋,思维敏捷,工作效率提高。增加剂量(200~500 mg)时,引起精神紧张、手足震颤、失眠和头痛等症状。较大剂量时直接兴奋呼吸中枢,加深加快呼吸,呼吸中枢受抑制时尤为明显;兴奋血管运动中枢,升高血压。中毒剂量引起中枢神经系统广泛兴奋甚至惊厥。

2. 心血管系统 增强心肌收缩力,加快心率,增加心输出量;松弛血管平滑肌,扩张冠状动脉和肾动脉,但此外周作用常被兴奋迷走中枢及血管运动中枢的作用掩盖,无治疗意义。舒张肺小动脉,增加肺血流量,利于解除各种原因引起的轻度呼吸抑制。直接收缩大脑小动脉,减少脑血流量。

3. 平滑肌 有较弱的松弛胆道和支气管平滑肌作用。咖啡因的化学结构与腺苷类似,可竞争性拮抗腺苷受体;并抑制磷酸二酯酶(PDE),其舒张支气管平滑肌的作用可能与其抑制PDE使cAMP增加有关。

4. 其他 可促进胃酸分泌,加重或诱发溃疡。通过增加肾小球滤过率,减少肾小管对Na^+的重吸收而利尿。

【临床应用】

1. 中枢抑制　可对抗严重传染病、中枢抑制药(乙醇、镇静催眠药、吗啡及抗组胺药等)过量引起的昏睡、呼吸及循环抑制等。

2. 偏头痛　与麦角胺配伍,两者协同收缩脑血管,减少脑动脉搏动。与解热镇痛药合用,如与阿司匹林、非那西丁组成复方阿司匹林(APC)可治疗脑血管扩张引起的头痛。

【不良反应】

1. 中枢兴奋　口服1g以上可见中枢兴奋,表现为躁动不安、失眠、头痛等。剂量过大可致惊厥。

2. 类似焦虑状态综合征和慢性中毒　大量饮用咖啡可产生如焦虑、烦躁不安、失眠、自发性流产、死胎、活动性溃疡等。

3. 依赖性　长期饮用含咖啡因的饮料,可产生精神依赖性,甚至躯体依赖性,一旦停用,可出现头痛等戒断症状。

哌 甲 酯

哌甲酯(methylphenidate;哌醋甲酯)促进中枢释放去甲肾上腺素,大剂量使用时能促进多巴胺、5-羟色胺释放,还能抑制单胺氧化酶。临床上用于轻度抑郁、小儿遗尿症(兴奋大脑皮层使之易被尿意唤醒)、儿童注意缺陷多动障碍(attention deficit hyperactivity disorder, ADHD;小儿多动症)、发作性睡病、中枢抑制药引起的昏睡与呼吸抑制等。大剂量使用时可升高血压致眩晕、头痛甚至惊厥。久用可产生耐受性,并可抑制儿童生长发育。

匹 莫 林

匹莫林(pemoline)的作用及用途与哌甲酯相似,但作用维持时间长,只需每日用药1次。常见副作用为失眠。

阿 屈 非 尼

阿屈非尼(adrafinil)可激动中枢神经系统的 α_1 受体,激活中枢觉醒系统,提高中枢神经系统对外界刺激的敏感性。临床用于老年觉醒障碍和抑郁症、进行性精神滑坡综合征等。由于能改善脑缺氧和衰老症状,增强记忆力,又被列入益智药。不良反应可见烦躁不安等,连续用药可消失。

莫 达 非 尼

莫达非尼(modafinil)激动下丘脑后部参与唤醒机制的 α_1 和 β 受体。临床上多治疗伴有或不伴有僵住症的发作性睡病、特发性睡眠过度。肝功能损害者减量。

第二节　主要兴奋延脑呼吸中枢的药物

临床上呼吸衰竭的治疗,主要依靠呼吸机来改善呼吸,提高通气,其效果优于呼吸兴奋药,且安全可靠。呼吸兴奋药作为临床综合治疗措施的一部分,但其作用维持时间很短,需要反复用药才能长时间维持患者呼吸,因而很易过量发生惊厥。

尼 可 刹 米

尼可刹米(nikethamide;可拉明,coramin)口服或注射均易吸收。作用短暂,一次静注仅维持5~10min。

【药理作用】

主要直接兴奋延脑呼吸中枢,也可刺激颈动脉体化学感受器而反射性兴奋呼吸中枢,提高呼

吸中枢对 CO_2 的敏感性,加深加快呼吸。中枢抑制时兴奋呼吸作用明显。治疗剂量对大脑皮质和脊髓兴奋作用弱。

【临床应用】

用于传染病及中枢抑制药中毒引起的呼吸抑制,对肺心病和阿片类中毒引起的呼吸衰竭解救效果好,对巴比妥类中毒者效果差。也用于长时间吸氧治疗及人工呼吸后,能促进自主呼吸功能的恢复。间歇给药效果好。

【不良反应】

对血管运动中枢有一定兴奋作用,过量可致血压上升、心动过速、咳嗽、呕吐、出汗、肌震颤及僵直甚至惊厥。

多沙普仑

多沙普仑(doxapram)直接兴奋延脑呼吸中枢,并通过刺激颈动脉体化学感受器反射性兴奋呼吸中枢。临床上用于术后催醒,治疗麻醉剂所致呼吸抑制、小儿中枢换气不足综合征,抢救中枢抑制药中毒。

贝 美 格

贝美格(bemegride;美解眠,megimide)直接兴奋呼吸中枢,起效迅速,维持时间短,主要用于巴比妥类中毒的解救。

二 甲 弗 林

二甲弗林(dimefline;回苏灵)直接兴奋呼吸中枢,作用比尼可刹米强100倍,亦强于贝美格。临床上治疗中枢性呼吸抑制,对肺性脑病有较好促苏醒作用。过量可致惊厥。

山 梗 菜 碱

山梗菜碱(lobeline;洛贝林)是从山梗菜提取的生物碱,现已人工合成。刺激颈动脉体和主动脉体的化学感受器,反射性兴奋呼吸中枢。其作用短暂,但安全范围大,不易致惊厥。临床上治疗新生儿窒息、小儿感染性疾病引起的呼吸衰竭及CO中毒。剂量较大可兴奋迷走中枢而致心动过缓、传导阻滞。过量时可兴奋交感神经节及肾上腺髓质而致心动过速。

第三节 促进脑功能恢复的药物

吡 拉 西 坦

吡拉西坦(piracetam;脑复康)能促进大脑对葡萄糖、氨基酸、磷脂的利用,促进ADP向ATP转化,提高大脑中ATP/ADP比值,促进脑内蛋白质和核酸合成,促进乙酰胆碱合成,增加多巴胺的释放,增加腺苷激酶活性,具有激活、保护和修复脑细胞的作用,促进正处于发育的儿童大脑及智力的发展。临床上治疗脑外伤后遗症、脑血管意外、脑动脉硬化、老年痴呆、老年精神衰退综合征、药物中毒等引起的思维与记忆功能减退,也治疗儿童行为障碍、儿童智能低下等。不良反应可见焦虑不安、头晕、头痛、食欲低下、口干、呕吐等。

奥 拉 西 坦

奥拉西坦(oxiracetam;脑复智)是吡拉西坦的类似物,临床上治疗脑损伤、脑缺氧和慢性脑功能不全等。对痴呆、休克、老年性精神衰退综合征、低能儿童的大脑发育以及正常人的记忆力、工作效率的提高均有一定疗效。

甲氯芬酯

甲氯芬酯(meclofenoxate;氯酯醒)促进脑细胞氧化还原代谢,增加对糖的利用,提高神经细胞的兴奋性,对中枢抑制状态兴奋作用明显,但显效慢,需连续用药。临床上治疗颅脑外伤、老年性精神病、乙醇中毒、脑动脉硬化引起的意识障碍和儿童精神迟钝、新生儿缺氧及小儿遗尿症。为避免失眠,应上午服用。

胞磷胆碱

胞磷胆碱(citicoline;胞二磷胆碱)促进磷脂酰胆碱合成而改善脑功能;降低脑血管阻力;兴奋网状结构上行激活系统。临床上治疗急性颅脑外伤、脑手术、脑梗死、药物急性中毒、严重感染所致的意识障碍。

醋谷胺

醋谷胺(aceglutamide;乙酰谷酰胺)能改善神经细胞代谢,维持神经应激能力;降低血氨。临床上治疗脑外伤昏迷、偏瘫、高位截瘫、小儿麻痹后遗症、神经性头痛、肝昏迷等。

吡硫醇

吡硫醇(pyritinol;脑复新)能激活脑内胆碱能和多巴胺系统,促进脑内葡萄糖及氨基酸代谢,增加颈动脉血流。临床上治疗脑动脉硬化、老年痴呆、脑震荡综合征、脑外伤后遗症、脑炎及脑膜炎后遗症、智力发育不良等。

托莫西汀

托莫西汀(atomoxetim)抑制突触前胺泵对去甲肾上腺素的再摄取,改善ADHD的症状,间接促进认知的完成和注意力的集中。

单唾液酸四己糖神经节苷脂

单唾液酸四己糖神经节苷脂(monosialotetrahexosylganglioside,GM1)能促进神经重构,加速神经修复,恢复原有的神经功能。临床上治疗中枢神经系统创伤性或血管性病变。

第四节 用药护理

【药物相互作用】

1. 咖啡因　与异烟肼合用,可加强咖啡因的效应;与口服避孕药合用,可减慢咖啡因的代谢;与麻黄碱合用,药理作用协同;与茶碱合用,相互增强作用。

2. 尼可刹米　与其他中枢兴奋药合用,协同中枢兴奋作用,但易引起惊厥。

3. 吡拉西坦　与华法林合用,有增加出血的危险。

【禁忌证】

癫痫禁用哌甲酯、多沙普仑、胞磷胆碱;高血压禁用哌甲酯、多沙普仑;青光眼禁用哌甲酯;锥体外系疾病禁用吡拉西坦。孕妇禁用吡拉西坦、二甲弗林,慎用咖啡因、吡硫醇、多沙普仑。小儿高热而无中枢性呼吸衰竭时禁用尼可刹米。乳婴高热时易致惊厥,应选用无咖啡因的复方解热药。

【用药护理要点】

1. 给药操作注意事项

(1) 抢救呼吸抑制或衰竭时,用药应配合人工呼吸和给氧措施。采用注射给药,必要时反复进行,但要避免给药剂量过大、速度过快、间隔过短引发中毒。

(2) 应备好中毒急救药品和治疗器械。

2. 用药期间监护

(1) 抢救呼吸抑制或衰竭时要密切观察患者的用药反应,监测血压、脉搏、呼吸、体温、腱反射等,如有烦躁不安、反射亢进、局部肌肉震颤、抽搐现象,常是惊厥发生的先兆,应做减量或停药处理。

(2) 咖啡因、哌甲酯等属精神药品,长期用药能产生依赖性,注意预防。

3. 不良反应处理 一般不良反应,停药后消退,通常无需特殊处理。中毒反应除常规对症和支持治疗外,应尽快清除中毒药物,并以中枢抑制药对抗躁动不安、惊厥等中枢兴奋症状。

(1) 咖啡因急性中毒:可静脉滴注葡萄糖氯化钠及静脉注射20%甘露醇加速药物排泄,用镇静催眠药缓解惊厥。

(2) 尼可刹米中毒:可静脉滴注10%葡萄糖促进药物排泄,注射地西泮或硫喷妥钠、苯巴比妥钠等控制惊厥症状。

综合思考题

1. 洛贝林为何适用于儿科?
2. 能否选用咖啡因抢救氨茶碱所致的急性呼吸衰竭,为什么?

第二十一章

利尿药及脱水药

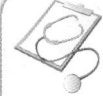

导学

1. **掌握** 高效、中效、低效利尿药的作用部位和机制;呋塞米、氢氯噻嗪、螺内酯、氨苯蝶啶的药理作用、临床应用和不良反应。
2. **熟悉** 利尿药用药护理要点;甘露醇的药理作用、临床应用和不良反应。
3. **了解** 布美他尼、阿米洛利、山梨醇、高渗葡萄糖的药理作用与临床应用。

第一节 利 尿 药

利尿药(diuretics)是一类直接作用于肾脏,影响尿液生成过程,促进电解质和水的排出,增加尿量的药物。主要用于治疗各种原因所致的水肿、高血压及心功能不全等。

一、利尿药作用的生理学基础

尿的生成过程包括肾小球滤过、肾小管和集合管重吸收及分泌。正常人每日肾小球滤过生成的原尿可达180 L左右,但绝大部分被肾小管和集合管重吸收,终尿仅为1~2 L。

(一)肾小球滤过

血液流经肾小球,除蛋白质和血细胞外,其他成分均可经肾小球滤过而生成原尿。影响原尿生成的主要因素是肾血流量和有效滤过压。有些药物(如强心苷、氨茶碱)能增加肾血流量和肾小球滤过率,增加原尿量,但受球-管平衡机制的调节,终尿量增加不明显,只有较弱的利尿作用。

(二)肾小管和集合管重吸收及分泌

原尿中99%的钠和水在肾小管和集合管重吸收。各种利尿药在肾小管和集合管不同部位抑制多种机制的钠、水重吸收,产生利尿作用(图21-1)。

1. **近曲小管** 原尿中60%~65%的Na^+在此段重吸收,主要重吸收方式是钠泵转运和H^+-Na^+交换。近曲小管上皮细胞内的H^+来自H_2CO_3,而H_2CO_3由碳酸酐酶催化CO_2+H_2O生成。低效利尿药乙酰唑胺抑制碳酸酐酶,减少H^+生成,抑制H^+-Na^+交换,促进Na^+排出而产生利尿作用。但由于受近曲小管以下各段肾小管代偿性重吸收增加的影响,乙酰唑胺的利尿作用较弱,且易致代谢性酸中毒,现已少作利尿药使用。

2. **髓袢升支粗段** 原尿中30%~35%的Na^+在此段重吸收。该段肾小管上皮细胞管腔膜侧的Na^+、K^+-$2Cl^-$共同转运载体(co-transporter)将Na^+、K^+、Cl^-转运入细胞后,Na^+通过基侧膜

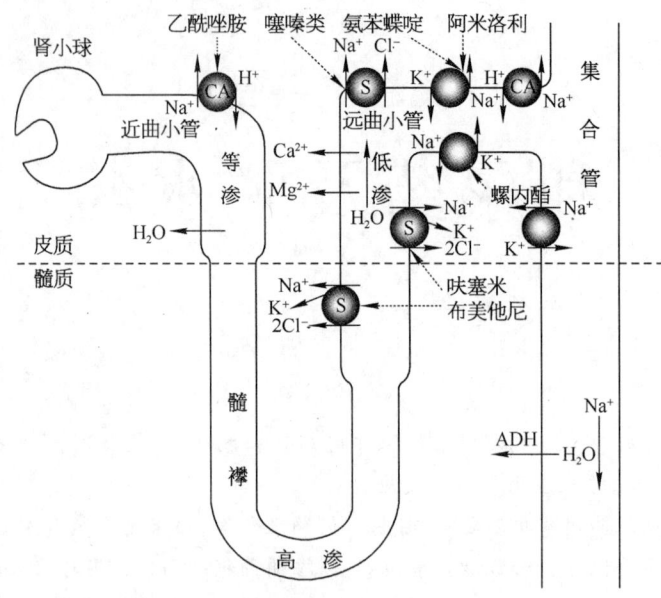

图 21-1 利尿药作用部位示意图

CA:碳酸酐酶　　S:同向转运蛋白　　──▶:抑制

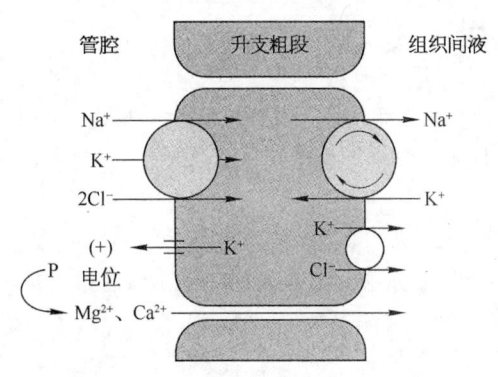

图 21-2 髓袢升支粗段的离子转运

的 Na^+,K^+-ATP 酶主动转运至组织间液;细胞内 Cl^- 通过基侧膜的氯通道进入组织间液,K^+ 经管腔膜上的钾通道再循环返回管腔。进入组织间液的 Na^+ 和 Cl^- 重吸收入血,而返流的 K^+ 提升管腔内正电位而驱动 Mg^{2+} 和 Ca^{2+} 等阳离子重吸收(图 21-2)。

髓袢升支粗段的 Na^+ 重吸收几乎不伴有水的重吸收,故管腔内的原尿随着 Na^+、Cl^- 的重吸收而被逐渐稀释,即肾脏的稀释功能。同时,被转运到髓质间液的 Na^+、Cl^- 与尿素一起,形成此段髓质间液的高渗。当低渗尿流经处于髓质高渗区的集合管时,在抗利尿激素(antidiuretic hormone,ADH)的影响下,大量的水被重吸收,形成高渗尿,即肾脏的浓缩功能。高效利尿药抑制髓袢升支粗段 Na^+,K^+-$2Cl^-$ 共同转运载体,抑制 Na^+、Cl^- 的重吸收,继而降低肾脏的稀释及浓缩功能,从而排出大量低渗尿,利尿作用强大。

3. 远曲小管和集合管　原尿中 5%~10% 的 Na^+ 在此段重吸收。

(1) 远曲小管近段对 Na^+ 重吸收的方式主要通过 Na^+-Cl^- 共同转运载体,但转运速率比髓袢升支粗段慢。中效利尿药噻嗪类主要抑制远曲小管近段的 Na^+-Cl^- 共同转运载体,减少 Na^+、Cl^- 的重吸收,降低肾脏的稀释功能,不影响肾脏浓缩功能,产生中等强度的利尿作用。

(2) 远曲小管远端和集合管对 Na^+ 重吸收的方式包括 K^+-Na^+ 交换和 H^+-Na^+ 交换。进入管腔的 H^+ 可与肾小管上皮细胞产生的 NH_3 结合,生成 NH_4^+ 从尿中排出。K^+-Na^+ 交换主要受醛固酮的调节,低效利尿药螺内酯拮抗醛固酮,间接抑制 K^+-Na^+ 交换,而低效利尿药氨苯蝶啶则直接阻滞钠通道而抑制 K^+-Na^+ 交换,两者都属弱效的保钾(留钾)利尿药。阿米洛利可抑制远曲小管远端和集合管的 K^+-Na^+ 交换和 H^+-Na^+ 交换。

二、常用利尿药

(一) 高效利尿药

高效利尿药又称髓襻利尿药(loop diuretics),常用药物有呋塞米、依他尼酸、布美他尼、托拉塞米等。

呋 塞 米

呋塞米(furosemide;速尿、呋喃苯胺酸)。

【体内过程】

口服吸收迅速,生物利用度约为60%,约30 min起效,1~2 h达高峰,持续6~8 h。静脉注射5~10 min起效,30 min达高峰,$t_{1/2}$约1 h,维持4~6 h,血浆蛋白结合率约98%。大部分以原形经肾脏近曲小管有机酸转运系统分泌,随尿排泄,反复给药不易蓄积。

【药理作用】

1. 利尿　作用强大、迅速而短暂,能使肾小管对Na^+的重吸收率下降至70%~80%。利尿机制主要为抑制髓襻升支粗段Na^+,K^+-2Cl^-共同转运载体,抑制Na^+、Cl^-的重吸收,继而降低肾脏的稀释及浓缩功能,从而排出大量低渗尿。

2. 扩张血管　能扩张肾血管,降低肾血管阻力,增加肾血流量,改变肾皮质内血流分布;还能扩张全身小静脉,降低左心室充盈压,减轻肺水肿。扩张血管机制尚不完全了解,可能与该药促进前列腺素E合成、抑制其分解有关。

【临床应用】

1. 严重水肿　对各类水肿均有效,主要用于其他利尿药无效的顽固性水肿和严重水肿。

2. 急性肺水肿和脑水肿　静脉注射呋塞米治疗急性肺水肿的主要机制是:①扩张血管,降低外周阻力,减轻心脏负荷。②利尿后将减少血容量和回心血量,降低左心室舒张末期压力。治疗脑水肿则是由于利尿后血液浓缩,血浆渗透压增高,利于脑水肿的消除。

3. 急慢性肾功能衰竭　强大的利尿作用可冲洗肾小管,防止其萎缩和坏死;并增加肾血流量,可用于急性肾功能衰竭的早期防治。大剂量可治疗慢性肾功能衰竭,增加尿量。

4. 加速毒物排泄　配合输液,尿量每日可超5 L,加速毒物排泄,主要用于经肾排泄的药物如巴比妥类、水杨酸类、溴化物等的急性中毒抢救。

5. 高血钾症和高血钙症　增加K^+排出,抑制Ca^{2+}重吸收,降低血钾和血钙。

【不良反应】

1. 水和电解质紊乱　长期用药、利尿过度可引起低血容量、低血钠、低血钾、低血镁及低氯性碱中毒,以低血钾最为常见。因本药抑制髓襻升支粗段Na^+,K^+-2Cl^-共同转运载体,抑制Na^+、Cl^-及Ca^{2+}、Mg^{2+}重吸收,尿量增多,故导致低血容量、低血钠、低血镁。由于Ca^{2+}在远曲小管可被主动重吸收,一般不引起低血钙。由于管腔内Na^+增多,致使在远曲小管远端和集合管K^+-Na^+交换和H^+-Na^+交换增加,前者易引起低血钾,后者又因Cl^-的排出大于Na^+的排出,可出现低氯性碱中毒。

2. 耳毒性　表现为眩晕、耳鸣、听力下降、暂时性耳聋。肾功能减退或大剂量静脉注射时易发生,耳毒性发生的机制可能与内耳淋巴液电解质成分改变有关。

3. 胃肠道反应　可致恶心、呕吐、上腹不适及腹泻,大剂量可致胃肠道出血。口服或静脉注射均可发生。

4. 高尿酸血症　本药和尿酸均经肾脏近曲小管有机酸转运系统分泌,产生竞争性抑制,致使尿酸经近曲小管的分泌减少、重吸收增加、排泄减少。长期用药可致高尿酸血症,诱发或加重痛风。

5. 其他 如变态反应,表现为皮疹、嗜酸性粒细胞增多、间质性肾炎等,偶致骨髓抑制。

布 美 他 尼

布美他尼(bumetanide,丁氧苯酸)的作用及其机制、用途和不良反应同呋塞米,但利尿作用强,毒性低,用量小。

(二) 中效利尿药

噻嗪类(thiazides)是临床广泛应用的一类口服利尿药和降压药,代表药物是氢氯噻嗪(hydrochlorothiazide,双氢克尿噻),常用的还有苄氟噻嗪(bendroflumethiazide)、环戊噻嗪(cyclopenthiazide)。非噻嗪类有氯噻酮(chlortalidone)、美托拉宗(metolazone)等。

【体内过程】

本类药物脂溶性较高,口服吸收迅速而完全,一般口服后1~2 h起效,4~6 h血药浓度达高峰。所有噻嗪类药物均以有机酸的形式经肾脏近曲小管有机酸转运系统分泌,随尿排泄。

氢氯噻嗪口服生物利用度为56%~86%。口服后1 h显效,2~4 h达高峰,持续12~18 h,可通过胎盘进入胚胎。血浆蛋白结合率为64%,主要以原形从近曲小管分泌,随尿排泄。$t_{1/2}$为2.3~2.7 h。尿毒症患者对氢氯噻嗪的清除率下降,$t_{1/2}$延长。

【药理作用】

1. 利尿 作用温和而持久。利尿机制主要是抑制远曲小管近段的Na^+-Cl^-共同转运载体,减少Na^+、Cl^-的重吸收,降低肾脏的稀释功能,产生中等强度的利尿作用。噻嗪类还抑制近曲小管碳酸酐酶,抑制H^+-Na^+交换。

2. 抗利尿 噻嗪类可明显减少尿崩症患者的尿量,减轻口渴症状。其抗利尿确切机制还不清楚。

3. 降压 详见第二十二章。

【临床应用】

1. 轻、中度水肿 首选治疗各类轻、中度水肿。对肾性水肿的疗效与肾功能有关,肾功能不良者疗效差。噻嗪类可抑制碳酸酐酶,减少H^+分泌,使NH_3排出减少,血氨升高,有加重肝昏迷的危险,故严重肝性水肿应慎用。

2. 高血压 单用可治轻、中度高血压,或作为基础降压药与其他降压药联用。

3. 尿崩症 用于肾性尿崩症及加压素无效的垂体性尿崩症。轻症效果好,重症疗效差。

【不良反应】

1. 电解质紊乱 长期用药可引起低血钾、低血镁、低氯性碱中毒及低血钠。低血钾较多见,是由于抑制Na^+-Cl^-共同转运和H^+-Na^+交换,引起管腔内Na^+增多,远曲小管远端和集合管K^+-Na^+交换增加所致。

2. 代谢异常 ①血糖升高:与剂量有关,一般在用药2~3个月后出现,停药后能自行恢复。可能因抑制胰岛素的分泌及组织利用葡萄糖减少所致。②高脂血症:三酰甘油及LDL增加,HDL减少。③高尿酸血症:机制同呋塞米。

3. 过敏 偶有过敏性皮疹、皮炎、粒细胞减少、血小板减少、溶血性贫血等变态反应。

(三) 低效利尿药

螺 内 酯

螺内酯(spironolactone;安体舒通,antisterone)是人工合成的抗醛固酮药。螺内酯及其代谢物的结构均与醛固酮相似,可与醛固酮竞争远曲小管远端和集合管上皮细胞质内的醛固酮受体,抑制 K^+-Na^+ 交换,产生排钠保钾的利尿作用。其作用特点为:①作用弱,起效慢,维持时间长。口服后 1 d 起效,2~3 d 达高峰,停药后作用可持续 2~3 d。②作用的发挥依赖于体内醛固酮的存在。治疗伴有醛固酮升高的顽固性水肿,如肝硬化腹水,常与噻嗪类利尿药联用;也可治疗原发性醛固酮增多症。不良反应较少,久用可致高血钾;少数患者可出现消化道反应及头痛、困倦、精神错乱;还有性激素样副作用,如男性乳房发育、女性多毛、月经不调等,停药后可消失。

氨 苯 蝶 啶

氨苯蝶啶(triamterene)作用于远曲小管远端和集合管,通过阻滞管腔膜钠通道,抑制 K^+-Na^+ 交换,产生排钠保钾的利尿作用。口服 2 h 起效,6 h 血药浓度达峰值,作用维持 12~18 h,$t_{1/2}$ 为 2~4 h,无尿者可达 10 h 以上。临床上治疗各类水肿,单用疗效较差,常与噻嗪类联用。不良反应较少,久用可致高血钾;偶见嗜睡及恶心、呕吐、腹泻等消化道症状。

阿 米 洛 利

阿米洛利(amiloride;氨氯吡咪)在远曲小管远端和集合管抑制 K^+-Na^+ 交换和 H^+-Na^+ 交换而利尿。利尿作用比氨苯蝶啶强,适应证同氨苯蝶啶。久用可致高血钾,偶尔引起低血钠、轻度代谢性酸中毒和胃肠道反应。

第二节 脱 水 药

脱水药(dehydrant agents)又称渗透性利尿药(osmotic diuretics),是一类静脉给药后能迅速提高血浆渗透压而使组织脱水的药物。一般而言,脱水药应具备以下特点:①静脉注射后不易透过毛细血管进入组织,迅速提高血浆渗透压。②易经肾小球滤过,但不易被肾小管重吸收,可在肾小管形成高渗透压而具有渗透性利尿作用。③在体内不易被代谢。该类药物包括甘露醇、山梨醇、高渗葡萄糖等。

甘 露 醇

甘露醇(mannitol)是一种己六醇结构,分子量为 180,可溶于水,临床上常用其 20% 的高渗水溶液。

【药理作用】

1. 脱水　静脉注射不易从毛细血管渗入组织,能迅速提高血浆渗透压,促使组织间液水分向血浆转移,产生组织脱水作用。静脉滴注后 20 min,颅内压和眼内压显著下降,2~3 h 作用达高峰,持续 6~8 h。

2. 利尿　静脉给药产生的脱水作用,可增加循环血量,并提高肾小球滤过率。甘露醇在肾小管内几乎不被重吸收,使原尿渗透压升高,肾小管对水的重吸收减少。此外,本药还可间接抑制 Na^+,K^+-2Cl^- 共同转运载体,减少 Na^+、Cl^- 等重吸收而增加尿量。

3. 导泻　甘露醇口服不吸收,发挥容积性导泻作用。

【临床应用】

1. 脑水肿及青光眼　降低颅内压安全有效,为首选药;也用于青光眼急性发作和患者术前应用,降低眼内压。

2. 预防急性肾功能衰竭　少尿时,通过脱水作用可减轻肾间质水肿,同时维持足够尿量,使肾小管内有害物质稀释,防止肾小管萎缩坏死。此外,可改善肾血流,预防急性肾功能衰竭。

3. 术前肠道准备　常采用10%水溶液术前口服。

【不良反应】

少见。静脉给药太快可引起一过性头痛、眩晕、视力模糊及注射部位疼痛。

山 梨 醇

山梨醇(sorbitol)是甘露醇的同分异构体,常用25%高渗溶液。作用与临床应用同甘露醇,因大部分在肝内转化为果糖,故作用较弱。

高渗葡萄糖

50%高渗葡萄糖(hypertonic glucose)具有脱水和渗透性利尿作用,但部分从血管扩散进入组织中并被代谢,故作用弱而不持久。一般与甘露醇联用治疗脑水肿及青光眼等。

第三节　用 药 护 理

【药物相互作用】

1. 利尿药　高效、中效利尿药排钾,低效利尿药保钾,两者联用协同利尿且利于血钾平衡。呋塞米和噻嗪类的肾小管分泌过程与吲哚美辛、丙磺舒等药物及机体代谢产物尿酸存在竞争性抑制。

2. 高效利尿药　与华法林合用,易发生竞争性血浆蛋白结合,可使后者引起自发性出血;降低血钾易诱发强心苷中毒,出现心律失常;协同氨基糖苷类耳毒性。

3. 中效利尿药　协同肾上腺糖皮质激素类升高血糖。

【禁忌证】

1. 高效、中效利尿药　严重肝肾功能不全、糖尿病、高脂血症、痛风及小儿慎用。

2. 低效利尿药　肾功能不全及血钾过高者禁用。

3. 脱水药　慢性心功能不全者、尿闭者、活动性颅内出血者禁用。

【用药护理要点】

1. 给药操作注意事项

(1) 利尿药最好在早晨或上午使用,以免夜尿过多。

(2) 高效利尿药应深部肌内注射以减少局部刺激,静注前宜用氯化钠注射液稀释,并缓慢注入以免心律失常,不与全血混合滴注,不要加至酸性液中滴注。

(3) 脱水药应缓慢注射,注射太快可引起一过性头痛、眩晕、视力模糊和心悸等。注射误入组织会引起组织水肿。

2. 用药期间监护　密切观察用药反应,做好相应监测,异常情况及时报告医师。

(1) 疗效:监测体重、体液出入量和水肿症状,可作判断依据。

(2) 电解质和代谢:恶心、呕吐和心律不齐,提示血钾过低;困倦、嗜睡、极度贫乏和心率减慢,提示血钾升高。监测血清电解质、尿酸、血糖和血脂等指标,监测心电图,进一步明确药物对电解质和代谢的影响。

(3) 耳毒性:监测听力,出现耳鸣、耳内胀满、听力减退等时,提示耳毒性。

(4) 心功能:使用脱水药时密切观察血压、脉搏、呼吸,以防出现心功能不全。老年患者脱水可引发血栓,头痛、腰痛、盆腔痛和小腿痛等症状可作提示。

3. 不良反应处理

(1) 水、电解质紊乱:高效、中效利尿药引起低血钾,低效利尿药引起高血钾。排钾利尿药和保钾利尿药联用维持血钾平衡。补钾纠正低血钾,可采用进食富钾食物如香蕉、苹果、桔汁、西红柿等,也可通过钾盐口服或静脉滴注。单用保钾利尿药时,应少食富钾食物。低血钾与低血镁同时存在时,如不纠正低血镁,即使补钾,也不易纠正低血钾。因为 Na^+,K^+-2Cl^- 共同转运属继发性主动转运,由 Na^+,K^+-ATP 酶提供原动力,而该酶活性依赖 Mg^{2+}。

(2) 嗜睡:螺内酯可引起嗜睡、困倦,患者应避免驾车、高空作业。

(3) 影响性功能:护士要向患者说明这种药物副作用停药后可自行消失,以减少患者焦虑。

综合思考题

1. 呋塞米与螺内酯联用治疗肝硬化腹水是否合理,为什么?
2. 结合呋塞米主要不良反应,列举其用药监护要点。
3. 某男,70岁,脑梗死伴肾功能减退。医嘱如下,请问是否合理?为什么?
   20%甘露醇　250 ml　q.d.,iv.gtt.

第二十二章

抗高血压药

导学

1. 掌握 氢氯噻嗪、硝苯地平、普萘洛尔、卡托普利、氯沙坦的降压作用、应用及主要不良反应。

2. 熟悉 抗高血压药的分类;吲达帕胺、可乐定、哌唑嗪、吡那地尔、肼屈嗪、硝普钠的降压作用、应用和不良反应。

3. 了解 抗高血压药的应用原则。

抗高血压药(antihypertensive drugs)又称降压药(hypotensive drugs),是指降低动脉血压,治疗高血压的药物。

1999年世界卫生组织(WHO)和国际高血压联盟将高血压定义为:未服抗高血压药的情况下,收缩压超过140 mmHg(18.7 kPa),或舒张压≥90 mmHg(12.0 kPa)。高血压分期见表22-1。

表22-1 血压水平和高血压分期

类 别	收缩压(mmHg)	舒张压(mmHg)
正常血压	<130	<85
正常高值	130～139	85～89
Ⅰ期高血压(轻度)	140～159	90～99
Ⅱ期高血压(中度)	160～179	100～109
Ⅲ期高血压(重度)	≥180	≥110

注:1 kPa=7.500 6 mmHg。

高血压中除少数(约占10%)为继发性外,绝大部分(约占90%)的发病原因及机制还未完全阐明,称为原发性高血压。对于原发性高血压,目前尚无针对病因的根治方法。流行病学调查表明,血压愈高,心、脑、肾的并发症也愈多,寿命愈短。大量临床试验显示,合理应用抗高血压药不仅能控制血压,改善症状,延缓动脉粥样硬化的形成和发展,还能防止或减少并发症的发生,从而提高患者生活质量,降低病死率,延长寿命。

第一节 概 述

直接影响动脉血压调节的基本因素有外周血管阻力、心脏功能和血容量。这些因素主要通过交感神经系统和肾素-血管紧张素-醛固酮系统两大系统的调控来保持血压的相对稳定。目前使用的多种抗高血压药,可通过不同方式直接或间接影响相关环节而发挥降压作用。

抗高血压药根据其作用部位,可分为以下几类。①利尿降压药,如氢氯噻嗪等。②钙通道阻滞药,如硝苯地平、尼群地平等。③肾素-血管紧张素系统抑制药,包括:血管紧张素转化酶抑制药,如卡托普利、依那普利等;血管紧张素Ⅱ受体阻滞药,如氯沙坦等;肾素抑制药,如雷米吉林等。④交感神经阻滞药,包括中枢性降压药,如可乐定、甲基多巴等;神经节阻滞药,如樟磺咪芬、美加明等;去甲肾上腺素能神经末梢抑制药,如利舍平、胍乙啶等;肾上腺素受体阻滞药,β受体阻滞药如普萘洛尔、美托洛尔等,α_1受体阻滞药如哌唑嗪、特拉唑嗪等及α和β受体阻滞药,如拉贝洛尔等。⑤舒张血管药,包括直接舒张血管药,如肼屈嗪、硝普钠等;钾通道开放药,如吡那地尔、米诺地尔等;其他舒张血管药,如吲达帕胺等。

第二节 常用药物

目前,国内外广泛应用或称为一线抗高血压药的是利尿降压药、钙通道阻滞药、β受体阻滞药和血管紧张素转化酶抑制药及血管紧张素Ⅱ受体阻滞药。

一、利尿降压药

利尿药是 WHO 推荐的一线降压药,常作为治疗高血压的基础药物。各类利尿药单用即有降压作用。许多降压药在长期使用过程中,可引起不同程度的水钠潴留,影响降压效果。合用利尿药能消除水钠潴留,增强降压作用。常用药物为噻嗪类,其中以氢氯噻嗪最常用。

氢 氯 噻 嗪

【降压作用】

降压作用确切、温和、持久,降压过程平稳,可成比例地下降收缩压与舒张压,对卧位和立位血压均能降低。长期应用不易发生耐受性。目前认为,排钠利尿,减少细胞外液及血容量是利尿药初期的降压机制;长期应用使体内轻度缺钠,小动脉细胞内低钠,通过 Na^+-Ca^{2+} 交换机制减少 Ca^{2+} 内流,降低细胞内 Ca^{2+} 浓度,减弱血管平滑肌对去甲肾上腺素等升压物质的反应性。

【降压应用】

单用治疗轻度高血压;联用其他降压药治疗各类高血压,协同降压并防止其他药物所致水钠潴留。

吲 达 帕 胺

吲达帕胺(indapamide)具有利尿作用与钙通道阻滞作用。化学结构虽不同于噻嗪类,但利尿强度相似。阻滞血管平滑肌细胞膜 Ca^{2+} 通道,扩张血管,是主要的降压依据。扩张血管作用大于利尿作用,但不引起体位性低血压、颜面潮红和心动过速。口服后 2~3 h 起效,$t_{1/2}$ 为 13 h 左右。单用对轻中度原发性高血压具有良好疗效,也可与β受体阻滞药联用。不良反应有眩晕、头痛、恶心、失眠等。高剂量时利尿作用增强,可致低血钾。

二、钙通道阻滞药

本类药物的基本作用机制是阻滞细胞膜 Ca^{2+} 通道,抑制细胞外 Ca^{2+} 内流,降低胞质内 Ca^{2+} 水平,从而扩张血管、抑制心脏而降低血压。本类药物在降压的同时可激活压力感受器介导的交感神经兴奋。降压常用的钙通道阻滞药有硝苯地平、尼群地平、氨氯地平、非洛地平、地尔硫䓬等。

硝 苯 地 平

硝苯地平(nifedipine)属二氢吡啶类钙通道阻滞药,对血管有较高的选择性,反射性交感兴奋作用强。

【药动学】

口服易吸收,生物利用度可达90%,15 min起效,1~2 h作用达高峰,作用维持4~8 h;舌下含服2~3 min起效,20 min作用达高峰。血浆蛋白结合率高达90%。主要肝脏代谢,代谢物80%经肾脏排泄,$t_{1/2}$为2~3 h。缓释片口服,2.5~5 h作用达高峰,持续降压12 h;控释片口服,血药浓度保持平稳,持续降压超过24 h。

【降压作用】

阻滞血管平滑肌细胞膜Ca^{2+}通道,松弛血管平滑肌,扩张血管,降低血压。降压时伴有反射性心率加快,心输出量增加,血浆肾素活性增高。

【降压应用】

治疗各型高血压,可单用或与利尿药、β受体阻滞药等联用。使用控释剂或缓释剂,可减少血药浓度波动、降低不良反应的发生率、延长作用持续时间、减少用药次数。

【不良反应】

一般较轻,常见面部潮红、头痛、眩晕、心悸、踝部水肿。踝部水肿系毛细血管前血管扩张所致,非水钠潴留。

尼 群 地 平

尼群地平(nitrendipine)作用、用途与硝苯地平相似,松弛血管平滑肌作用较硝苯地平强,降压作用温和持久。不良反应与硝苯地平相似,肝功能不良者慎用或减量。

氨 氯 地 平

氨氯地平(amlodipine)具有高度的血管选择性,半衰期长,作用平稳而持久,被称为第三代钙通道阻滞药。该药起效缓和,渐进降压,由血管扩张引起的头痛、面红、心率加快等症状不明显。口服吸收好,生物利用度高,$t_{1/2}$长达40~50 h,每日只需服药1次,降压作用可维持24 h,血药浓度较稳定,可减少血压波动造成的器官损伤,用于治疗各型高血压。不良反应与硝苯地平相似,但发生率低,价格较贵。

非洛地平(felodipine)、地尔硫䓬(diltiazem)等也常用于治疗原发性高血压。

三、β受体阻滞药

常用于抗高血压的β受体阻滞药有普萘洛尔、美托洛尔、阿替洛尔、纳多洛尔、吲哚洛尔等。

普 萘 洛 尔

普萘洛尔(propranolol)属非选择性β受体阻滞药,对β_1、β_2受体都有阻断作用。

【降压作用】

降压机制尚未完全阐明,目前认为和下列作用有关。①减少心输出量:阻断心脏β_1受体,减弱心肌收缩力、减慢心率,减少心输出量而降压。②抑制肾素分泌:阻断肾小球旁器部位的β_1受体,减少肾素分泌,从而抑制肾素-血管紧张素系统。③降低外周交感神经活性:阻断NA能神经突触前膜β_2受体,消除正反馈作用,减少NA的释放。④中枢性降压:阻断血管运动中枢的β受体,从而抑制外周交感神经张力而降压。⑤促进前列环素(PGI_2)生成:PGI_2具有扩张血管作用。起效慢,连用2周以上才产生降压作用,收缩压、舒张压均降低。

【降压应用】

适用于轻、中度高血压,对伴有心输出量偏高或血浆肾素活性增高者,以及伴有冠心病、脑血管病变者更适宜。

【不良反应】

详见第十章。

美托洛尔和阿替洛尔

美托洛尔(metoprolol)和阿替洛尔(atenolol)属β_1受体阻滞药,降压机制与普萘洛尔相似,但对心脏β_1受体有较高的选择性,对支气管β_2受体影响较小。口服治疗各种程度的高血压,降压作用持续时间较长,每日服用1~2次,作用优于普萘洛尔。

四、肾素-血管紧张素系统抑制药

肾素-血管紧张素-醛固酮系统(RAAS)在血压调节及体液的平衡中起到十分重要的作用,对高血压发病有重大影响。除存在循环中的 RAAS 外,组织中也存在 RAAS。作用于该系统的药物主要为血管紧张素转化酶抑制药(ACEI)和血管紧张素Ⅱ(AngⅡ)受体阻滞药。肾素抑制药的应用目前尚有限。肾素-血管紧张素-醛固酮系统抑制药的作用环节见图22-1。

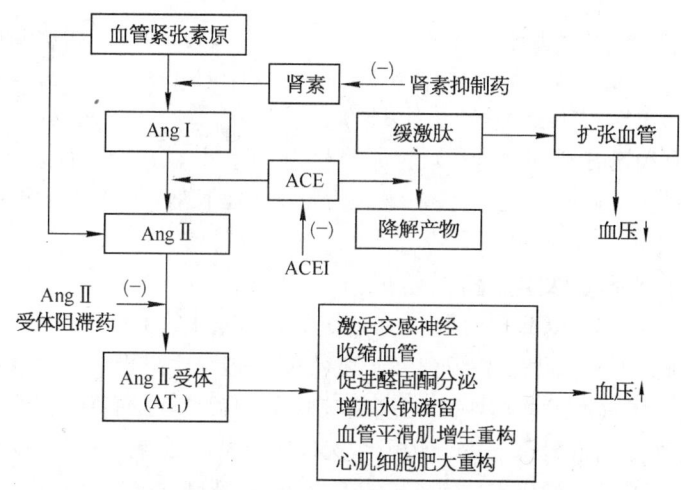

图 22-1 RAAS 及其抑制药的作用环节

AngⅠ. 血管紧张素Ⅰ   ACE. 血管紧张素转化酶
AngⅡ. 血管紧张素Ⅱ   ACEI. 血管紧张素转化酶抑制药

(一)血管紧张素转化酶抑制药

ACEI 主要通过抑制 AngⅡ生成而降压。其作用特点为:①降压时不伴有反射性心率加快,不影响心输血量。②可防止或逆转高血压患者的血管壁增厚、心肌肥大和重构。③能增加肾血流量,保护肾脏。④能改善胰岛素抵抗,不引起电解质紊乱和脂质代谢改变。⑤久用不易产生耐受性。

卡 托 普 利

卡托普利(captopril)1977年首先用于治疗高血压,是第一个口服有效的 ACEI。

【药动学】

口服生物利用度约70%,胃肠道食物可减少其吸收,宜在饭前1h空腹服用。口服后15~

30 min起效,1～1.5 h达降压高峰,降压持续8～12 h,剂量超过25 mg时可延长作用持续时间。部分在肝脏代谢,主要从尿排出,40%～50%为原形药物。

【降压作用】

卡托普利具有中等强度的降压作用,可降低外周阻力,无反射性心率加快,同时可以增加肾血流量。降压机制主要涉及：①抑制ACE,减少AngⅡ形成,从而减弱AngⅡ收缩血管及促进儿茶酚胺释放、醛固酮分泌等升压作用和促进心血管重构的作用。②ACE即激肽酶Ⅱ,能降解灭活缓激肽等。抑制ACE,减少缓激肽降解,进而促进一氧化氮(NO)及前列环素(PGI_2)的生成,增强扩张血管效应。

【降压应用】

治疗各型高血压,降压作用与血浆肾素水平相关,对血浆肾素活性高者疗效较好,尤其适用于合并有糖尿病、左心室肥厚、心力衰竭、心肌梗死的高血压患者。重型及顽固性高血压宜与利尿药及β受体阻滞药联用。

【不良反应】

耐受性良好,但应从小剂量开始使用,主要不良反应有咳嗽、血管神经性水肿、皮疹、味觉及嗅觉改变等。久用可发生蛋白尿、中性粒细胞减少。因减少醛固酮分泌,可致高血钾。

依 那 普 利

依那普利(enalapril)降压作用机制与卡托普利相似,但抑制ACE的作用较卡托普利强10倍,降压作用强而持久,主要用于治疗高血压,对心功能的有益影响优于卡托普利。因其不含-SH基团,无青霉胺样反应(皮疹、嗜酸性粒细胞增多)。其他不良反应与卡托普利相似。

其他ACEI还有赖诺普利(lisinopril)、喹那普利(quinapril)、培哚普利(perindopril)、雷米普利(ramipril)、福辛普利(fosinopril)等。这些药物的共同特点是长效,每日只需服用1次。作用及临床应用与依那普利相似。

(二) 血管紧张素Ⅱ受体阻滞药

循环中AngⅡ的生成以ACE作用为主,而组织中的AngⅡ的生成则以糜酶(chymase)作用为主。由于ACEI不能抑制AngⅡ生成的非ACE途径,故不能完全阻止组织中AngⅡ的生成。并且ACEI抑制激肽酶,使缓激肽、P物质堆积,可引起咳嗽等不良反应。而AngⅡ受体阻滞药可直接阻断AngⅡ的受体激动效应而降压,与ACEI相比,选择性更强,不影响缓激肽的降解,对AngⅡ的拮抗作用更完全,不良反应较ACEI少,是继ACEI后的新一代肾素-血管紧张素系统抑制药。

AngⅡ受体(AT)主要有AT_1和AT_2两种亚型。AT_1主要分布在心血管、肾、肺及神经,对心血管功能的稳定具有调节作用。AT_2主要分布在肾上腺髓质,生理作用尚不完全清楚。该类降压药主要阻断AT_1受体。

氯 沙 坦

氯沙坦(losartan)为首个临床应用的AT_1受体阻滞药。

【体内过程】

氯沙坦口服易吸收,首过效应明显,生物利用度约为33%,达血药峰值时间约为1 h,$t_{1/2}$为2 h。不易透过血脑屏障。部分在体内转变为作用更强、$t_{1/2}$更长的活性代谢产物。每日服药1次,作用可维持24 h。

【降压作用】

与AngⅡ竞争性结合AT_1受体,阻断AngⅡ引起的升压效应,从而降低血压。

【降压应用】

治疗各型高血压,效能与依那普利相似,对多数患者每日服1次,每次50 mg,即可有效控制血压,用药3~6 d可达最大降压效果。该药长期应用还有促进尿酸排泄作用。

【不良反应】

较ACEI少,主要有头晕、高血钾和与剂量相关的体位性低血压。

其他常用药有缬沙坦(valsartan)、厄贝沙坦(irbesartan)、替米沙坦(telmisartan)、坎地沙坦(candesartan)、依普沙坦(eprosartan)、奥美沙坦(olmesartan)等。

(三) 肾素抑制药

肾素催化血管紧张素原形成AngI,肾素抑制药通过各种途径减弱肾素活性,进而抑制AngI的形成。肾素抑制药是一类新型抗高血压药,代表药物是雷米吉林(remikiren),该药作用较强,口服有效,在降压同时增加有效肾血流量。对不宜用ACEI的患者可试用该类药物。

第三节 其他药物

一、α_1受体阻滞药

哌 唑 嗪

哌唑嗪(prazosin)为选择性α_1受体阻滞药。

【体内过程】

口服易吸收,首过效应较强,生物利用度为60%。口服后2 h达血药峰值,$t_{1/2}$为2.5~4 h。降压作用可持续10 h。药物大部分在肝脏代谢。

【药理作用】

可舒张小动脉和小静脉的血管平滑肌,降压作用中等偏强。降压机制为选择性阻断突触后膜血管平滑肌α_1受体,对具有负反馈作用的突触前膜α_2受体无影响,降压时不引起反射性心率加快。

【临床应用】

治疗轻、中度高血压及伴有肾功能障碍的患者,重度高血压需联用利尿药或β受体阻滞药,也用于嗜铬细胞瘤的治疗。

【不良反应】

首剂现象,即首次用药90 min内出现体位性低血压,出现心悸、晕厥、意识消失等症状。其他可见眩晕、疲乏、鼻塞、口干、尿频、头痛、嗜睡及胃肠道反应等。

同类药物还有特拉唑嗪(terazosin)、乌拉地尔(urapidil)等。特拉唑嗪还可以降低前列腺及膀胱出口平滑肌的紧张度,可治疗良性前列腺肥大。

二、α、β受体阻滞药

拉 贝 洛 尔

拉贝洛尔(labetalol)为α、β受体阻滞药,阻断受体作用:$\beta > \alpha_1$、$\beta_1 > \beta_2$,对α_2受体无作用。在等效剂量下,其减慢心率作用比普萘洛尔轻,降压起效较快。治疗各型高血压及高血压伴有心绞痛的患者。静脉注射可以治疗高血压危象,注射后最大降压作用在5 min内产生,作用可持续6 h,血压控制后可改用口服维持。收缩支气管作用较普萘洛尔轻,但仍可诱发支气管哮喘。由于α_1受体

阻断作用,可产生体位性低血压。头皮刺麻感是该药的特殊反应,其他尚有胃肠道反应、头痛、乏力、皮疹和变态反应。

卡 维 地 洛

卡维地洛(carvedilol)为 α、β 受体阻滞药,在阻断 β 受体的同时具有舒张血管作用,降压作用比普萘洛尔强,药效可维持 24 h,主要适用于轻中度高血压或伴有肾功能不全、糖尿病的患者,作用优于普萘洛尔。

三、中枢性降压药

可 乐 定

可乐定(clonidine)降压作用中等偏强,静脉注射给药可引起血压短暂升高(激动外周 $α_1$ 受体),随后血压持续下降。口服仅出现降压效应而无升压过程。目前认为主要降压机制是激动血管运动中枢延髓腹外侧核吻侧端(rostal ventrolateral medulla, RVLM)的 I_1-咪唑啉受体和激动外周交感神经突触前膜 $α_2$ 受体,降低外周交感张力而降压。此外,具有镇静、镇痛作用,能抑制胃肠道分泌和运动。较少单独使用,常用于其他降压药无效的中、重度高血压,对兼有溃疡病的高血压及肾性高血压较为适宜。不良反应多,常见口干、嗜睡和便秘。

同类药物还有莫索尼定(moxonidine)、甲基多巴(methyldopa)等。

四、钾通道开放药

钾通道开放药(potassium channel openers)又称钾通道激活药(potassium channel activators),是一类新型的血管扩张药,本类药物通过激活血管平滑肌细胞膜 ATP 敏感性钾通道,增加 K^+ 外流,使细胞膜超极化而产生平滑肌舒张作用,扩张血管而降压。

吡 那 地 尔

吡那地尔(pinacidil)用药后收缩压和舒张压均下降,1~3 h 血压下降到最低值,作用可维持 6 h,作用强于哌唑嗪。主要治疗轻、中度高血压,与利尿药和 β 受体阻滞药联用可提高疗效。主要不良反应为水钠潴留及头痛、嗜睡、乏力、心悸、心电图 T 波改变、体位性低血压、颜面潮红及多毛症等。

本类其他常用药还有米诺地尔(minoxidil)、尼可地尔(nicorandil)等。

五、直接舒张血管药

肼 屈 嗪

肼屈嗪(hydralazine)松弛小动脉平滑肌,降低外周阻力而降压。降压作用快而较强,伴有反射性交感神经兴奋,心率加快,心输出量增加;伴有血浆肾素活性增高及水钠潴留。治疗中、重度高血压。较少单独使用,常配合一线降压药使用。血管扩张及其反射性反应可产生头痛、面红、黏膜充血、心动过速,并可诱发心绞痛和心力衰竭,大剂量长期应用可产生风湿样关节炎或红斑狼疮样综合征。其他还有胃肠道反应和感觉异常、麻木,偶见药热、荨麻疹等变态反应。

硝 普 钠

硝普钠(sodium nitroprusside)可直接松弛小动脉和小静脉平滑肌,在血管内通过释放 NO 而产生强大的舒张血管作用。该药口服不吸收,静脉滴注后立即起效,维持 1~3 min。主要用于高血压危象、难治性心力衰竭及麻醉时控制性降压。静脉滴注可见恶心、呕吐、出汗、头痛、发热、不安、肌肉痉挛等。

六、去甲肾上腺素能神经末梢阻滞药

本类药物主要通过抑制交感神经末梢摄取去甲肾上腺素和多巴胺,耗竭递质而产生降压作用,如利舍平(reserpine;利血平)及胍乙啶(guanethidine)。这类药物不良反应多,目前已不单独使用,仅作为一些传统的抗高血压药复方制剂的成分之一。此外,该类药物还是研究交感神经活动的重要工具药。

七、神经节阻滞药

通过阻断交感神经节而降压,作用快而强。但因副交感神经节同时被阻断,故不良反应多而严重,且易发生体位性低血压和耐受性,目前已基本不用,仅偶尔用于高血压危象、高血压脑病等危急情况以及外科手术中的控制性降压,以减少手术中出血。代表药物有樟磺咪芬(trimethaphan;阿方那特)及美卡拉明(mecamyhamine;美加明)。

第四节 抗高血压药的应用原则

药物治疗是治疗高血压的重要手段,其最终目标不仅仅是单纯地降低血压,而且必须考虑减轻或逆转患者的靶器官损伤,防止严重并发症的出现,从而提高生活质量,延长生命。为此高血压药物治疗应遵循以下原则。

1. **根据病情选择用药** 轻度高血压应选择作用比较温和的降压药,一般首先选择一线药物,即利尿降压药、钙通道阻滞药、β受体阻滞药、ACEI及AngⅡ受体阻滞药。中、重度高血压可联用两至三种药物,如氢氯噻嗪＋硝苯地平＋氯沙坦治疗重度高血压。疗效不佳时可改用或加用降压作用较强的直接舒张血管药如肼屈嗪、中枢性降压药如胍乙啶等。高血压急症,如高血压危象宜采用静脉滴注或肌注快速起效的药物如硝普钠。

2. **根据患者特点及合并症选药** 伴有心力衰竭者宜用氢氯噻嗪、卡托普利、硝苯地平等,伴有肾功能不全者宜用卡托普利、硝苯地平等,伴有心动过速者宜用美托洛尔等β受体阻滞药,伴有消化性溃疡者不用利舍平,伴有糖尿病及痛风者不宜用噻嗪类利尿药,伴有支气管哮喘者不宜用β受体阻滞药。

3. **联合用药** 联合用药可在不同环节协同降压,又能相互拮抗各自的降压缺陷或不良反应,各药用量也可相应减少。

4. **剂量个体化** 不同患者或同一患者在不同病程阶段所需药物种类和剂量不同。应坚持"最好疗效,最小不良反应"的原则,综合患者的病情和药物特点,采用个体化治疗方案。

5. **平稳持续降压** 高血压病一旦确诊,就应积极治疗,力求将血压控制在目标血压范围。用药宜从小剂量开始,逐步增加,达到效果后改用维持量,应避免降压过快、过剧。血压波动过大可增加靶器官的损害,更换药物应逐步替代。需要长期系统用药甚至终身用药,即使血压趋向正常也不能随便停药。

第五节 用药护理

【药物相互作用】

1. **降压药物** 不同种类药物降压作用协同,不良反应或缺陷可相互拮抗,如氢氯噻嗪＋普萘洛尔＋肼屈嗪,三者降压作用环节和机制不同,协同降压;氢氯噻嗪可消除肼屈嗪所致的水钠潴留;普萘洛尔拮抗氢氯噻嗪、肼屈嗪引起的血浆肾素活性增高;普萘洛尔拮抗肼屈嗪反射性心脏兴奋。非甾体抗炎药抑制PG合成而减少肾小球滤过,可减慢降压药物经肾排泄。

2. **β受体阻滞药** 利福平诱导肝药酶,致使主要经肝脏代谢的β受体阻滞药如普萘洛尔代

加速、作用减弱。

3. ACEI及AngⅡ受体阻滞药　可增高地高辛血药浓度。
4. 卡托普利　与保钾利尿药如螺内酯、氨苯蝶啶、阿米洛利联用,协同降压和升高血钾。
5. 可乐定　增强其他中枢抑制药的作用。

【禁忌证】
1. β受体阻滞药　支气管哮喘、严重左心室衰竭、重度房室传导阻滞和窦性心动过缓者。
2. 卡托普利　双侧肾动脉狭窄、高血钾及妊娠初期的患者禁用。
3. 氯沙坦　孕妇及哺乳期妇女禁用。
4. 肼屈嗪　冠心病、心绞痛、心动过速者禁用。
5. 利尿降压药　严重肝、肾功能不良者慎用。
6. 硝苯地平　严重冠脉狭窄患者慎用。

【用药护理要点】
1. 给药操作注意事项
(1) 硝普钠遇光易被破坏,故滴注时应避光。
(2) 急症注射时,应注意剂量和给药速度。
(3) 食物可减少药物吸收,嘱患者空腹服药;若药物有胃肠道刺激,宜在饭后服药。

2. 用药期间监护
(1) 解释高血压药物治疗的重要性和长期性;消除患者紧张不安的心理,稳定情绪,提高依从性。教导患者坚持长期按医嘱不间断用药,切忌突然停药,以防血压反跳和高血压危象。
(2) 指导患者积极配合有利控制高血压的非药物治疗手段,如低钠饮食、戒烟限酒、控制体重、加强锻炼、改变生活方式等。
(3) 每日固定时间用药,监测血压、脉搏。有条件者自测血压,记录结果。
(4) 使用具有中枢抑制作用的抗高血压药时,劝诫患者不要开车或从事高空作业及注意力高度集中的工作。
(5) 对可致体位性低血压的药物,应注意卧床休息,并嘱缓慢改变体位,以防跌倒摔伤。
(6) 卡托普利长期用药,定期检查尿常规、血象、血钾和白细胞分类和计数。

3. 不良反应处理　一般不良反应,停药后消退,通常无需作特殊处理。
(1) 哌唑嗪:"首剂现象"一旦发生,可立即将患者置于仰卧位。首次剂量减为0.5 mg,临睡前服用可避免其发生。
(2) 硝普钠:静滴过快可出现头痛、面部潮红、恶心、呕吐、出汗、不安和心悸等症状,调整滴速或停药后可消失。严格遵医嘱准确控制静滴速度,并向患者及家属说明严禁擅自调节滴速。静滴通道专用如发生静脉炎,应立即停止静滴。
(3) 可乐定:突然停药可引起交感神经亢进的停药综合征,表现为血压骤升、心悸、兴奋、震颤、腹痛、出汗等,恢复使用可乐定或用酚妥拉明可缓解上述反应,故需经逐渐减量后再停药。

综合思考题

1. 为什么硝普钠控制高血压危象采用静脉滴注的给药方式,有哪些用药注意事项?
2. 处方合理性辨析:患者,男,65岁。诊断:3级高血压,同时伴有肥胖及左心室肥厚。处方如下,请分析是否合理?为什么?

酒石酸美托洛尔片　50 mg×20
Sig. 25 mg，b. i. d.，p. o.
氢氯噻嗪片　25 mg×20
Sig. 25 mg，b. i. d.，p. o.

第二十三章

抗心绞痛药

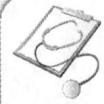

导学

1. **掌握** 硝酸酯类、β受体阻滞药、钙通道阻滞药的抗心绞痛作用及临床应用。
2. **熟悉** 硝酸甘油的用药护理要点及药代动力学特点。
3. **了解** 抗心绞痛药物的分类及联合用药;硝酸甘油的作用机制。

第一节 概　　述

心绞痛是冠状动脉供血不足引起的心肌急剧的、暂时的缺血与缺氧综合征,是冠状动脉粥样硬化性心脏病(冠心病)的常见症状。参照 WHO"缺血性心脏病的命名及诊断标准",将心绞痛分为劳累性心绞痛(包括初发型心绞痛、稳定型心绞痛、恶化型心绞痛)、自发性心绞痛(包括卧位型心绞痛、变异型心绞痛、急性冠状动脉功能不全、梗死后心绞痛)、混合性心绞痛。除稳定型劳累性心绞痛外,其他各型常统称为"不稳定型心绞痛"。

【拓展】 变异型心绞痛

变异型心绞痛,因冠状动脉痉挛所致,属自发性心绞痛。其特征是心绞痛多发生于休息和日常活动时,尤以半夜或凌晨多见。发作与劳累和精神紧张等无关,无明显诱因,也不因卧床而缓解。较一般心绞痛重,时间长。发作时 ST 段抬高,常伴血压升高,少数为血压下降。心绞痛可被硝酸甘油或硝苯地平迅速缓解。

心绞痛的主要病理生理机制是心肌需氧与供氧的平衡失调(图23-1)。决定心肌耗氧的主要因素有:①心室壁张力;②心率;③心肌收缩力。临床上以收缩压、心率、左心室射血时间三者乘积作为评价心肌耗氧的指标。影响心肌供氧的因素有冠脉血流量、心肌摄氧率、动脉血氧含量。增加心肌供氧主要依靠增加冠脉血流量,冠脉血流量与主动脉舒张压、冠脉阻力、心脏舒张期、血液黏滞性等相关。

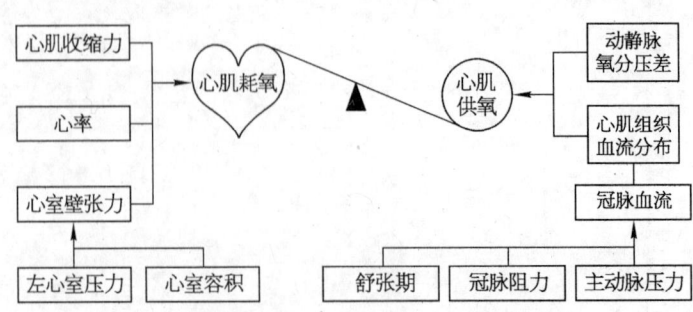

图23-1　影响心肌耗氧量与供氧量的主要因素

从心绞痛的病理生理基础可见调节心肌耗氧与供氧平衡是缓解心绞痛的主要治疗对策。根据药物的作用环节,可将目前临床常用的抗心绞痛药分为硝酸酯类、β受体阻滞药、钙通道阻滞药(表23-1)。此外,冠状动脉粥样硬化斑块变化、血小板聚集和血栓形成是诱发不稳定型心绞痛的重要因素,故抗血小板药、抗血栓药在心绞痛治疗中亦占据重要地位。

表23-1 抗心绞痛药对心肌氧供需诸因素的影响

心肌氧供需决定因素	硝酸酯类	β受体阻滞药	钙通道阻滞药
室壁张力	↓	↑	↓
心室容量	↓	↑	—
心室压力	↓	↑	↓
心率	↑	↓	↓
射血时间	↓	↑	↓
心肌收缩力	↑	↓	↓
冠脉流量	↑	↓	↑
心内膜/心外膜血流	↑	↑	↑

第二节 常 用 药 物

一、硝酸酯类

本类药物均有硝酸多元酯结构,脂溶性高,分子中的-O-NO$_2$是发挥疗效的关键结构。常用药物包括硝酸甘油、硝酸异山梨酯、单硝酸异山梨酯和戊四硝酯等。

硝 酸 甘 油

硝酸甘油(nitroglycerin)是硝酸酯类的代表药,用于治疗心绞痛已有100多年的历史。具有起效快、疗效肯定、使用方便、经济等优点,至今仍是防治心绞痛最常用的药物。

【药动学】

口服首过效应显著,生物利用度仅为8%,临床上多采用舌下含服、敷帖、注射等方式给药。脂溶性高,舌下含服立即吸收,生物利用度80%,1~2 min起效,5 min达到最大效应,作用持续10~30 min,$t_{1/2}$为2~4 min。2%硝酸甘油软膏或贴膜剂睡前涂抹在前臂皮肤或贴在胸部皮肤,有效浓度可持续较长时间。主要在肝脏代谢,代谢物经肾排泄。

【药理作用】

1. 减少心肌耗氧 较小剂量可明显扩张静脉,减少回心血量,降低心室内压及心室壁张力,减少心肌耗氧量。稍大剂量可显著舒张动脉,降低心脏射血阻力,降低心室内压及心室壁张力,降低心肌耗氧量。

2. 增加缺血心肌供氧 选择性扩张冠状动脉较大的心外膜血管、输送血管及侧支血管,尤其在冠状动脉痉挛时更为明显,而对阻力血管的舒张作用较弱。用药后有利于增加缺血区的血液供应(图23-2)。

硝酸甘油扩张静脉和动脉,降低心室内压及心室壁张力,从而增加心外膜向心内膜的有效灌

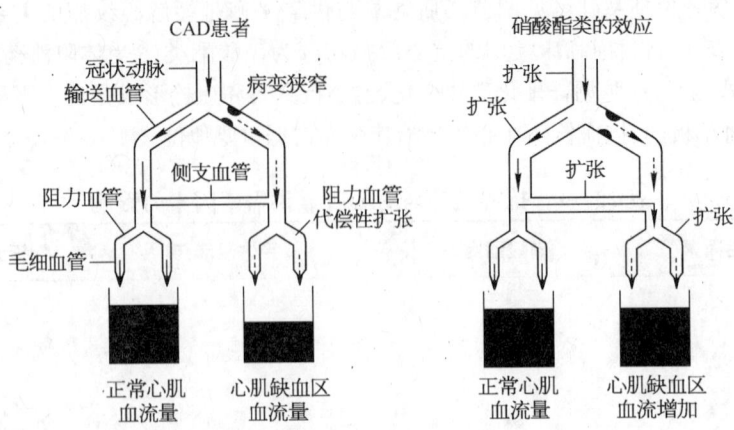

图 23-2 硝酸甘油对心肌缺血区血流的影响

CAD：动脉粥样硬化性心脏病

注压，有利于血液从心外膜流向心内膜缺血区。

3. 保护缺血心肌细胞　硝酸甘油释放一氧化氮（NO），促进内源性的 PGI_2、降钙素基因相关肽（CGRP）等物质生成与释放，这些物质对心肌细胞均具有直接保护作用，以及通过电生理稳定作用，减少心肌缺血并发症。

【作用机制】

硝酸甘油在血管平滑肌细胞和内皮细胞中，产生并释放 NO，后者松弛血管平滑肌，舒张血管。硝酸甘油舒张血管作用还与 PGI_2、CGRP 和细胞膜超极化有关。此外，硝酸甘油通过产生 NO 而抑制血小板聚集、黏附，也有利于冠心病的治疗。

【临床应用】

1. 心绞痛　舌下含服硝酸甘油能迅速缓解各种类型心绞痛。在预计可能发作前用药也可预防发作。

2. 急性心肌梗死　对急性心肌梗死者，多静脉给药，不仅能降低心肌耗氧量、增加缺血区供血，还可抑制血小板聚集和黏附，从而缩小梗死范围。

3. 其他　可用于心力衰竭、急性呼吸衰竭及肺动脉高压。

【不良反应】

1. 副作用　多数不良反应是由其血管舒张作用所致，如头、面、颈、皮肤血管扩张引起暂时性面颊部皮肤潮红，脑膜血管舒张引起搏动性头痛，眼内血管扩张引起眼内压升高等。大剂量时可出现体位性低血压及晕厥。剂量过大可使血压过度下降，冠状动脉灌注压过低而减少供氧；并可反射性兴奋交感神经，加快心率、增强心肌收缩力而增加耗氧，反而加重心绞痛发作。

2. 耐受性　硝酸甘油连续应用 2 周左右可出现耐受性，不同硝酸酯类药物间存在交叉耐受性，停药 1 周后耐受性可消失。其耐受性的机制可能与 -SH（巯基）消耗所致的 NO 产生障碍和扩血管降压的神经内分泌反射性调节有关。

3. 急性中毒　超极量时还会引起高铁血红蛋白血症，表现为呕吐、发绀等。

其他常用硝酸酯类药物

硝酸异山梨酯、单硝酸异山梨醇酯　硝酸异山梨酯（isosorbide dinitrate；消心痛）、单硝酸异山梨醇酯（isosorbide mononitrate）均为长效抗心绞痛药，作用及机制与硝酸甘油基本相似，但作用较弱,起效慢,作用维持时间较长,缓释剂比普通片剂应用不良反应少,适用于心绞痛的预防和心肌梗死后心力衰竭的长期治疗。

二、β受体阻滞药

本类药物可减少心绞痛发作次数、改善缺血性心电图、增加患者运动耐量、减少心肌耗氧量、改善缺血区代谢、缩小心肌梗死范围,现已作为一线防治心绞痛的药物。普萘洛尔(propranolol)、吲哚洛尔(pindolol)、噻吗洛尔(timolol)及选择性 $β_1$ 受体阻滞药阿替洛尔(atenolol)、美托洛尔(metoprolol)等均可用于抗心绞痛。

【抗心绞痛作用】

1. 降低心肌耗氧 心绞痛发作时,心肌局部和血中儿茶酚胺含量增加,致使心肌收缩力增强、心率加快,血管收缩,左心室后负荷增加,心肌耗氧量增加。同时,因心率加快,心室舒张期缩短,减少冠脉血流量而加重心肌缺氧。β受体阻滞药通过阻断β受体,减弱心肌收缩力、减慢心率及降低血压,可明显减少心肌耗氧量。

2. 改善缺血心肌供氧 冠脉血管β受体阻断后,非缺血区与缺血区血管张力差增加,促使血液流向已代偿性扩张的缺血区,从而增加缺血区血流量。同时,由于心率减慢,心舒张期相对延长,有利于血液从心外膜侧流向易缺血的心内膜区。此外,也可增加缺血区侧支循环,增加缺血区血液灌注量;促进氧合血红蛋白结合氧的解离而增加组织供氧。

3. 改善心肌代谢 本类药物可抑制脂肪分解酶活性,减少心肌游离脂肪酸含量;改善心肌缺血区对葡萄糖的摄取和利用,改善糖代谢,减少耗氧。

【抗心绞痛应用】

1. 心绞痛 主要用于稳定型心绞痛,尤其是对硝酸酯类不敏感或疗效差者。对伴有快速型心律失常、高血压患者尤为适用,对某些不稳定型心绞痛也有一定疗效。但起效较慢,不作为急诊用药。因阻断β受体,α受体作用占优势,易致冠状动脉收缩,禁用于变异型心绞痛。

2. 心肌梗死 β受体阻滞药是目前比较肯定的急性心肌梗死次级预防的药物,长期应用可降低心肌梗死的复发和猝死率,但因抑制心肌收缩力,应慎用。

三、钙通道阻滞药

钙通道阻滞药是临床用于预防和治疗心绞痛的常用药,特别是对变异型心绞痛疗效最佳,目前临床常用的有硝苯地平、维拉帕米、地尔硫䓬等。

【抗心绞痛作用】

钙通道阻滞药在心脏、血管、血小板、神经末梢等部位,通过阻滞 Ca^{2+} 通道,抑制 Ca^{2+} 内流而产生以下作用。

1. 降低心肌耗氧 本类药物能使心肌收缩力减弱,心率减慢;血管平滑肌松弛,血压下降,心脏负荷减轻,从而减少心肌耗氧量。

2. 增加心肌供氧 本类药物是目前最强的冠状动脉扩张药,具有扩张冠脉中的输送血管、阻力血管、侧支循环血管的作用,特别是对处于痉挛状态的血管有显著的解除痉挛作用,从而增加缺血区的血液灌注。其机制除与阻滞 Ca^{2+} 通道有关外,还与该类药物具有促进血管内皮细胞产生及释放内源性 NO 的作用有关。此外,本类药物阻滞 Ca^{2+} 内流,降低血小板内 Ca^{2+} 浓度,抑制血小板聚集,而保持冠脉血流通畅。

3. 保护缺血心肌细胞 本类药物通过抑制外钙内流,减轻因缺血造成的心肌细胞内 Ca^{2+} 积聚，尤其是线粒体的 Ca^{2+} 超负荷，而保护心肌细胞。

【抗心绞痛应用】

以下情况，单独或联用钙通道阻滞药或许有利：①松弛支气管平滑肌，适合心绞痛合并哮喘或慢性阻塞性肺疾病者；②扩张冠状动脉，变异型心绞痛是最佳适应证；③扩张外周血管，适用于合并外周血管性疾病者；④抗心力衰竭及降压作用，适用于心绞痛合并心力衰竭或高血压者。

常用钙通道阻滞药见表 23-2。

表 23-2　常用钙通道阻滞药抗心绞痛作用及应用特点比较

药　物	抗心绞痛作用及应用特点
硝苯地平(nifedipine)	解除血管痉挛效果显著，对变异型心绞痛最有效；伴高血压患者尤为适用；稳定型心绞痛也有效；能促进急性心肌梗死患者冠脉侧支循环，缩小梗死区范围
维拉帕米(verapamil)	扩张冠状动脉作用较弱，变异型心绞痛多不单独应用本药；稳定型心绞痛有效，疗效近似普萘洛尔
地尔硫䓬(diltiazem)	变异型、稳定型和不稳定型心绞痛均可应用，其作用强度介于上述两药之间
尼卡地平(nicardipine)	适用于慢性稳定型心绞痛
氨氯地平(amlodipine)	适用于慢性稳定型心绞痛及变异型心绞痛；经血管造影证实的冠心病

第三节　其他药物

其他常用抗心绞痛药物见表 23-3。

表 23-3　其他抗心绞痛药物的药理作用及机制、抗心绞痛作用特点及临床应用比较

药　物	药理作用及机制	抗心绞痛作用特点	临床应用
曲美他嗪(trimetazidine)	抑制游离脂肪酸代谢，提高心绞痛时的氧利用度；减少细胞内 H^+、Ca^{2+}、Na^+ 的超载，保护心肌细胞；降低血管阻力，增加冠脉血流量，改善心肌氧的供需平衡	作用较强，其起效较硝酸甘油慢，但作用持续时间较长	冠状动脉功能不全、心绞痛、陈旧性心肌梗死等
吗多明(molsidomine)	释放 NO，扩张容量血管及阻力血管，降低心肌耗氧量，改善侧支循环，改善心肌供血	与硝酸酯类作用机制相似	稳定型心绞痛或心肌梗死伴高充盈压者
尼可地尔(nicorandil)	激活 K^+ 通道，促进 K^+ 外流，使细胞膜超极化；释放 NO，扩张冠脉血管，增加冠状动脉供血；抑制 Ca^{2+} 内流，减轻 Ca^{2+} 超载对缺血心肌细胞的损害	能显著减少心血管事件发生风险，改善预后	变异型和慢性稳定型心绞痛
伊伐布雷定(ivabradine)	首个窦房结 I_f 电流选择特异性抑制剂，单纯减缓心率，继而降低心肌耗氧和改善冠脉灌流	剂量依赖性地增加心脏舒张时间，降低心肌耗氧量	禁用或不耐受 β 受体阻滞药、窦性心律正常的慢性稳定型心绞痛

第四节　用药护理

【药物相互作用】

1. 抗心绞痛药联用

(1) 硝酸酯类与 β 受体阻滞药：如普萘洛尔与硝酸异山梨醇酯。β 受体阻滞药对抗硝酸酯类所致的反射性心率加快和心肌收缩力增强,硝酸酯类可对抗β受体阻滞药所致的心室容积增大、心室射血时间延长和冠脉收缩。两者协同降低心肌耗氧并相互纠正对方缺陷,提高疗效;联用时可各自减量,不良反应也减少减轻。但应注意两者协同降压,可减少冠脉流量,减少心肌供氧。

(2) 硝酸酯类与钙通道阻滞药:硝酸酯类主要扩张静脉,钙通道阻滞药主要扩张小动脉并有较强的扩张冠脉作用,硝酸酯类通常与作用缓和的钙通道阻滞药或新型钙通道阻滞药联用,一般不选用硝苯地平。

(3) 钙通道阻滞药与β受体阻滞药:两者联用,协同降低心肌耗氧,且β受体阻滞药可消除钙通道阻滞药所致的反射性心率加快,钙通道阻滞药可抵消β受体阻滞药收缩血管作用。但两者协同降压及抑制心脏,可致严重的低血压和心力衰竭,故伴心力衰竭患者慎用。

2. 硝酸甘油 与拟交感胺类如麻黄碱合用,可降低抗心绞痛效应。与降压药或扩血管药合用,可增强体位性低血压。乙醇可抑制硝酸甘油代谢,增强其作用。

【禁忌证】
颅内压增高、青光眼者禁用硝酸甘油。

【用药护理要点】
此处仅介绍硝酸酯类。

1. 给药操作注意事项

(1) 检验药效:硝酸甘油有效期短,含服时若无灼热、舌麻、头胀,提示药物失效,应予更换。

(2) 给药时机:稳定型心绞痛宜早晨给药,变异型心绞痛宜睡前给药。急性发作即刻给药;频发则预防性给药,如排便前。

(3) 服药体位:宜取坐位或半卧位。立位易致体位性低血压,卧位因回心血量增多而减弱疗效。

(4) 给药方法:舌下含化应事先湿润口腔,不可吞服;敷贴剂或膜剂每日定时敷贴于无毛发、不活动、无破损的肢体处,注意有无局部变态反应及接触性皮炎。

(5) 给药剂量:宜从小剂量开始,按需反复使用。例如,硝酸甘油先舌下含服 1 片(0.25mg),每 5 min 可再含 1 片,直至心绞痛缓解,15 min 内不可超过 3 片;多用可致血压过低引起心、脑等灌注压过低,反而加重缺血。如 10 min 仍不缓解,应怀疑患者心肌梗死。

2. 用药期间监护

(1) 妥善保存药品,硝酸甘油应遮光、密封、阴凉处保存,勿贴身携带,以免药物受热而降低疗效。

(2) 密切监测血压、心率。硝酸甘油静脉滴注时,每 3~5 min 测 1 次血压、心率。

(3) 密切观察有无体位性低血压症状,如有晕厥、头痛应及时处理。

(4) 长期用药者,应定期检查肝肾功能。

(5) 长期用药不宜骤停,以防产生严重的心肌缺血、心肌梗死,甚至猝死。

3. 不良反应处理 以硝酸甘油为例。

(1) 体位性低血压:一旦发生应立即停药,患者即刻平卧,取足高头低位,并嘱患者做深呼吸,活动肢体,必要时对症治疗。头痛者,可采用物理治疗,如头部冷敷,保持环境安静或给予适量的温和镇痛药。防范措施:嘱患者给药后禁酒;由蹲、坐或卧位直立时,应缓慢,宜扶持,站立勿过久,应休息 15~20 min 后再活动;避免驾驶、机械操作或高处作业。

(2) 耐受性及停药反应:预防措施:从小剂量开始用药;间歇治疗;补充巯基供体,采用富含巯基的膳食;联用 ACEI 或利尿药对抗代偿性激活的 RAAS;补充维生素 C 等抗氧化剂。

(3) 中毒反应：立即停药；对症处理，如给氧；缓慢静脉注射亚甲蓝治疗高铁血红蛋白血症。

综合思考题

1. 心绞痛急性发作患者口服硝酸甘油片，服药后 20 min 未见缓解，试分析原因？
2. 处方合理性辨析：治疗冠心病心绞痛，处方如下，请分析是否合理？为什么？

   硝酸甘油片　0.5 mg×30

   Sig.　0.5 mg, 舌下含化

   普萘洛尔片 10 mg×30

   Sig.　10 mg, p.o., t.i.d.

第二十四章

抗动脉粥样硬化药

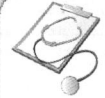**导学**

1. **熟悉** 常用抗动脉粥样硬化药的分类;他汀类、贝特类药物的药理作用、临床应用和主要不良反应。
2. **了解** 考来烯胺、普罗布考、硫酸软骨素 A 的药理作用与临床应用。

第一节 概 述

抗动脉粥样硬化药(antiatherosclerotic drugs)是指能降低 LDL、VLDL、TC、TG、Apo B 或升高 HDL、Apo A,防治动脉粥样硬化的药物。常用种类包括调血脂药、抗氧化药、多烯脂肪酸类及血管内皮保护药等,其中他汀类、贝特类药物较多用。一般早期动脉粥样硬化或轻症患者可通过改善生活方式等措施进行防治,如食用低热量、低脂肪、低胆固醇类食品,加强体育锻炼及戒烟等;无效或较重患者则以药物治疗为重要手段,也可采用介入疗法、外科手术和基因治疗等。

【链接】 血脂

血脂是血浆所含脂类的总称,包括游离胆固醇(FC)、胆固醇酯(ChE)、三酰甘油(TG)及磷脂(PL)等。血脂以 ChE 和 TG 为核心,外包胆固醇(Ch)和 PL 构成球形颗粒,再与载脂蛋白(Apo)结合成脂蛋白,溶于血浆,进行转运和代谢。根据所含脂类和蛋白质不同,脂蛋白可分为乳糜颗粒(CM)、极低密度脂蛋白(VLDL)、中间密度脂蛋白(IDL)、低密度脂蛋白(LDL)和高密度脂蛋白(HDL)及脂蛋白(a)[Lp(a)]。Apo 主要有 Apo A、B、C、D、E 5 类,其中 Apo A 系 HDL 的主要成分,对抗动脉粥样硬化;Apo B 系 LDL 的主要成分,促进动脉粥样硬化。

血浆脂质浓度超过正常高限称高脂血症,血浆脂蛋白超过正常高限称高脂蛋白血症,高脂血症常反映于高脂蛋白血症,高脂蛋白血症按脂蛋白升高的类型不同分为 6 种(表 24-1)。血浆 LDL、VLDL、TC、TG、Apo B 升高或 HDL、Apo A 降低,导致胆固醇沉积在动脉壁,促进动脉粥样硬化的发生和发展,是冠心病、脑血管病、外周血管阻塞性疾病、肾动脉硬化症的主要致病因素之一。

表 24-1　高脂蛋白血症分型和治疗药物

类型	升高的脂蛋白	胆固醇	三酰甘油	动脉粥样硬化的危险	治疗药物
Ⅰ	CM	+	+++	—	无
Ⅱa	LDL	++	—	高度	他汀类
Ⅱb	LDL+VLDL	++	++	高度	贝特类,他汀类,烟酸
Ⅲ	VLDL	++	++	中度	贝特类
Ⅳ	VLDL	+	++	中度	贝特类(±鱼油)
Ⅴ	CM+VLDL	+	++	—	无(±鱼油)

第二节　常用药物

一、调血脂药

凡能降低 VLDL、LDL、TC、TG 或升高 HDL 的药物,统称调血脂药。

(一) HMG-CoA 还原酶抑制药

临床常用的 3-羟-3-甲基戊二酰辅酶 A(3-hydroxy-3-methylglutaryl-Coenzyme A,HMG-CoA)还原酶抑制药有洛伐他汀(lovastatin;美降脂)、辛伐他汀(simvastatin)、普伐他汀(pravastatin)、氟伐他汀(fluvastatin)、阿托伐他汀(atorvastatin)、瑞舒伐他汀(rosuvastatin)等,简称他汀类。

【药动学】

除氟伐他汀外,本类药物吸收皆不完全,洛伐他汀和普伐他汀的吸收可受食物干扰。除普伐他汀外,大多与血浆蛋白结合率较高。洛伐他汀和辛伐他汀口服后在肝脏内将内酯环打开而转化成活性物质。

【药理作用及临床应用】

HMG-CoA 还原酶抑制药通过竞争性抑制 HMG-CoA 还原酶,阻断胆固醇的合成。降低血浆 TC 和 LDL-C,略下降 VLDL,Apo B 和血浆 TG,轻度上升 HDL-C。首选治疗原发性高胆固醇血症、杂合子家族性高胆固醇血症、Ⅲ型高脂蛋白血症以及糖尿病性、肾性高脂血症。对纯合子家族性高胆固醇血症,因该症肝细胞表面缺乏 LDL 受体,不降低 LDL-C,但可降低 VLDL。

【不良反应】

轻微,部分患者有轻度胃肠反应、头痛或皮疹。少数患者可出现血清转氨酶和碱性磷酸酶升高。个别患者发生肌痛,伴有磷酸肌酸激酶升高,其中有些人发生横纹肌溶解,并有肌球蛋白尿和肾功能衰竭等。

(二) 主要影响胆固醇吸收的药物

常用药物有考来烯胺(cholestyramine)、考来替泊(colestipol)、依折麦布(ezetimibe)等。

【药理作用及临床应用】

明显降低血浆 TC 和 LDL-C,轻度增高 HDL-C。本类药物口服不吸收,在肠道与胆汁酸形成络合物随粪便排出,阻断胆汁酸的重吸收,从而加速肝脏中胆固醇向胆汁酸转化及血浆 LDL 向肝脏内转移。主要治疗Ⅱa型高脂蛋白血症,对纯合子家族性高胆固醇血症无效。

【不良反应】

常致恶心、腹胀、便秘等,长期应用可引起脂溶性维生素缺乏。考来烯胺因以氯化物形式应用,可引起高氯性酸血症。

(三) 影响脂蛋白合成、转运及分解的药物

1. 贝特类 氯贝丁酯(clofibrate;安妥明)最早应用,降脂作用明显,但不良反应多而严重。高效低毒的同类常用药物有苯扎贝特(bezafibrate)、非诺贝特(fenofibrate)、环丙贝特(ciprofibrate)、吉非贝齐(gemfibrozil)等。

【药动学】

口服吸收迅速而完全。血浆蛋白结合率高,各药 $t_{1/2}$ 不全相同,吉非贝特为 1.1 h,苯扎贝特为 2 h,环丙贝特为 17~42 h。大部分以葡萄糖醛酸结合形式经肾脏排泄。

【药理作用】

本类药物明显降低血浆 VLDL,轻度升高 HDL-C。降低 VLDL 作用主要与提高脂蛋白脂酶活性有关,从而加速 TG 代谢和 VLDL 降解。本类药物也能降低肝脏 VLDL-TG 合成。吉非贝齐还有刺激 Apo A-1 合成和抗血小板聚集的作用。

【临床应用】

主要治疗Ⅱb、Ⅲ、Ⅳ型高脂蛋白血症,尤其对家族性Ⅲ型高脂蛋白血症效果更好。也可用于消退黄色瘤。对 HDL-C 下降的轻度高胆固醇血症也有较好疗效。

【不良反应】

较轻,有轻度腹痛、腹泻、恶心等胃肠道反应,偶有皮疹、脱发、视物模糊、血象异常等。

2. 烟酸 烟酸(nicotinic acid)为广谱调血脂药,降低 VLDL 和 TG。治疗Ⅱ、Ⅲ、Ⅳ、Ⅴ型高脂蛋白血症。不良反应较多,大剂量可引起血糖升高、尿酸增加、肝功能异常。

3. 阿昔莫司 阿昔莫司(acipimox)为一种抗脂化的降脂新药。其作用为:①抑制全身脂肪组织释放游离脂肪酸,减少胆固醇和 TG 合成原料,降低血浆 TC、TG、LDL、VLDL。②增加血浆 HDL,有利于胆固醇的转运和清除。③增加肝糖原合成,减少血糖,并促使脂肪酸分解以维持血糖,进一步减少胆固醇和 TG 合成原料。④抗氧化作用,可抑制细胞膜脂质的氧化,保护细胞膜。治疗各种原发性和继发性高脂血症。不良反应少而轻微,偶见皮肤毛细血管扩张、瘙痒、上腹部烧灼感、头痛、乏力。

二、抗氧化药

氧化修饰 LDL,可促进动脉粥样硬化形成与发展。抗氧化药具有抗氧化及抗动脉粥样硬化形成的作用,常用药物有维生素 C、维生素 E、普罗布考等。

普 罗 布 考

普罗布考(probucol;丙丁酚)降脂作用较弱,而抗氧化作用较强,对动脉粥样硬化呈现良好防治效应。

【药动学】

口服吸收差,达血药浓度峰值时间为 24 h,1~3 d 出现最大效应。主要分布于脂肪组织,以血浆脂蛋白中最多。$t_{1/2}$ 为 23~47 h。大部分经粪便排出。

【药理作用及临床应用】

降低血浆 TC、LDL-C,明显降低 HDL-C、Apo A。抗氧化,作用较强,抑制 LDL 氧化修饰,抑制泡沫细胞的形成,延缓和消退动脉粥样硬化斑块。治疗高胆固醇血症,防治动脉粥样硬化。

【不良反应】

仅约10％的患者有腹泻、腹胀、腹痛、恶心。偶有嗜酸性粒细胞增多、感觉异常、血管神经性水肿。个别患者心电图Q-T延长。

三、多烯脂肪酸类

多烯脂肪酸是指有2个或2个以上不饱和键结构的脂肪酸,也称多烯不饱和脂肪酸(polyunsaturated fatty acids,PUFAs)。主要有α-亚麻油酸(α-linolenic acid)、二十碳五烯酸(eicosapentaenoic acid,EPA)和二十二碳六烯酸(docosahexaenoic acid,DHA)等长链PUFAs,含于海洋生物藻、鱼及贝壳类中。口服EPA、DHA或富含EPA与DHA的鱼油,可明显降低血浆TG、VLDL,TC和LDL也下降,HDL有所升高。并能抑制血小板聚集,降低全血黏度,延长出血时间。n-6 PUFAs包括亚油酸(linoleic acid)、γ-亚麻油酸(γ-linolenic acid)和月见草油(evening primrose oil),主要含于玉米油、葵花子油、红花油、亚麻子油等植物油中,降脂作用较弱。

四、血管内皮保护药

各种因素损伤血管内皮,改变其通透性,引起白细胞和血小板黏附,并释放各种活性因子,导致内皮进一步损伤,最终促使动脉粥样硬化斑块形成。所以,保护血管内皮免受各种因子损伤,是抗动脉粥样硬化的重要措施。

硫酸软骨素A

硫酸软骨素A(chondroitin sulfate A)是一类含有硫酸基的多糖,从动物脏器或藻类中提取或半合成而得,有抗多种化学物质致动脉内皮损伤的作用。对血管再造术后再狭窄也有预防作用。这类物质具有大量阴电荷,结合在血管内皮表面,能防止白细胞、血小板和有害因子的黏附,因而有保护作用,对平滑肌细胞增生也有抑制作用。

第三节 用药护理

【药物相互作用】

1. **抗动脉粥样硬化药** 各类之间联用,协同降低血脂、抗动脉粥样硬化作用;但他汀类和贝特类联用,有增加横纹肌溶解及肾功能衰竭的风险。洛伐他汀与考来替泊、考来烯胺同服,可降低洛伐他汀的生物利用度。

2. **洛伐他汀** 与口服抗凝药合用可延长凝血酶原时间,增加出血的危险性。

3. **氯贝丁酯** 与口服抗凝药、呋塞米、甲苯磺丁脲等合用,竞争性结合血浆蛋白,致使后者的作用增强。

4. **考来烯胺、考来替泊** 可延缓或减少普萘洛尔、噻嗪类、香豆素类、巴比妥类、洋地黄类、脂溶性维生素等药物吸收。

【禁忌证】

过敏者禁用;肝肾功能不全、胆道疾病、心肌损伤及室性心律失常者等禁用或慎用。

【用药护理要点】

1. 给药操作注意事项

(1) 氯贝丁酯:宜与食物同服,以防胃部刺激。

(2) 考来烯胺或考来替泊:进餐时服用;其他药物在本药服用前1h或服用后4h再服,避免减少吸收。

2. 用药期间监护

(1) 劝导患者改善生活方式,如合理饮食、适度运动、控制体重、戒烟限酒、调整心态。

(2) 定期监测血脂,如 TC、TG、LDL、VLDL、HDL 等。

(3) 长期用药应定期检查血象、血糖、血肌酸磷酸激酶及肝功能。

(4) 剂量宜个体化,从小剂量开始用药,坚持长期用药,避免血脂因突然停药而反弹。

3. 不良反应处理　　一般不良反应较少,停药后消退,通常无需作特殊处理。

为防烟酸引起皮肤潮红、瘙痒等症,可在用药前 30 min 预防性服用阿司匹林。

综合思考题

1. 调血脂药有哪些作用环节?
2. 如何从血脂指标值变化,判断药物的抗动脉粥样硬化作用?

第二十五章

抗心律失常药

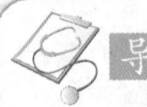

1. **掌握** 抗心律失常药的分类,各类抗心律失常药的临床应用和主要不良反应。
2. **熟悉** 各类抗心律失常药的心肌电生理作用。
3. **了解** 抗心律失常药的电生理作用的机制。

心律失常(cardiac arrhythmia)是指心脏冲动的起源或(和)传导异常,引起心脏搏动的频率或(和)节律异常,心律失常的治疗方法包括药物治疗和非药物治疗(起搏器、电复律、导管消融和手术等)。心律失常可分为缓慢型和快速型两类,缓慢型常见窦性心动过缓、房室传导阻滞、窦性停搏等,快速型可分室上性心律失常如窦性心动过速、房性早搏、阵发性室上性心动过速等和室性心律失常如室性早搏、室性心动过速、心室扑动、心室纤颤等。缓慢型心律失常常用异丙肾上腺素和阿托品等药物治疗,本章仅讨论治疗快速型心律失常的药物,它们多以直接或间接的方式影响心肌细胞 Na^+、K^+、Ca^{2+} 的跨膜转运,改变心肌电生理,纠正心律失常。药物治疗在抗心律失常方面发挥着重要作用,但抗心律失常药又存在致心律失常的不良反应。

第一节 概 述

一、心律失常的电生理学基础

(一) 正常心肌电生理

1. 正常心肌细胞膜电位

(1) 静息电位:心肌细胞在静息期,膜电位处于内负外正的极化状态。

(2) 动作电位:心肌细胞兴奋时,爆发动作电位(action potential,AP)。以快反应细胞为例,AP 分如下 5 个时相(图 25-1)。

0 相(快速去极期):Na^+ 快速内流,快速去极。

1 相(快速复极初期):主要由 K^+ 短暂外流所致,膜电位迅速向负极转化。

2 相(缓慢复极期):主要由 Ca^{2+} 及少量 Na^+ 缓慢内流与 K^+ 外流达到平衡所致,复极过程非常缓慢,图形较平坦,又称平台期。

3 相(快速复极末期):K^+ 快速外流,膜电位迅速恢复到静息电位水平。

4 相:非自律细胞(心房肌、心室肌)通过离子泵转运,膜内外 Na^+、K^+、Ca^{2+} 等离子分布向初始状态恢复,膜电位维持在静息水平,即 4 相为静息期;自律细胞(如浦肯野纤维)复极化至最低电

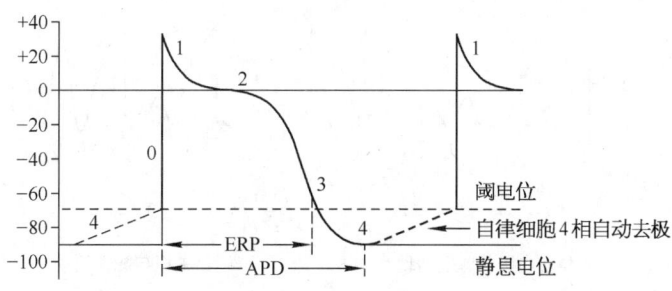

图 25-1 快反应心肌细胞动作电位示意图

位,即最大舒张期电位(maximal diastolic potential,MDP)后 Na$^+$ 缓慢内流、K$^+$ 外流减少而自动去极,即 4 相为自动去极期。

慢反应自律细胞(窦房结、房室结)的 AP 包含 0、3、4 共 3 相;0 相为 Ca^{2+} 缓慢内流,4 相在复极化至 MDP 后 Ca^{2+} 缓慢内流、K$^+$ 外流减少而自动去极。

动作电位从 0 相开始到 3 相结束完成了去极和复极,这段时间称为动作电位时程(action potential duration,APD)。

2. 正常心肌电生理

(1) 自律性:窦房结、房室结和浦肯野纤维细胞在没有外来刺激的作用下,自发地通过 4 相自动去极至阈电位发生节律性兴奋的特性称为自律性。影响自律性的因素主要是 4 相自动去极的速率、MDP 水平和阈电位水平。

(2) 膜反应性和传导速度:膜反应性是指膜电位水平与其所激发的 0 相去极最大速率(V_{max})之间的关系,是决定传导速度的重要因素。一般膜电位负值越大,0 相去极上升速率越快,动作电位振幅越大,兴奋的传导则越快。

(3) 兴奋性与有效不应期:兴奋性是指细胞受到刺激后产生动作电位的能力,受静息电位、阈电位和有效不应期的影响,从 0 相去极开始到对刺激产生动作电位以前的时间段即为有效不应期(effective refractory period,ERP),反映钠通道恢复有效开放所需的最短时间。ERP/APD 比值反映兴奋性,比值越大,兴奋性越低。

(二) 心律失常发生的机制

1. 冲动形成异常

(1) 自律性增高:自律细胞动作电位 4 相自动去极速率加快或时间缩短如 MDP 减小(水平上移)或阈电位负值增大(水平下移),都可致自律性升高,引起快速型心律失常。非自律细胞(心房肌、心室肌)发生 4 相自动去极,表现出异常自律性,并可引起异位节律。

(2) 后除极与触发活动:某些情况下,心肌细胞在一个动作电位后产生一个提前的去极化,称为后去极。其振幅小,频率快,呈震荡性波动,膜电位不稳,到达阈电位时引起可扩布的动作电位,产生异常冲动的发放,即触发活动(图 25-2),产生心律失常。根据后去极发生时间不同,分为早后去极(early after depolarization,EAD)和迟后去极(delayed after depolarization,DAD)两种。

2. 冲动传导障碍

(1) 单纯性传导阻滞:包括单向传导阻滞、传导阻滞、传导减慢等。

(2) 折返:指一次冲动沿传导通路下传后,又顺另一条传导通路返回至原处,再次兴奋原已兴奋的心肌,并可反复运行的现象。正常时[图 25-3(a)],冲动沿 AB、AC 下传,在 B 与 C 相向传导时,两者冲动相遇并消失在对方的 ERP 中,即传导终止。形成折返激动的条件是折返回路、单向阻

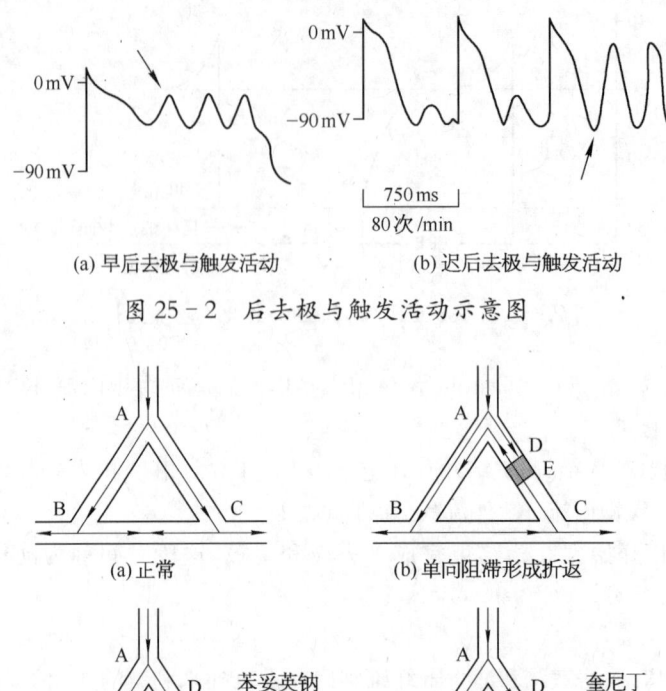

(a) 早后去极与触发活动　　　　(b) 迟后去极与触发活动

图 25-2　后去极与触发活动示意图

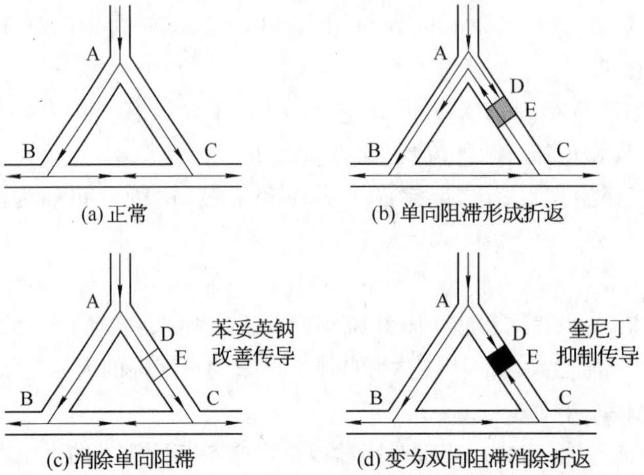

(a) 正常　　　　(b) 单向阻滞形成折返

(c) 消除单向阻滞　　　　(d) 变为双向阻滞消除折返

图 25-3　折返激动与药物抗心律失常作用示意图

滞和阻滞区缓慢传导,即冲动可由 E→D→A→B→C→E 逆传、D 至 E 不通、E 至 D 能缓慢传导[图 25-3(b)]。折返激动时,冲动由 AC 方向只传至 D 并引起 D 兴奋;冲动由 AB 方向经 C 传至 E 后,再缓慢传至 D,若此时 D 点已过 ERP,则冲动由 D 点向 A 点逆传,经 A→B→C→E 传递,形成折返激动,如果 E 传至 D 的冲动不能落在 A 传至 D 引发冲动的 ERP 中,则折返激动连续。折返激动是引发期前收缩、心动过速、心房扑动、心房颤动、心室扑动、心室颤动等快速型心律失常的重要机制之一。

此外,相邻心肌细胞的 ERP 长短不一致也是形成折返的机制之一。

二、抗心律失常药的作用机制和分类

(一) 作用机制

抗心律失常药主要通过选择性作用于心肌细胞的离子通道,影响离子流,改变细胞的电生理特性,发挥抗快速型心律失常的作用。

1. **降低自律性**　①抑制自律细胞 4 相 Na^+ 内流(快反应细胞)或 Ca^{2+} 内流(慢反应细胞),减慢 4 相自动去极速率。②增大 MDP,药物通过促进 3 相 K^+ 外流,增加 MDP 负值,延长 4 相自动去极时间。

2. **减少后去极**　早后去极的发生与心肌细胞复极过程显著延长、Ca^{2+} 内流增多有关,钙通道阻滞药或促进复极、缩短 APD 的药物可减少早后去极的发生。迟后去极与心肌细胞内 Ca^{2+} 过多诱发 Na^+ 短暂内流有关,因此钠通道及钙通道阻滞药可通过减少细胞内钙蓄积、抑制钠内流而减少迟后去极的发生。降低后去极发生率,会有效地防止触发活动引起的心律失常。

3. 消除折返　药物消除折返激动的机制主要有以下3方面。

(1) 改善传导消除单向阻滞:促进K^+外流,增大静息膜电位,加快0相去极速率,改善和促进传导,消除单向传导阻滞(如苯妥因钠、利多卡因)[图25-3(c)]。

(2) 变单向阻滞为双向阻滞:抑制0相Na^+或Ca^{2+}内流,减慢0相去极速率,导致单向传导阻滞变为双向传导阻滞(如奎尼丁)[图25-3(d)]。

(3) 增大ERP/APD比值、降低兴奋性:某些药物(如奎尼丁、胺碘酮),延长APD和ERP,但延长ERP更为显著,增大ERP/APD的比值,称为绝对延长ERP;某些药物(如利多卡因、苯妥英钠)通过促进K^+外流,可加快3相复极,缩短APD和ERP,但以缩短APD为主,增大ERP/APD的比值,称为相对延长ERP。增大ERP/APD比值、降低兴奋性,折返激动可因冲动落在ERP中而被终止。

此外,促使相邻细胞不均一的ERP趋于均一,使冲动同步下传,也有利于消除折返激动。

(二) 分类

目前抗快速型心律失常药分为四大类。①Ⅰ类:钠通道阻滞药,I_A类可适度阻滞钠通道,如奎尼丁。I_B类可轻度阻滞钠通道,如有利多卡因。I_C类可重度阻滞钠通道,如普罗帕酮。②Ⅱ类:β受体阻滞药,如普萘洛尔。③Ⅲ类:延长动作电位时程药,如胺碘酮。④Ⅳ类:钙通道阻滞药,如维拉帕米。

其他抗快速型心律失常的常用药物还有地高辛、腺苷等。

第二节　常用药物

一、Ⅰ类　钠通道阻滞药

(一) I_A类

主要电生理作用是:适度阻滞钠通道,减慢0相去极的速率。此外,还能不同程度抑制心肌细胞膜K^+、Ca^{2+}的通透性,延长复极过程,且以延长ERP更为显著。常用药物有奎尼丁、普鲁卡因胺、丙吡胺等。

奎尼丁

奎尼丁(quinidine)是由茜草科植物金鸡纳树皮中提取的生物碱,是抗疟药奎宁的右旋体。两者对心脏都有作用,但奎尼丁对心脏的作用比奎宁强5~10倍。

【药动学】

口服吸收好,经1~2 h血药浓度达高峰,生物利用度为70%~80%。有效血药浓度为3~6 μg/ml,超过6~8 μg/ml,即可中毒。血浆蛋白结合率为80%左右,心肌中的药物浓度是血中浓度的10倍以上。主要经肝脏羟基化代谢,代谢物仍有生物活性,约20%原形药物经尿液排出,酸化尿液可加快排泄。$t_{1/2}$为5~7 h。

【药理作用】

1. 降低自律性　通过阻滞钠通道,适度抑制Na^+内流,减慢4相自动去极速率,降低心房肌、心室肌和浦肯野纤维的自律性,对心房肌作用强。治疗剂量时对正常窦房结的自律性影响很小,但对病态窦房结综合征患者则明显降低其自律性。

2. 减慢传导速度　适度抑制Na^+内流,降低0相去极的速率和振幅,减慢心房肌、心室肌、浦肯野纤维的传导速度,可使单向传导阻滞变为双向阻滞,从而消除折返激动。

3. 延长 ERP 奎尼丁对钾通道及钙通道有一定抑制作用。抑制 2 相 Ca^{2+} 内流和 3 相 K^+ 外流,绝对延长 ERP,降低兴奋性。奎尼丁可使浦肯野纤维末梢部位因心肌局部病变而缩短的 ERP 延长并趋于均一化,从而减少折返的形成。

4. 其他 奎尼丁有明显的 M 受体阻断作用,加快心率、加快房室结传导;还可阻滞 α 受体,舒张外周血管,降低血压而反射性兴奋交感神经。此外,抑制 Ca^{2+} 内流,产生负性肌力作用。

【临床应用】

广谱抗心律失常,适用于心房颤动、心房扑动、室上性和室性心动过速的转复和预防,以及频发室上性和室性早搏的治疗。对心房颤动、心房扑动目前虽多采用电转律法,但奎尼丁仍有应用价值,电转律后用奎尼丁可维持窦性心律,防止复发。

奎尼丁抗胆碱作用可加快房室结的传导,应用奎尼丁治疗心房颤动和心房扑动时,可出现心室率加快,故应用该药前可先用强心苷或钙通道阻滞药减慢房室结的传导,以防心室率过快。

【不良反应】

安全范围小,用药过程中约 1/3 患者出现不良反应,应用受限。

1. 胃肠道反应 用药早期常有恶心、呕吐、腹泻等,常使患者难以继续用药。

2. 心血管反应

(1) 低血压:抑制心肌收缩力和阻断 α 受体扩张血管可引起低血压。

(2) 致心律失常作用:可引起多种心律失常,QRS 波增宽、Q-T 间期延长、房室传导阻滞等。严重者表现为尖端扭转型室性心动过速、心室颤动、心脏骤停、晕厥等,称为奎尼丁晕厥。

3. 金鸡纳反应 长期用药可引起,轻者表现为头痛、头晕、耳鸣、腹泻、恶心、视力模糊等症状,重者出现谵妄、精神失常等。

4. 过敏反应 偶见发热、皮疹、血小板减少等。

普鲁卡因胺

普鲁卡因胺(procainamide)广谱抗心律失常,对心房扑动和心房颤动的转复作用弱于奎尼丁,治疗室性心律失常优于奎尼丁。无明显阻断 M 和 α 受体作用。胃肠道反应常见,长期应用可引起红斑狼疮样综合征。

丙吡胺

丙吡胺(disopyramide)降低自律性、减慢传导作用弱于奎尼丁,延长 ERP 强于奎尼丁,抗胆碱作用明显。

(二) I_B 类

主要电生理作用是:轻度阻滞钠通道,轻度减慢 0 相去极的速率,降低自律性;促进 K^+ 外流,相对延长 ERP。常用药物有利多卡因、苯妥英钠、美西律、妥卡尼等。

利 多 卡 因

利多卡因(lidocaine)也是局部麻醉药,详见第十一章。利多卡因选择性地作用于浦肯野纤维和心室肌,发挥抗室性心律失常作用。

【药动学】

口服吸收好,但首过效应明显,生物利用度低,仅 1/3 进入血液循环,且口服易致恶心呕吐,因此常静脉注射给药。分布广泛,血浆蛋白结合率为 70%,表观分布容积为 1L/kg,心肌中浓度为血药浓度的 3 倍。主要在肝脏代谢,5%~10% 以原形经肾脏排出,$t_{1/2}$ 为 2 h,作用维持时间短,通常以静脉滴注维持疗效。

【抗心律失常作用】

1. 降低自律性　轻度抑制 4 相 Na^+ 内流,促进 3 相 K^+ 外流,降低浦肯野纤维自律性,并提高心室肌的阈电位水平,提高其致颤阈。

2. 改变传导速度　治疗量对正常心肌传导性无明显影响,但在病理情况下对浦肯野纤维传导速度的影响则与血 K^+ 浓度有关。①当细胞外液 K^+ 浓度升高时(如心肌缺血),可抑制 Na^+ 内流,减慢传导,单向传导阻滞变为双向阻滞而消除折返激动。②当细胞外液 K^+ 浓度降低时(如低血钾)或心肌部分去极时,可促进 K^+ 外流,加快传导,消除单向阻滞而中止折返激动。高浓度(10 μg/ml)时则明显抑制 0 相去极速率而减慢传导。

3. 相对延长 ERP　促进 3 相 K^+ 外流,相对延长心室肌和浦肯野纤维 ERP,有利于消除折返激动。

【抗心律失常应用】

窄谱抗心律失常,治疗室性心律失常,如心脏手术、心导管术、急性心肌梗死或强心苷中毒所致的室性心动过速或心室纤颤。特别适用于危急病例,是治疗急性心肌梗死引起的室性心律失常的首选药。

【不良反应】

1. 中枢反应　嗜睡、头痛、视力模糊,过量可引起惊厥,甚至呼吸抑制。

2. 心血管反应　窦性心动过缓、窦性停搏、房室传导阻滞、血压下降,多见于用药剂量过大时。

苯妥英钠

苯妥英钠(phenytoin sodium)与利多卡因相似,降低浦肯野纤维自律性,相对延长 ERP,并与强心苷竞争 Na^+,K^+-ATP 酶,抑制强心苷中毒所致 DAD,改善被强心苷抑制的房室传导。治疗室性心律失常,尤其适用于强心苷中毒所致者,静脉注射过快可引起心律失常、低血压和呼吸抑制。

(三) I_C 类

主要电生理作用是:重度阻滞钠通道,明显抑制 Na^+ 内流,降低自律性,抑制传导作用较强,对复极过程影响小。常用药物有普罗帕酮、恩卡尼、氟卡尼等,此类药物也可引起严重的心律失常,仅作为次选药。

普 罗 帕 酮

普罗帕酮(propafenone,心律平)抑制 0 相及 4 相 Na^+ 内流的作用强于奎尼丁,还有较弱的 β 受体阻断作用和钙通道阻滞作用。

【药动学】

口服吸收完全,30 min 起效,2~3 h 达血药浓度峰值,作用可持续 11 h。给药初期首过效应明显,生物利用度低于 20%,但长期用药首过效应减弱,生物利用度几乎可以达 100%。大部分经肝脏代谢,99% 以代谢物形式经肾脏排出,$t_{1/2}$ 为 2.4~11.8 h。有效血药浓度个体差异大。

【药理作用】

1. 降低自律性　明显抑制 4 相 Na^+ 内流,并提高心室肌的阈电位水平,降低浦肯野纤维和心室肌的自律性。

2. 明显减慢传导速度　明显抑制 0 相 Na^+ 内流,明显减慢心房、心室和浦肯野纤维的传导速度。

3. 适度延长 ERP 和 APD　对复极过程影响较奎尼丁弱。由于减慢传导的程度强于延长 ERP

的程度,故易引起折返激动,导致心律失常。

4. 其他　轻度抑制心肌收缩力。

【临床应用】

广谱抗心律失常,适用于室性、室上性心律失常及预激综合征伴心动过速者。

【不良反应】

1. 胃肠道反应　如恶心、呕吐、味觉改变等。

2. 心血管反应　可引起房室传导阻滞与体位性低血压、加重充血性心力衰竭,其减慢传导作用易致折返激动,引发快速型心律失常。

二、Ⅱ类　β受体阻滞药

β受体阻滞药主要通过阻断心脏β受体而影响心肌电生理,有些药物在高浓度时尚有膜稳定作用。用于抗心律失常的β受体阻滞药主要有普萘洛尔、美托洛尔、阿替洛尔、纳多洛尔、醋丁洛尔等。

普 萘 洛 尔

普萘洛尔(propranolol)又名心得安。

【抗心律失常作用】

1. 降低自律性　阻断窦房结β受体,拮抗交感活动对4相去极和异位起搏的影响,降低窦房结、心房、浦肯野纤维自律性。明显减慢运动、情绪激动或窦房结功能异常所致的心率加快。也能抑制儿茶酚胺所致的迟后去极而防止触发活动。

2. 减慢传导　在大剂量时,还因膜稳定作用,减慢0相Na^+内流,降低0相去极速率,减慢房室结及浦肯野纤维的传导速度。

3. 延长ERP　治疗量时相对延长ERP,较大剂量时绝对延长ERP,有利于消除折返激动。延长房室结ERP作用明显。

【抗心律失常应用】

适用于治疗与交感神经兴奋有关的各种心律失常。

1. 室上性心律失常　如心房颤动、心房扑动及阵发性室上性心动过速,与强心苷或地尔硫䓬合用,控制心室率效果较好。也可治疗因焦虑、甲状腺功能亢进症、嗜铬细胞瘤等引起的窦性心动过速。

2. 室性心律失常　对运动和情绪激动所致者疗效显著。对急性心肌梗死患者,长期使用可减少心律失常的发生,缩小心肌梗死范围,降低病死率。

【不良反应】

不良反应详见第十章。

美 托 洛 尔

美托洛尔(metoprolol)为短效$β_1$受体阻滞药,明显抑制窦房结及房室结的自律性、传导性,对儿茶酚胺所诱发的室性、室上性心律失常疗效较好。

阿 替 洛 尔

阿替洛尔(atenolol)是长效$β_1$受体阻滞药。口服后2~3h血药浓度达峰值,$t_{1/2}$为7h。本药抑制窦房结及房室结自律性,减慢房室结传导,对浦肯野纤维也有抑制作用。可用于室上性心律失常的治疗,减慢心房颤动和心房扑动时的心室率,对室性心律失常亦有效。不良反应与普萘洛尔相似。

三、Ⅲ类　延长动作电位时程药

该类药物又称钾通道阻滞药,减少 K^+ 外流,明显抑制心肌的复极过程,能选择性延长 APD,主要延长心房肌、心室肌和浦肯野纤维的 APD 和 ERP,但对动作电位 0 相去极幅度和速率影响轻微,较少影响传导速度。常用药物有胺碘酮、溴苄胺、索他洛尔等。

胺　碘　酮

胺碘酮(amiodarone;乙胺碘呋酮)抗心律失常治疗效果较好,但不良反应较多、较重,一般不作为首选。

【药动学】

口服、静脉注射给药均可。口服吸收缓慢而不完全,生物利用度为 40%～50%,血浆蛋白结合率 95%。静脉注射 10 min 起效,吸收后药物迅速分布到各组织器官中,尤以脂肪组织及血流量较高的器官为多。主要在肝脏代谢,由胆汁和粪便排泄,$t_{1/2}$ 长达数周,停药后作用可持续 4～6 周。

【药理作用】

阻滞心肌细胞膜钾、钠和钙通道,并可轻度非竞争性地阻断 α、β 受体。

1. 降低自律性　主要降低窦房结和浦肯野纤维的自律性,与阻滞钠、钙通道及拮抗 β 受体有关。
2. 减慢传导　减慢房室结和浦肯野纤维的传导速度,与阻滞钠、钙通道有关。
3. 显著延长 APD 和 ERP　胺碘酮抑制 K^+ 外流,明显延缓复极过程,显著延长心房肌、心室肌、浦肯野纤维和房室旁路的 APD 和 ERP。
4. 保护心肌细胞　非竞争性地阻断 α、β 受体和扩张血管的作用,能扩张冠状动脉,增加冠脉血流量,改善心肌营养;扩张外周血管,可减轻心脏负荷,降低心肌耗氧量。

【临床应用】

广谱抗心律失常,治疗各种室上性和室性心律失常,对心房扑动、心房颤动和室上性心动过速疗效好,对合并预激综合征者有效率达 90% 以上。抗快速型心律失常效率高,且可减少心肌耗氧量,是治疗冠心病等器质性心脏病或心功能不全伴潜在恶性和恶性快速型心律失常的常用药物。

【不良反应】

较多,且与用药量大小及给药时间长短成正比。

1. 心血管反应　窦性心动过缓、房室传导阻滞及 Q-T 间期延长,偶见尖端扭转型室性心动过速。静脉注射过快可引起血压下降、心力衰竭。
2. 心血管外反应　因少量经泪腺排出,可在角膜形成棕黄色药物颗粒沉着,一般不影响视力,停药后微粒可逐渐消失。长期服用可引起甲状腺功能亢进或低下及肝坏死。偶致间质性肺炎或肺纤维化,预后严重。还可引起胃肠道反应及皮肤光过敏反应等。

四、Ⅳ类　钙通道阻滞药

常用于抗心律失常的钙通道阻滞药有维拉帕米、地尔硫䓬等。

维　拉　帕　米

维拉帕米(verapamil)又名戊脉安,异搏定。

【药动学】

口服吸收迅速而完全。口服后 2～3 h 血药浓度达峰值。由于首过效应明显,生物利用度仅为

10%～35%。静脉注射立即起效,但仅维持 20 min 左右。血浆蛋白结合率约 90%。大部分在肝脏代谢,其代谢物去甲维拉帕米仍有活性,$t_{1/2}$ 为 4～10 h。

【抗心律失常作用】

阻滞心肌细胞膜钙通道,抑制 Ca^{2+} 内流,对窦房结和房室结的作用如下。

1. 降低自律性　减慢 4 相自动去极速率而降低自律性,也减少或取消后去极所引起的触发活动。

2. 减慢传导　减慢 0 相去极速率,减慢传导,单向阻滞可变为双向阻滞,从而消除折返激动。此作用可终止房室结的折返激动,减慢心房颤动、心房扑动时的心室率。

3. 延长 APD 和 ERP　对房室结作用明显。高浓度时也延长浦肯野纤维的 APD 和 ERP。

【抗心律失常应用】

治疗室上性和房室结折返引起的心律失常效果好,为阵发性室上性心动过速治疗的首选药物之一;对急性心肌梗死、心肌缺血及强心苷中毒引起的室性早搏有效。可减少心房颤动和扑动的心室率,并可使部分患者恢复为窦性节律。对伴有冠心病、高血压的心律失常患者尤为适用。

【不良反应】

静脉注射过快或剂量过大可引起心动过缓、房室传导阻滞甚至心脏骤停,也可引起血压下降,诱发心力衰竭。其他不良反应有恶心、呕吐、便秘、头痛、眩晕、面部潮红等。

地 尔 硫 䓬

地尔硫䓬(diltiazem)口服吸收迅速而完全,生物利用度为 40%,其中 65% 由肝脏代谢,$t_{1/2}$ 为 4 h。电生理作用与维拉帕米相似,能降低自律性,抑制房室传导并延长 ERP。此外,还有抑制心肌收缩力、扩张血管作用。临床上常用于阵发性室上性心动过速的治疗,也可用于心绞痛、高血压、肥厚性心肌病的治疗。不良反应与维拉帕米相似,但较少。

五、其他抗心律失常药

腺 苷

腺苷(adenosine)作用于 G 蛋白偶联的腺苷受体,激活窦房结、房室结和心房肌的乙酰胆碱敏感 K^+ 通道,促进 K^+ 外流,缩短 APD,使心肌细胞膜超极化,降低其自律性。腺苷还可抑制 cAMP 激活的 Ca^{2+} 内流,延长房室结 ERP,减慢房室传导,抑制交感神经兴奋所致的迟后去极。临床上主要用于迅速终止折返性室上性心动过速。不良反应主要为胸闷、呼吸困难,静脉注射过快可致短暂心脏骤停。

第三节　用 药 护 理

【药物相互作用】

1. 本类药物　不同种类的抗心律失常药可协同影响心肌电生理,易引发缓慢型心律失常。部分药物协同抑制心脏、扩张血管,易导致心功能不全、低血压。

2. 奎尼丁　与肝药酶诱导剂(如苯巴比妥、苯妥英钠)合用,可加速代谢;与抗凝血药(双香豆素、华法林)合用,可竞争性结合血浆蛋白,增强后者的抗凝作用。

【禁忌证】

缓慢型心律失常是本类药物的共性禁忌证,如奎尼丁、钙通道阻滞药、β受体阻滞药等禁用于房室传导阻滞。过敏者禁用,如奎尼丁、胺碘酮、普罗帕酮、普罗卡因胺。肝肾功能不良者慎用。普鲁卡因胺禁用于慢性类风湿关节炎;胺碘酮禁用于慢性肺部疾病、甲状腺功能障碍。

【用药护理要点】

1. 给药操作注意事项

(1) 静脉给药:应控制滴速和用量,大多数药物给药速度需限速或限量,以免心脏骤停,必要时可重复给药,如利多卡因静脉注射;腺苷需快速静脉注射,否则在药物到达心脏前即被灭活。避免用生理盐水稀释,以减少钠盐摄入;静脉给药时要尽量避免两药或多药合用一个通道。

(2) 口服给药:为减轻胃肠道反应,在餐中或餐后服用,如奎尼丁。

2. 用药期间监护

(1) 严密观察血压、心率、心律,如奎尼丁出现收缩压<90 mmHg、心率<60 次/min、Q-T间期延长超过30%等,均需停药。长期用药需定期监测心电图,血电解质,肝、肾功能,血常规。胺碘酮长期服用者应定期进行肺部X线检查、肝功能检查及血清T_3、T_4监测。

(2) 观察特殊不良反应,如奎尼丁引起的金鸡纳反应和奎尼丁晕厥。

(3) 积极控制原发病及高危因素,如戒烟限酒,控制体重,低钠盐、低脂饮食。

(4) 告诉患者及家属预防体位性低血压的方法,指导患者检测脉搏、血压。

(5) 教导患者,控制心律失常及原发病的药物大多以心血管为主要靶器官,不能随意加减药物及剂量,以避免不利的药物相互作用。

3. 不良反应处理 口服给药消化道反应多见,一般不需特殊处理。

中毒解救:抗心律失常药可致致死性心律失常,必须准备好各种抢救设备。如奎尼丁晕厥发作时应立即采取人工呼吸、胸外心脏按摩、电除颤等措施。药物抢救可用异丙肾上腺素及乳酸钠,后者可提高血液pH,以降低血钾浓度,减少K^+对心肌的不利因素。

综合思考题

1. 试分析利多卡因治疗室性心律失常、维拉帕米治疗室上性快速性心律失常的电生理作用依据。

2. 归纳抗心律失常药的共性不良反应,并提出相应的监护措施。

第二十六章 抗慢性心功能不全药

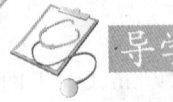

1. **掌握** 强心苷药理作用及正性肌力机制、临床应用、不良反应表现及防治措施。
2. **熟悉** 抗慢性心功能不全药物的分类及代表药物;血管紧张素转化酶抑制药、血管紧张素Ⅱ受体阻滞药、β受体阻滞药、利尿药治疗慢性心功能不全的作用环节与临床应用。
3. **了解** 其他抗慢性心功能不全药物的药理作用及临床应用。

慢性心功能不全(chronic cardiac insufficiency)又称慢性充血性心力衰竭(chronic congestive heart failure,CHF)是多种病因所致的各类心脏疾病的终末阶段,既是一种超负荷心肌病,也是心功能异常状态下的病理生理过程,是循环动力学紊乱和病理性心肌重构的结果。临床表现为以组织血液灌流不足及肺循环和(或)体循环淤血为主要特征的一种综合征。抗CHF药对原发病无根治作用,目前药物治疗目标是缓解症状、改善血流动力学和心功能、阻抑或逆转心血管重构、延长生存期、提高生活质量、降低病死率和改善预后。

第一节 概 述

一、CHF 的病理过程

目前认为 CHF 的病理改变包括以下几个方面。

1. **心肌功能** 收缩功能障碍,心输出量减少,组织器官灌流不足;舒张功能障碍,体循环和(或)肺循环淤血;血流动力学参数发生相应改变。

2. **心脏结构** 心肌细胞长期的超负荷状态及能量生成障碍,引发心肌细胞肥大与凋亡、心肌细胞外基质堆积、心肌组织纤维化等形态学改变(重构),临床表现为心肌肥厚、心腔扩大、心脏的收缩和舒张功能障碍。

3. **全身性及局部性神经体液调节** 交感神经系统激活在 CHF 早期可起一定的代偿作用,但长期激活,可致心脏后负荷及心肌耗氧量增加、心肌肥厚,诱发心律失常甚至猝死;肾素-血管紧张素-醛固酮系统(RAAS)激活在 CHF 早期有一定的代偿作用,但长期激活,可强烈收缩全身小动脉、促进醛固酮释放而致水钠潴留,加重心脏负荷,致使心肌肥厚、心室重构;精氨酸加压素、内皮素、肿瘤坏死因子、利钠肽类等增多也可产生收缩血管和正性肌力作用。目前认为神经内分泌系统长期增强是 CHF 进行性恶化的重要因素。

4. **β受体信号转导** 交感神经长期激活可致心肌β受体下调,受体数目减少;β受体与兴奋性G蛋白脱偶联,降低β受体的反应性;G蛋白偶联受体激酶活性增强,使β受体磷酸化,受体脱敏。

二、抗 CHF 药物的作用环节

抗 CHF 药物的作用环节见图 26-1。

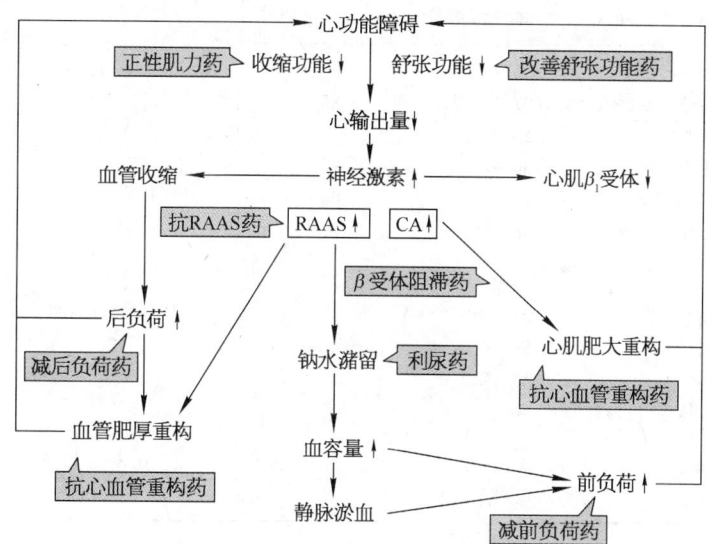

图 26-1 慢性心功能不全的病理过程及药物作用环节
RAAS. 肾素-血管紧张素-醛固酮系统　CA. 儿茶酚胺

三、抗 CHF 药物的分类

根据作用环节与机制,抗 CHF 药物可分为以下几类。

1. 正性肌力药　①强心苷类,如地高辛等。②磷酸二酯酶抑制药,如米力农等。③钙增敏药,如左西孟旦等。④β_1 受体激动药,如多巴酚丁胺等。

2. 肾素-血管紧张素-醛固酮系统抑制药　①血管紧张素Ⅰ转化酶抑制药(ACEI),如卡托普利等。②血管紧张素Ⅱ受体阻滞药(AngⅡ受体阻滞药),如氯沙坦等。③醛固酮拮抗药,如螺内酯等。

3. β 受体阻滞药　如美托洛尔等。

4. 减轻心脏负荷药　①利尿药,如氢氯噻嗪等。②血管扩张药,如哌唑嗪等。

5. 钙通道阻滞药　如氨氯地平等。

其中,ACEI 与 AngⅡ受体阻滞药、醛固酮拮抗药和 β 受体阻滞药具有抗心血管重构的作用。

第二节　常　用　药　物

一、强心苷类

强心苷(cardiac glycosides)是一类具有正性肌力作用的苷类化合物,又称洋地黄类药物,包括地高辛(digoxin)、洋地黄毒苷(digitoxin)、去乙酰毛花苷 C(deslanoside)、毛花苷 C(cedilanide;西地兰)和毒毛花苷 K(strophanthin K)等,以地高辛最常用。

【药动学】

常用强心苷类药物药动学比较见表26-1。

表26-1 常用强心苷类药物药动学及应用剂量比较

项	目	洋地黄毒苷	地高辛	西地兰	毒毛花苷K
体内过程	口服吸收率(%)	90～100	60～85	20～40	2～5
	血浆蛋白结合率(%)	97	25	10	5
	肝肠循环率(%)	26	7	少	少
	生物转化率(%)	30～70	20	极少	0
	肾脏排泄率(%)	10	60～90	90～100	90～100
	血浆半衰期	5～7 d	33～36 h	36 h	12～19 h
作用时间	给药途径	口服	口服	静注	静注
	起效时间	2～4 h	1～2 h	10～30 min	5～15 min
	达峰时间(h)	8～14	4～8	1～2	0.5～2
	维持时间(d)	14～21	3～6	3～6	1～5
	每日消除体存量(%)	15～20	33	33	
剂量	全效量(mg)	0.8～1.2	0.75～1.25	0.8～1.2	0.25～0.5
	维持量(mg)	0.03～0.1	0.125～0.5		

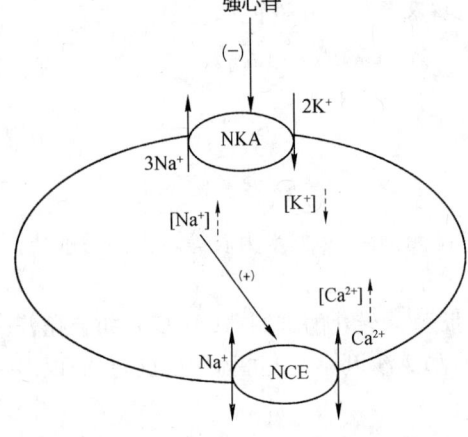

图26-2 强心苷正性肌力的作用机制
NKA. Na^+, K^+-ATP酶　NCE. 钠钙双向交换

【药理作用】

1. 心脏

(1) 正性肌力：强心苷能显著增强衰竭心脏的心肌收缩力，其作用特点：①心肌收缩快速而敏捷，相对延长心舒张期；②增加衰竭心脏的心输出量；③不增加衰竭心脏的耗氧量。

强心苷与心肌细胞膜强心苷受体Na^+，K^+-ATP酶结合并抑制其活性，致使细胞内Na^+增多，Na^+-Ca^{2+}交换增加，最终导致心肌细胞质内游离Ca^{2+}浓度增高，心肌收缩力增强(图26-2)。

(2) 减慢心率：治疗量的强心苷对正常心率影响小，但对心率加快及伴有心房颤动的心功能不全者则可显著减慢心率。强心苷一方面通过增加心输出量，减弱心功能不全时的反射性交感兴奋，减慢心率。另一方面，增加心脏对迷走神经的敏感性，故强心苷过量所致的心动过缓和传导阻滞可用阿托品对抗。

(3) 影响心肌电生理：见表26-2。其中减慢房室传导可用于抗快速型心律失常。

表26-2 强心苷对心肌电生理的影响

电生理特性	窦房结	心房	房室结	浦肯野纤维
自律性	↓	—	—	↑
传导性	—	↑	↓	↓
有效不应期	—	↓	↑	↓

(4) 影响心电图：见表 26-3。

表 26-3　治疗量强心苷对心电图的影响

心电图	改变	心电图	改变
P-R 间期	延长	Q-T 间期	缩短
ST 段	压低，呈鱼钩状	P-P 间期	延长
T 波	低平、倒置		

2. 神经和内分泌系统　强心苷可兴奋交感神经中枢，引起快速型心律失常。强心苷的减慢心率和抑制房室传导作用与其兴奋脑干副交感神经中枢有关。强心苷也可抑制 CHF 患者 RAAS，降低血浆肾素活性，减少 AngⅡ及醛固酮生成，起保护心脏作用。中毒剂量的强心苷可兴奋延脑极后区催吐化学感受区而引起呕吐。

3. 肾脏　强心苷对 CHF 患者有明显的利尿作用。主要是心功能改善后，肾血流量增加所致；并与直接抑制肾小管 Na^+，K^+-ATP 酶，减少肾小管对 Na^+ 的重吸收有关。

4. 血管　强心苷能直接收缩血管平滑肌，增加外周阻力。CHF 患者用药后因交感神经活性降低的作用超过直接收缩血管的效应，因此血管阻力下降、心输出量及组织灌流量增加、动脉压不变或略升。

【临床应用】

1. CHF　强心苷现多用于以收缩功能障碍为主，对利尿药、ACEI、β 受体阻滞药疗效欠佳 CHF 患者。其中，对伴有心房纤颤且心室率快者疗效最佳；对瓣膜病、风湿性心脏病（高度二尖瓣狭窄除外）、冠心病和高血压性心脏病所致者疗效较好；对肺源性心脏病、活动性心肌炎（如风湿活动期）或严重心肌损伤，疗效较差，且容易发生中毒。对扩张型心肌病、心肌肥厚、舒张性 CHF 患者不宜选用强心苷，而应首选 β 受体阻滞药、ACEI。

2. 快速型心律失常　见表 26-4。

表 26-4　强心苷抗快速型心律失常应用

心律失常	特征	强心苷疗效
心房纤颤	心房率快而不规律，冲动可下传引起心室率过快	兴奋迷走神经或直接作用于房室结，减慢房室传导、增加房室结中隐匿性传导，减慢心室率
心房扑动	心房率快而规律，冲动易下传引起心室率过快	不均一地缩短心房 ERP，使心房扑动变为心房纤颤，抑制房室结传导，减慢心室率
阵发性室上性心动过速	心律规则，心室率＝心房率	增强迷走神经功能，降低心房的兴奋性

【不良反应】

不良反应见表 26-5。

表 26-5　强心苷的不良反应

系统器官反应	主要症状表现
心脏反应	快速型心律失常，如室性早搏（最早见、最多见；呈二联律、三联律）、室性心动过速，甚至心室颤动等
	缓慢型心律失常，如房室传导阻滞、窦性心动过缓等

(续表)

系统器官反应	主要症状表现
胃肠道反应	厌食、恶心、呕吐、腹泻等,是最常见的早期中毒症状
中枢神经系统反应	眩晕、头痛、失眠、疲倦和谵妄等症状
视觉障碍	黄视、绿视症及视物模糊等,是强心苷中毒的先兆

二、肾素-血管紧张素-醛固酮系统抑制药

(一) 血管紧张素 I 转化酶抑制药

常用于治疗 CHF 的 ACEI 有卡托普利(captopril)、依那普利(enalapril)、雷米普利(ramipril)、福辛普利(fosinopril)等。

ACEI 减少 AngⅡ,对 CHF 患者产生如下效应:扩张血管,降低心脏后负荷;减少醛固酮的合成,减轻水钠潴留,降低心脏前负荷;阻抑或逆转 AngⅡ及醛固酮导致的心血管重构;降低血管阻力,改善血流动力学,缓解症状;抑制交感神经活性,改善心功能(见第二十二章)。

ACEI 能全面地实现 CHF 当前药物治疗目标。已作为治疗 CHF 的一线药物广泛用于临床,尤其对舒张性 CHF 患者疗效明显优于传统药物地高辛。

(二) 血管紧张素 Ⅱ 受体阻滞药

本类药物直接阻断 AngⅡ与其受体(AT_1受体)的结合,产生拮抗效应,其抗 CHF 作用与 ACEI 相似。不良反应较少,常作为不能耐受 ACEI 患者的替代品,常用药物有氯沙坦(losartan)、缬沙坦(valsartan)及厄贝沙坦(irbesartan)等。

(三) 醛固酮拮抗药

CHF 时,醛固酮显著增多,促进左心室肥厚,增加心律失常和猝死的危险。常规治疗基础上加用螺内酯,通过阻断醛固酮受体,对抗醛固酮介导的心功能障碍及心力衰竭的恶化,可明显降低 CHF 病死率,防止左心室肥厚时心肌间质纤维化,改善血流动力学和临床症状。

三、β受体阻滞药

β受体阻滞药由禁用到提倡使用是近年来 CHF 治疗的重要进展之一,目前β受体阻滞药已被推荐为治疗 CHF 的常规用药,常用药物有美托洛尔(metoprolol)、比索洛尔(bisoprolol)、卡维地洛(carvedilol)等。

抗 CHF 作用机制可能与拮抗交感神经活性、抗心律失常与抗心肌缺血等作用有关。β受体阻滞药通过阻断心脏β受体、拮抗过量儿茶酚胺对心脏的毒性作用,避免心肌细胞坏死;改善心肌重构;减少肾素释放,抑制 RAAS,防止 AngⅡ对心脏的损害;上调心肌β受体,恢复其信号转导能力;改善β受体对儿茶酚胺的敏感性。其抗心律失常与抗心肌缺血作用是其降低 CHF 病死率和猝死的重要机制。

β受体阻滞药主要治疗扩张型心肌病。长期应用一般心功能改善的平均奏效时间为 3 个月,心功能改善与治疗时间呈正相关,应从小剂量开始逐渐增加至患者既能够耐受又不加重病情的剂量;以利尿药、ACEI 和地高辛作为基础治疗措施,否则可导致β受体阻滞药的治疗失败。美托洛尔、比索洛尔、卡维地洛不仅能改善 CHF 患者的左心室功能,也能改善预后,长期应用可以改善 CHF 的症状,提高心脏射血分数,改善患者的生活质量,降低病死率。

四、利尿药

利尿药在治疗心力衰竭时起重要作用,目前仍作为一线药物广泛用于各种 CHF 的治疗。

利尿药排钠利尿,减少血容量,降低心脏前负荷;降低静脉压,消除或缓解静脉淤血及其所引发的肺水肿和外周水肿。

对 CHF 伴有水肿或有明显淤血者尤为适用,轻度 CHF 单用噻嗪类多能收到良好疗效;对中、重度 CHF 或单用噻嗪类疗效不佳者,可用高效利尿药或噻嗪类与保钾利尿药联用;对严重 CHF、慢性 CHF 急性发作、急性肺水肿或全身水肿者,宜静脉注射呋塞米。

第三节 其他药物

一、磷酸二酯酶抑制药

磷酸二酯酶抑制药(phosphodiesterase inhibitor,PDEI)通过抑制 PDEⅢ而明显提高心肌细胞内 cAMP 含量,增加细胞内 Ca^{2+} 浓度,发挥正性肌力和舒张血管双重作用,缓解心力衰竭症状。主要用作 CHF 短时支持疗法,尤其是对强心苷、利尿药及扩张血管药反应不佳的患者。米力农(milrinone)可作为严重 CHF 者短期静脉给药的首选正性肌力药,可明显改善心脏收缩和舒张功能,缓解症状,提高运动耐力。米力农的消化道症状、发热及血小板缺乏症等不良反应低于氨力农(amrinone)。

二、钙增敏药

钙增敏药是新一类治疗 CHF 的药物,它与心肌肌钙蛋白结合,不增加细胞内 Ca^{2+} 的释放即可产生正性肌力作用,故可避免细胞内高 Ca^{2+} 浓度所引起的不良后果。该类药物尚可激活 ATP 敏感的钾通道,具有扩张血管作用,是开发正性肌力药物的新方向。多数钙增敏药还兼具不同程度的抑制 PDEⅢ作用,发挥额外的正性肌力作用。常用药物左西孟旦(simdax)可激活 ATP 敏感的钾通道,大剂量时也可抑制 PDEⅢ活性,适用于传统药物治疗疗效不佳并需要正性肌力的急性失代偿心力衰竭的短期治疗。

三、β_1 受体激动药

β_1 受体激动药主要治疗强心苷疗效不佳或禁忌的心力衰竭,更适用于伴有心率减慢或传导阻滞患者。其中多巴胺多静脉滴注用于急性心力衰竭;多巴酚丁胺主要用于对强心苷疗效不佳的严重左心室功能不全和心肌梗死后 CHF 患者,但血压明显下降者不宜使用;异波帕明(ibopamine)是 DA 的衍生物,能够激动 D_1、D_2、β、α_1 受体,早期应用可减缓 CHF 病情恶化。扎莫特罗(xamoterol)为心脏 β_1 受体部分激动药,对心肌收缩力有双向作用,适用于治疗伴有交感神经功能低下的心力衰竭,特别适用于气喘及疲劳症状而活动受限制的患者。

四、血管扩张药

血管扩张药因迅速降低心脏前、后负荷可改善 CHF 急性症状,主要用于对正性肌力药和利尿药无效的 CHF 患者。临床应用可根据血流动力学效应选用血管扩张药治疗 CHF,常用药物硝酸酯类以扩张静脉为主,用于肺淤血症状明显者;肼屈嗪以扩张动脉为主,用于外周阻力高、心输出

量低者;硝普钠对动、静脉均有扩张作用,用于心输出量低而肺静脉压高者;奈西立肽(nesiritide)为内源性脑利钠肽的人工合成品,可扩张动、静脉,用于急性代偿失调性 CHF 伴休息时或轻微活动时呼吸困难者;波生坦(bosentan)为竞争性内皮素受体阻滞药,可恢复由缺氧引起的肺高血压、右房室肥大,治疗肺动脉高压。

五、钙通道阻滞药

钙通道阻滞药有确切的扩张动脉作用,从理论上讲,应有益于 CHF 患者的治疗,但有临床研究资料表明该类药对收缩期心室功能障碍者并不降低病死率。目前,不主张将钙通道阻滞药作为 CHF 治疗的一线药物,主要用于舒张期功能障碍的 CHF。

第四节 用药护理

本节仅阐述强心苷类药物的用药护理,其他药物用药护理见相关章节。

【药物相互作用】

1. 强心苷类 中和胃酸药、止泻吸附药等可抑制强心苷口服吸收。排钾利尿药、肾上腺糖皮质激素、降血糖药及大量静脉注射高渗葡萄糖,可致低血钾,诱发强心苷中毒。与抗心律失常药、钙盐注射剂、拟肾上腺素类药合用,可因作用协同而易致心律失常。与 β 受体阻滞药合用,有导致房室传导阻滞、加重心动过缓的可能。中药龙骨、牡蛎等含 Ca^{2+},麻黄含麻黄碱,与强心苷合用易引起心律失常。甘草所含的甘草甜素具有类似糖皮质激素作用,合用可致低血钾,诱发强心苷中毒。

2. 地高辛 ACEI、AngⅡ受体阻滞药可提高地高辛血药浓度。螺内酯可延长地高辛 $t_{1/2}$。奎尼丁竞争性置换血浆和组织中地高辛,可提高地高辛血药浓度。维拉帕米、胺碘酮、吲哚美辛等降低地高辛的清除率、延长 $t_{1/2}$、提高血药浓度。红霉素改变胃肠道菌群,可增加地高辛吸收。甲氧氯普胺促进肠道运动,减少地高辛吸收,而普鲁本辛则相反。地高辛可减弱肝素的抗凝作用。

【禁忌证】

对强心苷过敏者禁用。肝肾功能减退、房室传导阻滞、室性心律失常、病态窦房结综合征、预激综合征、机械因素引发的心衰、梗阻性肥厚型心肌病患者等禁用或慎用。

【用药护理要点】

1. 给药操作注意事项

(1) 执行医嘱时事先了解强心苷的用法,掌握给药量。

1) 传统给法:分全效量和维持量两个阶段。即先给全效量,迅速"洋地黄化",快速起效后改用维持量。此法易致强心苷中毒。

如果患者安静时心率稳定在 60~70 次/min,呼吸平稳,肺部啰音消失,肝脏回缩,水肿消退,食欲改善,尿量增多及原有的心律失常改善,即可认为达到"洋地黄化",给药量可改为维持量。

2) 逐日恒量法:适用于病情不急或两周内使用过强心苷者,每日给维持量,经 4~5 个 $t_{1/2}$ 达稳态血药浓度。此法可明显降低强心苷毒性反应发生率。

(2) 地高辛不宜与酸、碱类药物配伍。

2. 用药期间监护

(1) 每日观察患者症状及体征改善情况,观察足、踝及小腿部水肿症状和肺部啰音等,并记录患者每日体重和出入量。

（2）监测血压、心率及心律。每次给药前，应先测量脉搏，若心室率过高（＞120 次/min）或过低（＜60 次/min），或出现心律失常，应立即告知医师，停药，做心电图，甚至进行心电图监护。疑有中毒时，应监测血药浓度。

（3）定期进行心功能、肝肾功能及眼科检查，监测血电解质（钠、钾、钙、镁），并注意观察患者的精神状况。

（4）告知患者严格按医嘱服药，不可遗忘、漏服，也不可任意加减药量，更不可因漏服而加倍补服，每日用药时间要有规律性。

3. 不良反应处理

（1）强心苷中毒预防

1）剂量个体化。强心苷安全范围小，且生物利用度及对强心苷的敏感性个体差异较大，全效量和维持量只供参考，应用时视具体情况作调整。

2）避免或纠正诱发中毒因素，如低血钾、高血钙、低血镁、心肌缺氧、酸碱平衡失调、发热、心肌病理损害、肝肾功能不全、高龄及合并用药等。

3）监测血药浓度，地高辛和洋地黄毒苷中毒浓度分别为 3 ng/ml 和 45 ng/ml。

4）密切观察中毒的早期症状。某些症状如心力衰竭、心律失常、呕吐、恶心等，既是 CHF 的症状，也是强心苷中毒的症状，故需仔细鉴别。如出现色视障碍（黄视、绿视）、频发室性早搏、窦性心动过缓等，应立即停药，并做心电图监护和解救处理。

5）保证急救设施到位，如心电监测仪、抗心律失常药物等。

（2）强心苷中毒解救

1）补钾：钾盐如氯化钾，可治疗强心苷中毒所致的快速型心律失常。K^+ 能与强心苷竞争心肌细胞膜 Na^+，K^+-ATP 酶，从而减轻或阻止强心苷毒性反应的发生和发展。预防低血钾比治疗补钾更重要。

2）抗心律失常：治疗快速型心律失常宜选苯妥英钠，除心肌电生理效应外，苯妥英钠还能与强心苷竞争 Na^+，K^+-ATP 酶，恢复该酶活性，疗效优于利多卡因。利多卡因可治疗强心苷中毒所致的室性心律失常。治疗缓慢型心律失常如窦性心动过缓和房室传导阻滞可用 M 受体阻滞药阿托品，且不宜补钾。

3）重症中毒：宜用地高辛抗体 Fab 片段静脉给药。

综合思考题

1. 试述强心苷类易中毒的原因？
2. 为什么地高辛可治疗 CHF，肾上腺素却禁用？
3. 处方合理性分析：王某因治疗 CHF 已洋地黄化，食用海产品诱发过敏性荨麻疹，处方如下，请分析是否合理？为什么？

100％葡萄糖酸钙注射液　10.0 ml　｜
25％葡萄糖注射液　20.0 ml　　　　｜ i.v.（缓慢）

氯苯那敏　4 mg×10
Sig.　4 mg, p.o., t.i.d.

第二十七章

血液及造血系统药物

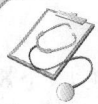

导学

1. **掌握** 肝素、维生素 K 和铁剂的药理作用、临床应用、不良反应和用药护理。
2. **熟悉** 维生素 B_{12}、叶酸、链激酶、尿激酶的药理作用、临床应用和不良反应。
3. **了解** 抗血小板药、升高白细胞药、血容量扩充药的药理作用和临床应用。

血液系统具有多种生理功能,如物质的运输和营养的贮备、凝血与抗凝血过程等。一旦血液系统出现病理变化,就可能导致出血或凝血功能障碍、贫血等,此时需根据病因选用相应的药物治疗。作用于血液及造血系统的药物主要有抗血栓药、止血药、促造血药及血容量扩充药。

第一节 抗 血 栓 药

一、抗凝血药

抗凝血药(anticoagulants)是指通过干扰机体生理性凝血过程的某些环节而阻止血液凝固的药物,临床上主要防治血栓栓塞性疾病。

凝血过程可概括为以下 3 个步骤。①凝血酶原激活物的形成:内源或外源凝血途径通过一系列凝血因子的递变,最后使因子Ⅹ激活为Ⅹa,Ⅹa、因子Ⅴ、Ca^{2+} 和血小板磷脂结合形成凝血酶原激活物。②凝血酶的形成:凝血酶原(因子Ⅱ)被凝血酶原激活物激活成凝血酶(因子Ⅱa)。③纤维蛋白的形成:纤维蛋白原(因子Ⅰ)在Ⅱa作用下转变成纤维蛋白单体(因子Ⅰa),进一步生成难溶的纤维蛋白多聚体最后形成纤维蛋白(图 27-1)。

肝 素

肝素(heparin)是一种带负电荷的黏多糖硫酸酯,因与硫酸和羧酸共价结合而具有酸性。

【药动学】

口服不易吸收,肌内注射后局部出血可形成血肿,多采用静脉给药,静脉注射后 10 min 内血液凝固时间、凝血酶时间和凝血酶原时间明显延长,作用维持 3～4 h。80% 与血浆蛋白结合,部分被血细胞吸附,部分可弥散到血管外组织间隙,不能通过胸膜、腹膜和胎盘组织。主要在肝脏中经肝素酶分解代谢,部分经肾脏排泄,其余经单核-巨噬细胞系统清除。慢性肝肾功能不全及过度肥胖者,消除延迟。

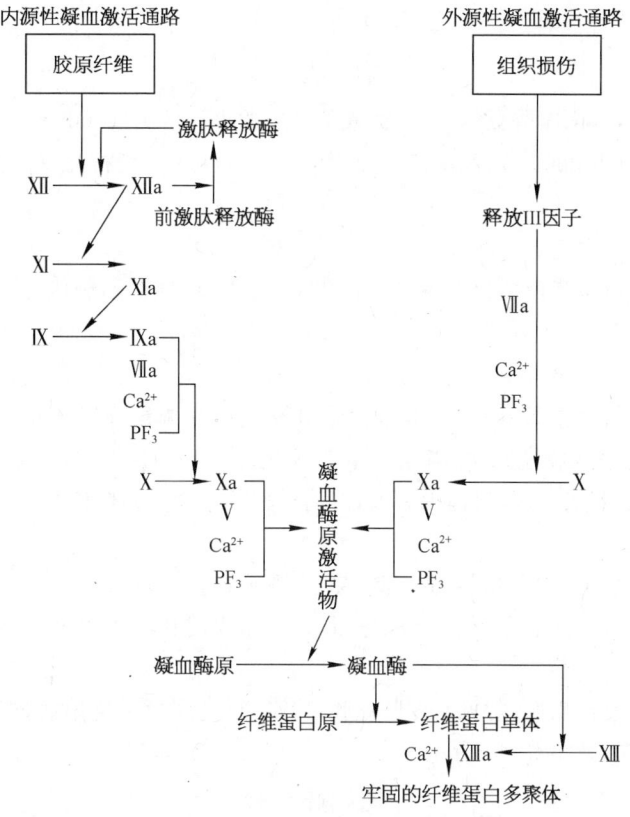

图 27-1 血液凝固过程简图

【药理作用】

1. 抗凝作用 激活血浆抗凝血酶Ⅲ（ATⅢ），增强对凝血因子Ⅱa、Ⅸa、Ⅹa、Ⅺa、Ⅻa的灭活，具有体内、体外迅速、强大的抗凝作用。

2. 抗血小板聚集 可抑制凝血酶原诱导的血小板聚集，从而产生抗凝作用。

3. 降血脂 可促进脂蛋白脂酶从组织释放到血浆中，加速 CM 和 VLDL 分解，发挥调血脂作用。

4. 其他 还有抗炎、降低血黏度、促纤溶、抗补体、抑制血管平滑肌增生等作用。可通过调血脂、保护动脉内皮和抗血管平滑肌增生等作用而产生抗动脉粥样硬化效应。

【临床应用】

1. 血栓栓塞性疾病 用于防止血栓形成和栓塞，如深部静脉血栓形成、肺栓塞、脑栓塞和急性心肌梗死等；对已形成的血栓无溶解作用。

2. 缺血性心脏病 不稳定型心绞痛一般可有冠脉内血栓形成，抗凝血药和抗血小板药有一定疗效；经皮冠状动脉成形术（PTCA）术中给予肝素能防止急性冠脉闭塞的发生。

3. 弥散性血管内凝血（DIC） 早期应用可防止因纤维蛋白原和其他凝血因子耗竭所致的出血。

4. 体外抗凝 可用于心血管手术、血液透析和心导管检查体外循环等，以防止血栓形成。

5. 其他 肝素也可治疗肾小球肾炎、肾病综合征、类风湿关节炎、冠心病等。

【不良反应】

1. 自发性出血 表现为皮肤淤点或淤斑、血肿、咯血、血尿、呕血、便血以及颅内出血等。

2. 变态反应 偶发皮疹、哮喘、药物热等。

3. 其他 可发生短暂性血小板减少症；孕妇使用可引起早产和胎儿死亡，长期应用可引起脱发、骨质疏松和自发性骨折等。

华法林

华法林(warfarin,苄丙酮香豆素)为一类人工合成的香豆素类(coumarin)口服抗凝药。同类常用药物还有双香豆素(dicoumarol)和醋硝香豆素(acenocoumarol,新抗凝)等,其药理作用与临床应用基本同华法林。

【药动学】

口服吸收良好。血浆蛋白结合率高,可达90%以上,主要经肝药酶代谢,代谢物主要经肾脏排泄,$t_{1/2}$较长。

【药理作用】

华法林的结构与维生素K相似,能竞争性抑制羧化酶,影响凝血因子Ⅱ、Ⅶ、Ⅸ、Ⅹ的活化;竞争性抑制维生素K环氧化物还原酶,阻止维生素K由环氧型还原为氢醌型而阻止维生素K的再利用,产生抗凝作用。起效缓慢,仅体内有效,停药后药效持续时间较长。

【临床应用】

主要防治血栓栓塞性疾病,如肺栓塞、脑栓塞、静脉血栓、心肌梗死等,也可用于人工心脏瓣膜置换术、关节固定术等术后以预防静脉血栓形成。临床上常先用肝素、再用华法林维持的序贯疗法。

【不良反应】

口服过量易致自发性出血,常见有皮肤黏膜、胃肠道、泌尿生殖道出血,严重者可见颅内出血。偶有胃肠道反应、过敏、致畸等。

水 蛭 素

水蛭素(hirudin),口服不易吸收,需注射给药,主要抑制凝血酶而产生抗凝作用。其抑制凝血酶诱导的血小板聚集作用比肝素弱,较少引起出血。主要治疗各种血栓栓塞性疾病,如静脉血栓、DIC;预防外科手术后动脉血栓形成、血栓溶解后或血管再造后血栓的形成;改善体外血液循环和血液透析过程。

二、抗血小板药

抗血小板药通过抑制血小板黏附、聚集和分泌功能,在止血、抗血栓形成、抗动脉粥样硬化等过程中起着重要作用,临床上主要防治血栓栓塞性疾病。常用抗血小板药见表27-1。

表27-1 常用抗血小板药

药 物	药理作用	临床应用
阿司匹林(aspirin)	抑制血小板聚集	预防心肌梗死和脑血栓形成等
双嘧达莫(dipyridamole)	抑制血小板聚集	血栓栓塞性疾病、人工心脏瓣膜置换术后;阻抑动脉粥样硬化早期病变
氯吡格雷(clopidogrel)	抑制血小板聚集	防治心肌梗死、缺血性脑血栓、闭塞性脉管炎和动脉粥样硬化及血栓栓塞引起的并发症
噻氯匹定(ticlopidine)	抑制血小板聚集、分泌	血栓栓塞性疾病;预防外周动脉血栓性疾病的复发及糖尿病性视网膜病
阿昔单抗(abciximab)	抑制血小板聚集	不稳定型心绞痛、急性心肌梗死等严重患者;冠脉搭桥术后的急性冠状动脉血管的再堵塞

三、纤维蛋白溶解药

纤维蛋白溶解药(fibrinolytic drugs,纤溶药)可直接或间接激活纤溶酶原成为纤溶酶,促进纤维蛋白溶解,又称溶栓药(thrombolytic drugs)。大致可分为3代:①第一代,包括链激酶(streptokinase,SK)、尿激酶(urokinase, UK),能溶解血栓,但选择性低,易发生全身纤溶,导致全身出血。②第二代,包括组织型纤溶酶原激活剂(tissue-type plasminogen activator, t-PA)、阿尼普酶(anistreplase)、沙芦普酶(saruplase)等,能选择性地溶解病变区的凝血块,对循环血液中纤溶作用小,出血的不良反应相对少。③第三代,如葡萄球菌激酶(staphylokinase)、雷特普酶(reteptase)等,是用基因重组技术制备的溶栓药,其选择性高、$t_{1/2}$延长,用药剂量小和不良反应更少。纤溶药对纤维蛋白并无完全的选择性,在溶解病理性血栓同时,也有造成全身严重出血的潜在危险。

第二节 止 血 药

止血药是指可参与凝血因子的合成、抑制纤维蛋白溶解或是降低毛细血管通透性,从而促进凝血过程以加速止血的药物。临床上主要用于凝血因子缺乏、血小板减少或纤溶功能亢进等原因所致凝血功能障碍的治疗,按其作用机制可分为促凝血药和抗纤维蛋白溶解药等。

一、促凝血药

维 生 素 K

维生素 K(vitamin K, Vit. K)是一族具有甲萘醌基本结构的物质,包括脂溶性的维生素 K_1 和维生素 K_2;水溶性的维生素 K_3 和维生素 K_4。

【药动学】

口服维生素 K_1 和维生素 K_2 需胆汁协助吸收,各种维生素 K 肌注均能迅速吸收。主要以氧化衍生物或葡萄糖醛酸类形式随胆汁排泄,小部分随尿排泄。

【药理作用】

维生素 K 作为羧化酶的辅酶在肝脏参与凝血因子 Ⅱ、Ⅶ、Ⅸ、Ⅹ 的合成。当维生素 K 缺乏时,上述凝血因子合成减少,凝血酶原时间延长,引起出血。维生素 K_3 和维生素 K_4 肌注具有解痉作用。

【临床应用】

主要治疗维生素 K 缺乏性出血。维生素 K 缺乏原因包括产生不足,如新生儿、长期大量应用广谱抗生素;吸收不良,如梗阻性黄疸、胆瘘。可治疗拮抗药香豆素类或水杨酸类药物过量所致出血。对先天性或严重肝病所致的低凝血酶原血症无效。

【不良反应】

维生素 K_1 静脉注射速度过快可出现颜面潮红、呼吸困难、胸闷、血压剧降等类似变态反应的症状。维生素 K_3 的不良反应较多,口服可引起恶心、呕吐等消化道反应。肌内注射引起疼痛,较大剂量维生素 K_3 可引发新生儿、早产儿溶血性贫血和高胆红素血症等。对 G-6-PD 缺乏的患者也可诱发溶血。

凝血因子制剂

凝血因子制剂是从健康人体或动物血液中提取并经分离提纯、冻干而制成的含有各种凝血因子的制剂,主要用作凝血因子缺乏时的替代或补充疗法。常用药物有凝血酶(thrombin)、抗血友病球蛋白(globulin antihemophilia,Ⅷ因子)和凝血酶原复合物(prothrombin complex)等。

二、抗纤维蛋白溶解药

抗纤维蛋白溶解药(antifibrinolytic drug;抗纤溶药)是指可阻止纤溶酶原的激活,使之不能发挥纤溶作用的药物。

氨甲环酸和氨甲苯酸

氨甲环酸(tranexamic acid,AMCHA)和氨甲苯酸(p-aminomethylbenzoic acid,PAMBA)的化学结构与赖氨酸相似。

【药理作用】

低剂量时能竞争性抑制纤溶酶原与纤维蛋白的结合,阻止纤溶酶原的活化;高剂量时则直接抑制纤溶酶的活性,从而阻止纤维蛋白的降解而产生止血作用。作用强而持久。

【临床应用】

治疗手术、内科疾病中纤溶亢进所致的出血,如肺、肝、肾上腺等手术时出血,妇产科和产后出血及肺结核咯血、血尿等,还可用于血友病患者手术前后的辅助治疗。对慢性渗血的止血效果较显著,但对癌症出血和创伤大出血无止血作用。

【不良反应】

胃肠道反应、头晕、耳鸣、瘙痒、嗜睡等;快速静脉给药可引起体位性低血压、多尿、心律失常、惊厥以及心脏或肝脏的损害。用量过大可促进血栓形成,并可诱发心肌梗死。

第三节 促 造 血 药

一、抗贫血药

贫血是指循环血液中红细胞数或血红蛋白量低于正常值,根据贫血的原因和发病机制的不同,贫血可分为:①缺铁性贫血,又称小细胞性贫血,是由于摄入铁不足或损失过多,而导致体内造血用铁不足所引起的贫血。②巨幼红细胞性贫血,又称大细胞性贫血,因叶酸或(和)维生素 B_{12} 缺乏所致贫血。③再生障碍性贫血,因骨髓造血功能被抑制所致的贫血,药物治疗效果不理想。

抗贫血药是指能促进机体造血功能,补充造血所必需的物质,以改善贫血状态的药物。临床应根据贫血的类型选择不同的药物治疗,常用抗贫血药如下。

铁 剂

铁是机体不可缺少的元素,是构成血红蛋白的重要成分。需铁量增加(孕妇及儿童)、胃肠疾患影响铁吸收、长期少量失血,会导致铁缺乏或缺铁性贫血,需补充铁剂治疗。常用铁剂有硫酸亚铁(ferrous sulfate)、葡萄糖酸亚铁(ferrous gluconate)、富马酸亚铁(ferrous fumarate)、枸橼酸铁铵(ferric ammonium citrate)和右旋糖酐铁(iron dextran)等。

【药动学】

铁以 Fe^{2+} 形式在十二指肠和空肠上段吸收。稀盐酸、维生素C或食物中还原物质如果糖、半胱氨酸等可促使 Fe^{3+} 转为 Fe^{2+},促进铁吸收。胃酸缺乏以及食物中高磷、高钙、鞣酸使铁沉淀,妨碍铁吸收。四环素类与铁剂可形成络合物,相互干扰吸收。吸收入肠黏膜的 Fe^{2+},部分以 Fe^{3+} 与去铁蛋白结合为铁蛋白贮存;另一部分进入血浆,氧化为 Fe^{3+},与转铁蛋白结合成血浆铁,转运至肝、脾、骨髓等贮铁组织,与去铁蛋白结合成铁蛋白而贮存。肠道、皮肤等组织中含铁细胞脱落是铁的主要排出途径。

【药理作用】

铁为构成血红蛋白、肌红蛋白及组成多种酶系的重要物质。铁转运到骨髓后,进入骨髓的幼红细胞,然后在线粒体内与原卟啉结合生成血红素,后者再与珠蛋白结合成血红蛋白,进而发育为成熟红细胞。

【临床应用】

防治缺铁性贫血。恢复血象、纠正贫血后,还需继续用药以补充体内贮存铁的不足。

【不良反应】

(1) 口服可刺激胃肠道引起恶心、呕吐、上腹部不适及便秘。

(2) 注射用铁剂有局部刺激症状、皮肤潮红、头晕等,也可有荨麻疹、发热和关节痛等变态反应,严重者可发生心悸、胸闷和血压下降。

(3) 过量可致急性中毒,表现为坏死性胃肠炎症状,可有呕吐、腹痛、血性腹泻,甚至休克、呼吸困难、死亡。

叶 酸

叶酸(folic acid;蝶酰谷氨酸)在人体不能合成,需从食物中摄取。

【药动学】

口服吸收后,主要以 N^5-甲基四氢叶酸的形式储存于肝脏和分布到其他组织器官。

【药理作用】

叶酸在二氢叶酸还原酶作用下形成具有活性的四氢叶酸,N^5-甲基四氢叶酸转甲基给维生素 B_{12} 后转化为四氢叶酸。四氢叶酸作为一碳单位移位酶的辅酶,参与多种物质的合成,如嘌呤、嘧啶等。故叶酸缺乏,影响核苷酸的合成,细胞分裂与增殖减少,于是红细胞的发育和成熟受阻,造成巨幼红细胞性贫血;消化道上皮增殖受阻,出现舌炎及胃炎等症状。

【临床应用】

1. 巨幼红细胞性贫血 尤其对营养性巨幼红细胞性贫血、妊娠期和婴儿期巨幼红细胞性贫血等与维生素 C、B_6、B_{12} 合用效果更好。对二氢叶酸还原酶抑制药如甲氨蝶呤、乙胺嘧啶引起的巨幼红细胞性贫血,必须选用甲酰四氢叶酸钙(calcium folinate)治疗。

2. 恶性贫血 对恶性贫血、维生素 B_{12} 缺乏所致的巨幼红细胞性贫血,治疗以维生素 B_{12} 为主,叶酸为辅。叶酸治疗可改善血象,但不能减轻神经系统症状。

【不良反应】

口服大剂量叶酸可影响微量元素锌的吸收。

维生素 B_{12}

维生素 B_{12}(vitamin B_{12}, Vit. B_{12})为含钴复合物,人体所需维生素 B_{12} 主要由食物提供。药用的维生素 B_{12} 为性质稳定的氰钴胺和羟钴胺。

【药动学】

维生素 B_{12} 口服后,需与内因子(糖蛋白)结合形成复合物后,方不被肠液消化破坏,在回肠吸收而迅速入血。萎缩性胃炎、胃次全切除术后,因内因子缺乏而致维生素 B_{12} 吸收障碍而引起恶性贫血。维生素 B_{12} 肌注后吸收迅速。

【药理作用】
1. 促进叶酸的循环利用　维生素 B_{12} 促进 N^5-甲基四氢叶酸转变为四氢叶酸,从而促进叶酸利用。
2. 维持有鞘神经完整性　维生素 B_{12} 将甲基丙二酰辅酶 A 转化成琥珀酰辅酶 A 而参与三羧酸循环。缺乏时甲基丙二酰辅酶 A 堆积,合成异常的脂肪酸,与神经鞘膜的类脂结合,造成鞘膜病变,引起神经炎等病变。

【临床应用】
主要治疗恶性贫血;与叶酸联用治疗其他巨幼细胞性贫血、抗叶酸药引起的贫血及脂肪泻;也可用于神经系统疾病和肝脏疾病的辅助治疗。

【不良反应】
偶见变态反应,严重者可致过敏性休克。

重组人促红细胞生成素

重组人促红细胞生成素(recombinant human erythropoietin, r-HuEPO)是由重组 DNA 技术合成生产的制剂,其理化性质与生物活性与天然内源性 EPO 相似,即能与红系祖细胞的表面受体结合,促使红系细胞增殖与分化,促进红系母细胞成熟,增加外周血红细胞的数量与血红蛋白含量,并能稳定红细胞膜,提高红细胞膜抗氧化功能。主要治疗各种原因所致的红细胞生成素缺乏性贫血,如慢性肾功能衰竭晚期和晚期肾病所致的贫血。主要不良反应为升高血压。

二、升高白细胞药

各种原因(如苯中毒、药物、放射线、疾病)导致血液中白细胞总数低于 $4×10^9/L$ 时称为白细胞减少症,其中以中性粒细胞减少为主,故又称粒细胞缺乏症。除对因治疗外,同时应用升高白细胞药。

重组人粒细胞-巨噬细胞集落刺激因子

重组人粒细胞-巨噬细胞集落刺激因子(rhGM-CSF)是以 DNA 重组技术制备由 127 个氨基酸组成的糖蛋白。与白细胞系细胞膜受体结合,刺激粒细胞、单核细胞和 T 细胞增殖、分化和成熟,也能间接促进红细胞增生。防治骨髓造血功能损害、肿瘤化疗与放疗、再生障碍性贫血及药物所致的白细胞减少症。

重组人粒细胞集落刺激因子

重组人粒细胞集落刺激因子(G-CSF)是以 DNA 重组技术制备由 175 个氨基酸组成的糖蛋白,通过与靶细胞膜上的受体结合,刺激中性粒细胞增殖、分化与成熟,并促进中性粒细胞释放入血,增加外周血中中性粒细胞数量,且能增强其趋化及吞噬功能。主要用于骨髓移植后、肿瘤化疗所致的中性粒细胞减少症,以及先天性中性粒细胞缺乏症及再生障碍性贫血。

第四节　血容量扩充药

血容量扩充药又称血浆代用品,是一类高分子化合物,其共同特点是:①具有一定的胶体渗透压;②无抗原性;③消除较慢。主要治疗大量失血、失液所致的低血容量及休克等急症。右旋糖酐最常用,其他药物还有羟乙基淀粉、人血白蛋白、琥珀酰明胶等。

右 旋 糖 酐

右旋糖酐(dextran)是高分子葡萄糖聚合物,常用的有中分子右旋糖酐(dextran 70,右旋糖酐70)、低分子右旋糖酐(dextran 40,右旋糖酐40)、小分子右旋糖酐(dextran 10,右旋糖酐10)。分子量高者,扩充血容量、维持血压作用强而久;分子量低者,改善微循环、抗凝及渗透性利尿作用明显。主要治疗低血容量性休克,预防术后血栓栓塞性疾病等。少数患者可出现变态反应,偶见发热、寒颤、淋巴结肿大及关节炎,用量过大可致凝血障碍而出血。

第五节　用 药 护 理

【药物相互作用】

1. 香豆素类　减少维生素K生成的药物如广谱抗生素或增强本类作用;阿司匹林等抗血小板药可协同本类药物的抗凝作用;竞争血浆蛋白结合,水合氯醛、甲苯磺丁脲、奎尼丁等升高本类药物血药浓度;肝药酶诱导剂如利福平、苯巴比妥和苯妥英钠等能加速本类代谢。
2. 凝血酶　遇热、酸、碱、重金属盐类及在溶解状态时迅速失活。
3. 铁剂　稀盐酸、维生素C等促进铁吸收;抗酸药、四环素、钙剂等抑制铁吸收。

【禁忌证】

1. 铁剂、凝血酶、右旋糖酐等　过敏者禁用或慎用。
2. 肝素　出血倾向、消化性溃疡、严重高血压、术后及产后和肝、肾功能不全患者禁用。
3. 链激酶　新近创伤、活动性溃疡、严重高血压和严重肝病患者禁用。

【用药护理要点】

1. 给药操作注意事项

(1) 口服给药:消化道反应明显者,如维生素K_3、K_4,宜饭后服用。口服铁剂时,应在餐后30 min服用,肠溶片不能研碎或嚼服;使用口服液后,应及时刷牙。

(2) 注射给药:维生素K_1常采用肌内注射,严重出血者采用缓慢静脉注射;治恶性贫血时,维生素B_{12}采用肌内注射;肝素因刺激性较大,静脉注射应经常更换部位;凝血酶临用时配制;凝血酶原复合物输注速度宜缓慢;铁剂宜采用深部肌内注射;静脉输注铁剂应在穿刺成功后,再将药液注入输液瓶,以免致静脉炎。

2. 用药期间监护

(1) 指导患者观察与辨别出血症状,如皮肤淤点、淤斑和衄血、牙龈出血、血尿、黑便、眩晕等,发现异常及时就医。

(2) 指导患者调整饮食以提高药物疗效、减轻不良反应。维生素K缺乏者多食番茄、菠菜、苜蓿等食物;缺铁性贫血多食肝脏、瘦肉、蛋黄等食物,忌饮茶及食用富含鞣质的蔬菜、高钙高磷食品如牛奶等。多食纤维性食物,促进排便,消除便秘。

(3) 告知患者大量使用叶酸时可排黄色尿液,大量使用肝素时可出现脱发,停药后可恢复。

(4) 劝导哺乳期妇女在华法林等用药期间停止哺乳。

(5) 指导患者治疗血栓性静脉炎时,不要长时间站立,坐时不要交叉叠放双腿,不穿紧身衣服。

(6) 使用抗血栓药或止血药期间,密切监测血常规、出血时间、凝血时间和凝血酶原时间等;使用促白细胞增生药期间,定期检查血象,重点监测白细胞分类及数量。使用抗贫血药期间,定期检查红细胞数量、血红蛋白含量、网织红细胞计数、血清铁蛋白和血清铁等。使用血容量扩充药的患者,注意监测血压、脉搏、呼吸、心率,记出入量等。

(7) 长期用药者需定期检查肝、肾功能。

3. 不良反应处理

(1) 抗血栓药出血：立即停药，除必要时扩充血容量、输新鲜血浆或全血外，使用特效拮抗药。香豆素类、阿司匹林所致出血给予大剂量维生素 K；肝素所致出血，给予鱼精蛋白，1 mg 鱼精蛋白可中和 100 U 肝素。溶栓药如链激酶、尿激酶等所致出血，给予 PAMBA 或 AMCHA 等药对抗。

(2) 铁剂急性中毒：立即催吐、洗胃，注射特殊解毒药去铁胺(defetoxamine)，同时采取抗休克等对症治疗。注意妥善保管铁剂，以免小儿误服中毒。

综合思考题

1. 试述联用叶酸和维生素 B_{12} 治疗恶性贫血的依据及用药护理。
2. 为什么严重肝病时使用维生素 K 止血无效？

第二十八章

呼吸系统药物

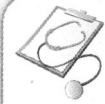

导学

1. **掌握** 平喘药的分类;常用药物的药理作用、临床应用和主要不良反应。
2. **熟悉** 止咳药、祛痰药的分类及常用药物的药理作用和临床应用。
3. **了解** 平喘药、止咳药、祛痰药的用药护理要点。

呼吸系统疾病,如上呼吸道感染、支气管炎、支气管哮喘、肺炎等,哮喘、咳嗽及咳痰是主要症状,三者往往互为因果,同时并存。因此,临床常将平喘药(anti-asthmatic drugs)、镇咳药(antitussives)、祛痰药(expectorants)联合应用,以发挥协同作用而增强疗效。但这三类药物仅作对症治疗,应注意对因治疗措施,如应用抗菌药物、抗病毒药物等。

第一节 平 喘 药

支气管哮喘(简称哮喘)是由多种细胞(如嗜酸性粒细胞、肥大细胞、T细胞、气道上皮细胞等)和炎症介质(如组胺、5-羟色胺、白三烯、血栓素等)参与的气道慢性炎症性疾病,主要表现为发作性或持续性喘息,可由免疫(过敏性)或非免疫刺激引起。

平喘药是指能够预防、缓解或消除哮喘症状的药物,其主要适应证为哮喘和喘息性支气管炎。常用平喘药可作如下分类。①气道扩张药:包括 β 受体激动药如肾上腺素、沙丁胺醇,茶碱类如氨茶碱、二羟丙茶碱,M受体阻滞药如异丙托溴铵。②抗炎平喘药,如倍氯米松等糖皮质激素。③抗过敏平喘药:包括肥大细胞膜稳定剂如色甘酸钠、酮替芬,抗白三烯药如扎鲁司特、齐留通,H_1 受体阻滞药如阿司咪唑。

一、气道扩张药

(一) β 受体激动药

用于平喘的 β 受体激动药分为非选择性 β 受体激动药和选择性 β_2 受体激动药两类。前者如肾上腺素、异丙肾上腺素、麻黄碱,除了平喘作用外,对心血管有较强作用,应慎用,且多数不宜口服,效应不持久,久用易耐受(详见第九章)。后者如沙丁胺醇(salbutamol)、克仑特罗(clenbuterol)、特布他林(terbutaline)、福莫特罗(fenoterol)等对呼吸道的选择性高,疗效较好,不良反应少,且用药途径多而方便,是控制哮喘症状的首选药。

沙丁胺醇

沙丁胺醇又名舒喘灵。

【药动学】

口服后65%～84%被吸收,1～3 h可达血药峰浓度,$t_{1/2}$为2.7～5 h。气雾吸入后10～15 min平喘作用达高峰,维持3～4 h,$t_{1/2}$为1.7～7.1 h。

【药理作用】

对支气管平滑肌β_2受体具有高度选择性,扩张支气管作用与异丙肾上腺素相近,且作用更持久;对心脏β_1受体激动作用较弱;对α受体几乎无作用。

【临床应用】

控制哮喘症状;减轻喘息性支气管炎症状;可治疗伴有支气管痉挛的呼吸道疾病。对慢性顽固性哮喘,由于不能有效抑制炎症基本过程,仅能控制症状而不能根治,需要配合其他有效的抗炎治疗。

【不良反应】

1. 心脏反应　治疗量时少见,过量可致窦性心动过速。
2. 骨骼肌震颤　好发于四肢和面颈部,可随用药时间延长而逐渐减轻或消失。
3. 血钾降低　过量应用或与糖皮质激素合用时,易出现低血钾。
4. 耐受性　长期应用疗效降低,停药后可恢复敏感性。

(二) 茶碱类

氨茶碱

氨茶碱(aminophylline)作用较广,主要包括扩张支气管、平喘、强心利尿、扩张冠脉、松弛胆道平滑肌等。静脉注射可治疗β_2受体激动药不能控制的急性哮喘发作,口服可防止慢性哮喘的发作,也可缓解慢性阻塞性肺疾病及心源性哮喘的喘息症状。常见不良反应有兴奋、不安、失眠、消化道刺激,剂量过大可致心悸、心律失常。

二羟丙茶碱

二羟丙茶碱(diprophylline;喘定)平喘作用比氨茶碱弱,但不良反应较轻,刺激性小,可肌内注射,兴奋心脏作用弱。主要用于哮喘伴有心动过速或不宜用拟肾上腺素类药和氨茶碱治疗的患者。

本类药物还有茶碱(theophylline)、胆茶碱(cholinophylline)、多索茶碱(doxofylline)等。

(三) M受体阻滞药

异丙托溴铵

异丙托溴铵(ipratropium bromide)是阿托品的异丙基衍生物,为非选择性M受体阻滞药。属季铵盐,口服不易吸收,采用气雾吸入给药。对支气管平滑肌具有较高的选择性,松弛支气管平滑肌的作用较强,对呼吸道腺体和心血管系统的作用不明显。对伴有迷走神经功能亢进的哮喘和喘息性支气管炎疗效较好,对其他类型哮喘的疗效不如β_2受体激动药。尤适用于因用β受体激动剂产生肌肉震颤、心动过速而不能耐受该类药物的患者。不良反应少见,少数患者有口干及变态反应。

本类药物还有氧托溴铵(oxitropium),作用与应用和异丙托溴铵相似。

二、抗炎平喘药

糖皮质激素(glucocorticoids, GCs)类药物药理作用广泛,是目前治疗哮喘最有效的抗炎药物,但不良反应较多。近年来,主要以吸入方式在呼吸道局部应用本类药物,可发挥强大的局部抗炎作用,且全身性不良反应轻微。

【药理作用】

与平喘相关的作用主要包括抗炎、抗过敏,抑制支气管高反应性,增强支气管及血管平滑肌对儿茶酚胺的敏感性。

【临床应用】

主要治疗气道扩张药不能很好控制的慢性哮喘,反复应用本类药物可减少或终止哮喘发作,但不能缓解急性症状。气雾吸入可减少口服激素用量或逐步替代口服激素。对于哮喘持续状态,因不能吸入足够的气雾量,往往不能发挥作用,故不宜应用。

【不良反应】

1. 局部反应　少数患者可发生口腔真菌感染(鹅口疮)与声音嘶哑。

2. 全身反应　在治疗剂量下,对下丘脑-垂体-肾上腺皮质功能无明显抑制作用;若吸入剂量过大,则可产生明显的抑制作用,导致全身性不良反应的发生。

本类药物主要包括倍氯米松(beclomethasone)、布地奈德(budesonide,BUD)、曲安奈德(triamcinolone acetonide,TAA)、丙酸氟替卡松(fluticasone propionate,FP)及氟尼缩松(flunisolide,FNS)等。

三、抗过敏平喘药

抗过敏平喘药有抗过敏作用和轻度的抗炎作用。起效较慢,主要用于预防哮喘的发作。

(一) 肥大细胞膜稳定剂

色 甘 酸 钠

色甘酸钠(sodium cromoglycate;咽泰,intal)。

【药动学】

非脂溶性药物,口服吸收极少(仅1%),临床上必须采用粉剂定量雾化方式吸入。约10%达肺深部组织并吸收入血,15 min达血药浓度峰值。血浆蛋白结合率为60%~75%,$t_{1/2}$为45~100 min,以原形随胆汁和尿液排出。

【药理作用】

无直接扩张支气管作用,但可抑制特异性抗原和非特异性刺激引起的支气管痉挛。

1. 平喘　通过抑制抗原引起的肺肥大细胞释放炎症介质而发挥作用。

2. 抑制非特异性支气管痉挛　二氧化硫、冷空气、甲苯二异氰酸盐、运动等非特异性刺激可诱导感觉神经末梢释放神经多肽(P物质、神经激肽A等),进而诱发支气管平滑肌痉挛和黏膜充血性水肿,增高支气管反应性。色甘酸钠可抑制感觉神经末梢释放神经多肽,降低支气管高反应性。

【临床应用】

主要用于预防哮喘发作,需在接触哮喘诱因前7~10 d用药。对外源性(过敏性)哮喘疗效最好,亦可用于预防运动性哮喘,对内源性(感染性)哮喘疗效较差。常年发作的慢性哮喘(不论外源性或内源性)长期应用,半数以上病例有不同程度好转。糖皮质激素依赖性哮喘患者,应用色甘酸钠可以减少激素用量。

【不良反应】

少数患者出现咽喉和气管刺激症状,表现为胸部紧迫感,甚至诱发哮喘。

除色甘酸钠外,本类药物还有酮替芬(ketotifen,噻哌酮)、曲尼司特(tranilast)等。

(二) 抗白三烯药

目前,用于临床的本类药物主要有半胱氨酰白三烯受体$_1$(CysLT$_1$受体)阻滞药,如扎鲁司特和

5-脂氧化物酶(5-LOX)抑制药齐留通。

扎鲁司特

扎鲁司特(zafirlukast)是选择性 CysLT$_1$ 受体阻滞药。口服 20 mg 或 40 mg 后 3 h 血药浓度达到高峰,血浆蛋白结合率>99%。平喘作用包括拮抗白三烯(LT)、抗原、运动、冷空气等诱导的支气管痉挛,抑制气管炎症,抑制抗原诱导的迟发型支气管收缩反应。用于轻、中度慢性哮喘的预防和治疗,以及严重哮喘的辅助治疗。不良反应可见轻度头痛、咽炎、鼻炎、胃肠道反应及转氨酶增高,停药后可消失。

常用的 CysLT$_1$ 受体阻滞药还有孟鲁司特(montelukast)和普仑司特(pranlukast),其药理作用与临床应用与扎鲁司特相似。

齐留通

齐留通(zileuton)为 5-LOX 抑制药,能减少白三烯类的生成。临床应用与扎鲁司特相似。不良反应少,偶见转氨酶增高,停药后可恢复。妊娠期及哺乳期妇女慎用。

(三) H_1 受体阻滞药

H_1 受体阻滞药详见第三十一章。

第二节 镇 咳 药

目前常用的镇咳药,根据其作用机制可分为两类。①中枢性镇咳药,直接抑制延髓咳嗽中枢而发挥镇咳作用;②外周性镇咳药,通过抑制咳嗽反射弧中的感受器、传入神经、传出神经或效应器中任何一个环节而发挥镇咳作用。部分药物兼有中枢和外周两种作用。常用镇咳药见表 28-1。

表 28-1 常用镇咳药

分 类	药 物	主要临床应用	不良反应
中枢性	可待因(codeine;甲基吗啡)	其他镇咳药无效的剧烈干咳	偶致恶心、呕吐、便秘、中枢兴奋;久用易成瘾
	喷托维林(pentoxyverine)	呼吸道炎症引起的干咳、阵咳,尤对小儿百日咳效果好	偶有轻度头昏、口干、恶心、腹胀、便秘
	右美沙芬(dextromethorphan)	干咳	嗜睡、恶心、眩晕等
外周性	苯佐那酯(benzonatate)	各种原因引起的刺激性干咳,支气管镜检查、喉镜检查或支气管造影前预防咳嗽	轻度嗜睡、头痛、鼻塞及眩晕等
	二氧丙嗪(dioxopromethazine)	慢性支气管炎	困倦、乏力、嗜睡
	苯丙哌林(benproperin)	刺激性干咳	疲乏、眩晕、嗜睡、食欲不振及胸闷等

第三节 祛 痰 药

祛痰药是一类能使痰液变稀、黏滞度降低,或能加速呼吸道黏膜纤毛运动,使痰液易于咳出,减少对呼吸道黏膜刺激的药物。间接起到镇咳和平喘的作用,也有利于控制继发感染。常用祛痰药见表28-2。

表28-2 常用祛痰药

分类	药物	主要临床应用	不良反应
痰液稀释药	氯化铵 (ammonium chloride)	急性呼吸道炎症时痰液黏稠不易咳出者	恶心、呕吐及支气管痉挛
黏液溶解药	乙酰半胱氨酸 (acetylcysteine)	痰液黏稠、咳痰困难和痰液阻塞气道者	呼吸道刺激性
	美司钠 (mesna)	大量黏痰阻塞引起的呼吸困难	恶心、干呕等
黏液调节药	溴己新 (bromhexine)	慢性支气管炎、哮喘、支气管扩张症及痰液黏稠不易咳出者	偶见恶心、胃部不适,少数患者有转氨酶增高
	氨溴索 (ambroxol)	痰液黏稠不易咳出者	偶见皮疹、恶心、胃部不适、食欲缺乏、腹痛、腹泻
	羧甲斯坦 (carbocisteine)	慢性支气管炎、支气管哮喘等疾病引起的痰液黏稠、咳痰困难者	恶心、胃部不适、腹泻、轻度头痛和皮疹等

第四节 用药护理

【药物相互作用】

1. β_2受体激动药 与其他肾上腺素受体激动药合用,其药理作用和不良反应都可增强;非选择性β受体阻滞药如普萘洛尔可拮抗β_2受体激动药的平喘作用;与茶碱类合用,协同松弛支气管平滑肌的同时也可加重心血管不良反应。

2. 氨茶碱 与红霉素、林可霉素、克林霉素合用时,氨茶碱在肝脏的清除率降低,血药浓度升高;与锂盐合用时,可加速锂经肾脏排泄;与普萘洛尔合用时,可抑制氨茶碱扩张支气管;静脉给药,应避免与维生素C、促皮质素、去甲肾上腺素、四环素类盐酸盐等配伍。

3. 扎鲁司特 合用红霉素、特非那定和茶碱时,可降低扎鲁司特血药浓度;合用阿司匹林时,可增高扎鲁司特血药浓度。

【禁忌证】

1. β_2受体激动药 心功能不全、冠状动脉供血不足、高血压、糖尿病、甲状腺功能亢进症等患者慎用。

2. 氨茶碱 过敏者及急性心肌梗死、休克、活动性消化性溃疡等患者禁用。

3. 色甘酸钠 肝、肾功能不全者慎用。

4. 乙酰半胱氨酸 老年患者、严重呼吸道阻塞和支气管哮喘患者禁用。

【用药护理要点】

1. 给药操作注意事项

(1) 糖皮质激素:每次气雾吸入后及时漱口,以清除咽喉部残留药物,减少白念珠菌感染。

(2) 色甘酸钠:注意粉雾吸入操作方法,以免引起呛咳,甚至哮喘。

2. 用药期间监护

(1) 嘱患者戒烟限酒。

(2) 色甘酸钠于哮喘发病季节前提前作预防用药,不能中途突然停药。

(3) 日常注意观察咳嗽的性质及程度,痰液数量、性状和颜色,喘息时间、程度和体位等。黏痰量大未咳出者,禁用镇咳药;痰色变黄,应予抗感染治疗。

(4) 长期用药定期检测肝肾功能、血常规。长期应用平喘药,切勿突然停药,还需密切关注呼吸运动、呼吸音、CO_2结合力、血压、心功能等。检测茶碱血药浓度,有效血药浓度为 $10\sim 20\ \mu g/ml$,$>20\ \mu g/ml$ 即可产生毒性反应。

3. **不良反应处理**

茶碱类中毒解救:一旦出现中毒症状,应立即停药,并对症处理和支持疗法。口服中毒者及时催吐、洗胃及导泻。头痛、烦躁者用镇静药;常规静脉滴注碳酸氢钠纠正酸中毒;适当补充钾和镁等。

综合思考题

1. 为什么色甘酸钠仅适用于预防各型哮喘发作?其给药方法及其注意事项是什么?
2. 为什么心源性哮喘和支气管哮喘氨茶碱都能治疗?

第二十九章

消化系统药物

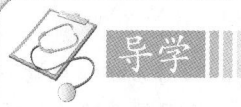

1. **掌握** 抗消化性溃疡药的分类、药理作用、临床应用。
2. **熟悉** 抗消化性溃疡药的用药护理要点。
3. **了解** 助消化药、止吐药、泻药、止泻药的药理作用与临床应用。

消化系统包括食管、胃、肠、肝、胆、胰腺等,主要功能是消化食物、吸收营养、排出废物和分泌激素。消化系统疾病为临床常见病和多发病,如消化性溃疡、各种感染和炎症、胃肠动力障碍性疾病等。本章将介绍作用于消化系统的药物,包括抗消化性溃疡药、助消化药、止吐药、泻药和止泻药等。

第一节 抗消化性溃疡药

消化性溃疡(pepticulcer)主要指发生于胃和十二指肠的慢性溃疡,即胃溃疡(gastriculcer,GU)和十二指肠溃疡(duodenalulcer,DU)。具体的病因及发病机制还未完全阐明,目前认为,溃疡病的发生是由于对胃、十二指肠黏膜有损害的攻击因子[胃酸、胃蛋白酶、幽门螺杆菌(helicobacter pylori,Hp)、非甾体抗炎药、乙醇等]与黏膜自身防御因子(黏膜上皮分泌的黏液和碳酸氢盐、黏膜上皮良好的再生能力、丰富的黏膜血流等)之间平衡失调的结果。药物可通过减弱攻击因子、增强防御因子而发挥作用,按作用机制可分为抗酸药、胃酸分泌抑制药、胃黏膜保护药和抗幽门螺杆菌药。

一、抗酸药

抗酸药(antacids)为弱碱性药物,又称中和胃酸药。常用抗酸药物比较见表29-1。

表29-1 常用抗酸药物比较

药 物	药理作用及特点	不良反应
碳酸氢钠 (sodium bicarbonate)	抗酸作用强、快、短	中和胃酸产生CO_2,可致嗳气、腹胀、胃酸分泌增加
氢氧化铝 (aluminum hydroxide)	抗酸作用较强、慢、持久;在胃内形成保护膜,有利于溃疡面愈合	可致便秘;长期服用影响肠道对磷酸盐的吸收
氧化镁 (magnesium oxide)	抗酸作用强、慢、持久	可致腹泻

(续表)

药物	药理作用及特点	不良反应
碳酸钙(calcium carbonate)	抗酸作用强、快、持久	中和胃酸产生 CO_2，可致嗳气、腹胀、胃酸分泌增加
三硅酸镁(magnesium trisilicate)	抗酸作用弱、缓慢、持久；对溃疡面有保护作用	可致腹泻

二、胃酸分泌抑制药

胃酸由胃壁细胞所分泌，受神经（乙酰胆碱）、旁分泌（组胺）和内分泌（胃泌素）等多种因素调节（图29-1）。它们作用于壁细胞基底膜上的受体（M_1、H_2、CCK_2受体），通过 cAMP 依赖性途径或 Ca^{2+} 依赖性途径，激活壁细胞黏膜侧的 H^+,K^+-ATP 酶（质子泵），进行 H^+-K^+ 交换分泌胃酸。常用抑制胃酸分泌的药物主要分为3类。

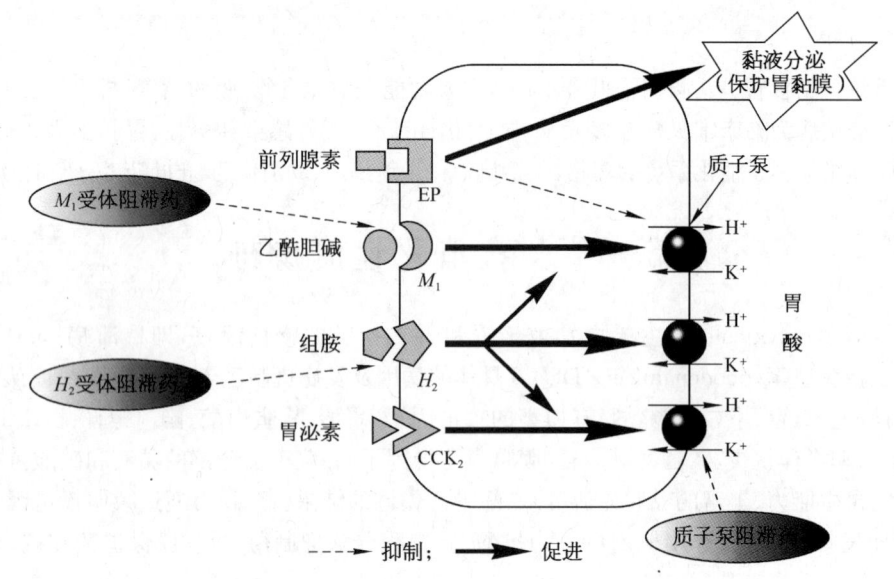

图29-1 影响胃酸分泌的因素和作用机制

（一）质子泵抑制药

质子泵抑制药（proton pump-inhibitor，PPI）是弱碱性的苯并咪唑类化合物，因其抑制了胃酸分泌的最终环节 H^+,K^+-ATP 酶而成为最有效的胃酸分泌抑制药。临床常用的有奥美拉唑（omeprazole）、兰索拉唑（lansoprazole）、泮托拉唑（pantoprazole）、埃索美拉唑（esomeprazole）、雷贝拉唑（rabeprazole）等。

奥美拉唑

奥美拉唑为本类代表药，为第一代质子泵抑制药。

【药动学】

1. **吸收** 口服易吸收，单次用药的生物利用度35%，反复用药的生物利用度可达60%。经 1~3 h 达血药浓度峰值。

2. 分布　血浆蛋白结合率为95%,不易透过血脑屏障。

3. 消除　主要经肝脏代谢,其硫酸代谢物主要经肾排泄,少量随粪便排出。对于慢性肾功能衰竭和肝硬化患者每日给药一次不会引起药物在体内蓄积。

【药理作用】

奥美拉唑对基础胃酸及各种应激性胃酸的分泌均有强大而持久的抑制作用。每日口服 20 mg,连续服用 7 d,可使每日胃酸分泌降低 95% 以上;并增加黏膜下血流量,有助于溃疡面的愈合。

【临床应用】

治疗胃、十二指肠溃疡,对并发上消化道出血和 H_2 受体阻滞药治疗无效者均有较好疗效。与抗菌药物合用,有利于根治幽门螺杆菌感染。还可有效治疗反流性食管炎和卓-艾综合征(胃泌素瘤)。

【不良反应】

发生率较低,主要有恶心、腹痛、便秘、胃肠胀气、腹泻等。偶有皮疹、外周神经炎、白细胞减少、血清转氨酶升高等。长期应用,可引起高胃泌素血症。

兰 索 拉 唑

兰索拉唑为第二代质子泵抑制药,口服易吸收,生物利用度 85%,对胃酸不稳定。药理作用与临床应用和奥美拉唑相似,抑制胃酸分泌和抗幽门螺杆菌作用更强。

(二) H_2 受体阻滞药

H_2 受体阻滞药(H_2-receptor antagonists)可通过阻断 H_2 受体抑制胃酸分泌。因其治疗消化性溃疡疗程短,溃疡愈合率较高,不良反应少,是治疗消化性溃疡的重要药物。常用药物有西咪替丁(cimetidine)、雷尼替丁(ranitidine)、法莫替丁(famotidine)、尼扎替丁(nizatidine)和罗沙替丁(roxatidine)等。

【药动学】

口服吸收迅速,经1~3 h达血药浓度峰值。与血浆蛋白结合率低。小部分药物被肝脏代谢(<10%~35%),原形药物及其代谢物均在肾脏经滤过和肾小管分泌而排泄,故肌酐清除率下降者应减少本类药物用量。

【药理作用】

本类药物可与组胺可逆性地竞争胃壁细胞 H_2 受体而抑制基础胃酸和夜间胃酸的分泌。对于由进食、胃泌素、高血糖和迷走神经兴奋等引起的刺激性胃酸分泌也有一定抑制作用。同时,能减少胃蛋白酶的分泌,对胃黏膜有保护作用。

【临床应用】

治疗胃、十二指肠溃疡,能减轻疼痛,促进溃疡愈合。也可治疗无并发症的胃食管反流和预防应激性溃疡的发生。

【不良反应】

发生率较低(<3%)且较轻微,主要有腹泻、头痛、眩晕、疲乏、便秘、肌痛等。中枢神经系统不良反应,如精神错乱、谵妄、幻觉等可于静脉给药时发生,但较少见。部分药物可致白细胞减少。长期大剂量应用西咪替丁,因其可与雄激素受体结合,且可抑制肝药酶对雌激素的代谢,而使男性出现可逆性阳痿和乳腺发育,女性溢乳。

(三) M_1 受体阻滞药

M_1 受体阻滞药(M_1-receptor antagonists)能选择性阻断胃壁细胞 M_1 受体,抑制胃酸分泌,作用较弱。对平滑肌、心肌和唾液腺等的胆碱受体阻断效应弱,口干、视物模糊等发生率较低。常用药物有哌仑西平(pirenzepine)、替仑西平(telenzepine)等。

三、胃黏膜保护药

胃黏膜屏障包括细胞屏障和黏液-HCO_3^-盐屏障。黏膜保护药能增强胃黏膜屏障功能,可治疗消化性溃疡。本类药物主要包括前列腺素衍生物、硫糖铝和铋制剂等。

常用胃黏膜保护药见表29-2。

表29-2 胃黏膜保护药

药物	药理作用	临床应用	不良反应
米索前列醇(misoprostol)	抑制基础胃酸和刺激性胃酸的分泌;保护胃黏膜	胃、十二指肠溃疡;非甾体抗炎药引起的出血性消化性溃疡	腹泻、腹痛
硫糖铝(sucralfate)	形成黏性凝胶;促进PGE_2合成;促进胃黏液和碳酸氢盐的分泌;抗Hp	消化性溃疡、反流性食管炎;应激性溃疡	口干、便秘
枸橼酸铋钾(colloidal bismuth subcitrate)	形成氧化铋胶体;抗胃蛋白酶;促进胃黏液和碳酸氢盐分泌;促进PGE_2释放;改善胃黏膜血流;抗Hp	消化性溃疡;慢性胃炎	舌、大便黑染,少数可见恶心、呕吐、便秘、腹泻
胶体果胶铋(colloidal bismuth pectin)	形成保护胶体;促进黏液分泌;抗Hp	消化性溃疡	偶见恶心、便秘
替普瑞酮(teprenone)	促进胃黏液分泌;促进PGE_2合成	消化性溃疡	头痛、便秘、腹胀、腹泻、转氨酶升高等

四、抗幽门螺杆菌药

抗幽门螺杆菌药单一使用时疗效较差,目前常以克拉霉素(clarithromycin)、阿莫西林(amoxicilline)、四环素(tetracyline)、呋喃唑酮(furazolidone)等2~3种抗菌药物联合质子泵抑制药和(或)铋制剂同时应用,组成三联或四联疗法作根治,可取得较好疗效。

第二节 助消化药

助消化药(digestant)多为消化液的成分或促进消化液分泌的药物,用以补足消化液分泌不足、促进消化。常用助消化药见表29-3。

表29-3 常用助消化药

药物	药理作用	临床应用
稀盐酸(dilute hydrochloric acid)	激活胃蛋白酶	胃酸缺乏症及发酵性消化不良
胃蛋白酶(pepsin)	分解蛋白质	胃蛋白酶缺乏症,蛋白质摄入过多所致的消化不良

(续表)

药物	药理作用	临床应用
胰酶 (pancreatin)	消化淀粉、蛋白质和脂肪；促进食物吸收	消化不良，胰腺疾病引起的胰液分泌不足
乳酶生 (biofermin)	发酵糖类产生乳酸，抑制腐败菌繁殖，防止蛋白质发酵产气	肠内异常发酵引起的消化不良；小儿消化不良、腹泻
干酵母 (dried yeast)	含B族维生素，尚含转化酶和麦芽糖酶	消化不良，食欲不振，维生素B缺乏症的辅助治疗

第三节 止 吐 药

呕吐是机体的一种保护性反射，可由多种因素引起，同时也是多种疾病的常见症状，应以对因治疗为主。用于控制呕吐症状的常用药物有 H_1 受体阻滞药如苯海拉明、氯苯那敏等（详见第三十一章），吩噻嗪类如氯丙嗪、奋乃静等（详见第十七章），M胆碱受体阻滞药如东莨菪碱、苯海索等。本节介绍的常用止吐药兼有增强胃肠动力的作用，见表29-4。

表29-4 常用止吐药

药物	药理作用	临床应用	不良反应
甲氧氯普胺 (metoclopramide；胃复安)	阻断延髓催吐化学感受区(CTZ)的 D_2 受体而止吐；阻断胃肠多巴胺受体，促进胃肠蠕动	肿瘤放、化疗和慢性功能性消化不良引起的恶心、呕吐；反流性食管炎	头晕、困倦、月经紊乱、溢乳、男性乳房发育等。长期应用可致椎体外系反应
多潘立酮 (domperidone；吗丁啉)	阻断胃肠 D_2 受体，能加强胃肠蠕动、促进胃排空，防止食物反流	慢性消化不良；对偏头痛、颅外伤、肿瘤放化疗所致的恶心呕吐有效	头痛，偶有轻度腹部痉挛
西沙必利 (cisapride)	$5-HT_4$ 受体激动剂，促进肠壁肌层神经丛释放乙酰胆碱，促进胃肠蠕动	慢性消化不良，便秘，反流性食管炎	腹部痉挛、腹痛、腹泻
昂丹司琼 (ondansetron)	能选择性阻断中枢及迷走神经传入纤维的 $5-HT_3$ 受体，产生强大止吐作用；促进胃排空	对肿瘤放、化疗所致的呕吐有较好止吐作用	偶见头痛、疲劳、便秘、腹泻

第四节 泻 药

泻药（laxatives, cathartics）是指能增加肠内水分，刺激肠壁，促进肠道蠕动；或润滑肠道，引起排便的药物。按作用机制可分为容积性、接触性和润滑性泻药3类。常用泻药见表29-5。

表 29-5 常用泻药

分类	药物	药理作用	临床应用	不良反应
容积性	硫酸镁 (magnesium sulfate)	局部作用:①导泻,口服难吸收,可升高肠腔内渗透压,刺激肠壁,增强肠壁蠕动,排水样便。②利胆,促进胆汁排泄。其他详见第十四章	外科手术或内镜检查前排出肠内容物、排出毒物、驱虫;阻塞性黄疸、慢性胆囊炎。其他详见第十四章	服用量大可致盆腔充血、脱水。其他详见第十四章
	硫酸钠 (sodium sulfate)	导泻作用机制同硫酸镁,但较弱	外科手术或内镜检查前排出肠内容物、排出毒物、驱虫;阻塞性黄疸、慢性胆囊炎。其他详见第十四章	服用量大可致盆腔充血、脱水。其他详见第十四章
	乳果糖 (lactulose)	可提高肠内渗透压而有轻泻作用;降低结肠内 pH,抑制某些细菌产氨,减少结肠对氨吸收,降低血氨	肝性脑病;慢性便秘	服用过量可致水、电解质紊乱而使肝性脑病恶化
接触性	酚酞 (phenolphthalein)	在肠道与碱性肠液形成可溶性钠盐,刺激肠壁,加快肠蠕动	慢性习惯性便秘	偶见皮疹、肠炎、出血倾向
	蒽醌类 (anthraquinones)	刺激肠壁,增强肠蠕动。用药后 6~8 h 排出软便	急、慢性便秘	孕妇或月经期妇女慎用
润滑性	液体石蜡 (liquid paraffin)	可润滑肠壁,软化粪便	慢性便秘	
	甘油 (glycerol)	升高肠内渗透压,刺激肠壁引起排便反射,并有局部润滑作用	老年体弱者和儿童便秘	

第五节 止 泻 药

腹泻是消化系统疾病的常见症状,应以对因治疗为主,但对于剧烈而持久的非感染性腹泻患者,可适当给予止泻药以缓解症状。常用止泻药见表 29-6。

表 29-6 常用止泻药

药物	药理作用	临床应用	不良反应
复方樟脑酊 (compound camphor tincture)	为阿片酊的复方制剂,作用于肠壁阿片受体,减少胃肠推进性蠕动	急、慢性功能性腹泻	长期应用可引起依赖性;过量可致中枢抑制甚至昏迷,可用阿片受体拮抗药救治
地芬诺酯 (diphenoxylate,苯乙派啶)	为哌替啶衍生物,作用似阿片类	急、慢性功能性腹泻	长期应用可引起依赖性;过量可致中枢抑制甚至昏迷,可用阿片受体拮抗药救治
洛哌丁胺 (loperamide,易蒙停)	为氟哌啶醇衍生物,作用于肠壁阿片受体,可阻止乙酰胆碱和前列腺素释放,抑制肠道平滑肌收缩而抑制肠蠕动	急、慢性腹泻	恶心、食欲不振、腹胀、皮疹、头痛,过量可致中枢抑制

(续表)

药物	药理作用	临床应用	不良反应
药用炭 (medical charcoal)	为吸附剂,能吸附气体和毒物,可止泻和阻止毒物吸收	腹泻、胃肠胀气、食物中毒	

第六节 用药护理

【药物相互作用】

1. 抗酸药 改变胃腔和尿液 pH, Al^{3+} 和 Mg^{2+} 的化合物具有吸附作用或能与其他药物形成不溶性复合物,使多种药物的溶解、吸收和消除受影响。可减少阿司匹林、异烟肼、普萘洛尔、地高辛、氯丙嗪、西咪替丁、铁剂、维生素 C 等药物吸收,可增加磺胺、哌替啶、左旋多巴等药物吸收。

2. 胃酸分泌抑制药 奥美拉唑和西咪替丁为肝药酶抑制药,可减慢苯二氮䓬类、华法林、苯妥英钠等代谢。抗酸药可减弱奥美拉唑、枸橼酸铋钾作用。

3. 硫糖铝 在 pH<4 时有效,不宜与抗酸药等碱性药物合用。硫糖铝在胃内形成的保护层可抑制部分药物的吸收,如苯妥英钠、西咪替丁、地高辛、氟喹诺酮类及脂溶性维生素。

【禁忌证】

1. 碳酸钙和碳酸氢钠 严重胃溃疡患者禁用。
2. H_2 受体阻滞药 孕妇及哺乳期妇女慎用。
3. 奥美拉唑 肝、肾功能不全者禁用或慎用,老年人慎用。
4. 米索前列醇 对前列腺素过敏者及孕妇禁用。
5. 强效泻药 孕妇及月经期妇女禁用,老年人慎用。

【用药护理要点】

1. 给药操作注意事项

(1) 抗酸药应在餐后 1 h 和临睡前各服 1 次。其他药物与抗酸药间隔 2 h 再服用,以免引发药物相互作用。

(2) 强效质子泵抑制药,如兰索拉唑,一般为每日 1 次,清晨口服。奥美拉唑静脉给药时,只能以生理盐水或 5% 葡萄糖注射液溶解或稀释,不得与其他药物配伍。

(3) 稀盐酸与胃蛋白酶在餐前或进餐时同服,乳酶生不宜与抗菌药物和吸附药物同时服用。

2. 用药期间监护

(1) 指导患者调节饮食、养成定时排便的习惯,以减少泻药、止泻药的使用。

(2) 服用抗酸药时,告知患者避免进食酸性食物或饮料,若出现疼痛加重或黑便,应及时就医,以防治消化道出血、溃疡穿孔等并发症。

(3) 使用泻药、止吐药时,应监测水进出量、电解质。

(4) 长期用药,应定期检查血象、肝肾功能。

(5) 长期服用质子泵抑制药,应定期检查胃黏膜有无肿瘤样增生。

3. 不良反应处理 一般不良反应,停药后消退,通常无需作特殊处理。如反应严重应及时停药,并对症处理。

综合思考题

1. 抗酸药如何与各类胃酸分泌抑制药合理联用治疗消化性溃疡。
2. 结合胃酸分泌机制,解释为什么质子泵抑制药的抑制胃酸分泌作用强?

第三十章

子宫平滑肌兴奋药和抑制药

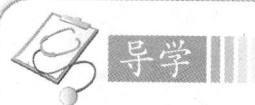

1. **熟悉** 缩宫素的药理作用、临床应用、禁忌证、不良反应及用药护理要点。
2. **了解** 垂体后叶素、麦角生物碱、前列腺素类、利托君的药理作用和临床应用。

第一节 子宫平滑肌兴奋药

子宫平滑肌兴奋药(oxytocics)是一类能选择性兴奋子宫平滑肌,使子宫产生节律性收缩或强直性收缩的药物,其作用因子宫功能状态及药物剂量的不同而异。大剂量引起强直性收缩用于产后止血或产后子宫复原,小剂量引起子宫节律性收缩可用于催产和引产。

缩 宫 素

缩宫素(oxytocin)又名催产素,为垂体后叶分泌的一种激素。目前临床广泛应用其人工合成品。

【药动学】

口服在消化道内被酶破坏,故无效。肌内注射吸收良好,3~5 min 起效,作用可持续 20~30 min;静脉注射作用快而短,必要时静脉滴注给药。主要经肝、肾脏代谢,经肾脏排泄,其血浆 $t_{1/2}$ 为 5~12 min。

【药理作用】

1. **收缩子宫** 选择性兴奋子宫平滑肌,增强收缩力,加快收缩频率。其兴奋程度、特点取决于药物的剂量和子宫的功能状态。小剂量(2~5 U)可加强子宫底部平滑肌的节律性收缩,收缩力增强,收缩频率加快,并松弛子宫颈平滑肌。这种收缩性质与正常分娩相似,有利胎儿娩出。大剂量(5~10 U)则引起子宫强直性收缩。体内雌、孕激素水平影响子宫平滑肌对缩宫素的敏感性,妊娠早期孕激素水平较高,子宫对缩宫素敏感性较低,可保证胚胎安全发育;妊娠后期孕激素水平较低,而雌激素水平较高,子宫对缩宫素反应增强;临产时子宫对缩宫素最敏感,有利于胎儿娩出。

2. **其他作用** 与乳腺的缩宫素受体结合,促进排乳。大剂量能短暂而显著松弛血管平滑肌,引起血压下降。但催产剂量一般不易引起血压明显下降。

【临床应用】

1. **催产和引产** 对胎位正常和无产道障碍的产妇,宫缩无力时,小剂量应用促进分娩。对过期妊娠、死胎或患有疾病(如心脏病、肺结核等)必须提前终止妊娠者,可用小剂量引产。

2. 产后止血 较大剂量皮下或肌内注射,可迅速引起子宫平滑肌强直性收缩,压迫子宫肌层内血管而止血。因作用短暂,常需加用麦角生物碱类制剂。

3. 催乳 鼻腔喷雾或含服,可促进乳汁分泌。

【不良反应】

1. 胎儿窒息或子宫破裂 剂量过大,子宫强直性收缩时可导致。

2. 水潴留和低血钠 大量使用可出现抗利尿作用,若输液过多或过快,可引起水潴留和低血钠。

3. 变态反应 偶尔引起变态反应。

垂体后叶素

垂体后叶素(pituitrin)内含缩宫素和加压素两种成分。

【药理作用】

垂体后叶素中的加压素可收缩血管,尤其是小动脉和毛细血管。加压素还可作用于肾脏远曲小管和集合管细胞加压素Ⅱ型受体,促进对水的重吸收而抗利尿。

【临床应用】

妇科应用已逐渐被缩宫素所替代。发挥加压素的作用可治疗肺出血、食管和胃底静脉破裂出血、尿崩症等。

【不良反应】

有面色苍白、出汗、心悸、胸闷、恶心及变态反应等。

麦角生物碱类

麦角中含多种麦角生物碱(ergot alkaloids),主要分为两类。①氨基麦角碱类:麦角新碱(ergometrine)、甲基麦角新碱(methylergometrine),口服吸收好,兴奋子宫作用强、快、短。②氨基酸麦角碱类:麦角胺(ergotamine)和麦角毒(ergotoxine),口服吸收差,收缩血管作用显著,且缓慢、持久。

【药理作用】

1. 兴奋子宫 选择性兴奋子宫平滑肌,其中以麦角新碱作用最强、最快。其作用强度取决于子宫的功能状态和用药剂量,对妊娠后子宫敏感性逐渐升高,临产时和产后最为敏感。与缩宫素比较,其子宫兴奋作用强而持久,剂量稍大即引起子宫体和子宫颈强直收缩,故不能用于催产和引产,只适用于产后子宫出血和促进子宫复原,效果良好。

2. 收缩血管 麦角胺和麦角毒可直接兴奋血管平滑肌,收缩动、静脉血管,麦角胺作用更强。麦角胺还可通过抑制突触前膜及血小板对去甲肾上腺素、5-羟色胺的再摄取等机制产生缩血管作用,减少动脉搏动幅度,减轻偏头痛。

3. 阻断α受体 麦角胺和麦角毒通过阻断血管平滑肌α受体,可翻转肾上腺素的升压作用。

【临床应用】

1. 子宫出血 产后或其他原因引起的子宫出血可用麦角新碱或其衍生物,强直性收缩子宫平滑肌而止血。

2. 产后子宫复原 应用麦角流浸膏或麦角新碱,加速子宫复原。

3. 偏头痛 麦角胺与咖啡因联用可治疗偏头痛。咖啡因也有收缩脑血管作用,并能促进麦角胺吸收,增强疗效。

4. 人工冬眠 麦角毒的氢化物如氢麦角毒(dihydroergotoxine),具有中枢抑制、扩张血管及降低血压作用,可与异丙嗪、哌替啶组成冬眠合剂Ⅱ号方,用于人工冬眠疗法。

【不良反应】

注射麦角新碱可引起恶心、呕吐、眩晕、血压升高,故不宜常规使用。偶可引起变态反应。大剂量或长期应用麦角胺和麦角毒可损伤血管内皮细胞,造成血栓和肢端坏疽,对肝脏病或有外周血管病变者更敏感。

前列腺素类

主要作用于子宫平滑肌的前列腺素类制剂有前列腺素 E_2(PGE_2;地诺前列酮,dinoprostone)、前列腺素 $F_{2\alpha}$($PGF_{2\alpha}$;地诺前列素,dinoprost)、米索前列醇(misoprostol)、卡前列素等。

【药理作用】

1. 对子宫的作用　前列腺素类对子宫的影响与前列腺素的种类、用量及子宫所处功能状态相关。能松弛非妊娠子宫,兴奋妊娠各期子宫,在妊娠末期尤为敏感。兴奋子宫引起的子宫收缩与正常生理分娩相似,可增强子宫节律性收缩,并松弛子宫颈,有利于胎儿娩出。

2. 促进黄体溶解　PGE_2、$PGF_{2\alpha}$对动物的黄体具有明显的溶解作用,其机制目前尚无定论。

【临床应用】

1. 终止各期妊娠　可采用静脉滴注、羊膜腔内、宫腔内、阴道内给药等不同给药途径,中期妊娠流产效果较好。

2. 抗早孕　米索前列醇与避孕药米非司酮序贯合并使用,可用于终止停经 49 d 内的早期妊娠。

3. 引产　用于足月引产。

【不良反应】

可见恶心、呕吐、腹泻、腹痛、发热等。$PGF_{2\alpha}$能收缩支气管平滑肌,可升高眼压。

第二节　子宫平滑肌抑制药

子宫平滑肌抑制药又称抗分娩药(tocolytic drugs),可抑制子宫平滑肌,减弱收缩力,减慢收缩节律,临床上主要防治早产和痛经。

利 托 君

利托君(ritodrine)为选择性 β_2 受体激动药。

【药理作用】

特异性抑制子宫平滑肌,使子宫收缩频率减慢、收缩力减弱、收缩时间缩短。

【临床应用】

主要防治早产。一般先采用静脉滴注,取得疗效后,口服给药维持疗效。

【不良反应】

静脉给药不良反应较严重,多与 β 受体激动相关,如心率加快、收缩压升高及舒张压下降。也可见血红蛋白浓度降低、血糖升高、血钾降低及游离脂肪酸升高等。偶见肺水肿。

硫 酸 镁

硫酸镁(magnesium sulfate)可明显抑制子宫平滑肌收缩。Mg^{2+} 直接作用于子宫平滑肌细胞,拮抗 Ca^{2+} 的子宫收缩活性,抑制早产宫缩。妊娠期间应用硫酸镁可防治早产、妊娠期高血压综合征及子痫发作,对于禁用 β_2 受体激动药的孕妇,可用本药治疗早产。

第三节 用药护理

【药物相互作用】

麦角生物碱不能与缩血管药、升压药合用,以免引发严重高血压,甚至脑血管破裂。静脉注射钙盐,可增强麦角生物碱兴奋子宫作用。

【禁忌证】

1. 缩宫素　产道异常、头盆不称、骨盆狭窄、前置胎盘、胎儿过大、胎位异常、有剖宫产或子宫手术史者以及有 3 次以上妊娠经历的产妇禁用。

2. 麦角生物碱　催产、引产,高血压、冠心病患者禁用。

3. 垂体后叶素　高血压、冠心病、心力衰竭患者和胎位不正、产道狭窄或障碍者禁用。

4. 前列腺素类　支气管哮喘及青光眼患者禁用。引产时禁忌证同缩宫素。

【用药护理要点】

1. 给药操作注意事项　根据用药目的,严格掌握缩宫素给药剂量、给药途径与速度。催产、引产时静脉滴注缩宫素方法:一次 2.5～5 U,可用 5% 葡萄糖液稀释至 0.01 U/ml,初始按 8～10 滴/min 静脉滴注,根据子宫收缩和胎心音情况调整滴速至达到宫缩与正常分娩相似,最快不超过 40 滴/min。

2. 用药期间监护

(1) 缩宫素:静脉滴注过程中严密监测宫缩和胎心音情况,及时调整滴速。

(2) 麦角生物碱类:监测患者血压。

3. 不良反应处理　缩宫素催产、引产时,若宫缩过强(阵痛过度)或胎心音异常(>160 次/min 或<120 次/min),应暂时停药,改用单纯 5% 葡萄糖液静脉滴注。

综合思考题

1. 缩宫素兴奋子宫受哪些因素影响?与临床应用有何关系?
2. 试述妊娠期妇女使用硫酸镁的目的及给药途径。

第三十一章 组胺及组胺受体阻滞药

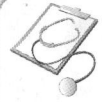

导学

1. **熟悉** H_1受体阻滞药的药理作用、临床应用。
2. **了解** H_1受体阻滞药的不良反应与用药护理要点。

第一节 组 胺

组胺(histamine)是广泛存在于体内的一种自体活性物质,由 L-组胺酸脱羧而来,在体内与肝素和蛋白质结合成无活性的物质,暂时储存在肥大细胞和嗜碱性粒细胞的颗粒中,以皮肤、支气管黏膜、肠黏膜和神经系统中含量较多。组织损伤、炎症、神经刺激、药物或抗原-抗体反应可促使组胺的释放,通过与靶细胞的组胺受体结合而产生生理效应。现知组胺受体有 H_1、H_2 和 H_3 3种类型,组胺受体在体内分布极其广泛,其主要分布及兴奋效应见表31-1。组胺本身无治疗意义,但其受体阻滞药却广泛应用于临床。

表31-1 组胺受体分布及兴奋效应

受体类型	分布	兴奋效应
H_1	支气管、胃肠、子宫平滑肌 皮肤血管 心肌、房室结	收缩 扩张、通透性增加 收缩增强、传导减慢
H_2	胃壁细胞 血管 心室肌、窦房结	胃酸分泌增多 扩张 收缩增强、心率加快
H_3	中枢神经与外周神经末梢	反馈性抑制组胺合成和释放

第二节 组胺受体阻滞药

一、H_1受体阻滞药

H_1受体阻滞药与 H_1受体有较高亲和力,而无内在活性,可竞争性阻断 H_1受体。常用药物的作用特点见表31-2。

表31-2 常用 H_1 受体阻滞药

药 物	镇 静	防晕止吐	持续时间(h)	主要临床应用
苯海拉明 (diphenhydramine)	+++	++	4~6	变态反应性疾病、镇静催眠和术前给药、防治晕动病
异丙嗪 (promethazine;非那根)	+++	++	4~6	抗变态反应,防治晕动病、镇静和催眠,防治恶心呕吐
曲吡那敏 (pyribenzamine;扑敏宁)	++	−	4~6	过敏性皮炎、湿疹、过敏性鼻炎
氯苯那敏 (chlopheniramine;扑尔敏)	+	+	4~6	皮肤过敏、过敏性鼻炎,常与解热镇痛药合用治疗感冒
赛庚啶 (cyproheptadine)	++	−	3	荨麻疹、湿疹、接触性皮炎、皮肤瘙痒和过敏性鼻炎
西替利嗪 (cetirizine)	+	−	12~24	季节性和常年性过敏性鼻炎、季节性结膜炎及变态反应所致的瘙痒和荨麻疹
阿司咪唑 (astemizole;息斯敏)	−	−	10(d)	季节性和常年性过敏性鼻炎、过敏性结膜炎、慢性荨麻疹和其他变态反应
氯雷他定(loratadine)	−	−	18~24	季节性和常年性过敏性鼻炎、过敏性结膜炎、慢性荨麻疹和其他变态反应
阿伐斯汀 (acrivastine;新敏乐)	−	−	4~6	皮肤黏膜过敏
特非那定 (terfenadine)	−	−	12~24	季节性和常年性过敏性鼻炎、荨麻疹及枯草热
左卡巴斯汀 (levocabastin;立复汀)	−	−		过敏性鼻炎
咪唑斯汀 (mizolastine)	−	−	>24 h	皮肤过敏、季节性和常年性过敏性鼻炎、鼻塞

【药动学】

本类药大多数口服易吸收,15~30 min起效,2~3 h血药浓度达峰值,持续作用4~6 h,大部分在肝脏代谢后由肾排出。

【药理作用】

1. **阻断 H_1 受体** 对抗组胺诱导的支气管、胃肠道和子宫平滑肌收缩,能大部分对抗组胺所致的毛细血管通透性增加及血管扩张,但对血压下降和心率加快只有部分拮抗作用,因 H_2 受体也参与心血管功能的调节。不对抗慢反应物质,故对过敏性哮喘基本无效。

2. **抑制中枢** 阻断中枢 H_1 受体,抑制脑内源性组胺介导的觉醒反应,呈现镇静、催眠作用,尤以第一代药物苯海拉明和异丙嗪作用最强。阿司咪唑、特非那定因不易通过血脑屏障,几无中枢抑制作用。阿伐斯汀、左卡巴斯汀、咪唑斯汀等均无镇静作用。

3. **其他** 大多数 H_1 受体阻滞药尚有抗胆碱、局麻和烟碱样作用。咪唑斯汀对鼻塞有显著疗效。

【临床应用】

1. **变态反应性疾病** 对组胺释放引起的荨麻疹、枯草热和过敏性鼻炎等疗效较好,可作为首选药物。对昆虫咬伤所致的皮肤瘙痒和水肿也有效。对血清病、药疹和接触性皮炎也有较好的疗效。对支气管哮喘疗效差,对过敏性休克无效。

2. 晕动病及呕吐 苯海拉明和异丙嗪对晕动病、妊娠呕吐、放射病呕吐均有良好的镇吐效果。苯海拉明与氨茶碱组成的复方制剂茶苯海明广泛用于防治晕动病。

3. 其他 异丙嗪和苯海拉明可治疗失眠症,尤其适用于变态反应性疾病引起的失眠。异丙嗪可与平喘药氨茶碱配伍使用,可对抗氨茶碱中枢兴奋症状,并对气道炎症也起到一定的治疗效果。异丙嗪是人工冬眠合剂的成分之一。

【不良反应】

1. 中枢神经系统反应 有头晕、嗜睡、乏力等中枢抑制症状,以苯海拉明和异丙嗪较为多见。
2. 胃肠道反应 有口干、厌食、腹泻或便秘等。
3. 其他 偶见粒细胞减少及溶血性贫血。

【拓展】 复方及分析

白加黑,即氨酚伪麻美芬片Ⅱ(日片)和氨麻苯美片(夜片),治疗和减轻感冒引起的发热、头痛、周身四肢酸痛、喷嚏、流涕、鼻塞、咳嗽等症状。日片:每片含对乙酰氨基酚 325 mg,盐酸伪麻黄碱 30 mg,氢溴酸右美沙芬 15 mg。夜片:每片含对乙酰氨基酚 325 mg,盐酸伪麻黄碱 30 mg,氢溴酸右美沙芬 15 mg,盐酸苯海拉明 25 mg。日片有解热、镇痛、镇咳和收缩毛细血管作用,夜片还具有抗过敏、镇静作用。

二、H_2受体阻滞药

H_2受体阻滞药能选择性阻断胃壁细胞 H_2 受体,拮抗组胺或其他因素引起的胃酸分泌增加,促进溃疡面的愈合,用于抗消化性溃疡。常用药物有西咪替丁、雷尼替丁、法莫替丁等(详见第二十九章)。

第三节 用 药 护 理

【药物相互作用】

阿司咪唑、特非那定与红霉素、酮康唑、伊曲康唑合用,易引起严重的心律失常。

【禁忌证】

过敏者禁用;第一代 H_1 受体阻滞药青光眼、尿潴留、幽门梗阻者禁用;肝功能损害者禁用或慎用。

【用药护理要点】

1. 给药操作注意事项 餐后服药以减轻胃肠道反应;预防晕动病时,应在乘车、船前 15～30 min 服用。

2. 用药期间监护

(1) 告知患者可出现头晕、困倦等症状,服药期间不宜饮酒、驾驶、高空作业、精细操作等。

(2) 长期应用,需定期检测肝肾功能、血常规、心电图。

3. 不良反应处理 一般不良反应,停药后消退,通常无需作特殊处理。

过量或误服本类药物可引起急性中毒,主要表现为中枢抗胆碱作用,如扩瞳、高热、心动过速、尿潴留、幻觉和惊厥,应采取相应对症治疗。

综合思考题

1. 为什么 H_1 受体阻滞药适用于治疗皮肤黏膜变态反应性疾病而对过敏性休克无效?

第三十二章
肾上腺皮质激素类药物

> 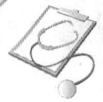 **导学**
> 1. **掌握** 糖皮质激素的药理作用、临床应用、不良反应和禁忌证。
> 2. **熟悉** 糖皮质激素的用药护理要点。
> 3. **了解** 了解盐皮质激素、促皮质素和皮质激素抑制药的药理作用和临床应用。

肾上腺皮质激素(adrenocortical hormones)是由肾上腺皮质合成与分泌的各种激素的总称。肾上腺皮质由外向内依次分为球状带、束状带及网状带3层。球状带分泌盐皮质激素,包括醛固酮和去氧皮质酮;束状带分泌糖皮质激素,包括可的松和氢化可的松;网状带分泌性激素,包括雄激素和少量雌激素。通常所指的肾上腺皮质激素不包括性激素。

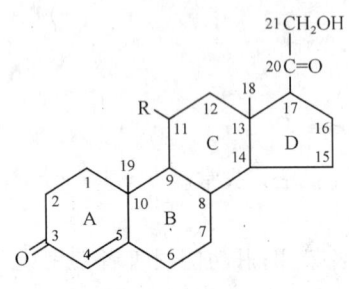

图32-1 肾上腺皮质激素基本化学结构

【构效关系】

肾上腺皮质激素的基本结构为甾核(图32-1),甾核 A 环的 C_3 酮基、C_{4-5} 之间的双键、C_{20} 羰基是保持生理功能所必需的结构。其中,糖皮质激素甾核 C 环 C_{11} 有氧或羟基,D 环的 C_{17} 上有 α 羟基,则抗炎和糖代谢活性较强,水、盐代谢作用较弱;盐皮质激素甾核 C 环 C_{11} 无氧(如去氧皮质酮),或虽有氧但与18位碳结合成半缩醛式(如醛固酮),D 环的 C_{17} 上无 α 羟基,则对水、盐代谢有较强的作用,对糖代谢的作用很弱。根据构效关系规律,人工合成一系列的皮质激素类药物,以提高临床疗效,减轻不良反应。

第一节 糖皮质激素

糖皮质激素(glucocorticoids)的作用广泛而复杂,且随剂量不同而变化。生理剂量时主要调节物质代谢。应激时,机体大量分泌糖皮质激素以抵抗有害刺激。超生理剂量(药理剂量)时,糖皮质激素除影响物质代谢外,还具有抗炎、抑制免疫等多种药理作用,常用糖皮质激素类药物及比较见表32-1。

【药动学】

1. **吸收** 口服可的松或氢化可的松后经1~2h达血药浓度峰值,作用持续8~12h。局部给药(如皮肤)可吸收,长期或大量使用也能发挥全身作用。肌内注射吸收缓慢而不规则,血药浓度较低;治疗急症患者常采用静脉注射给药。

表 32-1 糖皮质激素类药物比较

类别	血浆 $t_{1/2}$ (min)	药理活性			抗炎等效剂量 (mg)
		抗炎作用（比值）	糖代谢（比值）	水盐代谢（比值）	
短效类					
氢化可的松(hydrocortisone)	90	1.0	1.0	1.0	20
可的松(cortisone)	90	0.8	0.8	0.8	25
中效类					
泼尼松(prednisone)	120~180	4.0	3.5	0.8	5.0
泼尼松龙(prednisolone)	120~180	4.0	4.0	0.8	5.0
甲泼尼龙(methylprednisolone)	>200	5.0	10	0.5	4.0
曲安西龙(triamcinolone)	>200	5.0	5.0	0	4.0
长效类					
地塞米松(dexamethasone)	>300	25	30	0	0.75
倍他米松(betamethasone)	>300	25	30~35	0	0.75
外用					
氟氢可的松(fludrocortisone)	—	16	12	75	4.0
氟氢松(fluocinolone acetonide)	—	40	17	强	4.0
倍氯米松(beclometasone)	—	200			

注：表内数字，仅作参考。

2. 分布　体内分布以肝脏居多，血浆次之。氢化可的松进入血液后约 90% 与血浆蛋白结合，其中 80% 与皮质激素结合球蛋白（corticosteroid-binding globulin, CBG；皮质激素运载蛋白 transcortin）结合，10% 与白蛋白结合，游离型约占 10%。人工合成品与 CBG 结合较少，故作用较强。CBG 在肝脏合成，雌激素对其有明显促进作用，因此在妊娠和雌激素治疗期间，游离型药物减少；肝、肾疾病时 CBG 合成减少，排出增多，游离型药物增多。

3. 消除　主要在肝脏代谢。可的松与泼尼松 C_{4-5} 之间的双键被还原，C_3 上酮基被羟基取代，羟基与硫酸或葡萄糖醛酸结合成酯，随尿排出。故肝、肾功能不全时，原形药物的血浆 $t_{1/2}$ 延长；C_{11} 上的氧需要在酶的作用下还原成羟基，生成氢化可的松和泼尼松龙才具有活性，因而严重肝功能不全患者应选用氢化可的松和泼尼松龙。

【药理作用】

1. 抗炎　对物理性、化学性、免疫性及病原生物性等多种因素所引起的炎症均有强大的、非特异性的全程性抑制作用。在炎症早期，能降低毛细血管的通透性，同时抑制白细胞浸润及吞噬反应、减少炎症因子的释放，因此减轻渗出、水肿，改善红、肿、热、痛等症状。在炎症后期，通过抑制毛细血管和成纤维细胞的增生及肉芽组织生成，防止粘连及瘢痕形成，减轻后遗症。但炎症反应是机体的一种防御性反应，在抑制炎症、减轻症状的同时，也可能导致感染扩散，延缓创口愈合。

2. 抑制免疫与抗过敏

（1）抑制免疫：多环节抑制免疫系统，与下述因素有关。①抑制吞噬细胞对抗原的吞噬和处理。②抑制淋巴细胞的 DNA、RNA 和蛋白质的生物合成，使淋巴细胞破坏、解体，也可使淋巴细胞移行至血管外组织，减少循环淋巴细胞数量。③诱导淋巴细胞凋亡。④干扰淋巴细胞在抗原作用下的分裂和增殖。⑤干扰补体参与的免疫反应。动物实验表明，糖皮质激素小剂量时主要抑制细胞免疫；大剂量时可干扰体液免疫，可能与抑制 B 细胞转化成浆细胞、减少抗体生成有关。

(2) 抗过敏：抑制抗原-抗体反应引起的肥大细胞脱颗粒，减少组胺、5-羟色胺、过敏性慢反应物质、缓激肽等过敏介质的释放，抑制变态反应所致的病理变化，减轻过敏症状。

3. 抗内毒素　对细菌外毒素没有任何作用，但能提高机体对细菌内毒素的耐受力，减轻细胞损伤，缓解毒性症状。对严重的感染中毒性高热，常具有迅速而良好的退热作用。可能与其能抑制体温中枢对致热原的反应，稳定溶酶体膜，减少内热原的释放有关。

4. 抗休克　大剂量广泛用于各种严重休克，尤其是感染中毒性休克的治疗。抗休克作用机制可能是：①抑制某些炎症因子的产生，减轻全身炎症反应损伤。②稳定溶酶体膜，减少心肌抑制因子的形成。③降低血管对某些缩血管物质的敏感性，使微循环血流动力学恢复正常。④扩张痉挛收缩的血管和兴奋心脏、加强心肌收缩力。⑤提高机体对细菌内毒素的耐受力。

5. 对物质代谢的影响

(1) 糖类：糖皮质激素能增加肝、肌糖原含量并升高血糖。机制是促进糖异生、减慢葡萄糖分解和减少机体组织对葡萄糖的利用。

(2) 蛋白质：能加速胸腺、肌肉、骨等组织的蛋白质分解代谢，增高尿中氮的排泄量，呈负氮平衡；大剂量使用还能抑制蛋白质合成。用药后可引起肌肉消瘦、骨质疏松、皮肤变薄、淋巴组织萎缩等。

(3) 脂肪：短期使用对脂肪代谢无明显影响。大剂量长期使用可增高血浆胆固醇含量，激活四肢皮下的脂酶，促使皮下脂肪分解并重新分布在面部、胸部、颈背部、腹部和臀部，形成向心性肥胖。

(4) 核酸：可通过影响敏感组织中的核酸代谢来实现对各种代谢的影响，又能促进肝细胞中其他多种 RNA 及某些酶蛋白的合成，进而影响物质代谢。

(5) 水和电解质：有一定盐皮质激素样作用，但较弱。此外，能增加肾小球滤过率、减少肾小管对水的重吸收，故有利尿作用。长期使用可能减少小肠对钙的吸收和促进肾脏对钙的排泄，导致骨质疏松。

6. 允许作用　不直接作用于某些组织细胞，但可给其他激素发挥作用创造有利条件，称为允许作用。例如，糖皮质激素本身对血管平滑肌没有收缩作用，但是只有在其存在的情况下，儿茶酚胺才能发挥对心血管的作用。

7. 其他作用

(1) 血液与造血系统：能刺激骨髓造血功能，使红细胞和血红蛋白含量增加。大剂量可使血小板增多、提高纤维蛋白原浓度；刺激骨髓中的中性粒细胞释放入血而使中性粒细胞数增多，但却降低其游走、吞噬、消化及糖酵解等功能。可减少血液中淋巴细胞、嗜酸性粒细胞和单核细胞的数量。

(2) 中枢神经系统：可提高中枢的兴奋性，出现欣快、激动、失眠等症状，偶可诱发精神失常；且能降低大脑的电兴奋阈，诱发癫痫，大剂量能致儿童惊厥。

(3) 消化系统：可增加胃酸及胃蛋白酶的分泌，增强食欲，促进消化。同时，由于对蛋白质代谢的影响，胃黏液分泌减少，上皮细胞更换率减低，使胃黏膜自我保护与修复能力削弱，故长期应用超生理量的糖皮质激素有可能诱发或加重溃疡。

【临床应用】

1. 肾上腺皮质功能不全症　主要用于急、慢性肾上腺皮质功能不全如原发性慢性肾上腺皮质功能减退症（艾迪生病）、脑垂体前叶功能减退及肾上腺次全切除术后作糖皮质激素的补充治疗。

2. 严重感染或炎症

(1) 严重急性感染：主要用于中毒性感染或同时伴有休克者，如中毒性菌痢、暴发型流行性脑膜炎及败血症等。在应用足量有效抗菌药物作对因治疗的同时,利用糖皮质激素增强机体抗应激能力、抑制炎症、减轻中毒反应等可用作辅助治疗,否则糖皮质激素的抗炎、抗免疫的负面作用会导致机体防御功能下降,可引起感染加重、扩散或继发感染。病毒性感染因目前缺乏有效的抗病毒药物,一般不用激素。

(2) 炎症及后遗症:对某些重要脏器或要害部位的炎症,为了避免组织粘连或瘢痕形成而影响功能,也可考虑早期应用糖皮质激素。如风湿性心瓣膜炎、损伤性关节炎、睾丸炎和烧伤后瘢痕挛缩等,早期应用糖皮质激素可减少炎性渗出,减轻愈合过程中纤维组织过度增生及粘连,防止后遗症的发生。对眼科疾病如虹膜炎、角膜炎、视网膜炎和视神经炎等非特异性炎症,应用后也可迅速消炎止痛、防止角膜混浊和瘢痕粘连的发生。

3. 自身免疫性疾病、变态反应性疾病和器官移植排斥反应

(1) 自身免疫性疾病:首选治疗多发性皮肌炎。严重风湿热、风湿性心肌炎,风湿性及类风湿关节炎、全身性红斑狼疮、硬皮病和肾病综合征等疾病,应用后可缓解症状。一般采用综合疗法,不宜单用,以免引起不良反应。

(2) 变态反应性疾病:治疗荨麻疹、血管神经性水肿、过敏性鼻炎、支气管哮喘和过敏性休克等。

(3) 器官移植排斥反应:可防治异体器官移植手术后所产生的免疫性排斥反应。

4. 休克 感染中毒性休克以足量有效的抗菌药物作对因治疗为前提方可使用,待微循环改善、脱离休克状态时停用。对过敏性休克为次选药,可与首选药肾上腺素合用。对低血容量性休克,在补液、补电解质或输血后效果不明显时可合用。

5. 血液病 可用于治疗儿童急性淋巴细胞性白血病,对急性非淋巴细胞性白血病的疗效较差。还可用于再生障碍性贫血、粒细胞减少症、血小板减少症和过敏性紫癜等的治疗。能改善症状,但停药后易复发。

6. 皮肤病 局部用药可治疗多种炎症性皮肤病,如湿疹、肛门瘙痒、接触性皮炎、银屑病等。急性皮肤病的发作和慢性疾病的加剧也可以配合全身给药。

【不良反应】

1. 长期大量应用时

(1) 医源性肾上腺皮质功能亢进:又称类肾上腺皮质功能亢进综合征,是由长期、大量使用引起脂质代谢和水盐代谢紊乱的结果。表现为满月脸、水牛背、皮肤变薄、多毛、水肿、低血钾、高血压、糖尿病等,即库欣综合征(Cushing's Syndrome, CS)(图 32-2)。

(2) 消化系统并发症:促进胃酸、胃蛋白酶的分泌并抑制胃黏液分泌、降低胃肠黏膜的屏障作用,加之抑制蛋白质合成,故可诱发或加剧胃、十二指肠溃疡,甚至造成消化道出血或穿孔。对少数患者可诱发胰腺炎或脂肪肝。

(3) 诱发或加重感染:无抗病原体作用,且可抑制正常免疫,长期应用可诱发或扩散感染。特别是在原有疾病已使抵抗力降低的患者更易发生,如白血病、再生障碍性贫血、肾病综合征等。

(4) 心血管系统并发症:长期应用,由于钠、水潴留和血脂升高可引起高血压和动脉粥样硬化。

(5) 骨质疏松,伤口愈合迟缓:糖皮质激素促进蛋白质分解、抑制其合成及增加钙、磷排泄,长期使用可致骨质疏松,且多见于儿童、绝经期妇女和老人,严重者可发生自发性骨折。此外,糖皮质激素可引起高脂血症,脂肪栓子阻塞软骨下的骨终末动脉,使血管栓塞造成股骨头无菌性缺血坏死。糖皮质激素抑制蛋白质合成,可使伤口愈合迟缓。

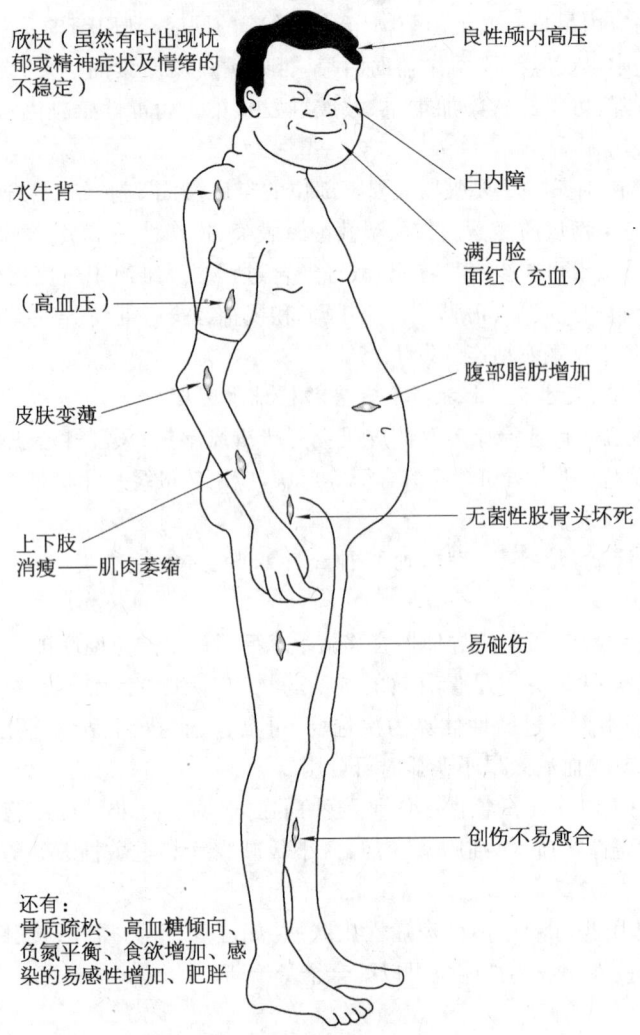

图 32-2　肾上腺皮质激素长期大量应用所致不良反应

(6) 影响生长发育：抑制生长激素分泌并抑制蛋白质合成，可造成儿童生长发育迟缓，偶可致畸胎。

(7) 神经精神异常：可诱发癫痫或精神病，儿童大量应用可致惊厥。

(8) 对眼的影响：全身或局部使用可致眼压升高，严重者可致青光眼，长期应用还可导致白内障和细菌性角膜炎。

2. 停药反应

(1) 医源性肾上腺皮质功能不全：长期大量应用尤其是连日给药，可负反馈抑制下丘脑-垂体-肾上腺皮质轴的调节，减少促皮质素(adrenocorticotropic hormones，ACTH)分泌，致使肾上腺皮质萎缩、功能减退。突然停药或减量过快，特别是当遇到感染、创伤、手术等严重应激情况时，因糖皮质激素合成与分泌不足，可引起肾上腺皮质功能不全或危象，表现为恶心、呕吐、乏力、低血压和休克等，需及时抢救。肾上腺皮质功能的恢复时间与剂量、用药时间长短和个体差异等有关，多数人需要数月，个别人需要1年或更长。

(2) 反跳现象和停药症状：指长期用药因减量太快或突然停药所致原发病复发或加重的现象。

此外,也可出现原有疾病所没有的症状,如发热、肌肉痛、关节痛等。

【用法与疗程】

1. 大剂量突击疗法　适用于感染中毒性休克。以前观点认为,在有效抗菌药物治疗下,可及早、短时间内突击使用大剂量糖皮质激素,24 h 内至少应予以相当于 1～2 g 氢化可的松的量或更多,用药 24～48 h,不超过 72 h。但 2011 年"糖皮质激素类药物临床应用指导原则(卫生部)"推荐:在治疗严重脓毒血症及脓毒血症休克时,氢化可的松的剂量不要超过每日 300 mg,疗程一般为 7 d。

2. 一般剂量长期疗法　多用于结缔组织病、肾病综合征、顽固性支气管哮喘、中心性视网膜炎、各种恶性淋巴瘤、淋巴细胞性白血病等。常用泼尼松口服,开始每日 10～30 mg 或相应剂量的其他糖皮质激素制剂,一日 3 次,获得临床疗效后,逐渐减量,每 3～5 d 减量 1 次,每次按 20% 左右递减,直到最小有效维持量,持续数月。

临床依据机体糖皮质激素分泌的昼夜节律性确定给药时间,以减少药物对肾上腺皮质功能的负反馈抑制。维持量有以下两种用法。①每日晨给药法:即每日早晨 7～8 点 1 次给药,宜用短效制剂,如可的松、氢化可的松等。②隔日晨给药法:即每隔 1 d 早晨 7～8 点给药,将 2 d 总药量 1 次顿服,宜用中效制剂,如泼尼松、泼尼松龙等。

3. 小剂量替代疗法　用于治疗肾上腺皮质功能不全症,一般用可的松每日 12.5～25 mg,或氢化可的松 10～20 mg。

第二节　盐皮质激素

盐皮质激素(mineralocorticoids)主要有醛固酮(aldosterone)和去氧皮质酮(desoxycortone)两种,对维持机体正常的水、电解质代谢起着重要作用。盐皮质激素主要作用于肾脏的远曲小管和集合管,促进 Na^+、Cl^- 的重吸收和 K^+、H^+ 的排出。去氧皮质酮潴钠作用只有醛固酮的 1%～3%,但远较氢化可的松强。主要治疗慢性肾上腺皮质功能减退症,临床上常与氢化可的松等药合用作为替代疗法。以纠正患者失钠、失水和钾潴留等,恢复水和电解质的平衡。长期使用可致水钠潴留、血压升高和低血钾。

第三节　促皮质素和皮质激素抑制药

一、促皮质素

促皮质素(ACTH)即促肾上腺皮质激素,由垂体前叶嗜碱性粒细胞合成分泌。其功能是促进肾上腺皮质合成和分泌糖皮质激素、维持肾上腺皮质正常的形态和功能。ACTH 缺乏将导致肾上腺皮质萎缩、分泌功能减退。一般在 ACTH 给药后 2 h,肾上腺皮质才开始分泌氢化可的松,难以应急。ACTH 已知的治疗作用完全可采用恰当剂量的糖皮质激素来实现,因此 ACTH 临床主要用于诊断脑垂体前叶-肾上腺皮质功能状态及检测长期使用糖皮质激素患者停药前后的皮质功能水平,以防止因停药而发生皮质功能不全。偶见变态反应。

二、皮质激素抑制药

皮质激素抑制药常用于代替外科的肾上腺皮质切除术,临床常用的有氨鲁米特和酮康唑等。

氨鲁米特(aminoglutethimide)抑制胆固醇转变成 20α 羟胆固醇,对氢化可的松和醛固酮的合成产生抑制作用。能有效减少肾上腺肿瘤和 ACTH 过度分泌时氢化可的松的增多。在外周组织中,通过阻断芳香化酶而抑制雌激素的生成,从而减少雌激素对乳腺癌的促进作用,起到抑制肿瘤生长的效果。

酮康唑(ketoconazole)抗真菌机制是阻断真菌类固醇的合成,高剂量时可抑制人体类固醇合成。目前,酮康唑主要用于治疗肾上腺皮质功能亢进(库欣综合征)和前列腺癌。

第四节 用药护理

【药物相互作用】

1. 糖皮质激素类 可加快水杨酸类的消除而降低其疗效,合用时可增加诱发消化性溃疡的风险;与苯巴比妥、苯妥英钠、利福平等肝药酶诱导剂合用,加快糖皮质激素代谢;拮抗口服降糖药和胰岛素的降血糖作用;可降低口服抗凝药作用;与环孢素 A 等免疫抑制药合用,免疫抑制作用协同。

2. 去氧皮质酮 减弱强心苷的强心作用。

3. 促皮质素 与中性及偏碱性注射液如氯化钾、氨茶碱、青霉素 G 钠、碳酸氢钠等禁忌配伍,以免发生混浊沉淀。

4. 氨鲁米特 口服降糖药、香豆素类抗凝药及地塞米松等可加速氨鲁米特代谢。

【禁忌证】

1. 糖皮质激素 严重精神病或癫痫、活动性消化性溃疡、骨折、新近胃肠吻合术、创伤修复期、角膜溃疡、肾上腺皮质功能亢进症、严重高血压、糖尿病、活动性肺结核、水痘、麻疹患者及孕妇禁用。

2. 氨鲁米特 孕妇、哺乳期妇女及儿童禁用。

3. 酮康唑 对药物过敏者和急、慢性肝病患者禁用。

【用药护理要点】

1. 给药操作注意事项

(1) 糖皮质激素:肌内注射时宜取臀部,且轮换部位给药,以防局部肌肉萎缩;不选三角肌,以防影响上肢功能。

(2) ACTH:口服被胃蛋白酶破坏而失效;只能注射应用。

2. 用药期间监护 此处仅介绍糖皮质激素类药物。

(1) 做好心理护理工作,指导正确饮食及用药。糖皮质激素多数适应证需要大量或长期用药,易发生不良反应,要求患者做好思想准备,严格按医嘱配合药物治疗。指导患者长期大量用药期间,采用低钠、低糖、高蛋白质的饮食,多食用富含维生素、钾的水果及蔬菜,可适当加服钙片和维生素 D,以预防不良反应的发生。

(2) 观察患者病情变化及药物反应,做好相关检测和检查。每日测血压、心率、体温、记录出入量、观察患者有无情绪变化等;定期测体重、尿糖、血常规、大便隐血,做眼科检查;每 1~2 周查血清钾、钠、钙;老年患者定期拍摄骨盆 X 线片。

(3) 当适应证和禁忌证并存时,因病情危急而使用者,一旦病情缓解,即应尽早停药或减量。用药期间,不能做免疫接种。

(4) 长期应用者不能减量太快或突然停药,最好采用隔日疗法给药;当维持量已缓慢减至正常生理需要量,如泼尼松每日 5.0~7.5 mg,经过长期观察,病情稳定者,可停药。

3. 不良反应处理

(1) 库欣综合征:停药后症状可自行消失;必要时可加用抗高血压药、抗糖尿病药等对症治疗。

(2) 停药反应:先恢复原有用药及剂量(甚至更多),待症状缓解后逐渐减量、缓慢停药。停药前可连用 ACTH 数日,以促进肾上腺皮质功能恢复,减少停药反应。

(3) ACTH 过敏:事先备好抗过敏药品。

综合思考题

1. 试述库欣综合征的症状表现及其发生机制。
2. 试比较地塞米松与阿司匹林的抗炎作用差异。
3. 处方合理性辨析:患者,女,40 岁。急性腹膜炎入院,伴面色和皮肤苍白,口唇轻度发绀,肢端湿冷,尿量减少。心率增快,血压偏低、脉压小。医嘱:氢化可的松 20 mg, q.d., p.o.

第三十三章

胰岛素及口服降血糖药

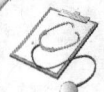

1. 掌握 胰岛素、磺酰脲类、α-葡萄糖苷酶抑制药、醛糖还原酶抑制药、双胍类、噻唑烷二酮类的药理作用、临床应用。

2. 熟悉 胰岛素、磺酰脲类、α-葡萄糖苷酶抑制药、醛糖还原酶抑制药、双胍类、噻唑烷二酮类的不良反应；胰岛素的用药护理要点。

3. 了解 氯茴苯酸类、其他类的药理作用与临床应用。

糖尿病(diabetes, DM)是由于胰岛素分泌绝对或相对不足(胰岛素分泌缺陷)，以及机体靶组织或靶器官对胰岛素敏感性降低(胰岛素作用缺陷)引起的以血糖水平升高，可伴有蛋白质、血脂异常等为特征的代谢性疾病。糖尿病血糖明显升高时可出现多尿、多饮、体重减轻，有时尚可伴多食及视物模糊等。糖尿病可危及生命的急性并发症为酮症酸中毒及非酮症性高渗综合征，久病可致微血管及神经病变，引起多种慢性并发症，已成为发达国家继心血管疾病和肿瘤之后的第三大非传染性疾病。根据目前对糖尿病病因的认识，将糖尿病分为四大类，即1型糖尿病、2型糖尿病、其他特殊类型糖尿病及妊娠糖尿病(GDM)。1型糖尿病及2型糖尿病均有遗传及环境因素参与，近年糖尿病患病率剧增主要是指2型糖尿病。糖尿病需综合防治，药物治疗应在饮食控制、运动锻炼及健康教育等基础上，应用降血糖药控制高血糖、纠正代谢紊乱及防止并发症。

第一节 胰 岛 素

胰岛素(insulin)是由胰腺胰岛β细胞分泌的一种蛋白质激素，由51个氨基酸残基排列成A、B两条肽链，中间以二硫键连接组成。药用品除由动物的胰腺中提得外，也有基因工程重组的人胰岛素用于临床，后者所占比例渐增。此外，人胰岛素亦可由人工半合成。胰岛素参与调节糖代谢，控制血糖平衡，可治疗糖尿病。胰岛素(普通胰岛素，正规胰岛素)作用快而短。为延长胰岛素的作用持续时间，可制成中效或长效制剂，即用碱性蛋白质与胰岛素结合，再加入微量锌使之稳定，这类制剂经皮下或肌内注射后，在注射部位发生沉淀，再缓慢释放、吸收。所有中、长效制剂均为混悬剂，不可静脉注射。常用胰岛素制剂见表33-1，此外，还有速效与中效或长效制剂按不同比例预混的制剂，以兼顾患者对基础和餐时胰岛素的需求。

表 33-1 常用胰岛素制剂及作用特点

分类	药物	皮下注射作用时间(h)		
		起效	高峰	持续
速效	门冬胰岛素(insulin aspart)	0.25	0.5～1	2～5
短效	普通胰岛素(regular insulin, RI)	0.5	2～4	6～8
中效	低精蛋白锌胰岛素(isophane insulin, NPH)	1.5	4～12	16～24
长效	精蛋白锌胰岛素(protamine zinc insulin, PAI)	3～4	14～24	24～36

【药动学】

胰岛素制剂易被消化酶破坏，口服无效，必须注射给药。皮下注射吸收快，作用持续时间较长，最常用。血浆蛋白结合率为1%～10%。血浆 $t_{1/2}$ 为5～15 min。主要在肝、肾脏灭活，在肝脏先将胰岛素分子中的二硫键还原，产生游离的A、B链，再经胰岛素酶作用水解为氨基酸，也可被肾胰岛素酶直接水解。严重肝、肾功能不良时灭活延缓，$t_{1/2}$ 延长。

【药理作用】

1. 糖代谢　加速全身组织(脑除外)对葡萄糖的摄取和利用，减少血糖的来源，降低血糖。
2. 脂肪代谢　抑制脂肪酶、肾上腺素、生长激素和高血糖素的脂肪分解作用，减慢脂肪分解；促进脂肪酸进入细胞，增加脂肪酸合成和三酰甘油形成，促进肝脏等的脂肪生成。
3. 蛋白质代谢　促进肌肉细胞对氨基酸的摄取，促进蛋白质合成中的转录和翻译，增进蛋白质合成；抑制蛋白质分解和肝脏的氨基酸氧化。
4. K^+ 转运　促进 K^+ 进入细胞，降低血钾。
5. 促进生长　促进蛋白质、脂肪及核酸等合成，促进生长。

【作用机制】

胰岛素与胰岛素受体结合而产生作用。胰岛素受体存在于机体所有组织，由2个α亚单位和2个β亚单位经二硫键连接组成。α亚单位完全裸露在细胞膜外，携带一个胰岛素结合部位。β亚单位是带有酪氨酸蛋白激酶(TPK)活性的跨膜蛋白。胰岛素与受体的α亚单位结合后激活β亚单位上的TPK，引起β亚基的自身磷酸化及对胰岛素受体底物(IRS)起作用，由此导致细胞内其他活性蛋白的一系列磷酸化，进而产生生物效应。

【临床应用】

1. 治疗糖尿病　胰岛素可治疗各型糖尿病，对1型糖尿病是唯一有效的药物。还用于以下各种情况：①口服降血糖药物未能控制的2型糖尿病；②发生各种急性或严重并发症(如酮症酸中毒、高渗性昏迷或乳酸酸中毒)的糖尿病；③合并重度感染、高热、妊娠、分娩及大手术等的糖尿病。
2. 纠正高血钾、细胞内缺钾　胰岛素、葡萄糖和 K^+ 一起进入细胞内，从而降低血钾、纠正细胞内缺钾。

【不良反应】

1. 低血糖反应　是最常见和严重的不良反应，多见于胰岛素剂量过大、未按时进餐及肝、肾功能不全的患者。当发生低血糖时，应及时进食易消化食物或饮料，以补充葡萄糖。
2. 皮下脂肪营养不良　注射部位出现皮肤红肿、发热、发痒、皮下有硬结、皮下脂肪萎缩或皮下脂肪纤维化增生。
3. 变态反应　有些患者使用后可出现注射部位红、肿、痒等局部变态反应，还能引发全身变态反应，如出汗、淋巴水肿、呼吸困难、心悸、血压降低等。注射前后的物理变化也可能使胰岛素引发免疫反应。

4. 耐受性　急性耐受常因机体处于应激状态所致,慢性耐受原因有多种。
5. 其他　胰岛素水肿,数日内可自行吸收;体重增加,尤以老年 2 型糖尿病患者多见。

第二节　口服降血糖药

口服降血糖药(oral hypoglycemic drugs)由于使用方便,成为治疗 2 型糖尿病的主要药物。常用的有促胰岛素分泌药(包括磺酰脲类、氯茴苯酸类)、双胍类、α-葡萄糖苷酶抑制药、胰岛素增敏药等。

一、促胰岛素分泌药

(一) 磺酰脲类

磺酰脲类(sulfonylureas)具有苯磺酰脲结构。同类药物的作用及毒性相似,但作用强度、起效和持续时间不同。第一代包括甲苯磺丁脲(tolbutamide;D_{860})和氯磺丙脲(chloropropamide),后者因不良反应大已不用;第二代主要包括格列本脲(glibenclamide;优降糖)、格列吡嗪(glipizide;美吡达)、格列齐特(glicazide;达美康)、格列波脲(glibornuride)和格列喹酮(gliquidone)、格列美脲(glimepiride)等。第二代磺酰脲类效价高,但其效能与第一代相似,而副作用较少发生。常用磺酰脲类药物比较见表 33-2。

表 33-2　常用磺酰脲类药物

药物	规格(mg/片)	每日用量(mg)	每日给药次数	半衰期(h)	作用持续时间(h)
甲苯磺丁脲	500	1 500	2～3	3～8	6～8
格列本脲	2.5	2.5～10	1～3	10	16～24
格列齐特	40,80	80～160	1～3	10～12	12～24
格列喹酮	30	60～120	1～3	1～2	8～10
格列美脲	1,2,3	1～6	1	5～9	24
格列吡嗪	2.5,5	5～20	1～3	1～2	7～24

【药动学】

口服易吸收,与血浆蛋白结合率高,多数药物经肝脏代谢,并迅速随尿排出。老人或肾脏疾病患者作用增强。磺酰脲类可通过胎盘,刺激胎儿胰岛 β 细胞释放胰岛素,引起出生时发生严重的低血糖。

【药理作用】

1. 降血糖　对正常人及胰腺功能尚存的糖尿病患者均有降血糖作用,但对严重糖尿病患者、胰腺功能完全丧失或完全切除胰腺的患者无效。
2. 抗利尿　氯磺丙脲通过促进抗利尿激素的分泌并增强其作用,但不降低肾小球滤过率。
3. 影响凝血功能　这是第二代磺酰脲类的特点,能使血小板黏附力减弱,刺激纤溶酶原的合成。

【临床应用】

治疗饮食和运动不能控制血糖的 2 型糖尿病。亦用于对胰岛素有耐受性的患者,可减少胰岛素用量。氯磺丙脲可治疗尿崩症。

【不良反应】

不良反应少见,第二代磺酰脲类较第一代安全,不良反应发生率低。

1. 胃肠道反应　上腹部不适、恶心、呕吐、腹痛、腹泻等胃肠道反应,减量后反应可减轻。也有报道显示能刺激食欲,增加体重。偶见肝损伤及胆汁淤积性黄疸。

2. 低血糖反应　虽不多见,但应警惕。格列本脲较明显,格列美脲、甲苯磺丁脲少见。

3. 其他　少数患者可出现粒细胞减少症、溶血性贫血、过敏性皮疹等。

(二) 氯茴苯酸类

本类药物原称钾通道阻滞药,可分为苯甲酸衍生物和苯丙氨酸衍生物,前者通过阻滞胰岛 β 细胞膜上的 ATP 依赖性钾通道,使 β 细胞去极化,促使 Ca^{2+} 内流,从而刺激胰岛 β 细胞释放胰岛素;后者则直接作用于胰岛 β 细胞,刺激胰岛素分泌。本类药物为速效和短效促胰岛素分泌剂,优先刺激胰岛素的早期分泌,降低餐后高糖血症,应在进餐前 0~30 min 内服用,不进餐不用药,以免发生低血糖反应。

瑞 格 列 奈

瑞格列奈(repaglinide)为苯甲酸衍生物,化学结构不属于磺酰脲类,但作用与磺酰脲类相似。口服吸收迅速,1 h 内达血药浓度高峰,$t_{1/2}$ 约为 1 h。这种特点允许多次餐前用药,而不像磺酰脲类一日用 1~2 次。肝、肾功能不全患者慎用。临床治疗 2 型糖尿病。主要不良反应为低血糖。

那 格 列 奈

那格列奈(nateglinide)为 D-苯丙氨酸的衍生物,作用方式类似于瑞格列奈。作用迅速而短暂。餐前 1~10 min 用药,控制 2 型糖尿病患者餐后高血糖。

二、双胍类

临床应用的主要有二甲双胍(metfomin)和苯乙双胍(phenformin)。

【药理作用及临床应用】

能明显降低糖尿病患者的血糖,但不降正常人血糖。治疗肥胖或超重的 2 型糖尿病或饮食控制无效的患者。可单用也可与磺酰脲类或胰岛素合用。

二甲双胍还能降低血浆 LDL 和 VLDL,可能延缓糖尿病患者血管并发症的发生。

【不良反应】

可有食欲下降、口苦、恶心、呕吐、腹泻、金属味等。由于本类药物可增加糖的无氧酵解,使乳酸产生增多,可出现罕见但严重的酮尿或乳酸症。二甲双胍的作用较弱,一般不引起乳酸血症,应用较多。久用可干扰维生素 B_{12} 的吸收,产生巨幼红细胞性贫血。

三、α-葡萄糖苷酶抑制药

这类新型口服降血糖药被称为第三代口服降血糖药,临床应用的有阿卡波糖(acarbose)及伏格列波糖(voglibose)等。降糖机制是抑制小肠黏膜上皮细胞表面的 α-葡萄糖苷酶,从而延缓碳水化合物的吸收,降低正常和糖尿病患者餐后高血糖。但饮食中应有一定量糖类时该药才能发挥作用。口服吸收很少。本类药物不刺激胰岛素分泌;故不导致低血糖。临床上主要治疗轻、中度 2 型糖尿病,可单用于老年患者或餐后明显高血糖患者。通常与其他口服降血糖药或胰岛素合用。主要副作用为胃肠道反应。

四、胰岛素增敏药

本类药物多为噻唑烷二酮的衍生物,是过氧化物酶增殖体受体 γ(PPARγ)的激动药,常用药物包括罗格列酮(rosiglitazone)和吡格列酮(pioglitazone)等。本类药物与 PPARγ 结合,激活调节糖和脂肪代谢的胰岛素反应基因,其作用的发挥需要胰岛素存在。临床上主要治疗 2 型糖尿病。不良反应有贫血、体重增加、水肿、血容量增多等。肾功能不全患者可以应用。应用时常规检测肝功能。

第三节 用药护理

【药物相互作用】

1. 胰岛素 与各类口服降血糖药联用,降血糖作用协同。抗凝血药、水杨酸类、磺胺类等可与胰岛素竞争血浆蛋白,增强胰岛素作用。单胺氧化酶抑制药、蛋白同化激素增强胰岛素降血糖作用。氢氯噻嗪、肾上腺素、糖皮质激素、生长激素、胰高糖素及甲状腺激素等均能升高血糖,拮抗胰岛素降血糖作用。β受体阻滞药能阻断胰岛素低血糖时的代偿性升血糖反应,且可掩盖心率加快等早期低血糖症状。

2. 磺酰脲类 水杨酸类、磺胺类、香豆素类、乙醇、单胺氧化酶抑制药、氯霉素、氟康唑、甲氨蝶呤等,与磺酰脲类合用可产生严重的低血糖,可能与竞争代谢酶或血浆蛋白结合有关。噻嗪类和高效利尿药、糖皮质激素可降低磺酰脲类药物作用。

【禁忌证】

1. 磺酰脲类 禁用于 1 型糖尿病,肝、肾功能不全,白细胞减少症,对磺酰脲类过敏者及孕妇。

2. 双胍类 禁用于慢性心、肝、肾疾病的患者及孕妇。

【用药护理要点】

1. 给药操作注意事项

(1)胰岛素:①给药时间。餐前给药,相距用餐时间视具体制剂而定。②给药操作。皮下注射时有计划地更换注射部位,尽量减少组织损伤和肿胀。腹部吸收最快,其次分别为上臂、大腿和臀部。如在同一区域注射,必须与上一次注射部位相距 1 cm 以上选择无硬结的部位。使用胰岛素泵时应定期更换导管和注射部位,以避免感染及针头堵塞。使用胰岛素笔时要注意笔与笔芯相互匹配,每次注射前确认笔内是否有足够的剂量,药液是否变质;还要在每次使用前更换针头,注射后将针头丢弃。

(2)磺酰脲类:早餐前 30 min 口服。

(3)双胍类:餐时或餐后口服。

(4)α-葡萄糖苷酶抑制药:餐时服用。

2. 用药期间监护

(1)劝导患者戒烟,以减少胰岛素用量。鼓励患者加强饮食控制、适当运动,以控制体重和增加胰岛素的敏感性,有利血糖控制。

(2)日常监测血糖、尿糖,定期监测肝功能、肾功能、视力、眼底视网膜血管、血压和心电图等,以了解糖尿病病情及其并发症情况。

(3)指导胰岛素制剂保管及皮下注射给药方法。

(4)为防止低血糖反应,应教会患者熟知反应症状,并告知进食或饮用糖水预防。应注意低血糖昏迷、酮症酸中毒性昏迷和非酮症酸中毒性昏迷区别。

3. 不良反应处理

（1）低血糖反应：急救措施可用及时进食或饮用糖水，严重时应立即静脉注射50%葡萄糖溶液。α-葡萄糖苷酶抑制药所致的低血糖则进食淀粉类食物无效；磺酰脲类所致的低血糖反应持久，可维持数日，需反复注射葡萄糖解救。

（2）胰岛素过敏：采用脱敏治疗，对约50%过敏患者有效；还可应用抗组胺药，或换用抗原性小的胰岛素制剂。

综合思考题

1. 为什么胰岛素皮下注射时要有规律地更换注射部位？
2. 胰岛素与各类口服降血糖药治疗糖尿病时各需哪些用药指征？
3. 病例分析：患者，女，52岁，入院就诊。经查：空腹血糖 8.8 mmol/L，餐后血糖 11.8 mmol/L，酮体等指标正常。诊断：2型糖尿病早期。请根据患者病情制定一个合理的药物治疗方案，并列出用药护理要点。

第三十四章

甲状腺激素及抗甲状腺药

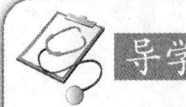

1. **掌握** 硫脲类、碘和碘化物的药理作用、临床应用、不良反应与用药护理。
2. **熟悉** 甲状腺激素的生物合成、分泌调节、药理作用、临床应用、不良反应和药品护理。
3. **了解** 放射性碘、β受体阻滞药的药理作用与临床应用。

第一节 甲状腺激素

甲状腺激素(thyroid hormones)为碘化酪氨酸的衍化物,包括甲状腺素(thyroxine;四碘甲腺原氨酸,tetraiodothyronine,T_4)和三碘甲腺原氨酸(triiodothyronine,T_3),由甲状腺合成、分泌。T_3、T_4生理作用相同,生物活性T_3比T_4高。临床所用制剂均是人工合成品。

【甲状腺激素的合成、贮存、分泌与调节】

T_3、T_4在体内的合成与贮存是在甲状腺球蛋白(TG)上进行的:①血液中的碘化物被甲状腺腺泡细胞靠碘泵主动摄取。②摄入甲状腺腺泡内的碘化物在过氧化物酶的作用下被氧化成活性碘(I^0)或氧化碘中间产物(I^-)。活性碘与TG上的酪氨酸残基结合,生成一碘酪氨酸(MIT)和二碘酪氨酸(DIT)。③在过氧化物酶作用下,1分子MIT和1分子DIT缩合生成T_3,2分子DIT缩合成T_4。合成的T_3、T_4贮存于腺泡腔内的胶质中。④在蛋白水解酶作用下,TG分解并释放T_3、T_4入血(图34-1)。

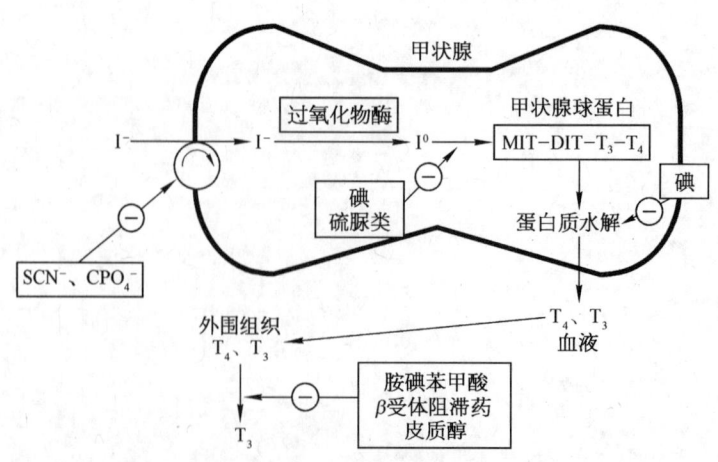

图34-1 甲状腺激素的生物合成

垂体分泌的促甲状腺激素(TSH)促进甲状腺激素合成和分泌,而 TSH 的分泌又受下丘脑分泌的促甲状腺激素释放激素(TRH)的调节。应激状态、环境温度改变和某些疾病都通过 TRH 影响甲状腺功能(图 34-2)。

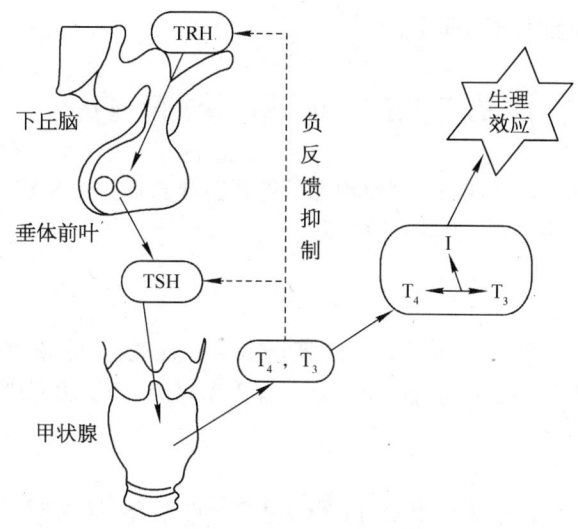

图 34-2 甲状腺激素的分泌调节

【体内过程】

口服易吸收,严重的黏液性水肿时口服吸收不良,需肠外给药。与血浆蛋白结合率高达 99% 以上,游离型 T_3 和 T_4 分别约占血浆总量的 0.4% 和 0.04%,甲状腺激素可透过胎盘和进入乳汁。在外周组织中 T_4 可通过脱碘转化为 T_3。$t_{1/2}$ 较长,T_3 为 2 d,T_4 为 5 d,主要在肝、肾线粒体内脱碘,并与葡萄糖醛酸或硫酸结合而经肾脏排泄。T_3 作用强、快、短,而 T_4 则弱、慢、久。

【药理作用】

1. 维持正常生长发育　促进蛋白质合成及骨骼与中枢神经系统的生长发育。先天性甲状腺功能不全或缺碘时,躯体与智力发育均受影响,可致呆小病(克汀病);成人甲状腺功能不全时,则可引起黏液性水肿。

2. 促进机体的新陈代谢　促进物质氧化,增加耗氧量,提高基础代谢率(BMR),加快糖、蛋白质、脂肪的代谢,增加产热。因此,甲状腺功能亢进时患者有怕热、多汗等症状,甲状腺功能低下时则畏寒怕冷。

3. 提高交感-肾上腺系统的敏感性　增强心脏对儿茶酚胺类物质的反应性,在甲状腺功能亢进时可出现急躁易怒、失眠不安、心率加快等症状。

【临床应用】

主要用于甲状腺功能低下的替代疗法。

1. 呆小病　甲状腺功能减退始于胎儿或新生儿,尽早诊治,以免躯体与智力发育受阻。需终身替代治疗。

2. 黏液性水肿　用甲状腺片治疗,从小剂量开始,渐增至足量,2~3 周后如 BMR 恢复正常,可渐减量为维持量。

3. 单纯性甲状腺肿　缺碘所致者应补碘;原因未明者可给予适量甲状腺激素,以补充内源性激素的不足,并可抑制 TSH 过多分泌,以缓解甲状腺组织代偿性增生肥大。

4. T_3抑制试验　为摄碘率高的患者做甲状腺疾病鉴别诊断。

【不良反应】

过量可引起甲状腺功能亢进的临床表现,如心悸、多汗、失眠、手震颤、体重减轻等,重者可出现腹泻、呕吐、发热、脉搏快而无规则等。

第二节　抗甲状腺药

抗甲状腺药是治疗甲状腺功能亢进症(甲亢),能暂时或长期控制其症状的药物。常用的有硫脲类,碘及碘化物,放射性碘及 β 受体阻滞药等。

一、硫脲类

硫脲类(thioureas)是常用抗甲状腺药,分为:①硫氧嘧啶类,如甲基硫氧嘧啶(methylthiouracil)、丙基硫氧嘧啶(propylthiouracil);②咪唑类,如甲巯咪唑(thiamazole;他巴唑)、卡比马唑(carbimazole;甲亢平)。

【药动学】

硫氧嘧啶类口服易吸收,生物利用度为 80%,血浆蛋白结合率约 75%。硫脲类分布于全身各组织,以甲状腺浓度较高,能通过胎盘,易进入乳汁。主要经肝脏代谢灭活,随尿排泄。

丙基硫氧嘧啶口服后 20~30 min 起效,2 h 血药浓度达峰值,$t_{1/2}$ 约为 2 h。甲巯咪唑作用缓慢而持久,$t_{1/2}$ 为 4~9 h,在甲状腺组织中可维持有效浓度达 16~24 h,卡比马唑在体内转化成甲巯咪唑后才能生效,作用缓慢,不宜治疗甲状腺危象。

【药理作用】

抑制过氧化酶,阻止 I^- 被氧化成活性碘,进而阻止酪氨酸的碘化及碘化酪氨酸的缩合,抑制 T_3、T_4 的合成。起效缓慢,但维持持久。

【临床应用】

1. 甲状腺功能亢进症　适用于轻症和不宜手术或放射性碘治疗的甲亢患者内科治疗,如儿童、青少年及术后复发而不适宜放射性碘治疗者。

2. 甲状腺功能亢进症手术前准备　对需做甲状腺次全切除手术的患者,术前给予硫脲类,使甲状腺功能恢复或接近正常,可减少麻醉和术后并发症,防止术后发生甲状腺危象。术前 2 周,同时合用大剂量碘,可使腺体萎缩、变硬,减少手术中出血。

3. 甲状腺危象　甲亢患者因精神刺激、感染、手术、外伤等诱因,致使甲状腺激素突然大量释放入血,引发高热、心力衰竭、肺水肿、电解质紊乱等症状而危及生命,称甲状腺危象。大剂量硫脲类如丙基硫氧嘧啶可辅助治疗甲状腺危象。

【不良反应】

1. 变态反应　常见有药物热、皮疹、荨麻疹等,停药可自行恢复。

2. 消化道反应　表现为厌食、呕吐、腹痛、腹泻等。

3. 粒细胞减少症　为最严重的不良反应,发生率为 0.3%~0.6%,老年人较易发生,及时停药可以逆转。

二、碘及碘化物

碘(iodine)是人体必需的微量元素之一,正常人每日需碘 100~200 μg。常用碘及碘化物制剂包括复方碘口服液(liguor iodine Co)又称卢戈液(含碘5%、碘化钾10%),碘化钾(potassium iodide)、碘化钠(sodium iodide)。

【药理作用】

碘及碘化物的作用因剂量不同而不同。小剂量碘作为原料,促进甲状腺激素合成。大剂量碘(每日>6 mg)主要是阻止甲状腺激素的释放和甲状腺球蛋白的水解,还通过抑制过氧化酶阻止碘化酪氨酸和甲状腺激素的合成。作用快而强,1~2 d显效,2周时达最大效应,腺体血管减少、体积变小、变硬。继续用药,反而使碘的摄取被抑制、胞内I^-浓度下降,失去抑制激素合成的效应,甲亢又可复发,故碘剂不能单独用于甲亢的内科治疗。

【临床应用】

1. 单纯性甲状腺肿 用小剂量碘。在食盐中加碘化钾或碘化钠可有效预防。
2. 甲状腺功能亢进症手术前准备 先用硫脲类控制症状,再在术前2周加用大剂量碘,使腺体缩小、变硬,以纠正硫脲类所致的甲状腺组织增生、变软和充血,利于进行手术。
3. 甲状腺危象 用大剂量碘,同时联用硫脲类和其他综合措施。

【不良反应】

少数人发生过敏,可在给药后立即发生,停药后即可消退,必要时给予抗过敏治疗。较长期应用可引起慢性碘中毒,表现为喉部烧灼感、唾液分泌增多、鼻炎、眼炎等。久用可诱发甲状腺功能亢进症。

三、放射性碘

放射性碘(radioiodine)临床用^{131}I。^{131}I的$t_{1/2}$为8.1 d,56 d内其放射性消除99%以上。^{131}I被甲状腺摄取后,在腺泡中释放β射线(99%)和γ射线(1%),β射线射程约2 mm,对甲状腺细胞有细胞毒性作用,而对周围组织基本无损伤。因此其作用类似于手术切除部分甲状腺,可治疗不适合手术、手术后复发及硫脲类无效或过敏的甲状腺功能亢进症患者。此外,^{131}I产生的γ射线,可在体外测量,因此,^{131}I可用于检查甲状腺摄碘功能。^{131}I剂量较难掌握,易用量过大而致甲状腺功能低下。

四、β受体阻滞药

β受体阻滞药通过阻断β受体,抑制甲亢所致交感过度兴奋而产生的症状和减少甲状腺激素分泌。此外,尚能抑制$5'$-脱碘酶,减少T_4转化成T_3。常用的药物有普萘洛尔、阿普洛尔、阿替洛尔和美托洛尔等,用于控制甲状腺功能亢进症的辅助治疗或甲状腺部分切除手术前准备。

第三节 用 药 护 理

【药物相互作用】

1. 甲状腺激素类 竞争性结合血浆蛋白,可提高苯妥英钠、乙酰水杨酸、香豆素类及口服降血糖药的血药浓度,加重不良反应。
2. 硫脲类 能增强口服抗凝药的抗凝作用。磺胺类、磺酰脲类、巴比妥类、酚妥拉明、维生素B_{12}等都有抑制甲状腺功能和引起甲状腺肿大的作用,故合用时需注意协同作用。

【禁忌证】

1. 甲状腺激素类 糖尿病、冠心病、快速型心律失常等患者禁用,老年人、孕妇和哺乳期妇女慎用。

2. **硫脲类** 孕妇和哺乳期妇女禁用或慎用。

3. **碘及碘化物** 对碘过敏者禁用,孕妇和哺乳期妇女禁用或慎用。

【用药护理要点】

1. **给药操作注意事项** 硫脲类初始用药剂量大,甲状腺功能恢复正常后,减至维持量。

2. **用药期间监护**

(1) 用甲状腺激素做替代治疗,应向患者解释终身坚持服药的必要性。儿童服用期间,要注意观察体格生长和智力发育情况。嘱咐患者不能因症状消失而自行减量或停药。

(2) 使用放射性碘用药前后1个月内避免使用含碘药物和食物。

(3) 治疗甲状腺功能亢进症用药期间要特别注意检查体温、脉搏、血压、心率及心律,检测血浆 TSH、T_3、T_4 水平,异常变化者及时查明原因并作处理。

(4) 长期使用硫脲类,需定期复查血象。

3. **不良反应处理**

(1) 放射性碘所致的甲状腺功能低下,可补充甲状腺激素纠正。

(2) 碘及碘化物所致的过敏,出现后及时停药,严重者用糖皮质激素抗过敏。

(3) 硫脲类所致的粒细胞缺乏症,在外周血白细胞 $<3\times10^9/L$ 或中性粒细胞 $<1.5\times10^9/L$ 时应停药,并给予升高白细胞药。

综合思考题

1. 不同剂量的碘剂各有何作用与应用?
2. 为何甲亢术前准备先用硫脲类,术前2周加用大剂量碘剂?

第三十五章
性激素类药及避孕药

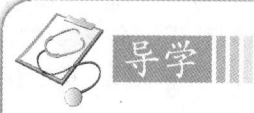

1. **熟悉** 雌激素和孕激素的药理作用、临床应用及用药护理要点。
2. **了解** 性激素的分泌与调节和雄激素的药理作用及临床应用;避孕药分类及使用方法。

性激素(sex hormone)是由性腺分泌的一类甾体激素,包括雌激素、孕激素和雄激素。临床多用人工合成品。

性激素的分泌受下丘脑-垂体前叶的调控。下丘脑分泌促性腺素释放激素(GnRH)、促进垂体前叶释放卵泡刺激素(FSH)和黄体生成素(LH)。FSH能刺激卵巢中的卵泡发育与成熟,并使之分泌雌激素。LH促进卵巢黄体生成,使其分泌孕激素;对男性则刺激睾丸中精子的生成,也可促进睾丸间质细胞分泌雄激素,故又称为间质细胞刺激素。性激素对垂体前叶和下丘脑都有负反馈调节作用。女用避孕药的作用机制与这种负反馈作用有关。

目前常用的避孕药(contraceptive)大多为女用避孕药,多为雌激素和孕激素的复方制剂,通过抑制排卵、改变子宫颈黏液性质、抗着床、改变输卵管功能等作用而发挥避孕效果,用于计划生育。

第一节 雌激素类及雌激素类拮抗药

一、雌激素类

雌激素类(estrogens)主要有雌二醇(estradiol)、雌三醇(estriol)、炔雌醇(ethinylestradiol)、炔雌醚(quinestrol)等,合成的非甾体化合物如己烯雌酚(diethylstibestrol)也有雌激素的活性。大多数雌激素易从皮肤和黏膜吸收,故可制成贴片经皮给药。也可制成霜剂或栓剂用于阴道发挥局部治疗作用。

雌激素具有促进女性性征及性器官发育,抑制排卵和泌乳,促进水钠潴留和骨钙沉积,拮抗雄激素等作用。除用于避孕,可治疗绝经期综合征、卵巢功能不全与闭经、功能性子宫出血、乳房胀痛及回乳、乳腺癌、前列腺癌。

不良反应常见厌食、恶心、呕吐及头昏等。长期大量应用,可引起子宫内膜过度增生,引起子宫出血,故患有子宫内膜炎者慎用。雌激素可增加子宫癌的发生率,绝经期妇女应用雌激素,可使子宫癌发生率增加5~7倍,且与所用剂量和时间有关,故在治疗更年期综合征时,应使用最低有效量,并尽量缩短疗程。长期大量使用,可致水钠潴留,引起高血压、水肿及加重心力衰竭。

【拓展】 植物雌激素

植物雌激素(phytoestrogen)是具有雌激素样生物活性的植物化合物,主要存在于豆科植物(大豆异黄酮)、葛根、阿麻籽、谷物、水果和蔬菜中。其分子结构与哺乳动物雌激素相似,但其本身不是激素。从食物中获得的植物雌激素可与人体内甾体雌激素受体以低亲和度结合而发挥弱的雌激素样效应,直接参与机体的内分泌调节,对激素相关疾病有广泛作用。

二、雌激素类拮抗药

本类药物能与雌激素受体结合,发挥竞争性拮抗雌激素的作用,其显著特点是对生殖系统表现为雌激素拮抗作用,而对骨骼系统和心血管系统则发挥拟雌激素的作用,具有雌激素替代治疗的重要意义。主要药物有氯米芬(clomiphene;克罗米酚)、他莫昔芬(tamoxifen;三苯氧胺)、雷洛昔芬(raloxifene)等。

氯米芬与己烯雌酚结构相似。既有较弱的雌激素作用又有中等强度的抗雌激素作用。可在下丘脑竞争雌激素与受体的结合,阻止正常的负反馈调节,促进 GnRH 和垂体前叶促性腺激素分泌,刺激卵巢使之增大,分泌雌激素,诱发排卵。可治疗不孕、闭经和功能性子宫出血等,也可治疗乳房纤维束性疾病和晚期乳腺癌。

他莫昔芬为雌二醇竞争性拮抗剂,能与乳腺癌细胞的雌激素受体结合,不刺激转录或作用极微弱,抑制依赖雌激素才能持续生长的肿瘤细胞。多用于绝经期后呈进行性发展的乳腺癌的治疗。他莫昔芬对血浆脂质代谢、子宫内膜和骨的作用则仍是拟雌激素性质,不呈拮抗作用。

雷洛昔芬为选择性雌激素受体调制剂,主要用于抗骨质疏松。

第二节 孕激素类药

孕激素(progestogen)主要由卵巢黄体分泌,妊娠 3~4 个月后黄体萎缩转由胎盘分泌,直至分娩。在近期排卵的卵巢和肾上腺皮质中也有一定量的孕激素产生。体内含量极少,临床多用其人工合成品,主要有黄体酮(progesterone)、甲地孕酮(megestrol)、氯地孕酮(chlormadinone)、炔诺酮(norethisterone)、炔诺孕酮(norgestrel)、醋炔诺酮(norethisterone acetate)和双醋炔诺醇(ethynodiol diacetate)等。

孕激素具有助孕、安胎、轻度升温等作用。大剂量孕激素则能反馈抑制垂体分泌激素,抑制排卵。主要用于激素替代治疗,如功能性子宫出血、先兆性及习惯性流产;大剂量孕激素治疗子宫内膜腺癌、前列腺肥大和前列腺癌;雌、孕激素联用,用于避孕及治疗痛经和子宫内膜异位症等。

不良反应较少,偶见恶心、呕吐及头痛或乳房胀痛。大剂量使用可致肝功能障碍。19-去甲基睾酮类有雄激素作用可使女性胎儿男性化,不宜使用。大剂量黄体酮可引起胎儿生殖器畸形。

第三节 雄激素类和蛋白同化激素类药

一、雄激素类

天然雄激素(androgens)为睾酮(testosterone,T),临床应用的系人工合成的睾酮及其衍生物如甲睾酮(methyltestosterone)、丙酸睾酮(testosterone propionate)及十一酸睾酮(testosterone undecanoate)等。

雄激素促进男性性征及性器官发育、刺激骨髓造血、增强免疫、抗雌激素及蛋白同化等作用。治疗睾丸功能不全、功能性子宫出血、晚期乳腺癌及卵巢癌、贫血等。久用女性患者可致痤疮、多毛、声音变粗、乳腺退化、性欲改变等男性化现象。可使男性性欲亢进，但久用可致睾丸萎缩，精子生成受抑。易引起黄疸，应用中若发现黄疸或肝功能异常，则应停药。

二、蛋白同化激素类药

本类药物可以增加蛋白质合成，促进肌肉发育，增加食欲，带来舒适感。主要用于蛋白质吸收和合成不足，或分解亢进、损失过多的慢性衰弱和消耗性疾病患者，如营养不良、贫血、再生障碍性贫血、严重烧伤、肿瘤化疗期、手术后恢复期、骨折不易愈合、老年性骨质疏松、慢性胆道阻塞性瘙痒等。同化激素(anabolic hormone)主要有苯丙酸诺龙(nandrolone phenylpropionate)、司坦唑醇(stanozolol；康力龙)、达那唑(danazol；安宫唑、炔睾醇)等。

达 那 唑

达那唑为弱雄激素，兼有蛋白同化作用和抗雌激素作用。作用于下丘脑-垂体-卵巢轴，能抑制促性腺激素的分泌和释放，并作用于卵巢而影响性激素的合成，使体内雌激素水平下降，抑制子宫内膜及异位子宫内膜组织生长，使其失活萎缩。临床上主要治疗子宫内膜异位症；治疗纤维性乳腺病，可使结节消失，减轻疼痛和触痛。长期使用可发生月经失调或闭经。

第四节 避 孕 药

避孕药是一类能阻碍受孕和中止妊娠的药物。避孕药的特点有：①应用广；②服药时间长；③安全度高；④疗效高。现在所用女用避孕药最主要的是化学结构上属于甾体类的雌激素和孕激素。

一、主要抑制排卵的避孕药

本类药物均有不同类型的雌激素和孕激素组成，常用的药物有复方炔诺酮、复方甲地孕酮和口服避孕片0号、1号、2号，以及复方己酸孕酮注射液等。

【药理作用与作用机制】

本类药物利用性激素分泌调节的负反馈作用，抑制下丘脑分泌 GnRH，使 FSH 和 LH 分泌减少，卵泡不能发育和成熟，抑制排卵。此外，还可干扰生殖过程的其他环节，如抑制子宫内膜的正常增殖，使其萎缩退化，不利于孕卵着床，改变受精卵在输卵管中的运行速度，阻碍受精卵适时地到达子宫；还可以使宫颈的黏液变黏、量少，从而阻止精子进入宫腔。

【临床应用】

1. 短效口服避孕药　如口服避孕片0号，从月经周期第5日起，每晚服用1片，连服22 d，不能间断。一般停药后2~4 d就可以发生撤退性出血，形成人工月经。

2. 长效口服避孕药　是以长效雌激素类药炔雌醚与孕激素类药18-甲基炔诺酮或氯地孕酮配伍组成的复方片剂。服法是从月经来潮当日算起，第5日服1片，最初两次间隔20 d，以后每月服1次，每次服1片。

3. 长效注射避孕药　有复方己酸孕酮注射液(避孕针1号)和复方甲地孕酮注射液等。首次于月经周期第5日深部肌注2支，以后每隔28 d或于每次月经周期第11~12日注射1次。

4. 埋植剂　以己内酯小管(约 φ2 mm×30 mm)装入炔诺孕酮 70 mg,形成棒状物,植入臂内侧或左肩胛部皮下。

5. 多相片剂　为使服用者的激素水平近似月经水平,并减少月经期间出血的发生率,可将避孕药制成多相片,如炔诺酮双相片、三相片。

【不良反应】

1. 类早孕反应　少数妇女在用药初期可出现轻微的类早孕反应,如恶心、呕吐及择食等。一般坚持用药 2~3 个月后减轻或消失。

2. 子宫不规则性出血　常见于用药后最初几个周期,可加服炔雌醇。

3. 闭经　有 1%~2% 服药妇女发生闭经,有不正常月经史者较易出现。

4. 乳汁减少　见于少数哺乳期妇女,服药妇女乳汁减少。长效口服避孕药可通过乳汁影响乳儿,使其乳腺增生。

5. 凝血功能亢进　国外报道甾体避孕药可引起血栓性静脉炎和血栓栓塞,如肺栓塞和脑栓塞,可能与其中雌激素的成分有关,降低雌激素的含量可降低血栓发生率。

6. 轻度损害肝功能　与肝肿瘤的发生率有关,故服药期间应定期检查肝脏,有肝肿大的患者应停药。

二、抗着床避孕药

抗着床避孕药主要是可改变正常的子宫内膜周期性变化,使内膜正常转化受到干扰,子宫内膜组织学及生物化学发生变化,表现为内膜变薄、分泌不良、很快萎缩退化,破坏了受精卵和子宫内膜的同步现象,不利于孕卵着床。主要优点是不受月经周期影响,无论是排卵前、排卵期或排卵后服药都可影响孕卵着床。可在探亲当日开始服用,故亦称探亲避孕药。

常用药物有米非司酮(mifepristone)及前列腺素类,如米索前列醇(misoprostol)、卡前列甲酯(carboprost methylate)、甲烯前列素(meteneprost)等(详见第三十章)。

米 非 司 酮

米非司酮为受体水平抗孕激素药,与糖皮质激素受体亦有一定结合力。具有终止早孕、抗着床、诱导月经和促进子宫颈成熟的作用。抗早孕机制主要是通过与孕酮竞争受体,使孕酮维持蜕膜发育的作用受到抑制,胚囊从蜕膜剥离。米非司酮能明显增加妊娠子宫对前列腺素的敏感性,与前列腺素类药物序贯用药,可提高完全流产率。

三、男性避孕药

雄激素通过抑制促性腺激素和睾丸内睾酮水平抑制精子发生;孕激素雄激素复合剂的制剂中孕激素能够进一步增强雄激素抑制精子发生;环丙孕酮(cyproterone)具有很强的抗雄激素作用,也有孕激素活性,能抑制垂体促性腺激素的分泌,使体内睾酮水平降低,且对男性尚能抑制精子生成,明显减少精子数及其活动度,降低精液生化组成及精子穿透子宫颈黏液的能力,导致男性不育,但其作用可逆。

第五节　用 药 护 理

【药物相互作用】

1. 环丙孕酮　乙醇能降低其避孕作用。

2. 达那唑　与胰岛素同用,容易产生耐受性;与华法林并用时抗凝增效,容易发生出血。

【禁忌证】

1. 雌激素　肝功能不全、孕妇、乳腺或女性生殖系统癌症患者禁用;乳腺增生及子宫肌瘤患者慎用。

2. 雄激素　孕妇及前列腺癌患者禁用;肾炎、肾病综合征、高血压及心力衰竭患者慎用。

3. 环丙孕酮　肝病、严重慢性抑郁、未发育成年人、有血栓史者及孕妇禁用。

4. 达那唑　血栓病,严重心、肝、肾功能不全,原因不明的生殖器官出血患者及哺乳期妇女禁用。

【用药护理要点】

1. 给药操作注意事项　注射长效避孕针时,必须将药液摇匀、抽净,避免药量不足而影响避孕效果;注射后观察 15～20 min,判断有无过敏。

2. 用药期间监护

(1) 用药期间注意观察有无水肿、黄疸、阴道不规则出血等症状,一旦出现,要及时处理。

(2) 告诫患者雌激素替代治疗必须符合用药指征,小剂量、间断使用,以免过量或滥用而增加致癌风险,雌、孕激素合用可提高安全性。

(3) 告诫患者用药期间禁酒,妊娠期不使用雌激素。

(4) 糖尿病患者使用孕酮期间应监测尿糖。

(5) 雄激素用药期间宜补充高热量、高蛋白质、高维生素、富含矿物质及其他营养成分的饮食。

(6) 长期使用或使用长效制剂避孕,停用前应缓慢减量,还需较长时间恢复正常生殖功能。

(7) 长期大量使用,需定期检测肝肾功能、血常规。

(8) 药物终止早孕,服药后 8～15 d 应复诊,以确定流产效果。必要时做 B 型超声波检查或血 HCG 测定,如确诊为流产不全或继续妊娠,应及时处理,如人工流产终止妊娠。

3. 不良反应处理　一般不良反应,无需特殊处理。出现阴道异常出血需随访和检查,出现肝功能异常应停药。

综合思考题

1. 试述联用雌、孕激素避孕的依据。
2. 长期使用避孕药,有哪些护理注意事项?

第三十六章

维生素类药物

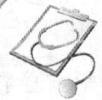

1. **熟悉** 维生素的分类；维生素 B_1、B_2、B_6、C、A、D、E 的药理作用和临床应用。
2. **了解** 维生素类药物的用药护理要点。

维生素(vitamin)有水溶性维生素和脂溶性维生素两类，主要作用是维持机体正常代谢和生理功能。当来源不足、吸收利用降低或需要量增加时，会产生缺乏症。维生素类药物主要用于各种维生素缺乏症的防治，也用于辅助治疗其他某些疾病。

第一节 水溶性维生素

水溶性维生素包括 B 族维生素(维生素 B_1、维生素 B_2、维生素 B_6、维生素 B_{12}、PP 及叶酸、泛酸、生物素)和维生素 C，过量时随尿排出，不易中毒，需经常从食物中摄取。

维 生 素 B_1

维生素 B_1(vitamin B_1，Vit. B_1；硫胺素)存在于豆类、酵母、瘦肉、种子外皮和胚芽中。

【药理作用】

1. 参与糖代谢 维生素 B_1 和 ATP 结合成焦磷酸硫胺素，作为 α-酮酸氧化脱羧酶和转酮基酶的辅酶，参与能量供应。
2. 维持神经冲动传导所需 ACh 的量 维生素 B_1 促进丙酮酸氧化脱羧，增多乙酰 CoA，同时抑制胆碱酯酶活性。

【临床应用】

主要防治脚气病；可治疗多发性神经炎、小儿麻痹后遗症，对氨基糖苷类所致听力障碍有效。

【不良反应】

大剂量偶有头昏、眼花、焦虑不安和恶心等。

维 生 素 B_2

维生素 B_2(vitamin B_2，Vit. B_2；核黄素)存在于黄豆、谷物、绿色蔬菜、酵母、牛奶、蛋黄、肉、肝、肾、心中。

【药理作用】

活性形式为黄素单核苷酸(flavin mononucleotide，FMN)和黄素腺嘌呤二核苷酸(flavin

adenine dinucleotide，FAD)，在生物氧化中传递氢,参与氧化呼吸链、脂肪酸和氨基酸的氧化及三羧酸循环,参与血红蛋白的合成及糖、蛋白质、脂肪代谢,维持视觉功能。

【临床应用】

防治维生素 B_2 缺乏引起的口角炎、舌炎、视网膜炎、视神经炎和阴囊炎等;与其他 B 族维生素合用治疗低血色素性贫血。

【不良反应】

过量可引起皮肤瘙痒、麻痹、灼热感和刺痛等。

维 生 素 B_6

维生素 B_6(vitamin B_6，Vit. B_6)存在于大豆、谷类、绿叶蔬菜、酵母、蛋黄、肝和瘦肉中,以吡哆醛、吡哆胺和吡哆醇三种形式存在。

【药理作用】

活性形式为磷酸吡哆醛和磷酸吡哆胺,是转氨酶、脱羧酶、脱硫酶的辅酶,参与氨基酸、脂肪代谢,促进 γ 氨基丁酸和 5-羟色胺的合成,还是血红素合成的限速酶 δ-氨基-γ-酮戊酸合成酶的辅酶。

【临床应用】

防治异烟肼等肼类药物引起的失眠、不安和周围神经炎;防治放射病、抗癌药、口服避孕药等引起的恶心、呕吐和维生素 B_6 缺乏引起的婴儿惊厥。

【不良反应】

静注量大引起头痛、腹痛,偶致变态反应。长期大量服用引起周围神经炎,停药后缓解。孕妇大量服用致新生儿维生素 B_6 依赖综合征,并致畸胎。

维 生 素 C

维生素 C(vitamin C，Vit. C；L-抗坏血酸)存在于新鲜蔬菜和水果中。

【药理作用】

1. 作为羟化酶的辅酶参与多种物质的合成与分解　如参与胶原蛋白、去甲肾上腺素、组胺、5-羟色胺、类固醇激素等合成和分解,并促进药物和毒物转化。

2. 作为抗氧化剂参与氧化还原反应　如还原叶酸为四氢叶酸;使蛋白质中的-SH 保持还原状态;还原 Fe^{3+} 为 Fe^{2+}；还原高铁血红蛋白为血红蛋白。

3. 增强免疫功能　如增强 NK 细胞活性、增加淋巴细胞增殖和趋化作用,提高吞噬细胞吞噬能力、促进免疫球蛋白合成。

4. 其他　能络合多种有毒金属离子。

【临床应用】

防治坏血病。辅助治疗病毒性疾病、各种贫血、高血脂、外伤、癌症和砷、汞、铅、苯等慢性中毒肝损害。

【不良反应】

大剂量有呕吐、腹泻等症状,长期大量摄入可致泌尿系结石。每日用量超过 5 g 可引起溶血,严重可致死,静注速度过快可出现眩晕。

第二节　脂溶性维生素

脂溶性维生素包括维生素 A、D、E 和 K,随脂肪经淋巴系统吸收,在体内常有一定储量。脂类吸收障碍或食物中长期缺少可引起缺乏症,摄入过多可中毒。

维生素 A

维生素 A(vitamin A, Vit. A;视黄醇)在动物性食物中含量丰富,植物中含维生素 A 原,在体内可转化成维生素 A。

【药理作用】

1. 维持暗视觉　维生素 A 在体内氧化成 11-顺视黄醛,再与视蛋白形成视紫红质,维持暗视觉。

2. 调控细胞的生长与分化　维生素 A 参与黏多糖合成,促进基底上皮细胞分泌黏蛋白,抑制上皮组织角化,维持皮肤、结膜、角膜等正常功能。

【临床应用】

主要防治夜盲症。

【不良反应】

一次大剂量或连续使用,可致急性或慢性中毒。孕妇每日用量超过 6 000 U 可致畸胎。

维生素 D

不同结构的维生素 D(vitamin D, Vit. D)来源不同,鱼油、蛋黄、肝等富含维生素 D_3;植物中含维生素 D_2;人的皮下有维生素 D_3 原,经紫外线照射转变为维生素 D_3;蕈类和酵母中的麦角固醇可转变为维生素 D_2。维生素 D 吸收时需胆汁酸存在。

【药理作用】

维生素 D 在肝肾羟化成活性的 1, 25-$(OH)_2D_3$ 后与核受体结合,进入细胞核调节相关基因表达。

1. 调节血钙水平　维生素 D 促进小肠对钙、磷吸收,促进肾小管对钙、磷重吸收,并促进钙、磷在骨组织中沉积,维持血钙、血磷平衡。

2. 影响细胞分化　维生素 D 调节皮肤、乳腺、大肠、前列腺、胰腺 β 细胞、单核细胞和淋巴细胞等细胞分化。

【临床应用】

主要防治佝偻病、骨软化症、手足搐搦症、龋齿及甲状旁腺功能过低所致的低钙血症;辅助治疗骨折。

【不良反应】

长期过量服用可致血钙过高,产生嗜睡、恶心、腹痛、便秘等症状;全身各个部位可出现异位软组织钙化,还可出现肾结石等。

维生素 E

维生素 E(vitamin E, Vit. E;生育酚)存在于植物油、豆类和绿色蔬菜中。

【药理作用】

1. 抗氧化　抑制不饱和脂肪酸氧化成过氧化物,对抗自由基。

2. 维持和促进生殖功能　促进腺垂体分泌促性腺激素,从而促进精子生成和活动、卵泡生长发育和排卵及黄体生成与维持。

3. 其他　促进血红素合成,抑制血小板聚集,维持毛细血管通透性。维持骨骼肌、心肌和平滑肌的结构和功能。

【临床应用】

防治流产,辅助治疗男女不育。防治血液和心血管疾病,如贫血、动脉硬化、心绞痛和心功能不全及血栓形成。

【不良反应】

长期大量应用可出现呕吐、腹泻、头痛、视物模糊、乳腺肿大和性功能紊乱等。

第三节 用 药 护 理

【药物相互作用】

1. 维生素 B_2　降低链霉素、红霉素的活性。

2. 维生素 B_6　促进维生素 B_{12} 吸收,减轻呋喃妥因的胃肠道反应;环磷酰胺、肾上腺皮质激素、雌激素、异烟肼拮抗维生素 B_6 的作用。

3. 维生素 C　对抗肝素、华法林、氯丙嗪和巴比妥的作用,提高雌激素的生物利用度;巴比妥、苯海拉明、阿司匹林促进维生素 C 排泄。

4. 维生素 A　与香豆素同服可降低凝血酶原;氢氧化铝、考来烯胺、硫糖铝、新霉素干扰维生素 A、D、E 吸收;口服避孕药提高血维生素 A 浓度。

5. 维生素 D　与强心苷类、钙剂、利尿药合用引起高钙血症;巴比妥、苯妥英钠、扑痫酮降低维生素 D 效应。

6. 维生素 E　促进维生素 A 吸收、利用和贮存;口服避孕药加速维生素 E 代谢。

【禁忌证】

高钙血症、高磷血症伴肾性佝偻病患者禁用维生素 D;孕妇慎用维生素 A、B_6 等。

【用药护理要点】

1. 给药操作注意事项　维生素 B_1、B_2 偶致过敏性休克,不宜静注。维生素 B_1 肌注致疼痛,每次应更换注射部位。

2. 用药期间监护

(1) 皮肤完整性受损与维生素 A 和维生素 B_1 过量有关。

(2) 头痛与维生素 A 过量有关,骨痛与维生素 C 过量有关。

(3) 胆管闭塞、肝硬化、胃全切者等易致脂溶性维生素缺乏,需长期服用。

3. 不良反应处理

(1) 维生素 A 中毒:立即停药,给予维生素 C、维生素 B_1 和糖皮质激素,并对症处理。

(2) 维生素 D 中毒:立即停药,用利尿剂并大量饮水以加速尿钙排泄,保护肾脏。

综合思考题

1. 如何防止胃肠手术患者术后出现夜盲症?

第三十七章
水、电解质及酸碱平衡调节药

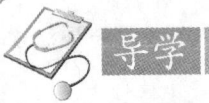

1. **掌握** 常用水、电解质及酸碱平衡调节药的药理作用、临床应用和用药护理要点。
2. **熟悉** 常用水、电解质及酸碱平衡调节药的不良反应。
3. **了解** 水、电解质及酸碱平衡调节药的分类。

调节水、电解质及酸碱平衡的药物,主要用于治疗脱水、补充和调节电解质、纠正酸碱中毒。常用种类包括:葡萄糖、钠盐、钾盐、钙盐及其复合溶液,调节体液 pH 的碱性药物、酸性药物。

第一节 水、电解质平衡调节药

葡萄糖

葡萄糖(glucose, G)是机体主要能量来源。葡萄糖的高渗溶液静脉注射还具有脱水、利尿作用。5%~10%的葡萄糖静脉滴注用于补充水分、营养及能量;50%的葡萄糖静脉注射治疗低血糖、消除肺水肿和脑水肿以及降低眼内压;口服葡萄糖可用于测定糖耐量。多种药物以 5%~10%的葡萄糖注射液为溶媒,供注射给药。

氯化钠

氯化钠(sodium chloride; NaCl)补充 Na^+、Cl^-,调节水与电解质平衡,维持体液正常渗透压。氯化钠以低渗液、等渗液(生理盐水,0.9%氯化钠水溶液)或高渗液治疗各种脱水;生理盐水可用作口服药物、毒物中毒洗胃的灌洗液,还可冲洗局部伤口,也是多种注射剂的溶媒。

氯化钾

氯化钾(potassium chloride; KCl)是常用的补 K^+ 药物。K^+ 为细胞内主要阳离子,是维持细胞内渗透压的主要成分,并为心肌、横纹肌、神经系统维持正常功能所必需;K^+ 既参与糖、蛋白质的合成及二磷酸腺苷转化为三磷酸腺苷的能量代谢,也参与神经冲动传导和神经递质乙酰胆碱的合成。氯化钾主要防治各种低钾血症。口服对胃肠道有刺激症状;静滴过快,出现高钾血症,可致心律失常,肌张力降低,反射消失,甚至心脏骤停。

氯化钙

氯化钙(calcium chloride; $CaCl_2$)是常用的钙盐。口服后 Ca^{2+} 主要在空肠吸收,约99%以磷酸盐形式存在于骨骼中,约99%在肾小管被重吸收,血钙升高时排钙量增加。Ca^{2+} 的作用包括:①维持神经肌肉的兴奋性;②改善组织细胞膜的通透性,增加毛细血管壁的致密性,减少渗出;③消炎、消肿和抗过敏;④拮抗 Mg^{2+} 所致的中枢抑制、神经肌肉阻滞、骨骼肌(包括呼吸肌)麻痹等;⑤促进凝血酶、纤维蛋白的形成,参与凝血过程。氯化钙治疗急性血钙缺乏症如低血钙手足搐搦症、防止慢性钙缺乏症如维生素 D 缺乏性佝偻病、变态反应性疾病;解救镁盐中毒。口服钙剂对胃肠道有刺激性,静脉给药时可有全身发热感,静注过快或浓度过高可产生心律失常,甚至心室颤动或心脏骤停于收缩期。

复方电解质溶液

复方氯化钠(compound sodium chloride;林格注射液),含氯化钠、氯化钾、氯化钙,能够调节体液的酸碱平衡,同时补充 Na^+、K^+、Ca^{2+} 及水分。可代替生理盐水治疗低渗性、等渗性和高渗性脱水,也可治疗高渗性非酮症糖尿病昏迷和低氯性代谢性碱中毒。

乳酸钠林格注射液(sodium lactate ringers injection),为乳酸钠、氯化钠、氯化钾与氯化钙的灭菌水溶液。主要治疗伴代谢性酸中毒的脱水,尤适宜于高钾血症伴酸中毒的患者。

复方磷酸二氢钾注射液(compound potassium dihydrogen phosphate injection),主要成分为磷酸氢二钾和磷酸二氢钾,用于完全胃肠外营养疗法中磷的补充,还可用于某些疾病所致的低磷血症。

此外,还有由氯化钠、氯化钾、乳酸钠和葡萄糖按不同比例配制的复方电解质葡萄糖注射液,适应各种疾病及患者在治疗中的不同阶段对电解质的需要。

第二节 酸碱平衡调节药

碳 酸 氢 钠

碳酸氢钠(sodium bicarbonate)为碱性药物,吸收后可降低体内 H^+ 浓度、碱化尿液。主要防治代谢性酸中毒,解救巴比妥类、水杨酸类等弱酸性药物中毒,防治磺胺类药物肾脏损害,提高氨基糖苷类抗泌尿系感染疗效。碳酸氢钠口服给药,则中和胃酸,抗消化性溃疡。

乳 酸 钠

乳酸钠(sodium lactate)为碱性药物。口服易吸收,常用静脉注射。在有氧条件下,乳酸钠经肝脏乳酸脱氢酶作用转化为丙酮酸,再经三羧酸循环氧化脱羧而生成 CO_2,并转化为 HCO_3^-,碱化体液,可纠正酸中毒。治疗代谢性酸中毒、高钾血症。

氨基丁三醇

氨基丁三醇(tromethamine,THAM)为碱性药物。提高体液 pH,体内不被代谢,部分通过肾小球滤过或由肾小管直接排出。用于纠正急性呼吸性酸中毒合并代谢性酸中毒,解救糖尿病酸中毒及酸性药物中毒。快速大剂量静脉滴注可致呼吸抑制、碱中毒、低血糖、低钙血症及恶心、呕吐等症状,外漏可致组织坏死。

氯 化 铵

氯化铵(ammonium chloride)为酸性药物。口服可刺激胃肠道黏膜,反射性地增加呼吸道分泌而祛痰,适用于痰黏稠不易咳出者。吸收后,可酸化体液,用于纠正代谢性碱中毒或解救氨茶碱等碱性药物过量中毒。应用过量可引起高氯性酸中毒,并出现呼吸增强和血液 CO_2 张力下降;静滴过快,可致惊厥和呼吸停止。

第三节 用药护理

【药物相互作用】
1. 生理盐水　与能量合剂、乳糖酸红霉素、乳酸钠等为配伍禁忌。
2. 钙剂　协同强心苷对心脏作用,故强心苷用药期间禁止钙剂静脉给药。
2. 氯化铵　与磺胺嘧啶、呋喃妥因等呈配伍禁忌。

【禁忌证】
1. 大量补液　心力衰竭、高血压、肾炎、肝硬化腹水、颅内疾病等禁用或慎用。
2. 氯化钾　无尿或血钾过高者禁用,肾功能不全、脱水者慎用。
3. 碳酸氢钠　可能发生穿孔的溃疡患者禁用。
4. 乳酸钠　急性肺水肿、脑水肿、乳酸性酸中毒、无尿者禁用;高血压,心、肝、肾功能不全,老年患者慎用。
5. 氨基丁三醇　慢性肾性酸中毒、慢性呼吸性酸中毒禁用。
6. 氯化铵　代谢性酸中毒禁用;肝、肾功能不全者,溃疡病患者禁用或慎用。

【用药护理要点】
1. 给药操作注意事项
(1) 氯化钾:禁忌静脉注射。轻症缺钾可用口服;重症缺钾采用静脉滴注,且需限量、限速。
(2) 钙盐:刺激性大,不宜皮下注射或肌内注射,宜缓慢或稀释后静脉注射,避免外漏引起局部剧烈疼痛或组织坏死。
(3) 碳酸氢钠:静脉给药避免外漏。
2. 用药期间监护
(1) 密切关注补液速度,准确记录出入量,如心功能不全者补液不宜过快、过多。嘱患者及家属切勿擅自调节静脉补液滴速。
(2) 补钾剂量、浓度和速度根据临床病情和血钾浓度及心电图缺钾图形改善而定。脱水患者,见尿补钾。
(3) 监测患者肝、肾功能,心电图;检测血钾、血钠、血钙、血镁浓度及酸碱平衡指标。
3. 不良反应处理　共性不良反应为过量使用可引发新的电解质和酸碱平衡失调及临床症状。用药期间以监测电解质预防为主,一旦发生不良反应,需重新调整电解质和酸碱平衡。

综合思考题

1. 脱水患者单纯补充葡萄糖注射液,对电解质有何影响?
2. 试述补钾目的及护理注意事项。

第三十八章 抗菌药物概论

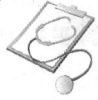

导学

1. **掌握** 抗菌药物的概念及常用术语、抗菌作用机制。
2. **熟悉** 抗菌药物的耐药机制、抗菌药物的合理应用。
3. **了解** 机体、病原体和药物之间的相互关系。

第一节 概述

抗菌药物一般是指具有杀菌或抑菌作用的药物,包括由微生物经培养而得的抗生素类和由化学合成途径得到的人工合成药物。这类药物的药理学研究涉及药物、病原体、机体三者之间的相互作用、作用机制和作用规律(图38-1),包括:①药物对病原体的抑制或杀灭作用及其作用机制、对机体的不良反应;②病原体对药物的耐药性及其产生机制;③药物在体内的代谢动力学及此过程对临床用药的影响,而机体免疫力在感染性疾病的治疗中也发挥重要的作用。研究目的是指导临床合理地使用抗菌药物,避免或延缓耐药性的产生,减少药物对机体的不良反应。

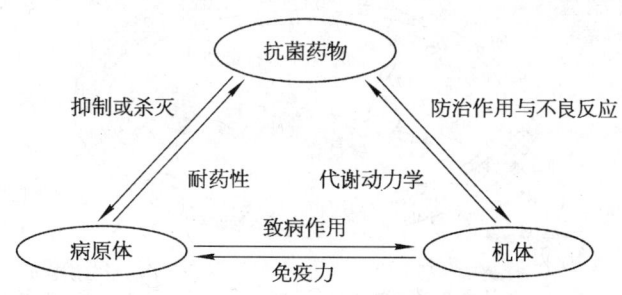

图38-1 药物、病原体及机体的相互作用

常用术语

1. **抗生素**(antibiotics) 是某些微生物产生的代谢产物,对另一些微生物有抑制或杀灭作用。从微生物培养液中提取的称之为天然抗生素,如青霉素 G。对天然抗生素进行结构改造后获得的称之为半合成抗生素,如头孢菌素类。

2. **抗菌谱**(antibacterial spectrum) 指抗菌药物抑制或杀灭病原微生物的范围。有些抗菌药物抗菌范围窄,称为窄谱抗菌药物,如异烟肼只对结核杆菌有效。有些抗菌药物抗菌范围广,称为广谱抗菌药物,如四环素对大多数致病菌有抗菌作用。

3. **抗菌活性**(antibacterial activity) 指药物抑制或杀灭细菌的能力。可用体内和体外两种试验方法测定,抑制细菌生长的最低药物浓度为最低抑菌浓度(MIC),杀灭细菌的最低药物浓度为最低杀菌浓度(MBC)。其中,体外药敏试验对临床用药具有重要参考价值。

4. **抑菌药**(bacteriostatic drugs) 指抑制病原菌生长繁殖的药物,如磺胺类、四环素类等。

5. **杀菌药**(bactericidal drugs) 指不仅抑制病原菌生长繁殖而且能杀灭病原菌的药物,如青霉素类、氟喹诺酮类等。

6. **抗菌后效应**(post-antibiotic effect,PAE) 指停用抗菌药物后仍然持续存在的抗微生物效应,通常以时间(小时)表示。几乎所有的抗菌药都有抗菌后效应。PAE 较长的药物,其抗菌作用持续时间较长,可适当延长给药间隔,而不降低疗效。

7. **化学治疗**(chemotherapy,简称化疗) 指用化学药物抑制或杀灭机体内的病原微生物、寄生虫及恶性肿瘤细胞的治疗手段。

8. **化疗指数**(chemotherapeutic index) 是衡量化疗药物安全性的评价参数,一般常用感染动物的 LD_{50}/ED_{50} 表示。通常该值越大表示使用时安全范围越大。

第二节 抗菌作用机制

微生物维持自身生长繁殖的基础是自身结构的完整性和正常的代谢功能。抗菌药物主要是通过干扰病原微生物的生化代谢过程,或因此而破坏其结构的完整性而产生抑菌或杀菌作用(图38-2)。抗菌药物的抗菌作用机制主要包括如下五个方面。

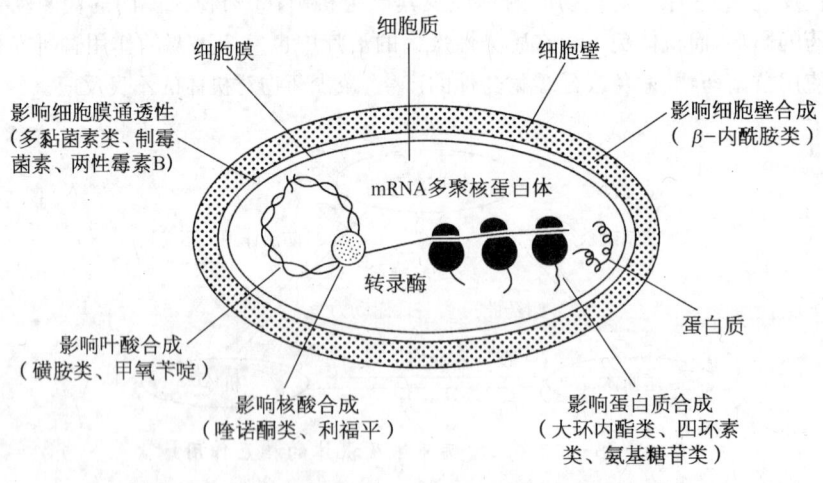

图38-2 细菌结构与抗菌药物作用部位示意图

1. **干扰细胞壁合成** 细菌细胞壁是维持菌体内环境稳定的重要屏障。β-内酰胺类抗生素能抑制细菌细胞壁黏肽形成过程中所需的转肽酶活性,干扰黏肽合成中的交叉联结,使细胞壁缺损,丧失屏障作用。由于菌体内的高渗压,使水分不断内渗,造成细菌肿胀变形,加上激活自溶酶,使细菌破裂溶解而死亡。

2. **增加细胞膜(胞质膜)通透性** 细菌细胞膜位于细胞壁内侧,主要由类脂质和蛋白质分子构成,真菌的细胞膜含有麦角固醇,细胞膜具有渗透屏障、合成黏肽和脂多糖及运输物质的功能。多黏菌素类能选择性地与细菌细胞膜中的磷脂结合;制霉菌素、两性霉素B和咪唑类药物能与真菌细胞膜中的麦角固醇类结合,使细胞膜受损,膜通透性增加,菌体内盐类、蛋白质、核苷酸、氨基酸等重要物质外漏,导致细菌死亡。

3. 抑制蛋白质合成 细菌蛋白质合成可分为3个阶段,即始动阶段、肽链延伸阶段、终止阶段。大环内酯类、四环素类、氨基糖苷类均可以通过阻止肽链延伸而抑制蛋白质合成,氨基糖苷类还能阻止蛋白质合成的始动阶段和终止阶段。

4. 影响叶酸合成 大多数致病菌不能直接利用周围环境中的叶酸,必须自身合成叶酸。磺胺类药和甲氧苄啶(TMP)通过干扰敏感细菌叶酸合成而影响核酸的合成,抑制细菌生长繁殖。

5. 抑制核酸合成 喹诺酮类抑制细菌DNA回旋酶,阻止DNA复制;利福平特异性地抑制细菌DNA依赖的RNA多聚酶,阻碍mRNA的合成。

第三节 细菌耐药机制

耐药性(resistance)又称抗药性,是指病原体与抗菌药物反复接触后对药物的敏感性降低甚至消失的现象。细菌对某一药物产生耐药性后,对其他药物也产生耐药性的现象称为交叉耐药性,多出现于化学结构或作用机制相似的抗菌药物之间,如细菌对一种大环内酯类抗菌药物产生耐药性后,对其他的大环内酯类抗菌药物也不再敏感,这称为完全交叉耐药性。此外,还存在单向交叉耐药现象,如氨基糖苷类抗生素中,对链霉素不敏感的细菌可能对庆大霉素、卡那霉素、新霉素敏感,而对后三者不敏感的细菌对链霉素也不会敏感。由于病原菌耐药,给耐药菌所致感染性疾病的治疗造成极大的困难,因此抗菌药物合理应用必须受到重视。细菌耐药的主要机制如下。

1. 产生灭活酶 细菌产生改变药物结构的酶,使抗菌药物抗菌活性降低甚至消失。如细菌产生β-内酰胺酶,使青霉素类和头孢菌素类的抗菌活性结构β-内酰胺环从酰胺键断裂,丧失抗菌活性。乙酰转移酶、磷酸转移酶、核苷转移酶可改变氨基糖苷类药物的分子结构,使其不易与细菌体内的核糖体结合。

2. 降低外膜的通透性 细菌通过降低细胞膜的通透性而阻止药物到达作用靶位。如革兰阴性(G^-)菌细胞膜发生变化,膜孔蛋白数量减少或孔径缩小,将减少经这些通道进入的物质的量。又如耐喹诺酮类细菌基因突变,使喹诺酮进入菌体的特异孔道蛋白的表达减少,致喹诺酮类不易进入菌体,在菌体内蓄积量减少。

3. 改变靶位结构 细菌通过改变靶位蛋白的构象,使链霉素不能与之结合;或通过增加靶蛋白的数量,使未结合的靶蛋白仍能维持细菌的正常结构与功能,如金黄色葡萄球菌对甲氧西林的耐药;或合成新的功能相同但与抗菌药物亲和力低的靶蛋白。

4. 加强主动流出系统 细菌加强主动流出系统而外排药物,产生耐药。四环素、氯霉素、氟喹诺酮类、大环内酯类和β-内酰胺类均能通过此途径产生耐药性。如耐四环素细菌由质粒编码的排出因子(泵蛋白)在细菌细胞膜上表达,介导Mg^{2+}依赖性药物外排,使四环素不能在细菌体内蓄积而产生耐药性。

第四节 抗菌药物的合理应用

抗菌药物的应用涉及临床各科,正确合理应用抗菌药物是提高疗效、降低不良反应发生率以及减少或减缓细菌耐药性发生的关键。抗菌药物临床应用是否正确、合理,基于以下两方面:①有无指征应用抗菌药物;②选用的品种及给药方案是否正确、合理。抗菌药物治疗性应用的基本原则如下。

一、诊断为细菌性感染者,方有指征应用抗菌药物

根据患者的症状、体征及血、尿常规等实验室检查结果,初步诊断为细菌性感染者以及经病原检查确诊为细菌性感染者方有指征应用抗菌药物;由真菌、结核分枝杆菌、非结核分枝杆菌、支原体、衣原体、螺旋体、立克次体及部分原虫等病原体所致的感染亦有指征应用抗菌药物。

二、尽早查明感染病原菌,根据病原菌种类及细菌药物敏感试验结果选用抗菌药物

抗菌药物品种的选用原则上应根据病原菌种类及细菌药物敏感试验(以下简称药敏)的结果而定。危重患者在未获知病原菌及药敏结果前,可根据患者的发病情况、发病场所、原发病灶、基础疾病等推断最可能的病原菌,并结合当地细菌耐药状况先给予抗菌药物进行经验治疗,获知细菌培养及药敏结果后,对疗效不佳的患者调整给药方案。

三、按照药物的抗菌作用特点及其体内过程特点选择用药

各种抗菌药物的药效学和药动学特点不同,因此各有不同的临床适应证。临床医师应根据各种抗菌药物的上述特点,按临床适应证正确选用抗菌药物。

四、抗菌药物治疗方案应综合患者病情、病原菌种类及抗菌药物特点制定

根据病原菌、感染部位、感染严重程度和患者的生理、病理情况制定抗菌药物治疗方案,包括抗菌药物的选用品种、剂量、给药次数、给药途径、疗程及联合用药等。在制定治疗方案时应遵循下列原则。

1. 品种选择　根据病原菌种类及药敏结果选用抗菌药物。

2. 给药剂量　按各种抗菌药物的治疗剂量范围给药。治疗重症感染和抗菌药物不易达到的部位的感染,抗菌药物剂量宜较大;而治疗单纯性下尿路感染时,则可应用较小剂量。

3. 给药途径

(1) 轻症感染可接受口服给药者,应选用口服吸收完全的抗菌药物,不必采用静脉或肌内注射给药。重症感染、全身性感染患者初始治疗应予静脉给药,以确保药效;病情好转能口服时,应及早转为口服给药。

(2) 抗菌药物的局部应用宜尽量避免,如皮肤黏膜局部应用抗菌药物后,很少被吸收,在感染部位不能达到有效浓度,反易引起变态反应或导致耐药菌产生,因此治疗全身性感染或脏器感染时应避免局部应用抗菌药物。抗菌药物的局部应用只限于少数情况,如全身给药后在感染部位难以达到治疗浓度时可加用局部给药作为辅助治疗。此情况见于治疗中枢神经系统感染时某些药物可同时鞘内给药,包裹性厚壁脓肿脓腔内注入抗菌药物,以及眼科感染的局部用药等。某些皮肤表层及口腔、阴道等黏膜表面的感染可采用抗菌药物局部应用或外用,但应避免将主要供全身应用的品种作局部用药。局部用药宜采用刺激性小、不易吸收、不易致耐药性和不易致变态反应的抗菌药物。

4. 给药次数　为保证药物在体内能最大地发挥药效,杀灭感染灶病原菌,应根据药动学和药

效学相结合的原则给药。青霉素类、头孢菌素类和其他 β-内酰胺类、红霉素、克林霉素等消除半衰期短者,应一日多次给药,氟喹诺酮类、氨基糖苷类等可一日给药一次(重症感染者例外)。

5. 疗程　使用抗菌药物的疗程因感染不同而异,一般宜用至体温正常、症状消退后 72~96 h,特殊情况,妥善处理。但是,败血症、感染性心内膜炎、化脓性脑膜炎、伤寒、布鲁菌病、骨髓炎、溶血性链球菌咽炎和扁桃体炎、深部真菌病、结核病等需较长的疗程方能彻底治愈,并防止复发。

6. 抗菌药物的联合应用要有明确指征　单一药物可有效治疗的感染,不需联合用药,仅在下列情况时有指征联合用药。

(1) 致病菌尚未查明的严重感染,包括免疫缺陷者的严重感染。

(2) 单一抗菌药物不能控制的需氧菌及厌氧菌混合感染,如 2 种或 2 种以上的病原菌感染。

(3) 单一抗菌药物不能有效控制的感染性心内膜炎或败血症等重症感染。

(4) 需长程治疗,但病原菌易对某些抗菌药物产生耐药性的感染,如结核病、深部真菌病。

(5) 由于药物协同抗菌作用,联合用药时应将毒性大的抗菌药物剂量减少,联合用药通常采用 2 种药物联合,3 种及 3 种以上药物联合仅适用于个别情况,如结核病的治疗。

综合思考题

1. 举例说明药物抗菌机制和细菌耐药机制。
2. 合理应用抗菌药物有何意义?

第三十九章

β-内酰胺类抗生素

导学

1. **掌握** β-内酰胺类的抗菌机制;青霉素 G 的抗菌谱、体内过程特点、临床应用、不良反应及变态反应防治;各类半合成青霉素的抗菌作用特点;各代头孢菌素作用特点比较。
2. **熟悉** 细菌对 β-内酰胺类的耐药机制;β-内酰胺酶抑制药的抗菌作用。
3. **了解** 其他非典型 β-内酰胺类抗生素的抗菌作用特点。

β-内酰胺类抗生素(β-lactam antibiotics)是指化学结构中具有 β-内酰胺环的一类抗生素,作用机制都是抑制细菌细胞壁的合成。此类抗生素具有杀菌活性强、毒性低、适应证广及临床疗效好的特点。目前,常用的 β-内酰胺类抗生素包括青霉素类、头孢菌素类及其他非典型 β-内酰胺类(图 39-1)。临床常用于各种敏感菌感染的治疗。

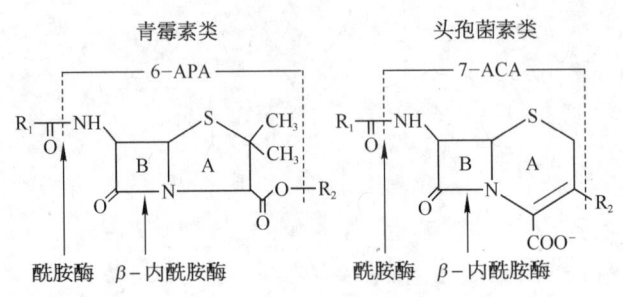

图 39-1 青霉素类与头孢菌素类的基本结构

第一节 青霉素类

青霉素类抗生素分为天然青霉素和半合成青霉素两大类,基本结构由主核 6-氨基青霉烷酸(6-APA)和侧链 R-CO 两部分组成。天然青霉素由青霉菌培养液中提取,主要有 G、F、K、X、双氢 F 5 种,临床使用的是青霉素 G,具有抗菌作用强、疗效高、毒性低、价格廉等优点,一直是治疗敏感菌所致各种感染的首选药。

青霉素 G

青霉素 G(penicillin G)又名苄青霉素(benzylpenicillin)、青霉素,常用其钠盐或钾盐,其晶粉在室温中稳定,易溶于水,水溶液在室温中不稳定,20 ℃放置24 h,抗菌活性迅速下降,且可生成有抗原性的降解产物,故青霉素应在临用前配成水溶液。缺点是不耐酸,不能口服;不耐酶;抗菌谱窄;可引起变态反应,严重者发生过敏性休克。本药剂量用国际单位(U)表示,理论效价为青霉素G钠1 670 U≈1 mg,青霉素G钾1 598 U≈1 mg,其他青霉素均以mg为剂量单位。

【药动学】

1. 吸收　青霉素G不耐酸,口服易被胃酸及消化酶破坏,故不宜口服。临床采用肌内注射或静脉滴注给药。肌内注射吸收迅速且完全,30 min血药浓度达高峰。

2. 分布　青霉素G在体内分布广,主要分布于细胞外液,也可进入胆汁、浆膜腔,可透过胎盘屏障进入胚胎。脑脊液和房水中浓度较低,但炎症时可达有效浓度。

3. 消除　主要以原形从肾小管分泌排出,$t_{1/2}$为30 min～1 h,一次注射80万U青霉素G,有效作用时间可维持4～6 h。

【抗菌作用】

青霉素G属于窄谱繁殖期杀菌药。主要作用于革兰阳性(G^+)菌、部分革兰阴性(G^-)菌及各种致病螺旋体等。

1. 革兰阳性球菌　青霉素G对溶血性链球菌、草绿色链球菌、不产生β-内酰胺酶的金黄色葡萄球菌作用强,但产生青霉素酶的金黄色葡萄球菌对之高度耐药。

2. 革兰阳性杆菌　白喉棒状杆菌、炭疽芽孢杆菌、厌氧的破伤风梭菌、产气荚膜杆菌、肉毒杆菌、难辨梭菌、丙酸杆菌、真杆菌、乳酸杆菌等皆对青霉素敏感。

3. 革兰阴性球菌　脑膜炎奈瑟菌对青霉素高度敏感,但淋球菌耐药性较强。

4. 革兰阴性杆菌　百日咳杆菌对青霉素敏感。

5. 螺旋体　梅毒螺旋体、钩端螺旋体、鼠咬热螺菌对青霉素高度敏感。

【抗菌作用机制】

主要通过抑制转肽酶,抑制细菌细胞壁黏肽的合成,使新生的细胞壁缺损,丧失渗透屏障作用。由于菌体内渗透压高,水分不断内渗,造成细菌肿胀、变形。此外,激活细菌胞壁自溶酶,导致细菌裂解死亡。

【临床应用】

对青霉素敏感的病原菌引起的感染,青霉素均为首选药。

1. 革兰阳性球菌感染　治疗溶血性链球菌感染引起的咽炎、扁桃体炎、蜂窝组织炎、丹毒、猩红热、产褥热、化脓性关节炎及败血症,肺炎链球菌、草绿色链球菌和粪链球菌感染引起的呼吸道感染、脑膜炎、心内膜炎和败血症。

2. 革兰阳性杆菌感染　治疗破伤风、白喉、炭疽病和气性坏疽。其中,破伤风、白喉、炭疽病应与相应的抗毒素合用。

3. 革兰阴性球菌感染　治疗脑膜炎奈瑟菌引起的流行性脑脊髓膜炎和淋病奈瑟菌引起的淋病。

4. 其他　如放线菌病、钩端螺旋体病、梅毒、回归热等。

【耐药性】

青霉素在临床长期大量应用,金黄色葡萄球菌对其较易产生耐药性,肺炎链球菌、淋病奈瑟菌等细菌耐药数目在不断增加。其耐药性产生机制:①细菌产生破坏β-内酰胺环的β-内酰胺酶;②青霉素结合蛋白靶位结构变化,对药物的亲和力降低;③细胞壁或细胞膜的通透性改变,药物透入减少,不能在作用部位达到有效浓度。

【不良反应】

1. **变态反应** 为最常见的不良反应,症见药疹、药物热、血管神经性水肿,严重者可出现过敏性休克。

2. **局部反应** 肌内注射引起局部疼痛、红肿、硬结等。

3. **赫氏反应** 青霉素治疗梅毒或钩端螺旋体病、炭疽病时,可出现寒战、发热、咽痛、肌痛、头痛等症状加剧现象。

4. **其他** 大剂量青霉素钾盐或钠盐静注或滴注,引起明显的水、电解质紊乱,尤其是肾功能下降的患者可引起高钾血症、高钠血症,甚至引起心脏功能抑制。

半合成青霉素

为弥补青霉素G抗菌谱窄、不耐酸,不耐酶的缺点,以青霉素的母核6-APA为原料,在R位连接不同侧链,先后合成了具有耐酸、耐酶、广谱、抗铜绿假单胞菌、抗革兰阴性菌等特点的多种半合成青霉素,其与青霉素G有交叉变态反应。根据药物的作用特点分为以下几类。

1. **耐酸青霉素** 青霉素V(penicillin V),耐酸,可口服,抗菌谱同青霉素G,但抗菌活性不如青霉素G。不耐酶,适用于敏感革兰阳性(G^+)球菌引起的轻症感染。

2. **耐酶青霉素** 本类药物抗菌谱与青霉素G相似,但抗菌活性不如青霉素G,对青霉素酶稳定。耐酸,可口服,主要有苯唑西林(oxacillin)、氯唑西林(cloxacillin)、双氯西林(dicloxacillin)和氟氯西林(flucloxacillin)等。其中,氟氯西林、双氯西林作用最强。主要治疗耐药金黄色葡萄球菌(甲氧西林耐药者除外)感染,如败血症、脑膜炎、呼吸道感染、软组织感染等;也可治疗溶血性链球菌或肺炎链球菌与耐青霉素的葡萄球菌的混合感染。

3. **广谱青霉素** 本类药物抗菌谱广,对革兰阳性菌和革兰阴性菌均有杀菌作用,但对革兰阳性菌的作用略逊于青霉素G。耐酸,可口服。不耐酶,对耐药金黄色葡萄球菌无效。主要有氨苄西林(ampicillin)、阿莫西林(amoxycillin)等。治疗敏感菌引起的呼吸道、泌尿道、胆道、肠道等感染及细菌性心内膜炎、败血症和前列腺炎等。氨苄西林为治疗肠球菌感染的首选用药。

4. **抗铜绿假单胞菌广谱青霉素** 包括羧苄西林(carbenicillin)、替卡西林(ticarcillin)、哌拉西林(piperacillin)、美洛西林(mezlocillin)等。特点是广谱,对革兰阳性菌的作用不及青霉素G,但对铜绿假单胞菌作用强。不耐酶,对产青霉素酶的金黄色葡萄球菌无效。主要治疗铜绿假单胞菌所致的各种感染。

5. **抗革兰阴性菌青霉素** 美西林(mecillinam)和替莫西林(temocillin)。特点是窄谱,对革兰阴性杆菌作用强,但对铜绿假单胞菌无效。主要治疗革兰阴性菌所致泌尿道感染等。

第二节 头孢菌素类

头孢菌素类抗生素是以头孢菌素的母核7-氨基头孢烷酸(7-ACA)接上不同的侧链而制成的半合成抗生素,具有抗菌谱广、杀菌力强、对β-内酰胺酶稳定及变态反应少等特点。根据头孢菌素的抗菌谱、抗菌强度、对β-内酰胺酶稳定性和肾毒性分为4代。①第一代:头孢氨苄(cefalexin)、头孢羟氨苄(cefadroxil)、头孢唑啉(cefazolin)、头孢噻吩(cefalotin)、头孢拉定(cefradine)等。②第二代:头孢呋辛(cefuroxime)、头孢孟多(cefamandole)、头孢克洛(cefaclor)等。③第三代:头孢噻肟(cefotaxime)、头孢他啶(ceftazidime)、头孢曲松(ceftriaxone)、头孢哌酮(cefoperazone)、头孢克肟(cefixime)、头孢他美酯(cefetamet pivoxil)等。④第四代:头孢匹罗(cefpirome)、头孢吡肟(cefepime)、头孢利定(cefelidin)等。

【药动学】

1. 吸收 能口服的头孢菌素类药都耐酸,胃肠吸收好。其他需注射给药。
2. 分布 广泛分布于机体各组织、体液、心包膜、胸膜及关节腔中。第三代头孢菌素多数能分布到前列腺,在房水、胆汁、脑脊液中浓度较高。
3. 消除 主要经肾排泄,尿中浓度较高,但头孢哌酮、头孢曲松主要经胆道排泄。多数药物 $t_{1/2}$ 较短(30 mim 至 2 h),有的可达 3 h,头孢曲松则达 8 h。

【抗菌作用】

本类药物为繁殖期杀菌药,抗菌机制与青霉素相同,即抑制敏感菌细胞壁合成。与青霉素相比,具有抗菌谱广、抗菌作用强、对 β-内酰胺酶稳定及变态反应少等优点。各代头孢菌素作用特点见表 39-1。

表 39-1 各代头孢菌素作用特点比较

代次及药物	抗菌谱及抗菌强度	对 G^+ 菌产生 β-内酰胺酶稳定性	对 G^- 菌产生 β-内酰胺酶稳定性	肾毒性
第一代 注射剂:头孢唑林、头孢拉定等 口服制剂:头孢拉定、头孢氨苄等	G^+球菌 +++ 少数 G^-杆菌 +	稳定	不稳定	较大
第二代 注射剂:头孢呋辛、头孢替安等 口服制剂:头孢克洛、头孢呋辛酯等	G^+球菌 +++或++ 部分 G^-杆菌 +	稳定	较稳定	小
第三代 注射剂:头孢曲松、头孢他啶、头孢哌酮等 口服制剂:头孢克肟和头孢泊肟酯等	G^+球菌 + G^-杆菌 +++ 铜绿假单胞菌 ++(注射剂)	稳定	稳定	无
第四代 头孢吡肟、头孢匹罗	G^-杆菌 +++ G^+球菌 ++	稳定	稳定	无

【临床应用】

1. 第一代头孢菌素 如头孢氨苄、头孢拉定等口服制剂主要用于革兰阳性菌,特别是耐药金黄色葡萄球菌所致的呼吸道和泌尿道轻度感染。注射剂主要治疗甲氧西林敏感葡萄球菌、溶血性链球菌和肺炎链球菌所致的上下呼吸道感染、皮肤软组织感染、尿路感染、败血症、心内膜炎等,亦可治疗流感嗜血杆菌、奇异变形杆菌、大肠埃希菌敏感株所致的尿路感染及肺炎等。

2. 第二代头孢菌素 如头孢呋辛、头孢克洛等可作为一般革兰阴性菌感染的首选药物,主要用于治疗甲氧西林敏感葡萄球菌、链球菌属、肺炎链球菌等,以及流感嗜血杆菌、大肠埃希菌、奇异变形杆菌等敏感株所致的呼吸道感染、尿路感染、皮肤软组织感染、败血症、骨与关节感染和腹腔、盆腔感染。头孢克洛、头孢呋辛酯、头孢丙烯等口服制剂,主要治疗上述感染中的轻症者。

3. 第三代头孢菌素 注射剂主要治疗耐药的革兰阴性杆菌所致的严重感染,以及革兰阴性菌为主要致病菌、兼有厌氧菌和革兰阳性菌的混合感染且病情危重者。头孢曲松、头孢哌酮等可用于铜绿假单胞菌所致的各种感染。口服制剂主要治疗敏感菌所致轻、中度感染,也可用于经第三代头孢菌素注射剂治疗病情已基本好转的病例。

4. **第四代头孢菌素** 主要治疗对第三代头孢菌素耐药的细菌所致的各系统严重感染或其他抗菌药物治疗无效的严重感染。

【不良反应】

1. **变态反应** 多为皮疹、荨麻疹等。偶见过敏性休克。5%～10%与青霉素类有交叉变态反应。

2. **胃肠道反应** 口服给药时可发生恶心、食欲下降、腹泻等反应。

3. **肾毒性** 第一代肾毒性较大,第二代肾毒性小,第三代基本无肾毒性,第四代几乎无肾毒性。

4. **其他** 第三、第四代头孢菌素偶致二重感染。头孢孟多、头孢哌酮等大剂量可引起凝血酶原减少或血小板减少而致严重出血。大剂量使用头孢菌素偶致抽搐等中枢神经系统反应。

第三节 非典型β-内酰胺类

本类包括碳青霉烯类、头霉素类、氧头孢烯类、单环β-内酰胺类,这些药物的作用特点、临床应用及不良反应见表39-2。

表39-2 非典型β-内酰胺类抗生素

类别	药物	作用特点	临床应用	不良反应
碳青霉烯类	亚胺培南(imipenem)	抗菌作用强、耐酶,抗菌谱广(G^+菌和G^-菌的需氧菌与厌氧菌),对肠杆菌科细菌作用强,对铜绿假单胞菌作用也较强。易受肾去氢肽酶水解而失活	多种耐药菌所致的感染,免疫缺陷者的感染及严重的需氧菌与厌氧菌的混合感染	胃肠道反应、药疹和静脉炎等。剂量较大可致惊厥、意识障碍等中枢神经系统反应、肾功能损害
头霉素类	头孢西丁(cefoxitin)	抗菌谱广,对G^+菌和G^-菌均有较强的杀菌作用,与第二代头孢菌素相同,对β-内酰胺酶稳定,对厌氧菌作用强	需氧菌与厌氧菌所致的盆腔、腹腔及妇科的混合感染	皮疹、静脉炎、蛋白尿等
氧头孢烯类	拉氧头孢(latamoxef)	同第三代头孢菌素,对厌氧菌作用强,对肠球菌、铜绿假单胞菌作用弱	敏感菌引起的各种感染。但由于其不良反应重,少用	皮疹、过敏性休克、出血、严重可致死
单环类	氨曲南(aztreonam)	对需氧G^-菌作用强,对厌氧菌作用弱、耐酶、低毒,与青霉素类及头孢菌素类交叉变态反应发生率低	作为氨基糖苷类的替代药治疗G^-需氧菌感染	皮疹、胃肠道反应、注射部位疼痛

第四节 β-内酰胺酶抑制药及其复方制剂

β-内酰胺酶抑制药包括克拉维酸(clavulanic acid,棒酸)、舒巴坦(sulbactam,青霉烷砜)和三唑巴坦(tazobactam,他唑巴坦),常与对β-内酰胺酶不稳定的青霉素类和头孢菌素类组成复方制剂,可扩大抗菌谱,增强抗菌作用。临床常用的复方制剂见表39-3。

表39-3 常用β-内酰胺酶抑制药复方制剂

复方制剂	抗菌药	β-内酰胺酶抑制药
奥格门汀(augmentin;安灭菌)	阿莫西林	克拉维酸
替门汀(timentin;特美汀)	替卡西林	克拉维酸
优立新(unasyn)	氨苄西林	舒巴坦
舒普深(sulperazone)	头孢哌酮	舒巴坦
新治菌(newcefotaxin)	头孢噻肟	舒巴坦
特治星(tazocin)	哌拉西林	他唑巴坦

【抗菌作用】

本类药物为β-内酰胺酶抑制药，但抗菌活性较弱，不单独使用，对金黄色葡萄球菌和革兰阴性杆菌产生的β-内酰胺酶有强大抑制作用，以他唑巴坦作用最强。

【临床应用】

β-内酰胺酶抑制药复方制剂适用治疗因产β-内酰胺酶而对β-内酰胺类药物耐药的细菌感染，如奥格门汀、优立新可治疗流感嗜血杆菌、卡他莫拉菌、大肠埃希菌等肠杆菌科细菌、甲氧西林敏感金黄色葡萄球菌所致下列感染：鼻窦炎、中耳炎、呼吸道感染，泌尿生殖系统感染，皮肤、软组织感染，骨、关节感染，腹腔感染，以及败血症等。

第五节 用药护理

【药物相互作用】

1. 青霉素类 丙磺舒、阿司匹林、吲哚美辛、保泰松、磺胺药等可减少青霉素类在肾小管的排泄，致使青霉素类的血药浓度增高，作用维持时间延长，$t_{1/2}$延长。氯霉素、大环内酯类、四环素类、磺胺药等抑菌药物可干扰青霉素类的杀菌活性，不宜联用。青霉素钾或钠与重金属，特别是铜、锌和汞禁忌配伍，因后者可破坏青霉素的结构。呈酸性的葡萄糖注射液或四环素注射液等皆可降低青霉素类的活性。青霉素类可增强华法林的作用。

2. 头孢菌素类 尤其第一代，如头孢噻啶、头孢噻吩等与氨基糖苷类、高效利尿药、多肽类抗生素(多黏菌素、万古霉素、卷曲霉素、杆菌肽等)合用，会增加肾毒性。

3. 其他β-内酰胺类 如亚胺培南可诱导细菌产生β-内酰胺酶，降低三代头孢菌素或广谱青霉素抗菌活性。与去氢肽酶抑制药西拉司汀(cilastatin)组成复方制剂，可增强亚胺培南的抗菌作用。

4. β-内酰胺酶抑制药 与不耐酶的青霉素类和头孢菌素类组成复方制剂，可扩大抗菌谱，增强抗菌作用。

【用药护理要点】

1. 给药操作注意事项 无论采用何种给药途径，必须先详细询问患者有无过敏史，包括青霉素类、头孢菌素类和其他药物过敏史，变态反应性疾病史。青霉素G给药前必须先做皮肤过敏试验。

(1) 青霉素类注射剂配伍禁忌广泛，宜避免与其他药混合注射或静脉滴注。

(2) β-内酰胺类可使氨基糖苷类失活，需联用时两者必须分别给药。

(3) 为防止静脉炎,头孢哌酮、头孢他啶、头孢曲松等静脉给药应注意速度和药液浓度,并经常更换注射部位。

(4) 青霉素水溶液不稳定,转化为青霉烯酸提高抗原性并失效,必须临用时配制。肌内注射时,每50万U青霉素G钾/钠溶解于1 ml灭菌注射用水。

(5) 青霉素可肌内注射或静脉给药,青霉素G钾禁忌静脉推注,静脉给药时多用青霉素G钠;静脉滴注给药速度不能超过50万U/min,以免发生中枢神经系统毒性反应。

2. 用药期间监护

(1) 皮试及用药时,密切观察有无过敏表现,若发生变态反应,应及时停药并作抗过敏处理。

(2) 日常加强监测感染患者的体温、脉搏、心率、呼吸、血压,记录出入量。

(3) 长期用药,需定期检测血象、肝肾功能。肝功能不全者使用头孢哌酮、头孢曲松等应监测血药浓度,用作调整给药量的依据。

(4) 每100万U的青霉素G钾和青霉素G钠分别含K^+ 1.5 mmol和Ca^{2+} 1.7 mmol,大剂量使用或肾功能低下时需监测血钾和血钠浓度。

3. 不良反应处理

(1) 变态反应:抗过敏治疗与对症处理。过敏性休克一旦发生,必须就地抢救。立即皮下或肌内注射0.1%肾上腺素0.5~1.0 mg,必要时可稀释后缓慢静脉注射或滴注。采用吸氧、人工呼吸、输液,给予升压药、糖皮质激素等对症治疗。

青霉素(类)变态反应的预防措施:①详细询问过敏史和家族过敏史,对青霉素过敏者禁用,有变态反应性疾病、皮肤真菌病及其他药物过敏史者禁用或慎用;②做皮肤过敏试验(皮试),凡初次使用、停药3 d再用、用药过程中青霉素更换批号时均应重做皮试,反应阳性者禁用;③青霉素应现用现配;④避免滥用或局部用药;⑤避免在饥饿时注射青霉素,注射后应观察30 min;⑥在皮试或注射青霉素时,应做好急救准备。

(2) 凝血障碍:头孢孟多、头孢哌酮等大剂量用药可致出血,可用维生素K防治。

综合思考题

1. 青霉素G为何属窄谱繁殖期杀菌剂,且对人几无毒性作用?
2. 试述防治青霉素过敏性休克的措施。
3. 举例说明如何扩大不耐酶的β-内酰胺类的抗感染应用?

第四十章

大环内酯类、林可霉素类及其他类抗生素

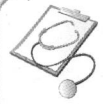 导学

1. **掌握** 红霉素的抗菌谱、抗菌机制、不良反应。
2. **熟悉** 大环内酯类的共性及常用药物的临床应用。
3. **了解** 林可霉素类的抗菌谱、抗菌机制及临床应用。

第一节 大 环 内 酯 类

大环内酯类(macrolides)抗生素均具有大环内酯环的结构,根据所含原子数的不同,大环内酯环分为14元环、15元环、16元环,相应常用药物分别有红霉素、克拉霉素、罗红霉素、地红霉素;阿奇霉素;交沙霉素、罗他霉素。

本类药物最早被发现与使用的红霉素对某些流行日益广泛的病原体(如嗜肺军团菌、弯曲菌属、支原体和衣原体等)和某些较难控制的病原体(如弓形虫和分枝杆菌等)有活性,是其应用的侧重之处,也是本类药物重要研制方向。

一、共性

【药理作用】

1. **抗菌谱** 对革兰阳性菌、部分革兰阴性菌、厌氧菌有强大的抗菌作用;对产 β-内酰胺酶的葡萄球菌和耐甲氧西林的金黄色葡萄球菌(MRSA)也有一定抗菌作用;对衣原体、支原体、嗜肺军团菌和弯曲菌等有良好的抗菌作用。通常为抑菌药,高浓度为杀菌药。

2. **抗菌机制** 抑制细菌蛋白质合成。不可逆地结合到细菌核糖体50S亚基,阻断转肽酶的作用,干扰mRNA位移,从而抑制细菌的蛋白质合成。

3. **耐药性** 本类药物之间存在交叉耐药性,细菌耐药机制如下。①改变靶位:为主要耐药机制。细菌通过染色体基因突变合成甲基化酶,使核糖体50S亚基上的药物结合位点甲基化,导致药物不能与之结合。②产生灭活酶:灭活酶通过水解使内酯键打开。金黄色葡萄球菌产生的酯酶能破坏14元环和16元环的药物,大肠埃希菌产生的酯酶可破坏14元环,但不能破坏16元环的药物。③降低细胞膜通透性和增强主动外排。

【不良反应】
1. 胃肠道反应　腹痛、腹胀、恶心、呕吐、腹泻等,新大环内酯类胃肠道反应的发生率较红霉素明显降低,但仍为最常见的副作用。
2. 肝损害　以胆汁淤积为主,也可发生肝实质性损害,表现为转氨酶升高、阻塞性黄疸等。红霉素的酯化物更易引起,其他大环内酯类肝损伤的发生率较低。
3. 变态反应　药物热、皮疹、荨麻疹等,血管神经性水肿和过敏性休克少见。
4. 耳毒性　大剂量给药或老年患者、肝肾功能不良患者可引起耳毒性,出现耳鸣、听力下降、耳聋。

二、常用药物

红霉素

红霉素(erythromycin)是由链霉菌的培养液中提取获得,在酸性条件下易被破坏,碱性环境则增强其抗菌活性。

【药动学】

红霉素吸收后广泛分布于各组织和体液中,不易通过血脑屏障,而当脑膜有炎症时,脑脊液内药物浓度可达有效抗菌水平。主要在肝脏代谢,血浆 $t_{1/2}$ 约为 1.6 h。红霉素丙酯的十二烷基硫酸盐(erythromycinestolate;依托红霉素)耐酸,口服后在十二指肠解离出红霉素吸收。吸收良好且无苦味,称无味红霉素。红霉素的乙基琥珀酸盐(erythromycin;琥乙红霉素)在胃中亦稳定,在肠道吸收后水解为红霉素,无味。

【抗菌作用】

对革兰阳性菌作用强;对革兰阴性菌,如淋病奈瑟菌、百日咳杆菌、布氏杆菌属、弯曲杆菌属,嗜肺军团菌、流感嗜血杆菌等也有较强的抑制作用。对某些螺旋体、支原体、衣原体及立克次体等也有作用。

【临床应用】

主要用于耐青霉素金黄色葡萄球菌所致的严重感染,还可用于白喉带菌者和衣原体所致婴儿肺炎和结肠炎。对弯曲杆菌所致败血症或肠炎、支原体肺炎和军团菌病可作为首选药。红霉素还可作为青霉素过敏患者的替代药物。

【不良反应】

口服大剂量时可出现恶心、呕吐、腹痛或腹泻等胃肠道反应。静脉注射红霉素乳酸盐,浓度高或注射速度较快时可发生疼痛或静脉炎。无味红霉素久服可引起胆汁淤积性肝炎,以肝实质损害和胆汁淤积为主要表现,常出现转氨酶升高和黄疸。少数患者出现药物热、药疹等变态反应。

其他常用大环内酯类抗生素见表40-1。

表40-1　其他常用大环内酯类抗生素

药物	抗菌谱	临床应用	不良反应
阿奇霉素(azithromycin)	对 G^+ 菌、G^- 菌、厌氧菌、支原体、衣原体、螺旋体均敏感,与其他大环内酯类相比有较强的杀菌作用	呼吸道、皮肤、软组织和泌尿生殖系的严重感染。敏感菌所致的上呼吸道感染,如链球菌咽炎、扁桃体炎、急性中耳炎及急性鼻窦炎、泌尿生殖系感染等	不良反应少而轻。轻微或中度的胃肠道反应,少数患者出现皮疹、肝功能改变、粒细胞减少症等

(续表)

药　物	抗　菌　谱	临床应用	不良反应
克拉霉素 (clarithromycin)	对各种需氧和厌氧的 G^+ 菌或 G^- 菌均有较好的抗菌作用,对分枝杆菌作用显著	呼吸道感染、皮肤及组织感染;根除幽门螺杆菌	胃肠不适、头痛、味觉异常和转氨酶短暂升高
罗红霉素 (roxithromycin)	其体外抗菌谱与抗菌作用与红霉素相仿	化脓性链球菌所致的呼吸道感染;肺炎支原体或肺炎衣原体所致的肺炎;沙眼衣原体所致的尿道炎和宫颈炎;敏感细菌所致的皮肤软组织感染	胃肠道反应发生率低,偶见皮疹、皮肤瘙痒、头昏、头痛、肝功能异常、外周血细胞下降等
地红霉素 (dirithromycin)	对 G^+ 菌体外抑菌活性弱于克拉霉素;敏感 G^- 菌,包括幽门螺杆菌及空肠螺杆菌、卡他莫拉菌、鲍特菌属	成人咽炎、皮肤和软组织感染、肺炎和气管炎	主要为腹痛、头痛、恶心、腹泻、呕吐、消化不良等
罗他霉素 (rokitamycin)	对需氧的 G^+ 菌如葡萄球菌属、链球菌属、厌氧菌及衣原体、支原体有抗菌活性	呼吸道感染、牙周炎、皮肤及软组织感染	胃肠不适、皮疹,偶见嗜酸性粒细胞增多
交沙霉素 (josamycin)	对金黄色葡萄球菌、溶血性链球菌、淋球菌、脑膜炎双球菌、百日咳杆菌、支原体有较好的抑制作用,对螺旋体、立克次体有一定抑制作用	敏感菌所致的呼吸道感染、化脓性皮肤病等	恶心、呕吐、腹痛、腹泻、肠鸣等胃肠道反应,亦有药疹、皮肤瘙痒现象

第二节　林可霉素类

林可霉素类包括林可霉素(lincomycin)和克林霉素(clindamycin),前者从链球菌中提取获得,后者是前者的半合成衍生物。克林霉素抗菌作用比林可霉素强,且毒性较低。

【药动学】

林可霉素自胃肠吸收不完全,空腹给药生物利用度为 20%~30%,且易受食物影响。而克林霉素吸收迅速完全,受食物影响小。两药广泛分布到机体器官组织,不易透过血脑屏障,却能透过胎盘屏障。药物在骨组织浓度高,主要在肝脏代谢,也有少部分由乳汁排出。

【药理作用】

抗菌机制主要是抑制细菌蛋白质合成,对革兰阳性菌有较好的抑制作用,尤其对金黄色葡萄球菌、链球菌高效抑制。克林霉素对革兰阴性菌作用比林可霉素强。对革兰阴性需氧菌作用弱,但对梭状芽孢杆菌、炭疽杆菌及厌氧链球菌等革兰阴性厌氧菌的作用良好。

【临床应用】

主要抗葡萄球菌、链球菌、肺炎球菌等需氧革兰阳性球菌感染,对金黄色葡萄球菌性骨髓炎可作首选治疗,也可治疗敏感厌氧菌尤其脆弱类杆菌所致肺炎和肺脓肿,厌氧菌所致的严重皮肤软组织感染、泌尿系感染,放线菌感染等。

【不良反应】

口服可有恶心、呕吐、腹泻、食欲不振等胃肠道反应,且林可霉素较多见。也可引起伪膜性肠炎,偶有皮疹、轻度蛋白尿、黄疸、转氨酶升高等。静脉给药可引起血栓性静脉炎。

第三节 其他类

其他以抗 G^+ 菌为主的抗生素见表40-2。

表40-2 其他抗生素

药　物	抗菌谱	临床应用	不良反应
万古霉素（vancomycin）去甲万古霉素（demethylvancomycin）	抗 G^+ 菌作用强,尤其对耐青霉素或甲氧西林的金黄色葡萄球菌(MRSA)和表皮葡萄球菌(MRSE)。对肠球菌属、草绿色和溶血性链球菌、肺炎球菌等亦敏感,对破伤风杆菌、白喉杆菌、炭疽杆菌和产气荚膜菌等作用亦强　抗菌活性去甲万古霉素比万古霉素略强	严重的 G^+ 球菌感染,尤其对 MRSA、MRSE 耐药的肠球菌属引起的肺炎、败血症、积脓、骨髓炎、心内膜炎、化脓性软组织感染、脑膜炎及抗生素引起的腹泻和伪膜性肠炎	毒性大。耳毒性,听神经损害;肾毒性,重则肾功能衰竭;皮疹、药物热、嗜酸性粒细胞增多等过敏现象。静注可致血栓性静脉炎,肌注有局部刺激
替考拉宁（teicoplanin）	对大多数金黄色葡萄球菌作用强于万古霉素,对表皮葡萄球菌作用与万古霉素相似,但对肠球菌作用弱于去甲万古霉素	治疗青霉素、头孢菌素类或其他抗生素耐药或过敏的葡萄球菌感染;预防矫形手术 G^+ 菌感染	较少、轻微。常见为局部红斑、血栓性静脉炎、暂时性转氨酶升高等
磷霉素（fosfomycin）	抗多种 G^+ 球菌和 G^- 杆菌	敏感菌所致的呼吸道感染、败血症、腹膜炎、脑膜炎、骨髓炎等。可与万古霉素等合用治疗 MRSA 感染	口服可致胃肠道反应。偶发皮疹、嗜酸性粒细胞增多或一过性转氨酶升高。肌注局部疼痛,硬结。静脉用药可有血栓性静脉炎、心悸

第四节 用药护理

【药物相互作用】

1. 大环内酯类　与林可霉素类抗菌作用环节相同,两类不能合用。

2. 林可霉素　与青霉素类药物混合产生沉淀,禁忌配伍。

3. 万古霉素与去甲万古霉素　与碱性药物存在配伍禁忌,与重金属接触可产生沉淀。与高效利尿药、氨基糖苷类、多黏菌素类药物合用,可增强耳、肾毒性。与抗组胺药、吩噻嗪类合用,可掩盖其耳鸣、眩晕、头晕等耳毒性症状。

4. 磷霉素　不可与钙、镁等盐相配伍,否则会生成不溶性沉淀。与 β-内酰胺类、氨基糖苷类等联用,协同抗菌,并延缓细菌耐药性。

【禁忌证】

1. 大环内酯类　过敏者禁用;肝功能损害者,孕妇、哺乳期妇女慎用。

2. 林可霉素类　过敏者禁用;肝肾功能不良,新生儿、孕妇、哺乳期妇女慎用。

3. 万古霉素类　严重耳、肾功能障碍者,老年人、新生儿与早产儿禁用。

【用药护理要点】

1. 给药操作注意事项　与食物同服可减轻胃肠道反应,但需注意食物对药物吸收的不利影响。

2. 用药期间监护

(1) 哺乳期用药者应暂停哺乳。

(2) 使用林可霉素类,注意观察脉搏、血压、呼吸、体温等生命体征变化,准确记录出入量,观察大便次数和质量变化。

(3) 长期使用大环内酯类,需定期复查肝功能;长期使用万古霉素类,需定期检查听力、肾功能。

3. 不良反应处理　伪膜性肠炎治疗原则如下。①停用抗菌药物,并避免滥用;②选用万古霉素(口服)、甲硝唑等对因治疗,杀灭难辨梭状芽孢杆菌;③口服考来烯胺,在肠道内发挥离子交换树脂作用与肠道内难辨梭状芽孢杆菌毒素结合排出肠外;④恢复肠道正常菌群;⑤对症和支持疗法,如抗休克,维持水、电解质和酸碱平衡,加强营养支持等;⑥手术治疗。

综合思考题

1. 试述红霉素替代青霉素 G 应用的依据。
2. 试述林可霉素类抗骨髓感染的依据。

第四十一章
氨基糖苷类及多黏菌素类抗生素

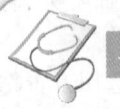

1. **掌握** 氨基糖苷类的共性；链霉素、庆大霉素、阿米卡星的临床应用。
2. **熟悉** 氨基糖苷类的用药护理。
3. **了解** 多黏菌素类的药理作用、临床应用和主要不良反应。

第一节 氨基糖苷类

本类抗生素均由氨基糖分子和苷元结合而成，故称氨基糖苷类（aminoglycosides），分为天然来源和人工半合成两大类。天然来源的包括由链霉菌属培养液中提取获得的链霉素（streptomycin）、卡那霉素（kanamycin）、妥布霉素（tobramycin）、新霉素（neomycin）、大观霉素（spectinomycin）等，由小单孢菌属培养液中提取获得的庆大霉素（gentamicin）、西索米星（sisomicin）、小诺米星（micronomicin）等。人工半合成的主要有阿米卡星（amikacin，丁胺卡那霉素）、奈替米星（netilmicin）、依替米星（etimicin）、异帕米星（isepamicin）等。

一、共性

【药动学】

1. **吸收** 本类抗生素极性大，脂溶性小，故口服很难吸收，仅用于胃肠消毒和抗肠道感染。肌内注射和静脉滴注吸收迅速而完全，可发挥抗全身感染作用。

2. **分布** 主要分布于细胞外液，胞内浓度较低，故对细胞内细菌感染效果差，也不能通过血脑屏障，甚至脑膜炎时也难在脑脊液达到有效浓度，但在肾皮质和内耳内、外淋巴液内可有高浓度药物蓄积，这是产生肾毒性和耳毒性的主要原因。

3. **消除** 主要以原形由肾小球滤过排泄，尿药浓度高，可用于治疗泌尿系感染。肾功能不全时药物排泄减慢，肾毒性增大，应注意调整给药剂量及间隔。

【药理作用】

属静止期杀菌药，杀菌作用特点如下。①抗菌谱：主要对各种需氧革兰阴性杆菌包括铜绿假单胞菌等有强大的抗菌活性，对葡萄球菌包括耐青霉素金黄色葡萄球菌、MRSA、MRSE等革兰阳性球菌也有较好作用，部分药物具有抗结核杆菌作用，但对革兰阳性杆菌和革兰阴性球菌作用差，对厌氧菌无效。②杀菌速率和杀菌时程呈浓度依赖性。③对革兰阴性杆菌和革兰阳性球菌具有较长时间的抗菌后效应（PAE），其PAE呈浓度依赖性。④均有初次接触效应（first exposure effect，FEE)，即细菌首次接触氨基糖苷类抗生素时，能被迅速杀灭。⑤碱性环境中抗菌活性增强。

【作用机制】

1. 全程抑制细菌蛋白质合成　对蛋白质合成的始动、延伸、终止阶段都有抑制作用，造成菌体内核糖体耗竭及蛋白质合成受阻。

2. 增加细菌细胞膜通透性　可通过离子吸附作用附着于细菌体细胞膜带负电荷的磷脂上，造成细胞膜缺损、通透性增加，胞内 K^+、核苷酸、酶等重要物质外漏而导致细菌死亡。

【耐药性】

耐药性普遍，本类药物间存在交叉耐药性，细菌耐药机制为：

1. 产生钝化酶　主要通过质粒介导产生修饰和灭活氨基糖苷类的修饰酶或钝化酶，包括乙酰化酶、磷酸化酶和腺苷化酶，使氨基糖苷类的氨基或羟基乙酰化、磷酸化和腺苷化，不能与细菌核糖体结合，从而丧失抗菌活性，本类多种抗生素可被同一种酶钝化，而同一种该类抗生素又可被多种酶钝化，故细菌对本类抗生素相互间存在部分或完全的交叉耐药。

2. 改变膜通透性　改变外膜膜孔蛋白结构，降低对氨基糖苷类的通透性，降低菌体内药物浓度。

3. 修饰靶位，降低对药物的亲和力　肠球菌属细菌和结核杆菌的突变株对链霉素耐药，是由于细菌对链霉素靶位蛋白的修饰作用，使链霉素不能与之结合而发生耐药。

【临床应用】

主要治疗敏感需氧革兰阴性杆菌所致的全身感染。联用 β-内酰胺类、利福平等治疗革兰阳性球菌所致的严重感染。抗结核病可选用链霉素，抗非典型的分枝杆菌感染主要选用阿米卡星。

【不良反应】

1. 耳毒性　耳毒性呈渐进性，且常常不可逆。包括前庭功能障碍和耳蜗听神经损伤，前者表现为眩晕、恶心、呕吐、眼球震颤、视力减退和共济失调等，后者表现为耳鸣、听力减退和永久性耳聋等。

2. 肾毒性　肾毒性的发生是由于本类药物主要经肾脏排泄和在肾皮质内蓄积，主要损害近曲小管上皮细胞，中毒初期表现为尿浓缩困难，随后出现蛋白尿、管型尿，严重者可发生氮质血症及无尿等。

3. 神经肌肉阻滞　表现为心肌抑制、血压下降、肢体瘫痪和呼吸衰竭等，与剂量及给药途径有关，常见于大剂量腹膜内或胸膜内应用后，偶见于肌内或静脉注射后。原因可能是药物与 Ca^{2+} 络合，或与 Ca^{2+} 竞争，抑制神经末梢释放乙酰胆碱并降低突触后膜对乙酰胆碱的敏感性，阻滞神经肌肉接头处兴奋传递。

4. 变态反应　偶可见严重的过敏性休克，尤其是链霉素。

二、常用药物

氨基糖苷类抗生素常用药物见表 41-1。

表 41-1　常用氨基糖苷类抗生素

药　　物	作用特点	临床应用	不良反应
链霉素	对多数 G^- 菌有较强抗菌作用，抗结核杆菌作用强	首选治疗兔热病、鼠疫；一线抗结核病	耳毒性最常见；其次为神经肌肉阻滞；少见肾毒性；变态反应，可发生过敏性休克

(续表)

药　物	作用特点	临床应用	不良反应
庆大霉素	对 G⁻杆菌包括铜绿假单胞菌具有较强的抗菌作用,尤其对沙雷菌属作用最强	敏感菌所致感染,联用β-内酰胺类等治疗严重 G⁻杆菌感染	前庭神经功能损害,但较链霉素少见,肾毒性则较多见,有神经肌肉阻滞作用
妥布霉素	抗菌作用与庆大霉素相似,但对铜绿假单胞菌的作用较庆大霉素强 2～5 倍,且对庆大霉素耐药者仍有效	多用于抗铜绿假单胞菌感染	耳毒性和肾毒性,但均较庆大霉素轻
阿米卡星	抗菌谱最广,对常用氨糖苷类耐药的某些 G⁻杆菌(包括铜绿假单胞菌)仍然有效	耐常用氨基糖苷类的 G⁻杆菌(包括铜绿假单胞菌)所致感染	耳毒性发生率较高;前庭功能损伤发生率与庆大霉素和妥布霉素相近。肾毒性较庆大霉素和妥布霉素低,较少引起神经肌肉阻滞作用
奈替米星	抗菌作用与庆大霉素相似,但对 MRSA 及对常用氨基糖苷类耐药菌有较好抗菌活性	敏感菌所致的严重感染	耳、肾毒性发生率在常用的氨基糖苷类中较低

第二节　多黏菌素类

多黏菌素类(polymyxins)是从多黏杆菌培养液中发现的一组抗生素,含有多黏菌素 A、B、C、D、E、M 等多种成分,临床上主要选用多黏菌素 B(polymyxin B)、多黏菌素 E(polymyxin E)、多黏菌素 M(polymyxin M)。此类抗生素因毒性较强,临床应用受到限制。

【药动学】

除多黏菌素 M 外,口服不吸收。肌注后 2～3 h 血药浓度达峰值,组织分布差,主要分布于细胞外液,不能透过血脑屏障,体内代谢较慢,主要经肾脏排泄,给药后 12 h 内仅有 0.1% 经尿液排泄,故连续给药会导致药物在体内蓄积。

【药理作用】

属窄谱抗生素,对某些革兰阴性杆菌有强大抗菌活性,如大肠杆菌、肠杆菌属、克雷伯菌属、铜绿假单胞菌对其高度敏感,但沙雷菌属、变形杆菌、脆弱类杆菌、革兰阴性球菌和革兰阳性菌均对其耐药。

本类药物作用于细菌细胞膜,其多肽上带正电荷的氨基与细胞外膜磷脂中带负电荷的磷酸根结合,破坏细胞膜结构,增大通透性,核酸等重要物质外漏而杀菌;也可进入细胞质,影响核质和核糖体的功能。对生长繁殖期和静止期细菌均有杀灭作用,属慢效杀菌药。

【耐药性】

目前细菌对多黏菌素类较少出现耐药性,一旦耐药则在多黏菌素 B 与多黏菌素 E 之间有交叉耐药性。

【临床应用】

目前临床少用,但因其抗菌作用强和不易产生耐药性,故当敏感革兰阴性杆菌感染,对其他抗菌药物耐药或疗效不佳时,仍可选用;口服用于肠道手术前消毒、大肠杆菌性肠炎及对其他抗菌药耐药的细菌性痢疾;局部常用于抗敏感菌的眼、耳、皮肤、黏膜感染及烧伤后皮肤铜绿假单胞菌感染。

【不良反应】

肾毒性为常见不良反应,亦可发生如眩晕、乏力、共济失调等神经肌肉系统功能损害;大量或快速静脉滴注可发生神经肌肉阻滞引起呼吸抑制,为非竞争性阻滞,不能用新斯的明治疗,只能进行人工呼吸抢救。还可出现如皮疹、药物热、瘙痒等变态反应和白细胞减少与肝损害。

第三节 用药护理

【药物相互作用】

1. 氨基糖苷类

(1) 抗菌药物:与 β-内酰胺类、利福平、万古霉素等有协同抗菌作用,联用时治疗革兰阳性球菌所致的严重感染。

(2) 碱性药:如碳酸氢钠、氨茶碱,联用可增强抗菌作用及毒性反应。

(3) 毒性相同药物联用时增强毒性:①肾毒性,如右旋糖酐、万古霉素、高效利尿药、头孢菌素类、磺胺类、多黏菌素类等;②耳毒性,如红霉素、万古霉素、高效利尿药等;③松弛骨骼肌药,如地西泮、N_M受体阻滞药、多黏菌素类等。

2. 多黏菌素类 与其他类常用抗菌药物合用可协同抗菌,且无交叉耐药性。

【禁忌证】

1. 氨基糖苷类 过敏者及孕妇禁用;脱水、肾功能损害、重症肌无力患者、老年人慎用。

2. 多黏菌素类 肾功能不全者,孕妇、哺乳期妇女、老年人禁用或慎用。

【用药护理要点】

1. 给药操作注意事项

(1) 氨基糖苷类:深部肌内注射或静脉滴注用于抗全身感染;口服仅能抗胃肠道感染。链霉素应做皮肤过敏试验,并准备好急救所需药品及器械。

(2) 多黏菌素类:静注可致呼吸抑制,一般不采用;静脉滴注速度宜慢。

2. 用药期间监护

(1) 注意观察变态反应发生的先兆表现。

(2) 严密监测患者体温及变化。

(3) 针对药物毒性与安全用药,监测:①听电图,用以检测高频听力损害;②温度刺激试验,用以检验前庭毒性;③肾功能;④血药浓度。

3. 不良反应处理

氨基糖苷类中毒解救:立即停药,除对症及支持治疗外,出现神经肌肉阻滞,用钙剂及新斯的明解救;发生过敏性休克,其处理原则与措施似青霉素类,另需静脉给予钙剂。

综合思考题

1. 治疗老年人革兰阴性杆菌感染能否选用庆大霉素,为什么?
2. 为什么钙剂能用于解救氨基糖苷类中毒?

第四十二章

四环素类及氯霉素类抗生素

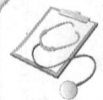

1. 熟悉 四环素类及氯霉素类的抗菌作用、作用机制、临床应用、主要不良反应和用药护理要点。
2. 了解 常用四环素类药动学特点。

四环素类和氯霉素类药物均是抑制细菌蛋白质合成的广谱抗生素(broad-spectrum antibiotics)。

第一节 四 环 素 类

四环素类(tetracyclines)抗生素具有共同的氢化骈四苯的基本母核(图42-1)。四环素类分天然与半合成两类,前者包四环素(tetracycline)、土霉素(oxytetracycline)、地美环素(去甲金霉素,demeclocycline)和金霉素(氯四环素,chlorotetracycline)等,后者包括多西环素(doxycycline,强力霉素)、米诺环素(minocycline,二甲胺四环素)、替加环素(tigecycline)和美他环素(methacycline)等。

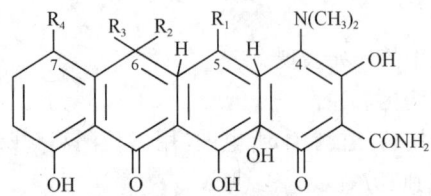

图42-1 四环素类的基本化学结构

【药动学】

1. **吸收** 天然四环素口服吸收不规则且不完全,半合成四环素口服吸收率高,影响吸收因素如下。①多价阳离子:Mg^{2+}、Ca^{2+}、Al^{3+}、Fe^{2+}与四环素类形成难溶、难吸收的络合物,妨碍吸收。②胃液 pH:胃液中酸度增高,药物溶解完全,吸收较好。③合用药物:碱性药减少吸收,酸性药促进吸收。口服后 2~4 h 血药浓度达峰值。

2. **分布** 血浆蛋白结合率 40%~80%。体内分布广泛,可进入胎儿血循环及乳汁,并可沉积于新生的牙齿和骨骼中,脑脊液中浓度较低,米诺环素和多西环素在脑脊液中可达有效治疗浓度。

3. **消除** 部分在肝脏代谢,主要经胆道和肾脏排泄,胆汁中的药物浓度可达血药浓度的 10

倍,胆道排泄时存在肝肠循环。肾功能不全时四环素类大多可蓄积体内并加重肾损害。多西环素因主要经肠道排泄,可供肾功能不全时使用。

【抗菌作用】

四环素类属快效抑菌剂,高浓度时具有杀菌作用。

属广谱抗生素,抗菌谱包括大多数革兰阳性菌和革兰阴性菌、支原体、衣原体、立克次体、螺旋体及部分原虫(如阿米巴)等。

抗菌机制主要是抑制细菌蛋白质合成。四环素类与细菌核糖体30S亚基A位特异性结合,阻止蛋白质合成始动复合物的形成,并阻止氨基酰RNA进入A位,从而抑制肽链的延伸和蛋白质的合成。同时,可改变细菌细胞膜通透性,致使胞内的核苷酸和其他重要成分外漏,抑制细菌生长繁殖。

【耐药性】

四环素类耐药菌株日益增多,限制了本类药物的临床应用,对天然四环素耐药的细菌对半合成四环素可能仍敏感。细菌主要耐药机制:①大量表达外排泵蛋白,促使四环素类被排至菌体外。②大量表达核糖体保护蛋白,保护细菌蛋白质合成过程不受四环素类药物的影响。③产生灭活或钝化四环素类的酶。

【临床应用】

四环素类对立克次体感染如斑疹伤寒、恙虫病,衣原体感染如鹦鹉热、衣原体肺炎、沙眼等常为首选药。可治疗支原体感染如支原体肺炎,螺旋体感染如回归热,细菌感染如鼠疫、霍乱、布鲁菌病等。对肉芽肿荚膜杆菌引起的腹股沟肉芽肿,幽门螺杆菌引起的消化性溃疡等也有疗效。使用本类药物时常首选多西环素。

【不良反应】

半合成四环素比天然四环素不良反应少而轻。

1. 胃肠道反应　最常见的不良反应。早期为药物直接刺激所致,后期与肠道菌群失衡有关。主要表现有腹泻、恶心和食欲下降。

2. 二重感染　在正常情况下,位于机体肠道的微生物处于相互制衡的共生状态。长期使用广谱抗生素,对药物敏感的微生物受到抑制,使原有相互制衡被打破,导致对药物不敏感的微生物如真菌或耐药菌乘机大量繁殖,造成新的感染,称为二重感染,又称菌群交替症,多见于老、幼、体弱、抵抗力低的患者及合用糖皮质激素或抗恶性肿瘤药的患者。常见的二重感染包括:①真菌感染,多由白假丝酵母菌引起,表现为鹅口疮、肠炎。②对四环素类耐药的难辨梭菌引起的伪膜性肠炎。

3. 抑制骨牙发育　四环素类能与新生的牙齿和骨组织中的沉积钙结合而影响其发育,可造成恒齿永久性棕色色素沉着,牙釉质发育不良、畸形或生长抑制,即"四环素牙"。

4. 变态反应　少见,表现有发热和皮疹,也可造成过敏性肺炎。全身应用四环素类可以诱发光敏反应。

5. 肝、肾毒性　四环素类可损害肝功能或造成肝坏死,特别是在怀孕或肝功能已受损的情况下。使用过期的四环素类可导致肾小管酸中毒和其他的肾损害,并引起血尿素氮增加。服用利尿药时,四环素类可增加血尿素氮含量。除多西环素外,其他四环素类可在肾功能不全者体内蓄积达中毒水平。

6. 前庭反应　与用药剂量有关。超量可引起前庭功能紊乱,出现头晕、眩晕、恶心、呕吐等症状。

常用四环素类药物特点见表42-1。

表 42-1 常用四环素类药物比较

药　物	作用特点	临床应用	不良反应
多西环素	口服吸收完全且迅速,脑脊液中浓度较高。强效、速效、长效抗菌	取代天然四环素类作为各种适应证的首选药物或次选药物,尤其适用于伴肾功能不全的肾外敏感细菌感染	常见胃肠道反应,易致光敏反应
米诺环素	口服吸收良好,脑脊液中浓度高于其他四环素类。抗菌活性比四环素强2~4倍,对耐四环素菌株有效	各种敏感病原体所致感染,包括沙眼衣原体所致的性病、淋病和酒糟鼻等	前庭功能改变,皮肤色素沉着
替加环素	第一个新型静脉注射用甘氨酰四环素类抗生素。$t_{1/2}$长,每12 h用药1次;不需根据肾功能受损情况调整剂量,使用方便。不易产生耐药性	皮肤及软组织感染和腹内感染	恶心、呕吐和腹泻

第二节　氯霉素类

氯霉素类抗生素(chloramphenicols)包括氯霉素、甲砜霉素及无味氯霉素等。

氯霉素

氯霉素(chloramphenicol)是从委内瑞拉链丝菌培养液中分离出一种抗生素,目前临床使用人工合成的左旋体。

【药动学】

口服吸收迅速、完全,$t_{1/2}$约为2.5 h,有效血药浓度可维持6~8 h。分布广泛,易通过胎盘、血脑屏障和血眼屏障,可治疗细菌性脑膜炎。进入细胞内,抑制胞内菌,对伤寒杆菌等细胞内感染有效。90%在肝脏与葡萄糖醛酸结合,故当肝功能降低时,可蓄积中毒。约10%原形肾脏排泄,治疗尿路感染有效。

【抗菌作用】

氯霉素属快效抑菌剂,高浓度时具有杀菌作用。

属广谱抗生素,抗菌谱包括大多数细菌、立克次体、螺旋体和支原体。抗革兰阴性菌作用强于革兰阳性菌,对伤寒杆菌、副伤寒杆菌、布鲁菌、百日咳杆菌等作用强。对结核分枝杆菌、真菌、病毒和原虫无效。

抗菌机制主要是抑制细菌蛋白质合成。氯霉素主要与细菌70S核糖体50S亚基上的肽酰基转移酶作用位点可逆性结合,阻止P位肽链的末端羧基与A位上氨基酰tRNA的氨基发生反应,从而阻止肽链延伸及蛋白质合成。

【耐药性】

各种细菌对氯霉素均可产生耐药性,其机制主要有:①由质粒介导,在乙酰基转移酶作用下,氯霉素转化成乙酰化衍生物而失去活性;②降低细菌细胞膜通透性,较常见于铜绿假单胞菌、大肠埃希菌、志贺菌属等;③通过基因突变获得耐药,伤寒杆菌的耐药性发生较慢可能与此有关。

【临床应用】

一般不作首选用药。可治疗:①多种细菌性脑膜炎、脑脓肿或其他药物如青霉素类疗效不佳的脑膜炎患者;②伤寒杆菌及其他沙门菌属感染,多药耐药的流感嗜血杆菌感染;③立克次体病等严重感染;④敏感菌引起的各种眼部感染。

【不良反应】

1. 抑制骨髓造血功能　①可逆性减少血细胞：较常见，发生率和严重程度与剂量大或疗程长有关，表现为贫血、白细胞减少或血小板减少症。②再生障碍性贫血：发病率与用药量、疗程无关，一次用药亦可发生。发生率低，但病死率很高。

2. 灰婴综合征　早产儿和新生儿肝脏缺乏葡萄糖醛酸转移酶，对氯霉素解毒能力差，药物剂量过大可致中毒，表现为循环衰竭、呼吸困难、进行性血压下降、皮肤苍白和发绀，故称灰婴综合征（gray baby syndrome）。

3. 其他　成人服用后偶见恶心、呕吐和腹泻；长期应用可致二重感染；少数患者可出现神经炎、中毒性精神病或皮疹、药物热、血管神经性水肿等变态反应；G-6-PD缺陷者，可发生溶血性贫血。

第三节　用　药　护　理

【药物相互作用】

1. 四环素类　铁制剂、H_2受体阻滞药、抗酸药等可减少四环素类吸收；维生素C等酸性药可促进四环素类吸收。

2. 氯霉素　氯霉素是肝药酶抑制剂，能减慢苯妥英钠等代谢；与肝药酶诱导剂如苯巴比妥合用，可加速氯霉素代谢。竞争血浆蛋白结合，可增强口服降糖药氯磺丙脲、甲苯磺丁脲作用。与大环内酯类或林可霉素类合用，竞争性结合细菌核糖体50S亚基，拮抗抗菌作用。与抑制骨髓的药物如秋水仙碱、保泰松和青霉胺等合用，可增强毒性。

【禁忌证】

1. 四环素类　孕妇或8岁以下儿童禁用。
2. 氯霉素类　肝肾功能不良者、G-6-PD缺陷者、婴儿、孕妇、乳妇应禁用或慎用。

【用药护理要点】

1. 给药操作注意事项

（1）四环素类：不宜与牛奶、豆制品同服，以免影响吸收；不宜与β-内酰胺类、两性霉素B等置于同一容器，以免药物发生沉淀。其他干扰四环素类吸收的药物应间隔2～3h后再服。

（2）氯霉素：注射剂避免与强碱性或强酸性溶液混合，以免氯霉素被破坏失效。

2. 用药期间监护

（1）长期使用，需定期检查肝肾功能、血常规等。使用氯霉素者加强血象监测。

（2）应嘱使用多西环素的患者避免日光直射皮肤；使用米诺环素的患者不宜从事驾驶及高空作业。

3. 不良反应处理

（1）二重感染：①立即停药；②对因治疗：真菌感染选用抗真菌药，伪膜性肠炎选用万古霉素或甲硝唑；③对症处理和支持疗法。

（2）骨髓造血功能异常：立即停药。

综合思考题

1. 处方合理性分析：治疗伴低色素小细胞性贫血的支原体肺炎，处方如下，请问两药能否同时服用？为什么？

　　四环素片　0.25 g×24
　　Sig.　0.5，p.o.，t.i.d.
　　硫酸亚铁片　0.3 g×100
　　Sig.　0.6，p.o.，t.i.d.
2. 为什么早产儿、新生儿不宜使用氯霉素？

第四十三章 人工合成抗菌药

导学

1. **掌握** 喹诺酮类的抗菌作用、作用机制、临床应用及主要不良反应。
2. **熟悉** 磺胺类的抗菌作用、作用机制、临床应用、主要不良反应及其防治措施;甲氧苄啶与磺胺类联用协同抗菌的机制;喹诺酮类和磺胺类的用药护理要点。
3. **了解** 硝基呋喃类和硝基咪唑类作用特点及临床应用。

第一节 喹 诺 酮 类

喹诺酮类(quinolones)药物按合成时间及抗菌特点可分为 4 代。第一代是 1962 年合成的萘啶酸;第二代是 1973 年合成的吡哌酸等;第三代是 20 世纪 80 年代以来问世的氟喹诺酮类(fluoroquinolones),如诺氟沙星(norfloxacin)、环丙沙星(ciprofloxacn)、洛美沙星(lomefloxacin,罗氟沙星)、氟罗沙星(fleroxacin,多氟沙星)、左氧氟沙星(levofloxacin)、司氟沙星(sparfloxacin)等;第四代,如莫西沙星(moxifloxacin)、加替沙星(gatifloxacin)等。第三、第四代是目前临床治疗细菌性感染的重要药物。

一、共性

【药动学】

口服吸收良好,生物利用度高。血浆蛋白结合率较低(为 10%~40%),体内分布广,肺脏、肾脏、前列腺组织、尿液、胆汁、粪便、巨噬细胞和中性粒细胞的药物浓度均高于血浆。少量药物在肝脏代谢或经粪便排出,多数主要以原形经肾脏排泄。

【抗菌作用】

喹诺酮类为杀菌药,对静止期和生长繁殖期细菌均有明显作用。第二代抗菌谱窄,仅对革兰阴性菌有效,对铜绿假单胞菌活性较低。第三代对革兰阴性菌作用增强,抗菌谱扩大,对金黄色葡萄球菌、肺炎链球菌、溶血性链球菌、肠球菌等革兰阳性菌及衣原体、支原体、军团菌、结核杆菌均有较强抗菌作用;第四代的抗菌谱扩大到部分厌氧菌,对革兰阳性菌的抗菌活性明显增强,还存在明显的抗菌后效应。

【抗菌机制】

抑制细菌拓扑异构酶(DNA 回旋酶属Ⅱ型拓扑异构酶),阻止 DNA 复制是该类药物的主要抗菌机制(图 43-1)。

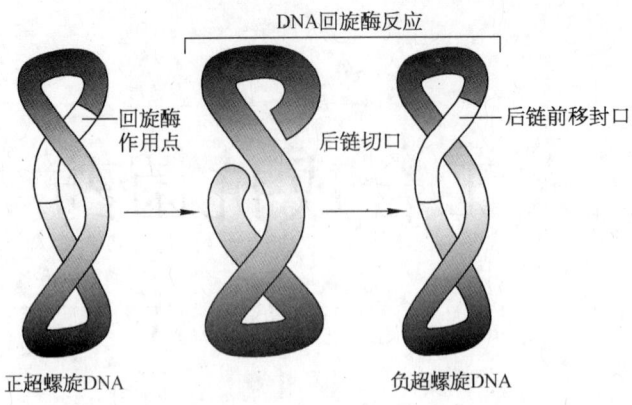

图 43-1 喹诺酮类药物作用机制

【耐药性】

本类药物的后天耐药性发展较快，临床常见耐药菌为金黄色葡萄球菌、肠球菌、大肠埃希菌、铜绿假单胞菌等。耐药性的产生与基因突变、靶酶结构改变、细胞膜通透性降低及主动泵出系统增强有关。

【临床应用】

第二代适用于治疗泌尿道和消化道感染，目前已少用。第三、第四代治疗敏感菌所致全身各系统及临床各科感染，可替换青霉素、头孢菌素类等常用抗生素治疗全身感染。

【不良反应】

1. 胃肠道反应　胃部不适、恶心、呕吐、腹痛、腹泻等。
2. 中枢神经系统反应　失眠、头痛、头晕、烦躁，少数严重者出现精神异常、抽搐、惊厥等。
3. 变态反应　表现为皮疹、皮肤瘙痒、血管神经性水肿，偶见过敏性休克。个别患者出现光敏性皮炎，表现为日照部位皮肤出现瘙痒性红斑、皮肤糜烂、脱落，停药后可恢复。
4. 软骨损害　儿童可引起关节肿胀、疼痛。
5. 其他　肝肾功能异常、跟腱炎、心脏毒性等。

二、常用药物

常用喹诺酮类药物特点见表43-1。

表 43-1　常用喹诺酮类药物特点

药　物	作用特点	主要临床应用	主要不良反应
诺氟沙星	抗 G^- 杆菌作用强，对 G^+ 菌、厌氧菌作用不及氧氟沙星和环丙沙星	泌尿生殖道、肠道感染、前列腺炎、淋病	胃肠反应；神经系统反应；变态反应
环丙沙星	体外抗菌效果好，对 G^- 杆菌作用与诺氟沙星相似，对 G^+ 菌作用强于诺氟沙星	泌尿生殖道、肠道、胆道、呼吸道、皮肤软组织、眼、耳、鼻、喉感染	消化道反应、中枢神经症状、变态反应、静脉滴注时血管局部有刺激反应
洛美沙星	广谱抗菌；体内抗菌活性比诺氟沙星强；血药浓度高而持久	呼吸道、胃肠道、关节、口腔、皮肤及软组织感染等	胃肠反应；中枢神经系统反应；光敏反应发生率最高
氟罗沙星	广谱抗菌；体内抗菌活性强；分布广；半衰期长	呼吸道、泌尿道、胃肠道、皮肤及软组织感染	胃肠反应；神经系统反应；偶发光敏反应

(续表)

药　　物	作用特点	主要临床应用	主要不良反应
左氧氟沙星	口服吸收好；生物利用度高；对 G^+ 菌的作用是环丙沙星的 2～4 倍；对厌氧菌是环丙沙星的 4 倍	呼吸道、泌尿生殖系和皮肤软组织感染等	不良反应在该类药物中最少
司氟沙星	体内分布广泛、长效，对 G^+ 菌的作用是环丙沙星的 2～4 倍	外科、妇科、五官科、呼吸道、泌尿道和皮肤软组织感染等	神经系统反应；光敏反应；偶见转氨酶升高

第二节　磺胺类与甲氧苄啶

一、磺胺类

磺胺类(sulfonamides)药物是最早治疗全身性细菌感染的一类合成抗菌药。其基本化学结构是对氨基苯磺酰胺。按口服吸收难易程度及应用部位不同可分 3 类：①全身应用，如磺胺嘧啶(sulfadiazine, SD)、磺胺甲噁唑(sulfamethoxazole, SMZ；新诺明)；②肠道应用，如柳氮磺吡啶(sulfasalazine, SASP)；③外用，如磺胺米隆(mafenide, SML)、磺胺嘧啶银(sulfadiazine silver, SD-Ag)、磺胺醋酰(sulfacetamide, SA)。

【抗菌作用】

磺胺类抗菌谱较广，对大多数革兰阳性菌和革兰阴性菌都有抑制作用。革兰阳性菌中敏感的有溶血性链球菌、肺炎链球菌，革兰阴性菌中敏感的有脑膜炎奈瑟菌、淋病奈瑟菌、流感杆菌、鼠疫杆菌、大肠埃希菌、痢疾杆菌、布鲁菌、变形杆菌及伤寒杆菌，对沙眼衣原体、放线菌及疟原虫也有抑制作用，但对病毒、立克次体、支原体、螺旋体无效。

【抗菌机制】

磺胺类属慢效抑菌剂。细菌利用对氨苯甲酸(PABA)、谷氨酸和二氢蝶啶在二氢叶酸合成酶催化下合成二氢叶酸，再经二氢叶酸还原酶生成四氢叶酸，后者参与核酸合成。磺胺类化学结构与 PABA 相似，竞争性抑制二氢叶酸合成酶，妨碍二氢叶酸合成，进而影响核酸合成，抑制细菌生长繁殖(图 43-2)。

【耐药性】

细菌单独反复接触磺胺类较易产生耐药性，各类磺胺药之间有交叉耐药性。细菌主要耐药机制为：①降低二氢叶酸合成酶与磺胺类的亲和力；②降低对磺胺类的通透性；③大量产生 PABA。

【药动学】

大部分口服易吸收，血药浓度较高，2～4 h 血药浓度达到高峰，血浆蛋白结合率为 25%～95%。可广泛分布于全身各组织和体液，易透过胎盘进入胎儿体内；SD 血浆蛋白结合率最低，血脑屏障透过率最高。主要在肝脏代谢，其游离氨基被乙酰化失去抗菌活性。主要以原形和代谢物经肾脏排泄。

【临床应用】

1. 全身感染　选用肠道易吸收的全身应用的磺胺类如 SD、SMZ 等主要治疗敏感菌所致的泌尿系统感染；首选 SD 防治流行性脑脊髓膜炎。

2. 肠道感染　可用肠道易吸收的全身应用的磺胺类联用甲氧苄啶治疗细菌性痢疾；SASP 肠

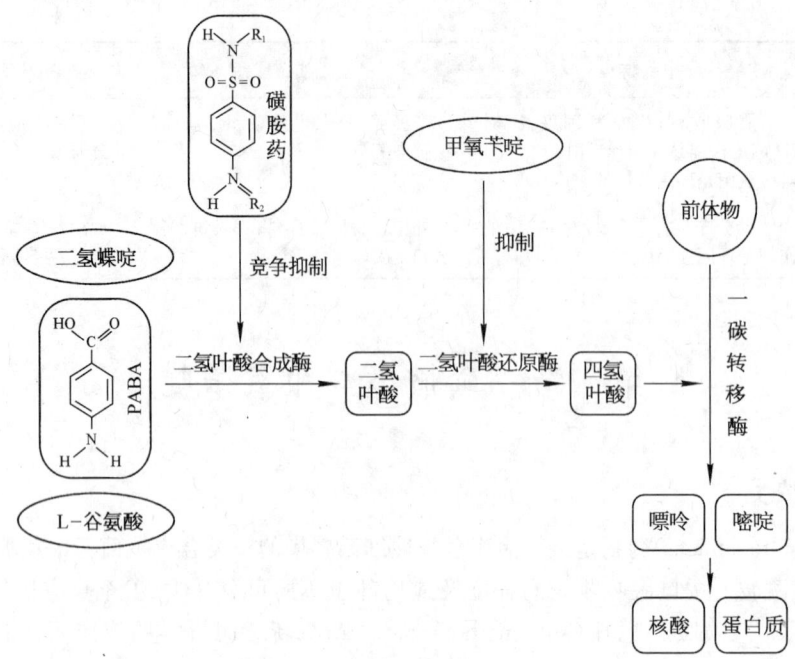

图 43-2 磺胺药和甲氧苄啶抗菌机制

道不吸收,治疗溃疡性结肠炎。

3. 局部感染　SML、SD-Ag 外用防治烧伤或创伤后的感染。SA 滴眼治疗沙眼、结膜炎等眼部感染。

【不良反应】

1. 肾脏损害　某些磺胺类及其乙酰化代谢物在尿中浓度高,酸性尿中溶解度降低,易析出结晶,造成对肾脏的损害,出现蛋白尿、血尿、尿痛、尿少甚至无尿等症状。SD 较常见。
2. 变态反应　表现为皮疹、药物热等。各种磺胺药之间有交叉变态反应。
3. 血液系统反应　偶见粒细胞减少、血小板减少、再生障碍性贫血。对先天性 G-6-PD 缺乏者,可致急性溶血性贫血。
4. 肝功能损害　肝功能减退、黄疸,严重者可见急性肝坏死。
5. 其他反应　如恶心、呕吐、食欲减退、头痛、眩晕和乏力等。

二、甲氧苄啶

甲氧苄啶(trimethoprim,TMP)即甲氧苄氨嘧啶,能增强磺胺类及其他抗菌药物的抗菌作用,又被称为磺胺增效剂或抗菌增效剂。口服吸收快而完全,血药浓度达峰时间为 1～2 h。分布全身组织和体液,在脑脊液、胆汁、痰液中浓度高。以原形经肾脏排泄,尿中浓度高,$t_{1/2}$ 为 10～12 h,与 SMZ 相近。抗菌谱与磺胺类相似,抗菌作用较强,但单独应用易产生耐药性。其抗菌机制是抑制二氢叶酸还原酶,干扰细菌叶酸代谢,影响核酸合成,抑制细菌生长繁殖(图 43-2)。与磺胺类合用时,双重阻断细菌叶酸代谢,抗菌作用显著增强,甚至由抑菌变为杀菌,且可延缓耐药性产生。常与磺胺类联用制成复方,如 SMZ+TMP 制成复方磺胺甲噁唑(cotrimoxazole,SMZco,复方新诺明),也可与其他抗菌药联用,治疗敏感菌所引起的呼吸道、胃肠道、泌尿道感染及脑膜炎、败血症、伤寒及副伤寒等。可引起恶心、呕吐等胃肠反应和皮疹等变态反应。长期大剂量应用可影响人体叶酸代谢,引起白细胞和血小板减少、巨幼红细胞性贫血等。

第三节 其他类

一、硝基咪唑类

硝基咪唑类具有抗厌氧菌、阴道滴虫、阿米巴原虫及贾第鞭毛虫作用,首选治疗厌氧菌感染、阴道滴虫病、肠内外阿米巴病,也可治疗消化性溃疡和预防各种手术后厌氧菌感染。常用药物有甲硝唑(metronidazole;灭滴灵)、替硝唑(tinidazole)等。替硝唑抗厌氧菌和原虫的作用比甲硝唑强。

二、硝基呋喃类

呋喃妥因

呋喃妥因(nitrofurantoin;呋喃坦啶)口服吸收迅速而完全,大部分药物原形迅速经肾脏排泄。抗菌谱较广,能抗多数革兰阳性菌和革兰阴性菌。主要治疗敏感菌所致的急性肾盂肾炎、膀胱炎、前列腺炎和尿道炎等泌尿道感染。常见恶心、呕吐等胃肠反应。偶见皮疹、药物热等变态反应。大剂量应用或肾功能不全可出现肢体麻木、感觉异常等周围神经炎。

呋喃唑酮

呋喃唑酮(furazolidone;痢特灵)口服很少吸收,肠内浓度高。抗菌谱与呋喃妥因相似,对肠道内大多数致病菌有抑制作用。主要治疗细菌性痢疾、肠炎、消化性溃疡等肠道感染,栓剂可用于治疗阴道滴虫病。不良反应与呋喃妥因相似,但少见而轻微。

第四节 用药护理

【药物相互作用】

1. 喹诺酮类　可抑制茶碱类、咖啡因和口服抗凝血药在肝脏代谢;与含钙、镁、铝等金属离子药物和抗酸药同服可形成络合物而减少吸收;与茶碱或非甾体类抗炎镇痛药合用,可增强中枢的毒性反应。

2. 磺胺类　竞争性结合血浆蛋白,能增强磺酰脲类的降血糖作用、香豆素类的抗凝血作用和甲氨蝶呤的毒性。

3. 甲硝唑　干扰乙醇代谢,可致急性乙醛中毒。

【禁忌证】

1. 喹诺酮类　儿童、孕妇、哺乳妇女、精神病或癫痫病史者慎用。

2. 磺胺类　脱水、休克、肾功能不全者、G-6-PD缺乏者、新生儿、2岁以下婴儿、临产前孕妇、老年人以及对磺胺类过敏者禁用。

【用药护理要点】

1. 给药操作注意事项

(1) 喹诺酮类:口服宜在规定时间内空腹服用,若合用抗酸药,两者应相隔2~4 h服用;静脉滴注速度不宜过快,以免诱发惊厥和癫痫。

(2) 磺胺类：口服可首剂加倍，以加速起效；为减轻肾功能损害，应多饮水，同时服碳酸氢钠。

2. 用药期间监护

(1) 喹诺酮类用药期间，注意观察中枢神经系统症状，嘱患者暂停驾车、高空作业和操作精密仪器；避免日光直射，以免光敏反应。避免饮用咖啡和浓茶。长期应用注意是否出现关节红肿、疼痛。

(2) 磺胺类用药期间，如出现喉痛、发热、乏力等造血系统反应，需及时停药并处理。

(3) 长期大量使用，需定期检查肝肾功能、血常规等。

3. 不良反应处理

(1) 防治磺胺类肾脏损害，具体措施包括：多饮水，同时服等量碳酸氢钠以碱化尿液，加强检测尿常规、肾功能。一旦发现肾功能受损，立即停药，并继续促进磺胺类及代谢物排泄。

(2) TMP干扰人体叶酸代谢，可致巨幼红细胞性贫血，可注射甲酰四氢叶酸钙治疗。

综合思考题

1. 为什么氟喹诺酮类可替换青霉素类治疗全身性细菌感染？
2. 试述SMZ和TMP配伍成复方片剂的依据。

第四十四章

抗结核病药和抗麻风病药

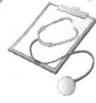**导学**

1. **掌握** 常用一线抗结核病药的作用特点。
2. **熟悉** 二线抗结核病药的作用特点;抗结核病药、抗麻风病药的用药护理特点。
3. **了解** 抗麻风病药的作用特点。

结核病是由结核(分枝)杆菌引起的一种慢性传染性疾病,包括肺结核和肺外结核。其中,肺结核在结核病中较为常见,肺外结核有结核性胸膜炎、淋巴结核、骨结核、肾结核、肠结核等。近年来,结核病有逐年增加的趋势,特别是获得性免疫缺陷综合征(AIDS)常伴有结核病,此外,结核杆菌耐药性日益普遍,抗结核病药重新受到人们的重视。

麻风病是由麻风(分枝)杆菌感染引起的慢性传染性疾病,病变主要损害皮肤、黏膜和周围神经,中、晚期可累及眼、耳、鼻、喉、外生殖器及内脏器官如肝、脾等,抗麻风病药主要有砜类化合物、利福平、氯法齐明等。

第一节 抗 结 核 病 药

抗结核病药(antituberculous drugs)种类较多,可根据临床使用特点分两类。

一、一线抗结核病药

此类药物疗效高,不良反应少,包括异烟肼(H)、利福平(R)、乙胺丁醇(E)、吡嗪酰胺(Z)及链霉素(S)等,是抗结核治疗的首选药,对大多数结核病有效(表44-1)。

表44-1 一线抗结核病药比较

药 物	作用特点	临床应用	不良反应
异烟肼(isoniazid,INH;雷米封,rimifon)	对繁殖期结核杆菌有强大的杀菌作用,穿透力强,对胞内菌有效。具有疗效高、毒性小、口服方便等优点,是目前最有效的抗结核病药之一	全身各部位、各种类型结核病的首选药,对渗出性病灶疗效最佳	周围神经炎、中枢神经系统毒性、肝脏毒性
利福平(rifampicin,RFP;甲哌利福霉素,rifampin)	广谱抗菌,抗G^+菌作用强大,对结核杆菌、麻风杆菌有较强杀灭作用。对繁殖期细菌作用强	肺内外各型结核,包括初治、复治及重症患者;麻风病联合化疗;耐药金黄色葡萄球菌和其他敏感菌感染	发生率较低,为恶心、呕吐、腹泻等胃肠反应,可致肝损害

(续表)

药物	作用特点	临床应用	不良反应
乙胺丁醇 (ethambutol)	对繁殖期结核杆菌作用强,对异烟肼、链霉素耐药的结核杆菌也有效,对胞内菌有效	各型肺结核及肺外结核	球后视神经炎、眼痛、弱视、分辨能力减退及红绿色盲
链霉素 (streptomycin)	抗菌作用较强,穿透力弱,对细胞内结核杆菌无效,难以渗入纤维化、干酪化及厚壁空洞病灶	渗出型结核病灶疗效较好	耳毒性、肾毒性、阻滞神经肌接头、变态反应
吡嗪酰胺 (pyrazinamide, PZA)	抗菌活性比异烟肼、利福平及链霉素弱。对细胞内或偏酸性环境的结核杆菌具有杀灭作用,中性环境则无抗菌活性	低剂量、短疗程化疗的常用药物,用于其他药物治疗失败和复治患者	肝损害、诱发痛风

二、二线抗结核病药

传统的二线抗结核病药抗菌作用较弱、毒性较大,如对氨基水杨酸、乙硫异烟胺、丙硫异烟胺、卡那霉素、卷曲霉素等,仅在一线药产生耐药性及毒性或复治时使用。近年开发出一些疗效较好、不良反应相对较低的新一代的抗生素类抗结核病药,如氟喹诺酮类的司帕沙星,利福霉素类的利福喷丁等,见表44-2。

表44-2 二线抗结核病药比较

药物	作用特点	临床应用	不良反应
对氨基水杨酸(para-aminosalicylic acid, PAS)	抑菌药,穿透力弱。耐药性产生缓慢	联用治疗各种活性结核病	胃肠道反应、白细胞下降、血小板减少
乙硫异烟胺 (ethionamide) 丙硫异烟胺 (protionamide)	作用弱,易产生耐药性	联用治疗经一线抗结核药治疗无效的结核病	抑郁、视力障碍、头痛、周围神经炎、关节痛、皮疹、痤疮,可引起肝损害
卷曲霉素 (capreomycin)	抑菌药,易产生耐药性	一线抗结核病药治疗失败者,可作为联合用药之一	听神经、肾损伤
司帕沙星 (sparfloxacin)	抗结核杆菌作用强,是环丙沙星的3~30倍	联用治疗多药耐药肺结核	发生率低,多为轻中度,如胃肠反应、头痛、失眠、光敏反应
利福喷丁 (rifapentine)	广谱抗菌,抗结核杆菌作用比利福平强2~10倍	联用用于各种结核病的初治与复治,但不宜用于结核性脑膜炎的治疗。治疗麻风,其他敏感菌感染	比利福平轻微

第二节 抗麻风病药

砜类化合物是临床上常用的抗麻风病药,包括氨苯砜、醋氨苯砜、苯丙砜等。氨苯砜又称二氨二苯砜(DDS),是临床上最有效的药物。此外,氯法齐明、利福平、培氟沙星、克拉霉素、米诺环素等均有一定的抗麻风病作用。沙利度胺(thalidomide)对麻风杆菌无抗菌作用,但与抗麻风病药同用,可以减少麻风反应。常用抗麻风病药比较见表44-3。

表44-3 常用抗麻风病药比较

药物	作用特点	临床应用	不良反应
氨苯砜 (dapsone)	抗麻风杆菌作用较强,大剂量时杀菌。单用易致耐药	各型麻风病	溶血性贫血、发绀、高铁血红蛋白血症、胃肠道反应、头痛和外周神经病变,可引起"砜综合征"
醋氨苯砜 (acedapsone)	体内缓慢分解成氨苯砜或乙酰氨苯砜起作用。长效,注射一次可维持60~75 d	麻风病的预防以及不能口服砜类药物者	溶血性贫血、发绀、高铁血红蛋白血症、胃肠道反应、头痛和外周神经病变,可引起"砜综合征",注射局部有疼痛感
氯法齐明 (clofazimine)	杀菌作用弱,对耐氨苯砜的麻风杆菌仍敏感。有抗炎和免疫抑制作用	各型麻风病,对多药耐药麻风病有效	色素沉着,皮肤及角膜呈现棕红色

第三节 用药护理

【药物相互作用】

1. 抗结核病药 联用协同抗菌、延缓抗药性,也可增强毒性。如联用利福平、异烟肼、吡嗪酰胺等具肝毒性的抗结核病药,增强抗结核作用同时可加重肝损害。乙醇可增强利福喷丁的肝毒性。

2. 抗麻风病药 联用氯法齐明与氨苯砜、利福平抗麻风杆菌作用协同。

【禁忌证】

肝、肾功能不良者,孕妇、老年人、婴幼儿禁用或慎用。

【用药护理要点】

1. 给药操作注意事项 对氨基水杨酸应避光保存,如药品颜色呈褐色应废弃;静脉点滴时要现用现配,避光使用。

2. 用药期间监护

(1) 抗结核病、抗麻风病药物治疗需早期用药、联合用药、足够剂量与疗程规律用药,以免疾病迁延和复发。应向患者及家属解释按医嘱长期坚持治疗的必要性和擅自停药的不良后果。

(2) 嘱患者禁酒。

(3) 乙胺丁醇用药期间定期做视力检查,特别注意视物的清晰度、辨色力和视野变化。砜类化合物用药期间注意麻风反应表现,如发热、剥脱性皮炎、肝坏死、黄疸、淋巴结肿大。氯法齐明用药期间可出现皮肤红染,色素沉着,尿液、痰液变红,应向患者解释,以免患者自行停药。

(4) 长期用药,需定期检查肝肾功能、血常规。

3. 不良反应处理

(1) 异烟肼所致的周围神经炎,可用补充维生素 B_6 防治。

(2) 氨苯砜导致的血液系统不良反应,包括贫血、粒细胞减少等,需要停药,并用铁制剂等治疗。氨苯砜引起的麻风反应,需要停药,并用糖皮质激素等治疗。

综合思考题

1. 试述抗结核病药物治疗需长期坚持的依据。
2. 使用异烟肼时加服维生素 B_6 的目的是什么?

第四十五章 抗真菌药和抗病毒药

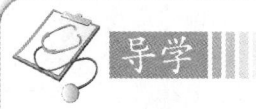

1. **掌握** 常用抗真菌药、抗病毒药的作用特点、临床应用。
2. **熟悉** 常用抗真菌药、抗病毒药的不良反应与用药护理要点。
3. **了解** 抗真菌药、抗病毒药的种类。

第一节 抗 真 菌 药

真菌感染包括浅部真菌感染和深部真菌感染两类。浅部感染常由各种癣菌引起,主要侵犯皮肤、毛发、指(趾)甲等,引起体癣、头癣、手足癣、花斑癣等,发病率高。深部感染多由白念珠菌和新型隐球菌引起,主要侵犯内脏器官和深部组织,病变严重,常可危及生命。严重的全身性疾病(如AIDS、恶性肿瘤)及长期应用广谱抗生素、免疫抑制药、肾上腺皮质激素的患者,由于其机体免疫功能低下,容易导致真菌感染发生。抗真菌药是指具有抑制真菌生长繁殖或杀灭真菌的药物,临床常用抗真菌药主要有抗生素类、唑类、丙烯胺类和嘧啶类等。

常用抗真菌药物,见表 45-1。

表 45-1 常用抗真菌药

类别	药物	作用特点	临床应用	不良反应
抗生素类	两性霉素 B (amphotericin B)	多烯类,广谱抗真菌药	局部用于浅部真菌感染。口服用于肠道真菌感染。静脉滴注用于深部真菌感染,脑膜炎时还可配合鞘内注射	寒战、发热、头痛、全身不适等;静滴过快可引起低血压、呼吸困难,严重者出现心脏骤停,最严重为肾功能损害
	制霉菌素 (nystatin)	多烯类,作用与两性霉素 B 基本相同,毒性更大	局部用于皮肤、口腔及阴道念珠菌感染;口服用于胃肠道感染	口服可致胃肠道反应,局部用药刺激性小,个别阴道用药可见白带增多
	灰黄霉素 (grifulvin)	非多烯类,对各种浅表皮肤癣菌有较强的抑制作用,但对深部真菌和细菌无效	皮肤真菌感染	恶心、腹泻、皮疹、头痛、白细胞减少

(续表)

类别	药物	作用特点	临床应用	不良反应
唑类	克霉唑(clotrimazole)	广谱抗真菌药。对大多数表浅真菌有抗菌作用,对深部真菌作用不及两性霉素 B	浅部真菌感染或皮肤、黏膜的念珠菌感染	胃肠道反应、肝毒性、抑郁与幻觉等
	氟康唑(fluconazole)	广谱、高效、低毒的新型三唑类抗真菌药,体内抗菌活性高于酮康唑 5～20 倍	毛发癣菌引起的皮肤真菌感染;隐球菌引起的全身感染;预防免疫抑制患者的真菌感染	恶心、腹痛、腹泻、皮疹,偶见肝、肾功能损害
	伊曲康唑(itraconazole)	三唑类广谱抗真菌药,对多种深部真菌有强大的抗菌作用,对浅表性真菌感染也有效	敏感菌引起的深部和浅部真菌感染	胃肠道反应、头痛、头晕、瘙痒等
丙烯胺类	特比萘芬(terbinafine)	广谱抗真菌药,口服易吸收	用于由皮肤癣菌引起的甲癣、体癣、股癣、手癣及足癣	胃肠道反应,皮肤瘙痒、皮疹等,偶见肝功能损害
嘧啶类	氟胞嘧啶(flucytosine；5-氟胞嘧啶)	人工合成的广谱抗真菌药,口服易吸收	隐球菌感染和念珠菌感染	胃肠反应、皮疹,偶有白细胞及血小板减少,可能有肝、肾功能轻度损害

第二节 抗病毒药

病毒不具备细胞结构,寄生于宿主细胞内,依赖宿主细胞代谢系统进行增殖。病毒由核酸(DNA 或 RNA)组成核心,外包以蛋白质外壳,分为 DNA 病毒、RNA 病毒以及 DNA 或 RNA 逆转录病毒,人类免疫缺陷病毒(human immunodeficiency virus,HIV)属逆转录病毒。病毒能吸附并穿入宿主细胞,在细胞内脱去蛋白质外壳,释放出感染性核酸,并进行核酸的复制、转录和蛋白质合成,合成的核酸与蛋白质装配成子代病毒颗粒,以各种形式从细胞释出,再感染新的细胞。抗病毒药物的作用机制有:①阻止病毒吸附于宿主细胞。②阻止病毒进入宿主细胞内或脱壳。③抑制病毒核酸复制,影响 DNA 合成。④通过增强宿主抗病能力而抑制病毒转录、翻译、装配等过程。由于病毒严格的胞内寄生特性及病毒复制时依赖于宿主细胞的许多功能,导致药物在抗病毒的同时也可能杀伤宿主的正常细胞。此外,病毒在不断复制中产生错误而形成变异,因此抗病毒药的研发及应用受到一定限制。

常用抗病毒药物见表 45-2。

表 45-2 常用抗病毒药

类别	药物	作用特点	临床应用	不良反应
抗疱疹病毒药	阿昔洛韦(aciclovir, ACV;无环鸟苷)	广谱高效的抗病毒药,对Ⅰ型和Ⅱ型单纯疱疹病毒(herpes simplex virus, HSV)作用最强,对水痘、带状疱疹病毒和乙型肝炎病毒也有效	治疗 HSV 感染的首选药;局部用于 HSV 引起的皮肤和黏膜感染;口服或静脉注射治疗生殖器疱疹、疱疹病毒脑炎等;也用于乙型肝炎	常见胃肠道反应、头痛、皮疹,偶见肾功能损害、血肌酐升高和神经毒性。静脉注射可引起静脉炎

(续表)

类别	药物	作用特点	临床应用	不良反应
抗疱疹病毒药	阿糖腺苷(vidarabine)	属抗 DNA 病毒药,具有体外广谱抗病毒作用,但体内抗病毒作用较差。对痘病毒、HSV(Ⅰ、Ⅱ型)、带状疱疹病毒、E-B 病毒、巨细胞病毒等均有抑制作用	用于疱疹性脑炎、巨细胞病毒性脑炎、肺炎、疱疹性角膜炎、慢性乙型肝炎等	有神经毒性和胃肠道反应
	索利夫定(sorivudine, BVAU)	新一代抗病毒核苷类,是具有高度选择性的抗 HSV 药。对 HSV-Ⅰ和水痘-带状疱疹病毒(VZV)有特异性的抑制作用	HSV-Ⅰ和 VZV 感染	消化道反应,偶有造血系统损害或肝、肾功能损害
抗流感病毒药	奥司他韦(oseltamivir;达菲,tamiflu)	为前药,活性代谢产物(奥司他韦羧酸)是选择性的流感病毒神经氨酸酶抑制剂,通过抑制神经氨酸酶的活性,阻止病毒颗粒的释放,切断病毒的扩散和传播	治疗成人和 1 岁以上儿童的甲型和乙型流感;预防成人和 13 岁以上青少年的甲型和乙型流感	消化道反应:恶心、呕吐、腹泻、腹痛等;呼吸道反应:支气管炎、咳嗽等;中枢神经系统反应:眩晕、头痛、失眠、疲劳等
	利巴韦林(ribavirin;病毒唑,三唑核苷)	属广谱抗病毒药,对多种 DNA、RNA 病毒有效	治疗流感病毒引起的呼吸道感染、疱疹病毒性角膜炎、结膜炎、口腔炎、小儿病毒性肺炎等,对甲型肝炎也有一定疗效	大剂量可引起头痛、腹泻、疲劳、胆红素升高,长期应用可致贫血和白细胞减少
	金刚烷胺(amantadine)	特异性抑制甲型流感病毒,还具有抗震颤麻痹作用	用于甲型流感病毒感染的预防	恶心、厌食、紧张、焦虑、失眠、注意力分散,老年患者有时可出现幻觉、癫痫
抗肝炎病毒药	拉米夫定(lamivudine)	①对乙型肝炎病毒(HBV)有良好抑制作用;②通过抑制 HIV 逆转录酶引起断链,阻止 HIV 病毒复制而起效	①治疗伴有 ALT 升高和病毒活动复制、肝功能代偿的成年慢性乙型肝炎;②与齐多夫定联合应用治疗 AIDS	不良反应少见
	干扰素(interferon, IFN)	具有广谱抗病毒作用	治疗病毒性肝炎,急性病毒性感染,如病毒性心肌炎、流行性腮腺炎、乙型脑炎、流感等,慢性病毒性感染如慢性活动性肝炎等	用药早期可出现一过性发热、出汗、头痛、疲乏、恶心、呕吐等,大剂量可引起白细胞、血小板减少、肝功能异常等
抗 HIV 药物				
1. 核苷逆转录酶抑制药	齐多夫定(zidovudine;叠氮胸苷)	是胸腺嘧啶脱氧核苷类似物,具有对抗 HIV-Ⅰ、HIV-Ⅱ和其他逆转录病毒的活性,也是一种乙肝病毒和 EB 病毒抑制药	治疗 AIDS 及重症 AIDS 相关综合征,但对无症状的 HIV 感染早期无效	骨髓抑制、消化道反应及神经毒性
	扎西他宾(zalcitabine, hivid)	是嘧啶类似物,属 HIV 逆转录酶抑制药	用于 AIDS 和 AIDS 相关综合征	常见有外周神经炎、口炎、皮疹,也可引起胰腺炎

(续表)

类　别	药　物	作用特点	临床应用	不良反应
	去羟肌苷(didanosine, DDC; 二脱氧肌苷,双去氧肌苷, DDI, videx)	通过细胞酶转化成有抗病毒活性的代谢物双去氧三磷酸腺苷(ddATP),干扰逆转录酶而防止病毒的复制。特点是能使患者改善的 CD4 细胞数目增多,能延长其生存时间和减少机会致病菌感染发生率,故被作为 HIV 感染的首选治疗药物	用于成年人或 6 个月以上儿童较严重 HIV 感染,或对齐多夫定不能耐受者及治疗期间有明显的临床或免疫学上恶化的 AIDS	消化道反应和神经毒性
2. 非核苷逆转录酶抑制药	奈韦拉平(nevirapine)	能抑制多种 HIV-Ⅰ型病毒株,是 HIV 逆转录酶的非竞争性抑制药	用于 AIDS 和 AIDS 相关综合征。对于分娩时未使用抗逆转录病毒治疗的孕妇,应用奈韦拉平可预防 HIV-Ⅰ的母婴传播	消化道反应、发热和肌痛,重者可出现肝功能衰竭和变态反应
3. 蛋白酶抑制药	沙奎那韦(saquinavir)	既可作用于 HIV-Ⅰ和 HIV-Ⅱ,也可作用于慢性感染细胞以及对逆转录酶抑制药产生抗药性的 HIV 株,并与其他抗逆转录病毒药物有协同作用	与其他抗逆转录病毒药物合用时,可提高患者的生存率,延长 HIV 病的非进展期	腹泻、头痛、腹胀、高脂血症、脂肪代谢障碍等

【拓展】 中西药抗病毒差异

抗病毒西药长期应用易产生耐药性,降低疗效,病情复发,已成为临床治疗及新药开发的重要问题。中药在治疗病毒感染性疾病方面有不同于西药的一些特点和优势,主要表现为:①在抗病毒同时,许多方剂兼有解热、抗炎等作用,对病毒引起的感染具有多重作用,如缩短发热的时间、控制炎症的扩散、促进炎症的吸收等,即对病毒和病毒引起的病理反应能多途径、多方位起作用,如金银花、连翘、鱼腥草等药科学配伍,君臣佐使相互协作。②在抗病毒同时,部分处方兼有增强机体免疫功能作用,能阻止病毒进入细胞组织,如配伍黄芪、灵芝、西洋参等。③在抗病毒同时,一般很少伤害正常组织细胞,毒副作用较小,如使用菊花、当归、何首乌等。④由于中医采取的是辨证施治、个体化组方原则的治疗,对病情更有针对性,能做到有的放矢。⑤由于中药有效成分的多元化,病毒对其很难产生抗药性。因此,中药在治疗病毒感染性疾病方面具有明显的优势,并具有广阔的应用前景。

第三节　用　药　护　理

【药物相互作用】

1. **酮康唑**　抗酸药、抗胆碱药或 H_2 受体阻滞药能降低胃内酸度,影响酮康唑吸收,若合用至少间隔 2 h 分别给药。

2. **特比萘芬**　与药酶诱导剂如利福平合用,能加快其排泄。

3. **阿昔洛韦**　不宜与氨基糖苷类等有肾毒性的药物合用。

4. **阿糖腺苷**　不宜与血液、血浆和含蛋白质的输液剂配伍,也不宜与有免疫抑制作用的药物合用。

5. 干扰素　与利巴韦林联用,协同抗病毒;干扰素可能抑制细胞色素 P450 酶活性,影响西咪替丁、华法林、茶碱、地西泮、普萘洛尔等药物代谢。

6. 齐多夫定　与对乙酰氨基酚等具有骨髓抑制作用的药物合用,会增强骨髓抑制。与丙磺舒合用,齐多夫定排泄减慢,血药浓度升高。

【禁忌证】

1. 奈韦拉平　皮疹和肝功能不良者禁用。
2. 去羟肌苷　胰腺炎或乙醇中毒病史者禁用。
3. 扎西他宾　有神经系统、胰腺炎或肾病史的患者禁用。
4. 拉米夫定　对制剂成分过敏者禁用。
5. 齐多夫定　肝、肾功能不良者禁用。
6. 金刚烷胺　孕妇及哺乳期妇女禁用。
7. 利巴韦林　孕妇禁用。

【用药护理要点】

1. 给药操作注意事项

(1) 口服给药:为减少胃肠道反应,可采用餐后服用。

(2) 静脉给药:两性霉素 B 溶液遇光易分解,静脉给药时需避光缓慢滴注;阿昔洛韦刺激性较大,静脉给药时需选择较粗的血管,定期更换注射部位,防止发生静脉炎;阿糖腺苷静脉滴注时,应定时摇动输液瓶,以防沉淀。

2. 用药期间监护

(1) 应用全身性抗真菌药时,应采取护理措施减轻所出现的恶心、呕吐、发热、寒战等不良反应。如出现视觉模糊、头晕、头痛等视、听觉改变及对神经系统损害的症状时,及时报告医师,以便作出相应处理。

(2) 监测肝肾功能、血常规等,防范不良反应。如使用两性霉素 B 时侧重检查肝肾功能,使用齐多夫定、拉米夫定时侧重监测血常规。

(3) 应用阿昔洛韦后,嘱咐患者大量饮水,加强口腔卫生,按摩齿龈,预防牙龈增生。

(4) 阿糖腺苷滴眼时,嘱咐患者外出时戴墨镜,要防止光敏性增强而损伤眼睛。

(5) 拉米夫定长期应用可产生 HBV 耐药变异,应注意观察。

3. 不良反应处理

(1) 两性霉素 B 过量,可给予碳酸氢钠碱化尿液,加快药物排泄。

(2) 酮康唑过量,无特效解毒药,只可对症治疗,故应避免过量。

综合思考题

1. 为什么具有广谱抗真菌作用的克霉唑只适合外用?

第四十六章

抗寄生虫病药

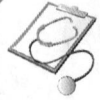

导学

  1. 掌握 氯喹、伯氨喹、乙胺嘧啶、甲硝唑、吡喹酮、乙胺嗪、甲苯咪唑的作用特点和临床应用。
  2. 熟悉 抗阿米巴原虫病、抗滴虫病、抗血吸虫病、抗丝虫病、抗肠蠕虫病的药物选择。
  3. 了解 常用抗疟药的分类和作用环节。

第一节 抗 疟 药

一、概述

  抗疟药(antimalarial drugs)是用来防治疟疾的药物。疟疾是一种由按蚊叮咬而传播的疟原虫类寄生虫传染病。引起人类疟疾的疟原虫有4种：三日疟原虫、恶性疟原虫、间日疟原虫和卵形疟原虫，分别引起三日疟、恶性疟、间日疟和卵形疟。

  （一）疟原虫的生活史及抗疟药的作用环节
  疟原虫生活史可分为有性生殖和无性生殖两个阶段，前者在雌性按蚊体内进行，后者在人体内进行。人体内的无性生殖又分原发性红细胞外期、继发性红细胞外期、红细胞内期等阶段；各种抗疟药通过影响疟原虫生活史的不同发育阶段而发挥其抗疟效果（图46-1）。

  （二）常用抗疟药分类
  1. 用于控制症状的抗疟药　如氯喹、奎宁、青蒿素及其衍生物。
  2. 用于控制复发和传播的抗疟药　如伯氨喹。
  3. 用于预防的抗疟药　如乙胺嘧啶、磺胺类和砜类。

二、常用药物

常用抗疟药见表46-1。

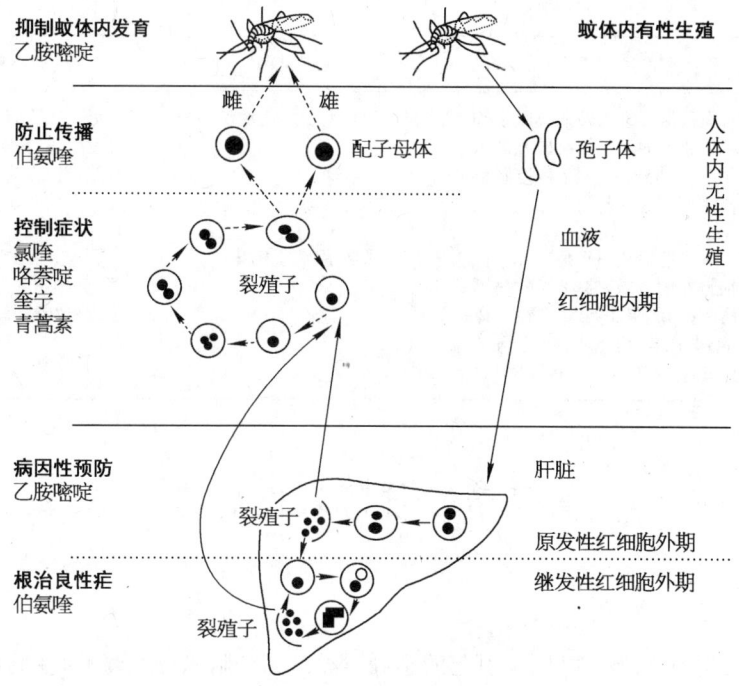

图 46-1　疟原虫生活史及抗疟疾药作用环节

表 46-1　常用抗疟药

药　物	作用特点	临床应用	不良反应
氯喹 (chloroquine)	①杀灭疟原虫红内期裂殖体；②抗肠道外阿米巴；③抑制免疫	①首选控制各型疟疾症状；根治敏感恶性疟；②治疗阿米巴肝脓肿；③治疗类风湿关节炎、系统性红斑狼疮及肾病综合征	轻度头晕、头痛、胃肠不适和皮疹等，停药后迅速消失。长期大剂量用药可引起视力障碍、药物性精神病、肝肾损害
青蒿素 (artemisinin)	杀灭疟原虫红细胞内期裂殖子；对耐氯喹虫株感染有效	控制间日疟、恶性疟症状，特别适用治疗耐氯喹虫株感染和脑型恶性疟	偶见轻度恶心、呕吐及腹泻等胃肠道反应，肌内注射可引起局部疼痛和硬块
蒿甲醚 (artemether)	①抗疟，作用较青蒿素强；②抗血吸虫，对童虫期较敏感，对成虫有一定杀灭作用	①治疗各型疟疾，主要是抗氯喹恶性疟和凶险型疟疾；②治疗血吸虫病	不良反应少，仅少数患者注射局部有暂时性胀痛
奎宁 (quinine)	对各种疟原虫的红细胞内期滋养体有杀灭作用，能控制临床症状，但较氯喹作用弱且毒性大，故不用于症状抑制性预防	治疗耐氯喹或耐多种药物的恶性疟，尤其是严重的脑型疟	金鸡纳反应；心血管反应；中枢神经抑制
咯萘啶 (malaridine, 疟乃停)	对各种疟原虫红细胞内期都有杀灭作用，作用较持久	治疗耐氯喹良性疟和对多种药物耐药的恶性疟，包括脑型疟的抢救	头晕、头痛、嗜睡、乏力、胃肠道反应
本芴醇 (benflumetol)	为甲氟喹类；对间日疟有性和无性生殖阶段疟原虫均有明显的杀灭作用；对恶性疟的红细胞内、外期均有杀灭作用；杀虫彻底，作用持久，但控制症状较慢	耐氯喹良性疟和对多种药物耐药的恶性疟，治愈达95%以上	

(续表)

药物	作用特点	临床应用	不良反应
伯氨喹 (primaquine)	对间日疟红细胞外期休眠子和各种疟原虫的配子体有较强的杀灭作用,是根治间日疟和控制疟疾传播最有效的药物	根治间日疟和控制疟疾传播	毒性较大,G-6-PD缺乏者可发生急性溶血性贫血和高铁血红蛋白血症
乙胺嘧啶 (pyrimethamine)	①对恶性疟和间日疟的原发性红细胞外期有效,是较好的病因预防药;②能阻止疟原虫在蚊体内的孢子增殖,起控制传播的作用	用于预防疟疾的传播	恶心、呕吐、发热、发绀、惊厥等,甚至死亡。长期大量服用时,可致叶酸缺乏性巨幼细胞性贫血

第二节 抗阿米巴病药

一、概述

阿米巴病是由溶组织阿米巴原虫引起的感染。经口感染阿米巴包囊后,在肠腔内脱囊,成为小滋养体,在结肠与肠道菌丛共生。小滋养体可随宿主肠内容物下移,逐渐转变成包囊,是重要的传染源。小滋养体还可在一定条件下侵入肠壁,成为大滋养体,因破坏肠组织而引起阿米巴痢疾。大滋养体不能形成包囊,但可经血流至肝和其他器官,引起阿米巴炎症和脓肿,统称为肠外阿米巴病。抗阿米巴病药(amebicides)主要治疗由溶组织阿米巴原虫所感染的寄生虫病。对急性阿米巴痢疾和肠外阿米巴病首选甲硝唑;对于排包囊者肠腔内的小滋养体和阿米巴痢疾急性症状控制后肠腔内残存的小滋养体,则宜首选主要分布于肠腔内的二氯尼特,其次可考虑应用卤化喹啉类(如双碘喹啉)、氯喹、巴龙霉素和四环素等。

二、常用药物

常用抗阿米巴病药见表46-2。

表46-2 常用抗阿米巴病药

药物	作用特点	临床应用	不良反应
甲硝唑 (metronidazole)	直接杀灭阿米巴大滋养体。对肠腔内阿米巴小滋养体和包囊则无明显作用	急性阿米巴痢疾和肠外阿米巴病	胃肠道不良反应
二氯尼特 (diloxanide)	杀包囊药,在甲硝唑控制症状后可肃清肠腔内的小滋养体,对肠外阿米巴病无效	肠内阿米巴病、无症状包囊携带者首选	偶尔出现呕吐和皮疹等,很大剂量时可致流产
依米丁 (emetine)	对组织中的阿米巴滋养体有直接杀灭作用	仅用于甲硝唑疗效不满意的急性阿米巴痢疾和严重肠外阿米巴病	毒性大,出现中毒性心肌炎、胃肠道刺激等
双碘喹啉 (diiodohydroxyquinoline)	直接杀灭阿米巴原虫	排包囊者,或与甲硝唑合用于急性阿米巴痢疾	胃肠胀气是常见的副作用,偶可发生呕吐、瘙痒、荨麻疹等

(续表)

药物	作用特点	临床应用	不良反应
巴龙霉素 (paromomycin)	为氨基糖苷类抗生素,口服吸收少,肠道浓度高,直接杀灭阿米巴滋养体;也可通过抑制共生菌群的代谢,间接抑制肠道阿米巴原虫的生存与繁殖	适用于无症状带虫者及与甲硝唑合用于肠内、外阿米巴病的治疗,也用于细菌性痢疾等	偶有胃肠道反应,长期应用可引起吸收不良综合征及二重感染;注射给药可损伤听力和肾脏

第三节 抗滴虫病药

对人类致病的滴虫主要是阴道毛滴虫。滴虫可导致女性阴道炎症,也可导致男性尿道炎症。甲硝唑是治疗滴虫病首选药物,对耐药虫株可选用乙酰胂胺局部给药。

乙酰胂胺

乙酰胂胺(acetarsol)为五价胂剂。其复方制剂称滴维静,置于阴道穹隆部有直接杀灭滴虫作用。有轻度局部刺激作用,使阴道分泌物增多。

第四节 抗血吸虫病药

寄生在人体的血吸虫有日本血吸虫、曼氏血吸虫、埃及血吸虫、间插血吸虫和湄公血吸虫等5种。我国仅有日本血吸虫病,流行于南方农村。防治血吸虫病首选吡喹酮,蒿甲醚也可选用。

吡喹酮

吡喹酮(praziquantel)是异喹啉吡嗪类衍生物,具有广谱抗血吸虫和绦虫作用,防治血吸虫病具有高效、低毒、疗程短、口服有效等优点。吡喹酮对血吸虫有明显杀灭作用,对成虫作用强,对童虫作用弱,对虫卵发育无明显影响,也不抑制成熟虫卵孵化为毛蚴。临床上治疗急、慢性血吸虫病,能迅速退热和改善全身症状。对其他吸虫,如华支睾吸虫、姜片吸虫、肺吸虫,以及各种绦虫感染和其幼虫引起的囊虫症、包虫病都有不同程度的疗效。不良反应少而短暂,主要有腹部不适、腹痛、腹泻、恶心和头昏、眩晕、嗜睡等。少数人出现心律失常、心电图改变。

第五节 抗丝虫病药

在我国流行的丝虫病是由班氏丝虫和马来丝虫寄生在淋巴系统引起的一种慢性寄生虫病,由蚊子传播。早期表现为淋巴管炎和淋巴结炎,晚期出现淋巴管阻塞性疾病,治疗丝虫病以乙胺嗪疗效最好,应用最广。

乙胺嗪

乙胺嗪(diethylcarbamazine;其枸橼酸盐称为海群生,hetrazan),是哌嗪衍生物。乙胺嗪对班氏丝虫和马来丝虫的微丝蚴均具有杀灭作用;对淋巴系统中的成虫也有杀灭作用,但需较大剂量或较长疗程。首选治疗丝虫病。毒性较低而短暂,表现为厌食、恶心、呕吐、头痛、无力等。可因成虫和微丝蚴死亡,释放出大量异体蛋白质引起变态反应,如皮疹、淋巴结肿大、血管神经性水肿等。

伊维菌素

伊维菌素(ivermectin)是来自放线菌的半合成大环内酯化合物,为广谱抗寄生虫和抗虱、螨、昆虫等节肢动物药,其中对丝虫作用最强。可杀灭班氏丝虫和马来丝虫的微丝蚴,对成虫无效;连续用药4~5年(成虫寿命)可彻底治愈丝虫病。此外,还可治疗类圆线虫病、蛔虫病、鞭虫病和蛲虫病,对钩虫作用差。毒性较低。在治疗丝虫病时,因微丝蚴死亡释放大量异体蛋白引起的变态反应则较明显。

第六节 驱肠蠕虫药

肠道蠕虫包括:①线虫类,如蛔虫、钩虫、蛲虫、鞭虫及类圆线虫等;②绦虫类,如猪肉绦虫、牛肉绦虫、短膜壳绦虫及阔节裂头绦虫等;③吸虫类,如姜片虫、肝吸虫等。驱肠蠕虫药(intestinal anthelmintics)是一类能驱除或杀灭肠道蠕虫的药物。不同肠蠕虫对不同药物的敏感性不同,因此合理选用高效、低毒的驱肠蠕虫药,特别是广谱驱肠蠕虫药,可达到治愈、杜绝传染,降低发病率的目的。常用驱肠蠕虫药见表46-3。

表46-3 常用驱肠蠕虫药

药物	蛔虫	钩虫	蛲虫	鞭虫	绦虫	不良反应
甲苯咪唑(mebendazole;肠虫清)	+++	+++	+++	++	+	短暂腹痛、腹泻、嗜睡、皮肤瘙痒
阿苯达唑(albendazole)	+++	+++	+++	++	++	常见腹痛、腹泻、恶心、头痛
哌嗪(piperazine)	++		++			较轻,过量引起眩晕、共济失调
氯硝柳胺(niclosamide)					+++	轻度消化道反应
恩波吡维铵(pyryiniume mbonate;扑蛲灵)			+++			较轻
奥克太尔(oxantel)				+++		胃肠道反应

第七节 用药护理

【药物相互作用】

1. 氯喹 与伯氨喹联用可增强疗效,但胃肠反应、头痛及视力障碍加重;与抗肿瘤药合用加剧骨髓抑制;和强心苷合用加剧心脏毒性;与含铝、镁抗酸药同服,可减少其吸收。

2. 伯氨喹 与蒿甲醚、青蒿素联用,可降低疟疾复发率。

3. 乙胺嘧啶 与磺胺类合用可增强疗效,与叶酸或富含叶酸的食物同服可降低疗效。

4. 哌嗪 与吩噻嗪类合用可加重后者锥体外系症状。

【禁忌证】

孕妇禁用氯喹、奎宁、乙胺嘧啶、依米丁、甲硝唑、吡喹酮、哌嗪等;哺乳期妇女禁用吡喹酮或用药期间暂停哺乳;2岁以下婴幼儿禁用甲苯达唑、阿苯达唑;有粒细胞缺乏倾向、蚕豆病史及家族史者禁用伯氨喹。

【用药护理要点】

1. 给药操作注意事项

(1) 口服给药:胃肠道反应明显的药物,如伯氨喹、甲苯达唑、阿苯达唑等,嘱患者餐时服用。

(2) 注射给药:青蒿素及蒿甲醚宜深部肌注,静滴则防止药液外溢;奎宁禁作静脉注射,稀释后肌内注射或慢速静脉滴注；甲硝唑单独静脉滴注。

2. 用药期间护理

（1）注意宣教和防治指导，如介绍寄生虫生长史，解释防止蚊虫滋生、叮咬（如疟疾）、接触疫水（如血吸虫）、不洁饮食（如肠道蠕虫）从而阻断感染途径的道理。注意个人卫生、饮食卫生、环境卫生，以预防感染；进出疫区时做好预防和隔离观察。阴道滴虫病需夫妇同查共治，以免复发。甲硝唑用药期间戒酒。吡喹酮用药期间勿从事高空作业、驾驶等工作。治疗寄生虫病时必须坚持用足全疗程，以保证疗效。

（2）氯喹、奎宁静脉滴注时密切观察患者的心律和血压变化。

（3）用药过程中，检查血涂片或粪便寄生虫卵及虫体，检验疗效。

（4）长期用药，需定期检查血常规，肝、肾功能。长期使用氯喹，还需定期眼科检查、监测肌力和深部肌腱反射。

3. 不良反应处理

（1）解救氯喹急性中毒：立即停药。洗胃、服炭末；酸化尿液，促进排泄。低血压者使用升压药，呼吸困难时可进行气管切开或插管。待病情缓解后嘱患者多饮水。

（2）变态反应：乙胺嗪、伊维菌素杀灭丝虫时可引起，抗过敏治疗可用地塞米松。

综合思考题

1. 为什么联用氯喹和伯氨喹治疗间日疟？
2. 试述驱肠蠕虫药的选用和用药注意事项。

第四十七章

消毒防腐药

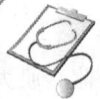

1. **掌握** 常用消毒防腐药的临床应用、使用方法和用药护理要点。
2. **熟悉** 苯酚、甲醛、碘伏、过氧化氢、高锰酸钾的不良反应。
3. **了解** 消毒防腐药的作用机制及影响药物作用的因素。

消毒防腐药是杀灭或抑制病原微生物的药物,分为消毒药(disinfectants)和防腐药(antiseptics)两类。消毒药能迅速杀灭病原微生物,防腐药能抑制微生物生长、繁殖。消毒药在低浓度时有抑菌作用,防腐药在高浓度时也可杀菌,故两者之间没有明显界限。本类药物主要用于体表(皮肤、黏膜、伤口等)、器械、排泄物和周围环境的消毒,以预防病原微生物感染。

第一节 概 述

一、药物分类

消毒防腐药按药效学特点可分为3类,即高效、中效和低效药。高效药对所有病原微生物(含细菌芽孢)有杀灭作用,如戊二醛、过氧化氢、次氯酸钠等。中效药对除细菌芽孢外的病原微生物有杀灭作用,如苯酚、碘伏、乙醇等。低效药对部分细菌、真菌和病毒有效,但不能杀灭或灭活结核杆菌、细菌芽孢和HBV病毒等病原微生物,代表药有氯己定等。

按化学结构及性质,消毒防腐药可分为酚类、醇类、醛类、酸类、氧化剂、卤素类、表面活性剂、染料、重金属盐类和其他类。

二、药物作用机制

消毒防腐药具有杀灭或抑制病原体的作用,但该类药物没有严格的抗菌谱。各类消毒防腐药的杀菌或抑菌机制主要为以下3种。①蛋白质凝固或变性作用,如酚类、醇类、醛类等。②作用于病原体的酶系统,影响菌体代谢,如氧化剂、卤素、染料等。③提高病原体生物膜的通透性,使胞内重要成分外渗,细胞溶解或破裂,如表面活性剂等。

三、影响药物作用的因素

消毒防腐药的作用除受自身理化性质、药物浓度和溶剂、药物相互作用等影响外,还与下列因素有关。

1. 微生物对药物的敏感性 不同微生物对消毒防腐药的敏感性不同。如消毒防腐药一般难以杀死芽孢,病毒一般对碱类药物敏感等。

2. 环境温度 消毒防腐药的作用随环境温度增高而增强。一般温度每增高10 ℃,消毒效果增强1~2倍。

3. pH 某些消毒防腐药的作用受pH影响,如碳酸氢钠在酸性条件下作用减弱。

4. 有机物质 由于有机物质(蛋白质、血、脓等)通过包埋微生物等作用降低某些消毒防腐药的效果,故使用该类药物处理创面和消毒物品时,需清除脓、血等物质。

第二节 常用药物

常用消毒防腐药见表47-1。

表47-1 常用消毒防腐药

分类	药物	药理作用与临床应用	不良反应
苯酚及其衍生物	苯酚(phenol;石炭酸,carbolic acid)	对G^+菌和G^-菌有效,对细菌芽孢、病毒无效。用于器械消毒及处理排放物;皮肤杀菌与止痒;中耳炎用1%~2%苯酚甘油滴耳	对组织有腐蚀性和刺激性
	甲酚(cresol)	抗菌作用比苯酚强,较少单独使用,常与其他药物配伍用于手、器械、环境消毒及处理排泄物	浓度>2%对皮肤、黏膜有刺激作用
醇类	乙醇(alcohol)	皮肤(注射、穿刺或手术前)消毒和清洁表面,对常见致病菌和病毒有效,对细菌芽孢和病毒无效,对真菌活性低。无水乙醇可做神经破坏剂,缓解三叉神经痛和坐骨神经痛等	偶有皮肤刺激反应,属易燃品
醛类	甲醛(methanal,formaldehyde)	高效、广谱杀菌药,对细菌芽孢和抗酸杆菌起效缓慢,还有硬化组织和止汗作用。临床上用于器械、手套、医疗空间消毒,标本及尸体的防腐,也用于手足多汗或腋臭	对黏膜和呼吸道刺激大
	戊二醛(glutaraldehyde)	对G^+菌和G^-菌均有迅速的杀菌作用,对结核杆菌、某些真菌和病毒,包括乙肝和艾滋病病毒有效,对细菌芽孢有缓慢杀灭作用。用于器械消毒、熏蒸消毒,也可治疗多汗症和寻常疣	接触性皮炎或皮肤变态反应,蒸汽对黏膜和上呼吸道有刺激性。误服可引起消化道黏膜炎症、溃疡和坏死
酸类	硼酸(orthoboric acid)	低效防腐药,对细菌和真菌有抗菌作用。用于皮肤和黏膜损伤的清洁;含漱可治疗口腔炎和咽喉炎;湿敷用于急性湿疹和皮炎伴大量渗出;也用于外耳炎及对一线药物耐药的慢性真菌性阴道炎	外用毒性不大。大量吸收,可引起急性中毒,发生循环衰竭和休克
	乳酸(lactic acid)	防腐药,抑菌作用不强。用于空气消毒、食物防腐,可治疗滴虫性阴道炎和寻常疣	空气消毒对金属等有腐蚀性,高浓度对皮肤和黏膜有强刺激性和腐蚀性
氧化剂	过氧化氢(hydrogen peroxide)	抗菌范围广,杀菌力较弱。伤口和组织穿透力差,作用时间短。局部应用后产生气泡,有利于松解和清除伤口的附着物。用于局部冲洗、清洗创面,以及牙齿漂白	高浓度对皮肤、黏膜有刺激性灼伤;连续漱口可出现可逆性舌肥厚

(续表)

分 类	药 物	药理作用与临床应用	不良反应
氧化剂	高锰酸钾（potassium permanganate）	强氧化剂，杀菌作用比过氧化氢强，作用短暂。用于急性皮炎或急性湿疹的湿敷或冲洗；清洗溃疡或创面；阴道冲洗或痔疮坐浴	高浓度反复多次使用可引起腐蚀性灼伤
	过氧乙酸（peroxyacetic acid）	杀菌范围广，可用于空气、器械、洗手、衣服、被单等消毒，也可用于地面、浴盆、家具等的擦洗	
卤素类	聚维碘酮（povidone iodine；碘伏，iodophot）	对多种病原微生物有效。用于皮肤、黏膜感染，也可用于真菌性或滴虫性阴道炎	偶见变态反应和局部刺激，可引起烧灼感或瘙痒
	碘酊（iodine tincture）	菌体蛋白质变性、死亡。用于皮肤感染和消毒	偶见变态反应和皮炎，对皮肤、黏膜有强烈刺激性
	含氯石灰（chlorinated lime；漂白粉）	消毒饮水和排泄物	对金属有腐蚀性
表面活性剂	氯己定（chlorhexidine；洗必泰）	广谱、高效的杀菌、抑菌作用。用于皮肤、黏膜的外用消毒和清洗以及口腔感染的治疗	少见
	苯扎溴铵（benzalkonium bromide；新洁尔灭）	广谱杀菌药，对 G^+ 菌作用较强，对铜绿假单胞菌、抗酸杆菌和细菌芽孢无效。用于手术前皮肤消毒，黏膜和伤口消毒及手术器械消毒	毒性低，局部应用刺激性小，可致严重变态反应
染料	甲紫（methylrosaniline chloride）	对 G^+ 菌、铜绿假单胞菌、白念珠菌及表皮癣菌有效，对其他 G^- 菌和抗酸杆菌无作用。用于黏膜、皮肤、创伤感染，还用于烧伤、烫伤	对黏膜可能有刺激性或引起接触性皮炎，可使皮肤着色，若吞下药液可导致食管炎、喉头炎
	依沙吖啶（ethacridine）	对 G^+ 菌和少数 G^- 菌有较强抑菌作用，特别对链球菌有效。用于创伤、皮肤黏膜感染的冲洗和湿敷以及化脓性皮肤病	偶见皮肤刺激如烧灼感，或变态反应如皮疹、瘙痒等
重金属盐类	硝酸银（sliver nitrate）	强氧化剂，杀菌作用强，可用于眼部的结膜炎、沙眼、腐蚀黏膜溃疡、疣、出血点等	具有刺激性和腐蚀性，易燃易爆，可使皮肤产生黑斑，对环境有污染
	汞溴红溶液（mercurochrome solution；红药水）	低效消毒药。用于表浅创伤、皮肤外伤的消毒	对皮肤刺激性小，皮肤染成洋红色
其他	环氧乙烷（ethylene oxide）	广谱、高效气体消毒药。用于医疗器械和贵重仪器的消毒，也用于玻璃纸和聚乙烯薄膜包装物品的消毒	有毒，对眼、鼻黏膜有刺激性，遇明火易燃易爆

第三节 用药护理

【药物相互作用】

各类之间配伍禁忌 乳酸与氧化剂；含碘制剂与酚；苯扎溴铵与盐类消毒药、过氧化氢；依沙吖啶与含氯溶液、苯酚、含碘制剂；碳酸氢钠与酸性盐类。

【禁忌证】

尿布皮炎患儿及 8 个月以下婴儿禁用苯酚。甲状腺疾病患者慎用聚维碘酮，妊娠早期禁用聚维碘酮。

【用药护理要点】

1. **给药操作注意事项**　本类药物主要用于物体表面，且同一化学物质随溶剂和浓度不同则药物作用有所不同，故应选用正确的溶剂（水、乙醇、甘油等），并配制成相应的浓度，根据需要采用适当的方式（如熏蒸、涂擦、湿敷、浸泡、冲洗等）使用。一些消毒防腐药或其溶液不稳定，应妥善保管（如乙醇、环氧乙烷等），并在临用前新鲜配制（如过氧化氢、高锰酸钾、含氯石灰等）。苯酚、乳酸、碘酊等有局部刺激性，不宜与皮肤黏膜或创面直接接触；甲醛等则一般不用于皮肤黏膜等的消毒；甲紫、重金属盐类等可使皮肤着色，不宜用于面部或溃疡处等；苯扎溴铵不宜用于膀胱镜、眼科器械及合成橡胶制品的消毒。

2. **用药期间监护**　苯扎溴铵、含碘制剂等可引起变态反应，用药期间应密切观察症状。苯酚、苯扎溴铵、甲紫等应避免误服或进入消化道，以免损伤黏膜。

3. **不良反应处理**

(1) 硼酸急性中毒：中毒早期以消化系统症状为主，可引起脑膜刺激症状和肾损伤，严重者数日内死亡。抢救时应减少毒物吸收并加速排出，给予支持治疗。

(2) 误服戊二醛中毒：应避免使用催吐药和洗胃，可服用缓和胃肠道刺激的药物（如水、牛奶或活性炭等），如有必要可进行辅助通气及其他支持治疗。

综合思考题

1. 为何消毒防腐药能预防机体感染却不用全身给药？
2. 对病毒和细菌芽孢该如何消毒？

第四十八章

抗恶性肿瘤药

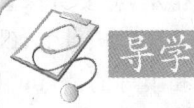

1. 掌握 抗恶性肿瘤药的分类、作用环节及主要不良反应。
2. 熟悉 抗恶性肿瘤药用药护理要点,常用抗恶性肿瘤药的药理作用、临床应用。
3. 了解 细胞增殖周期动力学。

第一节 概 述

恶性肿瘤是严重威胁人类健康的常见病、多发病,目前尚无满意的防治措施。治疗恶性肿瘤的常用方法有手术切除、放射治疗和化学治疗,后者仍为临床治疗的重要方法。抗恶性肿瘤药对癌细胞和人体正常细胞的选择性差别不大,因而在临床应用过程中的不良反应广泛而严重。此外,易产生耐药性也是治疗过程中的问题之一。

一、细胞动力学与抗肿瘤作用机制

1. 对细胞增殖周期的影响 肿瘤细胞群包括增殖细胞群和静止细胞群(G_0期)。增殖细胞群是指正处于不断按指数分裂增殖的细胞,它们对肿瘤的生长、复发、播散和转移起决定性作用。它们在全部肿瘤细胞中所占的比率称为肿瘤的生长比率(growth fraction, GF)。GF值大,肿瘤生长快,对药物较敏感;GF值小,肿瘤生长较慢,对药物较不敏感。非增殖细胞群包括静止期(G_0)细胞、无增殖能力的功能细胞和死亡细胞。细胞从一次分裂结束到下一次分裂结束的时间,称为细胞增殖周期,该过程中细胞发生一系列的生物变化,按 DNA 含量的变化,分为 4 个时期:G_1期、S期、G_2期、M 期。G_1期细胞:DNA 合成前期,为细胞分裂终止到开始合成 DNA 的准备阶段;S 期细胞:DNA 合成期,主要合成 DNA,也合成 RNA 和蛋白质;G_2期细胞:DNA 合成后期,DNA 合成完毕,细胞把双倍的 DNA 分配给子细胞,为有丝分裂作准备;M 期细胞:有丝分裂期,又分为前、中、后、末 4 期。

周期非特异性药物主要杀灭增殖细胞群中各期细胞,如烷化剂。周期特异性药物仅对增殖周期中的某一期有较强的作用,如抑制核酸合成的药对 S 期作用显著,长春碱等作用于 M 期(图 48-1)。

2. 抗肿瘤药物的生物化学机制 抗肿瘤药物的生物化学机制是干扰或阻遏核酸及蛋白质代谢的生化过程,从而发挥抗肿瘤作用。

(1) 影响核酸(DNA、RNA)生物合成:本类药物与细胞生长增殖所必需的代谢物质如叶酸、嘌

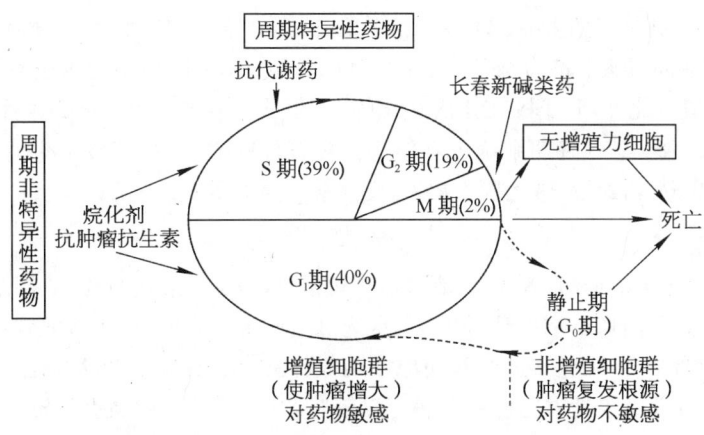

图 48-1 细胞增殖周期及药物作用示意图

呤、嘧啶等结构相似,能竞争性地与酶结合,以伪代谢物的形式干扰嘌呤、嘧啶及其前提物的代谢,又称抗代谢药,如 5-氟尿嘧啶、6-巯嘌呤、阿糖胞苷、甲氨蝶呤等。

(2) 直接影响 DNA 结构与功能:药物直接破坏 DNA 结构或抑制拓扑异构酶活性。①烷化剂,如氮芥、环磷酰胺和噻替派等;②抗生素类,如丝裂霉素和博来霉素;③金属化合物,如顺铂等;④拓扑异构酶抑制药,如喜树碱类和鬼臼霉素衍生物。

(3) 干扰转录过程和阻止 RNA 合成:药物可嵌入 DNA 碱基对之间,干扰转录过程,从而阻止 RNA 形成,如多柔比星等蒽环类抗生素和放线菌素 D。

(4) 干扰蛋白质合成与功能:药物可干扰微管蛋白聚合和解聚间的平衡、干扰核糖体的功能或影响氨基酸供应,如长春碱类、紫杉醇类、三尖杉酯碱、L-门冬酰胺酶等。

(5) 影响激素平衡:药物通过影响激素平衡从而抑制某些激素依赖性肿瘤,如肾上腺皮质激素类药、雄激素类药和雄激素拮抗药、雌激素类药和雌激素拮抗药、孕激素类药等。

二、抗肿瘤药的耐药性

抗肿瘤药物的耐药性是指对某一特定药物、某一特定肿瘤和某一特定宿主所表现的综合特征。肿瘤细胞对化疗药物产生耐药性是造成化疗失败的主要原因,体内外研究发现肿瘤耐药的分子机制很复杂,包括靶基因突变、靶基因扩增、DNA 损伤修复能力差异、药物进入肿瘤细胞内浓度减少等。针对肿瘤细胞原癌基因表达异常,人们利用基因治疗的方法将正常的基因导入细胞以增加其对化疗敏感性,而许多化合物如 Ca^{2+} 通道阻滞剂具有逆转肿瘤细胞多药耐药的作用。因此,临床化疗应联合不同作用机制的药物、不同的治疗方法才能达到良好的临床疗效。

第二节 常用药物

一、影响核酸生物合成的药物

5-氟尿嘧啶

5-氟尿嘧啶(5-fluorouracil,5-FU)是尿嘧啶 5 位的氢被氟取代的衍生物,为抗嘧啶代谢药,主要作用于细胞周期 S 期。口服吸收不规则,常静脉给药。分布于全身体液,肿瘤组织中浓度较高,易进入脑脊液,由肝脏代谢灭活。本身无抗肿瘤作用,在细胞内转变为5-氟尿嘧啶脱氧核苷酸(5F-dUMP)而抑制脱氧胸苷酸合成酶,阻止脱氧尿苷酸(dUMP)甲基化为脱氧胸苷酸(dTMP),从而影响DNA合成。此外,5-FU在体内转化为5-氟尿嘧啶核苷(5-FUR)后,也能掺入RNA中干扰蛋白质合成,故对其他各期细胞也有作用。对多种肿瘤有效,特别是对消化道癌症和乳腺癌疗效较好,对卵巢癌、宫颈癌、绒毛膜上皮癌、膀胱癌等也有效。

甲氨蝶呤

甲氨蝶呤(methotrexate,MTX)化学结构与叶酸相似,是抗叶酸代谢药,主要作用于细胞周期S期。口服吸收良好,1 h内血药浓度达峰值,不易透过血脑屏障,约50%以原形随尿排出。竞争性地与二氢叶酸还原酶结合,阻止二氢叶酸还原成四氢叶酸,从而影响DNA的合成,抑制肿瘤细胞的增殖。临床上治疗儿童急性淋巴性白血病疗效较好,对绒毛膜上皮癌也有较好疗效。现主张先用很大剂量MTX,以后再用甲酰四氢叶酸钙作为救援剂,以保护骨髓正常细胞,治疗成骨肉瘤等有良效。

6-巯基嘌呤

6-巯嘌呤(mercaptopurine,6-MP)是腺嘌呤6位上的—NH_2被—SH所取代的衍生物,为抗嘌呤代谢药,主要作用于细胞周期S期。口服吸收良好,分布到各组织,受次黄嘌呤核苷焦磷酸酶催化变成6-巯基嘌呤苷酸(TIMP)后才有活性,部分在肝内经黄嘌呤氧化酶催化为无效的硫尿酸与原形一起随尿排泄。静脉注射$t_{1/2}$约为90 min。TIMP可抑制肌苷酸转变为腺苷酸和鸟苷酸,干扰嘌呤代谢,阻碍DNA合成。主要治疗白血病,对儿童急性淋巴性白血病疗效好,因起效慢,多作维持药用;大剂量对绒毛膜上皮癌和恶性葡萄胎有一定疗效。

阿糖胞苷

阿糖胞苷(cytarabine,AraC)主要作用于细胞周期S期。口服易破坏,常静脉给药。给药后广泛分布于全身各组织,能透过血脑屏障,约40%进入脑脊液。阿糖胞苷经激酶磷酸化后转变为阿糖胞苷三磷酸及阿糖胞苷二磷酸,前者抑制DNA聚合酶活性,后者抑制二磷酸胞苷转变为二磷酸脱氧胞苷,从而抑制细胞DNA聚合及合成。该药为治疗成人急性粒细胞或单核细胞白血病的有效药物,也常治疗慢性粒细胞白血病急性期、难治性淋巴细胞白血病及非霍奇金淋巴瘤。鞘内注射治疗脑膜白血病及脑膜转移瘤,对病毒性角膜炎及流行性结膜炎等也有一定疗效。

二、直接影响DNA结构与功能的药物

(一) 烷化剂

烷化剂(alkylating agents)具有活泼的烷化基团,可使细胞中核酸、蛋白质和酶上的氨基、羟基及嘌呤基等烷基化,从而改变其结构和功能,使细胞的分裂增殖受到抑制或引起细胞死亡。

环磷酰胺

环磷酰胺(cyclophosphamide, endoxan, cytoxan, CTX)为氮芥与磷酰胺基结合而成的化合物。CTX可口服或注射。口服吸收良好,在肝脏及肿瘤组织中分布较多,17%~31%的药物以原形随粪便排出,30%以活性形随尿排出,对肾和膀胱有刺激性。CTX在体外无活性,在体内经肝脏代谢,裂环生成的中间产物醛磷酰胺,在肿瘤细胞内分解出强效的磷酰胺氮芥,与DNA形成交叉联结,抑制肿瘤细胞的生长繁殖。抗肿瘤作用较强,选择性较高,抗癌谱较广,对恶性淋巴瘤疗效好,对骨髓瘤、急性淋巴细胞白血病、肺癌、乳腺癌、卵巢癌、神经母细胞瘤、睾丸肿瘤等均有一定疗效,还可作为免疫抑制药。

白消安

白消安(busulfan；马利兰，myleran)，属磺酸酯类，在体内解离后起烷化作用。口服吸收良好，静脉注射后 2~3 min 内 90% 药物自血中消失，绝大部分代谢成甲烷磺酸由尿排出。小剂量即可明显抑制粒细胞生成，对慢性粒细胞白血病疗效显著，对慢性粒细胞白血病急性发作及急性白血病无效。

(二) 抗生素类

丝裂霉素 C

丝裂霉素 C(mitomycin C，MMC)化学结构中有乙撑亚胺及氨甲酰酯基团，具有烷化作用，属周期非特异性药物。丝裂霉素 C 在体内转化为活性分子使 DNA 双链交叉联结，可抑制 DNA 复制，也能使部分 DNA 链断裂。抗瘤谱广，可治疗胃癌、肺癌、乳腺癌、慢性粒细胞白血病、恶性淋巴瘤等。

博来霉素

博来霉素(bleomycin, BLM；平阳霉素)为多种糖肽抗生素的混合物。给药后广泛分布到各组织，以肺及鳞癌较多。能与铜或铁离子络合，使氧分子转成氧自由基，从而使 DNA 单链断裂，阻止 DNA 复制，干扰细胞分裂繁殖。属周期非特异性药物，对 G_2 期细胞作用较强。主要治疗鳞状上皮癌(头、颈、口腔、食管、阴茎、外阴、宫颈等)，也可用于淋巴瘤的联合治疗。

(三) 金属化合物

顺铂(cisplatin, DDP；顺氯氨铂)属周期非特异性药物。进入人体后，先将所含之氯解离，然后与 DNA 碱基结合，从而破坏 DNA 的结构和功能，对 RNA 和蛋白质合成的抑制作用较弱。主要聚积于肝、肾及膀胱。抗瘤谱广，对睾丸肿瘤与 BLM 及 VLB 联合化疗，疗效较好，对卵巢癌、肺癌、鼻咽癌、淋巴瘤、膀胱癌等也有效。

卡铂(carboplatin)为第二代铂类配合物，作用机制与顺铂相似，但抗恶性肿瘤作用较强，毒性较低。主要治疗小细胞肺癌、头颈部鳞癌、卵巢癌和睾丸肿瘤等。

(四) 拓扑异构酶抑制药

DNA 拓扑异构酶广泛存在于原核生物和真核生物中，分为拓扑异构酶 Ⅰ 和拓扑异构酶 Ⅱ。

喜树碱(camptothecine, CPT)和羟喜树碱(hydroxycamptothecine, 10-OH-CPT)是拓扑异构酶 Ⅰ 抑制药，能特异性地与拓扑异构酶 Ⅰ 结合，形成药物-酶-DNA 复合物，使 DNA 双链合成中断，产生细胞毒性作用，属周期非特异性药物。临床上治疗胃癌、肠癌、绒毛膜上皮癌和急、慢性粒细胞白血病等，对大肠癌、膀胱癌、肝癌亦有一定疗效。

依托泊苷(etoposide)和替尼泊苷(teniposide)为拓扑异构酶 Ⅱ 抑制药，通过与拓扑异构酶 Ⅱ 结合，使断裂的 DNA 双链不可重新连接。临床上治疗小细胞肺癌、睾丸癌、霍奇金病、非霍奇金淋巴瘤和儿童白血病等。

三、干扰转录过程和阻止 RNA 合成的药物

放线菌素 D

放线菌素 D(dactinomycin, DACT)为多肽类抗恶性肿瘤抗生素。多注射给药，口服疗效差，静脉注射后 2 min 内迅速分布到组织内，肝、肾中药物浓度较高。24 h 内，10%~20% 随尿排出，50%~90% 由胆汁排泄。能嵌入到 DNA 双螺旋链中相邻的鸟嘌呤和胞嘧啶(G-C)碱基对之间，与 DNA 结合成复合体，阻碍 RNA 多聚酶的功能，阻止 RNA 特别是 mRNA 的合成，从而妨碍蛋白质合成

而抑制肿瘤细胞生长。属周期非特异性药物，但对 G_1 期作用较强，且可阻止 G_1 期向 S 期的转变。对恶性葡萄胎、绒毛膜上皮癌、淋巴瘤、肾母细胞瘤、横纹肌肉瘤及神经母细胞瘤等的疗效较好。

多柔米星

多柔米星(doxorubicin, ADM; 阿霉素, adriamycin)属周期非特异性药物。能嵌入 DNA 碱基对之间，阻止转录过程，抑制 RNA 合成，也阻止 DNA 复制。抗瘤谱广，疗效高，常治疗非霍奇金淋巴瘤、乳腺癌、卵巢癌、小细胞肺癌、胃癌、肝癌、膀胱癌及肉瘤类。

柔红霉素

柔红霉素(daunorubicin, DNR, 正定霉素)能嵌入 DNA 碱基对中，破坏 DNA 的模板功能，阻止转录过程而抑制 DNA 及 RNA 的合成。主要治疗急性淋巴细胞白血病和急性粒细胞白血病。

四、干扰蛋白质合成与功能的药物

长春碱类

主要有长春碱(vinblastine, VLB)及长春新碱(vincristine, VCR)，为夹竹桃科长春花植物所含的生物碱。长春地辛和长春瑞宾均为长春碱的半合成衍生物。静脉注射给药后，快速分布于各组织；经肝脏代谢，从粪便排出。与微管蛋白结合，抑制微管蛋白装配成纺锤体，作用于 M 期，使细胞停止于有丝分裂中期，无法进行复制，从而发挥其细胞毒性作用。主要治疗急性白血病、霍奇金病及绒毛膜上皮癌；对小儿急性淋巴细胞白血病疗效较好，起效较快，常与强的松合用作诱导缓解药。

紫杉醇

紫杉醇(paclitaxel)静脉注射给药，大多数与血浆蛋白结合，主要经肝脏代谢，由胆道排泄；少数药物以原形经肾排泄。与 β-微管蛋白结合，稳定微管结构而抑制其解聚，持续阻滞细胞从有丝分裂中期转向后期，使细胞停止于 G_2-M 期。对卵巢癌、乳腺癌有独特的疗效，对肺癌、食管癌、大肠癌、黑色素瘤、头颈部癌、淋巴瘤等也有一定疗效。

三尖杉生物碱类

三尖杉酯碱(harringtonine)从三尖杉属植物的枝、叶和树皮中提取而得，只作缓慢静脉滴注用。其作用机制是抑制蛋白质合成的起始阶段，并使核蛋白体分解，释放出新生肽链，但对 mRNA 或 tRNA 与核蛋白体的结合并无阻抑作用。对急性粒细胞白血病疗效较好，对急性单核细胞白血病及慢性粒细胞白血病、恶性淋巴瘤也有效。

L-门冬酰胺酶

某些肿瘤细胞不能自行合成 L-门冬酰胺，需从细胞外摄取。L-门冬酰胺酶(L-asparaginase)催化门冬酰胺水解为门冬氨酸和氨，致使肿瘤细胞缺乏门冬酰胺而生长受抑。静脉或肌内注射给药。主要治疗淋巴系统的恶性肿瘤，尤其是急性淋巴细胞白血病和 T 细胞性淋巴瘤。

五、影响激素平衡的药物

乳腺癌、前列腺癌、甲状腺癌、宫颈癌、卵巢肿瘤及睾丸肿瘤等均与相应的激素失调有关，应用某些激素或其拮抗药，改变失调状态，可以抑制这些肿瘤生长，且无骨髓抑制等不良反应。

肾上腺皮质激素

常用的有泼尼松、泼尼松龙、氟美松等。能抑制淋巴组织，使淋巴细胞溶解。对急性淋巴细胞白血病及恶性淋巴瘤的疗效较好,疗效快而不持久,且易产生耐药性。对慢性淋巴细胞白血病除减低淋巴细胞数目外,还可降低血液系统并发症(自身免疫性贫血和血小板减少症)。常与其他抗恶性肿瘤药合用,治疗霍奇金及非霍奇金淋巴瘤。对其他恶性肿瘤无效,且可能因抑制机体免疫功能而促进恶性肿瘤的扩散。仅在恶性肿瘤引起的发热不退、毒血症状明显时,少量短期应用以减轻症状(应合用抗癌药及抗菌药物)。

雌激素及雌激素拮抗剂

己烯雌酚是常用雌激素,其机制为抑制下丘脑及垂体,减低促间质细胞激素的分泌,从而减少睾丸间质细胞分泌睾丸酮;减少肾上腺皮质分泌雄激素;并可直接对抗雄激素对前列腺癌组织生长促进作用。治疗前列腺癌、绝经期乳腺癌。

他莫昔芬(tamoxifen)在乳腺癌细胞与雌激素竞争性结合雌激素受体,形成的他莫昔芬-受体复合物进入细胞核内,抑制雌激素依赖性蛋白质的合成,最终抑制乳腺癌细胞的增殖。主要治疗乳腺癌、化疗无效的晚期卵巢癌和晚期子宫内膜癌。

雄激素及雄激素拮抗剂

二甲基睾丸酮(methyltestosterone)是常用雄激素,其机制为抑制促卵泡激素的分泌,可减少雌激素产生,还能对抗雌激素。治疗晚期乳腺癌,尤其是有骨髓转移者或男性乳腺癌。在肿瘤细胞有对抗催乳素的作用,而不利于乳腺癌生长。雄激素还能促进蛋白质合成,可改善晚期癌症患者的一般症状。

氟他胺(flutamide)属非甾体类的雄激素拮抗药,氟他胺及其代谢物可与雄激素竞争肿瘤部位的雄激素受体,抑制雄激素依赖性的前列腺癌细胞生长。氟他胺还能抑制雄激素的生物合成。主要治疗前列腺癌。

芳香化酶抑制药

芳香化酶抑制药抑制芳香化酶,阻止卵巢以外组织雄激素转化为雌激素,切断老年妇女雌激素的来源,主要治疗绝经后乳腺癌。来曲唑(letrozole)、阿那曲唑(anastrozole)、依西美坦(exemestane)为第三代高选择性的芳香化酶抑制剂,临床广泛使用。

第三节 抗肿瘤药物不良反应

由于肿瘤细胞起源于正常细胞,药物对肿瘤细胞和正常细胞选择性低,在杀伤肿瘤细胞的同时,对某些正常的组织细胞也产生一定程度的损害,在治疗中常出现不同程度的毒性反应。抗肿瘤药的毒性反应可分为近期毒性和远期毒性反应两大类,近期毒性反应又分为共有的毒性反应和特殊毒性反应,具体如下。

一、近期毒性反应

1. 骨髓抑制 除激素类、博来霉素和门冬酰胺酶外,大多数抗肿瘤药物均有不同程度的骨髓抑制作用。血细胞中寿命越短者,越易受其影响。通常白细胞最早出现减少,其次是血小板降低,严重时白细胞、红细胞、血小板都减少,其后果导致出血倾向、贫血及感染等。

2. 消化道毒性 恶心、呕吐是最常见的毒性反应,还易引起口腔炎、舌炎、口腔溃疡、食管炎等。

3. 脱发 正常的头皮有85%~90%生发细胞处于活跃的生长期,大多数抗肿瘤药物会引起不同程度的脱发。

4. 重要器官及神经系统损害　心脏毒性以多柔米星常见,可引起心肌退行性病变和心肌间质性水肿;大剂量的博来霉素可引起肺纤维化;L-门冬酰胺酶、放线菌素D及环磷酰胺等可引起肝脏的损害;L-门冬酰胺酶、顺铂可致肾小管坏死,引起蛋白尿、血尿等;大剂量环磷酰胺可引起膀胱炎;顺铂还有神经毒性等。

5. 变态反应　凡属于多肽类化合物或蛋白质类的抗恶性肿瘤药物如L-门冬酰胺酶、博来霉素等静脉注射后容易引起。

二、远期毒性反应

1. 致变突、致癌及免疫抑制作用　因抗恶性肿瘤药特别是烷化剂可致突变,加上其还有抑制免疫功能的作用。所以,在化疗药物治疗后获得长期生存的患者中,部分可能诱发与化疗相关的第二原发恶性肿瘤。

2. 引起不育症或致畸胎　烷化剂等抗恶性肿瘤药物可影响生殖细胞的产生和内分泌功能,产生不育和致畸作用。男性患者睾丸生殖细胞的数量明显减少,导致男性不育;女性患者可产生永久性卵巢功能障碍和闭经,孕妇则可引起流产或畸胎。

第四节　用药护理

【药物相互作用】

1. 环磷酰胺　肝药酶诱导剂如巴比妥类干扰环磷酰胺代谢;与多柔米星合用,增强心脏和膀胱毒性。

2. 5-氟尿嘧啶　与地高辛、氨基糖苷类合用,可减少药物肠道吸收;与西咪替丁合用,可使药物首过效应降低。用药期间不宜饮酒或同服阿司匹林类药物,以免消化道出血。

3. 甲氨蝶呤　与水杨酸类、磺胺类、苯妥英钠、四环素、氯霉素等合用可使甲氨蝶呤血药浓度增高;与L-门冬酰胺酶、5-氟尿嘧啶合用可降低甲氨蝶呤疗效。

4. 6-巯嘌呤　不宜与肝毒性药物合用。别嘌呤醇可降低6-巯嘌呤代谢。

5. 放线菌素D　可减弱维生素K的疗效。

6. 长春碱类　与别嘌呤醇、秋水仙碱或丙磺舒合用可升高血尿酸浓度。

【禁忌证】

妊娠、哺乳期妇女禁用。

【用药护理要点】

1. 给药操作注意事项

(1) 静脉给药时要注意保护血管,应选直而易固定的静脉,局部刺激性大的药物,避免药物外漏,静脉滴注速度宜放缓。

(2) 口服给药,有胃肠道反应的药物可于进餐时服用。

(3) 体腔注射时,应先将癌性渗出液抽干后再给药。

(4) 紫杉醇需用特制的胶管及滤网、非聚氯乙烯输液器或玻璃瓶给药。

2. 用药期间监护

(1) 用药期间应定期监测血常规,常作为用药剂量调整的指标。

(2) 应用有肝、肾毒性药物期间,应注意监测肝、肾功能,如使用环磷酰胺应观察排尿情况,使用顺铂监测尿素氮和肌酐水平,观察尿量等。

(3) 有心肌毒性的药物如多柔米星,应在治疗前、中、后做心功能检查。

3. 不良反应处理

(1) 多数抗肿瘤药物有较强的局部刺激,静脉给药应注意观察,如发生外漏应立即停止给药,局部注射生理盐水进行稀释,出现红肿热痛时应对症处理,先冷敷,再热敷。

(2) 对早期不良反应,应及时治疗。如放线菌素 D 用药后出现皮肤红斑即可引起脱发,应及时处理;6-巯嘌呤的严重毒性常缓慢出现,如果出现白细胞大量下降,应立即停药。

(3) 抗肿瘤药物不良反应严重时,应酌情减量或停药,并采取相应措施。如胃肠道反应严重,应注意补液和补充电解质;骨髓抑制严重者应给予抗菌药物预防感染。

综合思考题

1. 结合细胞周期,试述抗肿瘤药物的分类及作用环节。

第四十九章

影响免疫功能药物

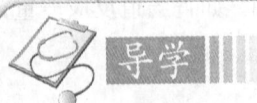

1. **熟悉** 影响免疫功能药物的分类及代表药物。
2. **了解** 免疫抑制药、免疫调节药的药理作用与临床应用。

影响免疫功能的药物是以消除病理性的免疫反应和扶持有益的免疫功能为目的的一类药物。目前,常用的药物分为免疫抑制药(immunosuppressive drugs)、免疫调节药(immunomodulators)和生物制品。

【链接】 免疫系统

免疫系统由参与免疫反应的各种免疫器官(如胸腺、骨髓、淋巴结、脾、扁桃体)、细胞(如淋巴细胞和浆细胞等)和免疫分子(如抗体、补体等)组成。机体免疫系统在抗原刺激下发生一系列变化称为免疫应答(immune response),可分3期:感应期,即巨噬细胞等抗原提呈细胞处理和提呈抗原的阶段;增殖分化期,即免疫活性细胞被抗原激活后活化、增殖、分化,并产生免疫活性物质的阶段;效应期,即致敏T淋巴细胞或抗体发挥免疫学效应,清除抗原的阶段。免疫系统对抗原的不适当应答,即过高或过低的应答,或对自身组织抗原的应答,均会导致免疫性疾病。

第一节 免疫抑制药

临床常用的免疫抑制药有肾上腺皮质激素类、神经钙蛋白(钙调磷酸酶)抑制药、增殖信号抑制药、抗代谢与增殖药、抗体类和其他类,常用免疫抑制药见表49-1。

表49-1 常用免疫抑制药

分类	药物	药理作用	临床应用
肾上腺皮质激素类	泼尼松、甲基泼尼松	多环节抑制免疫反应	器官移植的抗排斥反应和自身免疫疾病
神经钙蛋白(钙调磷酸酶)抑制药	环孢素A(cyclosporine A)	仅抑制细胞免疫和胸腺依赖性体液免疫	器官移植的抗排斥反应,治疗大疱型天疱疮及类天疱疮;局部用药治疗接触性皮炎、银屑病,也用于难治性类风湿关节炎、系统性红斑狼疮等

(续表)

分类	药物	药理作用	临床应用
增殖信号抑制药	西罗莫司（sirolimus；雷帕霉素，rapamycin）	通过不同的细胞因子受体阻断信号传导，阻断 T 淋巴细胞及其他细胞由 G_1 期至 S 期的进程，从而发挥免疫抑制效应	治疗多种器官移植的抗排斥反应，尤其对慢性排异反应疗效更为明显
抗代谢与增殖药	硫唑嘌呤（azathioprine, AZA）	干扰嘌呤代谢，抑制 T、B 淋巴细胞及 NK 细胞增殖；抑制细胞免疫和体液免疫	肾移植的排异反应和自身免疫性疾病
	环磷酰胺（cyclophosphamide, CTX）	抑制初次和再次体液与细胞免疫反应	器官移植的抗排斥反应，长期应用糖皮质激素不能缓解的多种自身免疫性疾病
抗体类	抗淋巴细胞球蛋白（antilymphocyte globulin, ALG）	在补体协助下对淋巴细胞产生细胞溶解作用	器官移植的抗排斥反应；自身免疫性疾病
	莫罗单抗-CD3（muromonab-CD3）	抑制 T 细胞参与的免疫反应	器官移植的抗排斥反应，特别是急性排异反应；骨髓移植前清除供体骨髓中 T 细胞
其他类	雷公藤总苷（triptergium glycosides）	较强的免疫抑制、抗炎作用	自身免疫性疾病，如类风湿关节炎、原发和继发性肾病综合征、成人各型肾炎
	青霉胺（penicillamine）	降低类风湿因子滴度；抑制淋巴细胞转化；减少抗体产生；稳定溶酶体膜而发挥抗炎作用；抑制胶原的合成	类风湿关节炎和其他关节炎，如银屑病关节炎；系统性硬皮病

第二节 免疫调节药

免疫调节药具有双向性调节免疫功能的作用。

卡介苗

卡介苗（bacillus Calmette-Guerin Vaccine, BCG；结核菌苗）是牛型结核杆菌的减毒活菌苗，为非特异性免疫增强剂，能增强与其合用的各种抗原的免疫原性，加强诱导免疫应答，提高细胞和体液免疫功能，刺激多种免疫细胞如巨噬细胞、T 细胞、B 细胞和 NK 细胞活性，从而增强机体的非特异性免疫水平。其治疗肿瘤的疗效与肿瘤的抗原性强弱、宿主的免疫状态和给药途径有关。瘤内注射或向引流的淋巴结内注射效果较好；除预防结核病外，主要辅助治疗肿瘤，如黑色素瘤、白血病和肺癌等，可延长患者的生存期。不良反应有注射局部的红斑、硬结和溃疡，亦可出现寒战、高热、全身不适等。反复瘤内注射可发生过敏性休克，甚至死亡。

左旋咪唑

左旋咪唑（levamisole）是广谱驱肠虫药，也是口服有效的免疫调节药，促进免疫功能低下者抗体生成。主要用于免疫功能低下者，可恢复免疫功能，增强机体抗病能力。与抗癌药合用治疗肿瘤,巩固疗效,减少复发或转移,延长缓解期。对多种自身免疫性疾病如类风湿关节炎、系统性红斑狼疮等可改善症状。不良反应主要有恶心呕吐、腹痛等,少见有发热、头痛、乏力等现象,偶见有肝功能异常、白细胞及血小板减少。

【拓展】 生物制品

生物制品是以微生物、细胞、动物或人源组织和体液等为原料,应用传统技术或现代生物技术制成,用于人类疾病的预防、治疗和诊断。生物制品包括细菌类疫苗(含类毒素)、病毒类疫苗、抗毒素及抗血清、血液制品、细胞因子、生长因子、酶、体内及体外诊断制品,以及其他生物活性制剂,如毒素、抗原、过敏反应原、单克隆抗体、抗原抗体复合物、免疫调节及微生态制剂等。多种生物制品通过影响免疫功能用于防治感染、缓解症状,如重组乙型肝炎疫苗(recombinant hepatitis B vaccine)、脊髓灰质炎疫苗(poliomyelitis vaccine)用于主动免疫疗法,可增强机体免疫功能而用于预防感染;破伤风抗毒素(tetanus antitoxin)中和破伤风外毒素以缓解症状,人免疫球蛋白(human immunoglobulin)用作被动免疫疗法,对预防细菌、病毒性感染有一定的作用。

第三节 用药护理

【药物相互作用】

1. 环孢素 A 与西罗莫司有协同免疫抑制作用;与氨基糖苷类、两性霉素 B 等合用,可加重其肾毒性;与酮康唑、红霉素、西咪替丁、口服避孕药等合用,可提高其血药浓度;与苯妥英钠、卡马西平、利福平等合用,可降低其血药浓度;合用保钾利尿药则可增加高血钾的发生率。

2. 卡介苗 与免疫抑制药,如环孢素 A、西罗莫司等合用,卡介苗免疫接种可致严重甚至致命感染。

【禁忌证】

免疫抑制药禁用或慎用于未控制的感染、肿瘤患者。生物制品禁用或慎用于过敏者。

【用药护理要点】

1. 给药操作注意事项

(1) 生物制品类需在 2～8 ℃的暗处保存,应单独使用,注射剂开瓶后应一次注射完毕,不得分次使用。

(2) 脊髓灰质炎疫苗只供口服,不能注射,忌用热开水送服。

2. 用药期间监护

(1) 劝导患者戒烟禁酒,养成良好生活习惯。

(2) 用药个体化,以最小剂量维持治疗效果,告知患者不可随意增加药量。长期使用时,告知患者不可随意减量和自行停用,应逐渐减量停药。

(3) 长期或大量使用,需监测肝肾功能、血常规。

(4) 应用生物制品时一定要监测变态反应。

3. 不良反应处理 一般不良反应,停药后消退,通常无需作特殊处理。生物制品出现的变态反应,除对症处理外,及时应用抗过敏药物治疗,如糖皮质激素、肾上腺素等。

综合思考题

1. 对应用影响免疫功能药物的患者,护理方面应注意哪些问题?

第五十章

解 毒 药

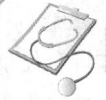

1. **掌握** 常用解毒药的临床应用与用药护理要点。
2. **熟悉** 常用解毒药的不良反应。
3. **了解** 常用解毒药的作用机制。

解毒药(antidotes)是指能解除毒物对机体毒害作用的药物,其主要药理作用为排除或中和毒物,对抗毒性作用,缓解中毒症状。根据作用机制和特点的不同,可分为非特异性和特异性解毒药两类。前者对毒物无特异性拮抗作用,疗效低,但其作用广泛,可用于多种毒物中毒解救,如催吐药、泻药、氧化剂等。后者具有专属的解毒作用,疗效好,对某一类毒物中毒有特异性解毒作用,如用于强心苷严重中毒的地高辛抗体的 Fab 片段,用于肝素中毒的硫酸鱼精蛋白等。本章主要介绍用于常见药物中毒的特异性解毒药。

第一节 有机磷酸酯类中毒解毒药

有机磷酸酯类中毒的特效解毒药物包括胆碱受体阻滞药及胆碱酯酶复活药,详见第七章。

第二节 金属与类金属中毒解毒药

金属和类金属主要包括铜、铅、锑、汞、砷等。毒性是由于抑制机体内含巯基酶的活性所致。重金属解毒药能与这些重金属离子相结合,形成不易离解的化合物而排出体外,解除重金属对体内巯基酶系统的抑制,达到解毒目的。常用金属解毒剂有依地酸类、二巯丁二钠、二巯丙醇、青霉胺等。

依地酸钙钠

依地酸钙钠(calcium disodium versenate;解铅乐)口服不易吸收,可静脉滴注或肌内注射,间歇应用效果较好。能与多种金属形成稳定、可溶的络合物,经肾脏排泄。主要治疗无机铅中毒,对铜、铬、镉、镍、钴及放射性元素中毒也有效,但对汞中毒无效,还可用于铅移动试验。可见短暂的头晕、恶心、关节酸痛、乏力等不良反应。

二 巯 丙 醇

二巯丙醇(dimercaprol)为一种竞争性解毒药。分子中含有巯基,能与金属或类金属结合形成难以解离的无毒络合物由肾脏排出。解救砷、汞、铅等中毒,对锑中毒疗效较好。不良反应大多与静脉给药速度过快有关,停药后可自行消失,少数患者用药期间出现肝功能异常。

二巯丙磺钠

二巯丙磺钠(sodium dimercaptosulphonate;解砷灵),其分子中的活性巯基能与血液和组织中的重金属化合物(巯基毒物)起反应,并与之形成无毒的化合物,后者随尿排出体外。可解救急性、慢性的砷、汞、铬、铋和其他重金属化合物(如铜、锑)中毒。

青霉胺

青霉胺(penicillamine)是青霉素代谢产物。其所含巯基的氨基酸,可与多种金属离子如铅、汞、铜等结合成水溶性络合物而排出,尤以排铜较好;还可抑制胶原的合成;对皮肤黏膜有损伤,使血管脆性增加;对多脏器组织可造成损伤。用于治疗肝豆状核变性病;慢性铅、汞中毒;自身免疫性疾病,如类风湿关节炎等。

第三节 氰化物中毒解毒药

氰化物分无机氰化物和有机氰化物两类,其毒性很大程度上决定于在体内释出的氰离子(CN^-)的速度和数量。由于 CN^- 可与体内细胞色素氧化酶的 Fe^{3+} 发生化学反应,影响细胞色素氧化酶的功能,导致血中的氧不能被利用,出现组织缺氧的中毒症状。因此氰化物中毒的救治,关键在于恢复细胞色素氧化酶的活性,并将毒物变为无毒物质排出体外。氰化物解毒药主要有硫代硫酸钠、亚甲蓝、亚硝酸异戊酯等。

硫代硫酸钠

硫代硫酸钠(sodium thiosulfate;次亚硫酸钠,sodium hyposulfate)在酶的参与下能和体内游离的或结合型 CN^- 反应,使其变为无毒的硫氰酸盐排出体外;还能与多种金属形成无毒硫化物随尿排出,但起效慢;另有抗过敏等作用。用于解救氰化物中毒,砷、汞、铅、铋、碘等中毒;还可治疗皮肤瘙痒、慢性皮疹。

亚甲蓝

亚甲蓝(methylthioninium chloride;美蓝,methylene blue)是氧化还原剂。小剂量(1~2 mg/kg 或1%溶液5~10 ml)时,在 NADPH 作用下,还原为还原型亚甲蓝,后者可使红细胞中高铁血红蛋白还原成血红蛋白,恢复携氧能力,用于治疗高铁血红蛋白血症。高铁血红蛋白血症在药物与农药中毒中较常见,如亚硝酸盐、硝酸盐、苯胺类、高锰酸盐、硫酸铜、氧化氮、硝基苯、酚类以及非那西丁、氯喹、伯氨喹、磺胺类、甲氧氯普胺、氨苯砜、利多卡因、丙胺卡因、硝酸甘油、绿谷隆、杀虫脒等中毒。大剂量(5~10 mg/kg,或1%溶液50~100 ml)时直接使血红蛋白氧化为高铁血红蛋白,可治疗轻度氰化物中毒。

亚硝酸钠

亚硝酸钠(sodiumnitrite)静注后立即起效,使血液生成20%~30%高铁血红蛋白,可迅速、有效地消除 CN^- 的毒性。并且能加速与细胞色素氧化酶结合的 CN^- 释放出来,使酶恢复活性。作用维持时间较长,疗效较亚甲蓝强。用于解救氰化物及硫化氢中毒。由于亚硝酸钠可促使游离 CN^- 产生,导致细胞色素氧化酶重新中毒,故使用本品后还需静注硫代硫酸钠。

第四节　有机氟中毒解毒药

有机氟类有氟乙酰胺（农药、杀鼠药）、氟乙酸钠（杀鼠药）、甘氟等，因毒性太大目前多已禁用。中毒机制为其水解产物氟乙酸可与辅酶A作用生成氟乙酰辅酶A，后者与柠檬酸结合形成氟柠檬酸，抑制乌头酸酶，阻断三羧酸循环，造成神经系统及心肌损害。其特异性解毒药主要有乙酰胺。

乙 酰 胺

乙酰胺（acetamide；解氟灵）具有延长中毒潜伏期，减轻临床症状或遏制发病的作用。化学结构与氟乙酰胺相似，可竞争性抑制酰胺酶，使氟乙酸不能产生，从而消除氟乙酸阻断三羧酸循环的毒性作用。毒性小，大剂量使用时，可引起血尿。

第五节　抗 蛇 毒 药

抗蛇毒血清

抗蛇毒血清（snake antiserum）是用蛇毒或经减毒处理的蛇毒免疫马血清，使其产生抗体，收集后精制而成。分为单价和多价两类，单价抗蛇毒血清效价高、特异性强，疗效好；多价抗蛇毒血清效价低、特异性不强，疗效差。通过所含特异性抗体中和相应蛇毒起效。用于毒蛇咬伤中毒。

第六节　用 药 护 理

【药物相互作用】
1. **硫代硫酸钠**　与亚甲蓝有协同作用；忌与硝酸盐、氯酸盐、高锰酸钾和重金属合用。
2. **依地酸钙钠**　与二巯丙醇联用可提高铅中毒解毒疗效，还可干扰精蛋白锌胰岛素的作用时间。
3. **青霉胺**　可拮抗维生素B_6的作用，同时与维生素B_6合用可防止其肝毒性；与地高辛、奎宁、锌剂相互拮抗；可加重抗疟药、免疫抑制药等对造血系统和肾脏的不良反应。

【禁忌证】
1. **依地酸钙钠**　肾脏病患者禁用。
2. **青霉胺**　孕妇、对青霉素过敏者、肾病综合征、粒细胞缺乏症等患者禁用。
3. **亚甲蓝**　严重肾功能不良者慎用。

【用药护理要点】
1. 给药操作注意事项
(1) 依地酸钙钠静脉给药宜缓，以防血中游离钙浓度急剧降低，引发惊厥或心脏骤停。
(2) 亚甲蓝不可作皮下、肌内和鞘内注射，以免造成注射局部坏死性脓肿及中枢神经系统永久性损害。
(3) 亚硝酸钠需在中毒早期使用，静注不宜过快。
(4) 青霉胺、抗蛇毒血清用药前必须做皮肤过敏试验。
2. 用药期间监护
(1) 依地酸钙钠用药期间每日检查肾功能。

(2) 青霉胺用药期间定期肝肾功能、血常规及眼科检查。

(3) 亚甲蓝使用前应先测高铁血红蛋白浓度,其给药总量应小于 7 mg/kg,否则增加高铁血红蛋白形成,加重中毒症状。

(4) 亚硝酸钠使用时应监测高铁血红蛋白浓度,一般不超过 30%～40%;同时密切观察血压变化,以免出现血压骤降。

3. 不良反应处理

(1) 亚甲蓝中毒:应静脉注射葡萄糖及大剂量维生素 C,细胞色素 C 和辅酶 A 辅助治疗;中枢兴奋则给予镇静药并吸氧;有高铁血红蛋白血症时,可输血。

(2) 乙酰胺局部刺激:可将乙酰胺与盐酸普鲁卡因 20～40 mg 混合后给药以缓解肌注所致局部疼痛。

综合思考题

1. 亚甲蓝的剂量与其解毒作用、临床应用之间有何关系?

第五十一章 诊断用药

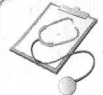导学

1. 熟悉 硫酸钡的给药方法、不良反应与用药护理要点；钆喷酸葡胺、五肽胃泌素的药理作用、临床应用、不良反应及用法。

2. 了解 泛影葡胺、碘海醇、碘番酸、碘化油的药理作用与临床应用特点。

诊断用药是指可用于诊断疾病的药物。这类药物本身无防治疾病的作用，但有助于医师对各种不同疾病作出准确的诊断，或对生理、病理情况作出正确判断。本类药物主要包括X线造影剂、磁共振显像造影剂和器官功能检查用药等。

第一节 X线造影剂

X线造影剂是指在X线检查中，可使无明显密度差别的组织或器官显示出有差别影像的药物，分为阳性造影剂与阴性造影剂。阳性造影剂如硫酸钡、泛影葡胺、碘海醇、碘番酸、碘化油等，对X线的吸收能力比人体软组织强，故应用时X线下显示阴影。阴性造影剂如空气、氧气、二氧化碳，对X线的吸收能力较人体软组织弱，在X线下与周围组织呈现明显的对比，可达到辅助诊断的目的。

硫 酸 钡

硫酸钡（barium sulfate）为无臭、无味的白色粉末，性质稳定，久贮不变质，不溶于水和一般有机溶剂。

【药理作用】

硫酸钡可吸收大量X线，进入体内胃肠道等腔道后与周围组织结构在X线图像上形成密度对比，从而显示出这些腔道位置、轮廓、形态、表面结构和功能活动情况。

【临床应用】

食管、胃及十二指肠、小肠、结肠的常规造影，用以诊断功能性及器质性病变。

【不良反应】

急性胃肠出血或穿孔者、结肠梗阻者易引起食管大出血或破裂；胃幽门、小肠及结肠有狭窄性病变时易发生梗阻。

泛 影 葡 胺

泛影葡胺（meglumine diatrizoate）的注射液为无色至淡黄色的澄明液体。

【药理作用】

泛影葡胺注射液产生对比效果的物质是一种泛影酸盐，其中牢固结合的碘可吸收X射线。血

管内使用泛影酸后,可快速分布于细胞外间隙,不渗入红细胞,并且不能通过正常的血脑屏障,血浆蛋白结合率小于10%。以化学原形的形式经肾小球滤过消除,$t_{1/2}$为1~2 h。

【临床应用】

用于泌尿系统造影、血管造影及其他脏器造影等。

【不良反应】

可见恶心、呕吐、流涎、眩晕、荨麻疹等不良反应。

碘 海 醇

碘海醇(iohexol)为无色至淡黄色的澄明液体,是一种含有3个I^-的水溶性造影剂,碘含量为46.4%。具有副作用小、造影对比度好、使用方便等优点。

【药理作用】

碘海醇进入体内后比周围组织结构吸收更多的X线,从而在X线图像上形成对比,显示出所在管腔轮廓及其内含结构的形态。静脉注射后1 h内尿中浓度最高。24 h内几乎全部随尿液排出体外。

【临床应用】

适用于心、脑、外周血管造影、脊髓造影及各种体腔检查。

【不良反应】

少数患者会产生一些轻微变态反应,严重者可出现休克、惊厥、昏迷、重度喉头水肿或支气管痉挛、肾功能衰竭、死亡等。

碘 番 酸

碘番酸(iopanoic acid;三碘氨苯乙基丙酸)为白色或略带微红色的粉末;无臭,无味。只供口服,不可注射。口服后在碱性肠液中溶解,通过肠黏膜吸收,再随胆汁排入胆管及胆囊,被胆囊浓缩而显影。主要用于胆囊及胆道造影。有轻度恶心、呕吐、腹泻等不良反应。

碘 化 油

碘化油(iodinated oil;碘油)为淡黄色至黄色澄明液体,有蒜臭味。注入体内后由于其比周围软组织结构吸收更多的X线,从而在X线照射下形成密度对比,显示出所在腔道的形态结构。用于支气管造影,子宫、输卵管造影,鼻窦、腮腺管以及其他腔道和瘘管造影;也可防治地方性甲状腺肿。

第二节 磁共振显像造影剂

钆喷酸葡胺

钆喷酸葡胺(gadopentetate dimeglumine;马根维显)为无色澄明液体,是用于磁共振成像的顺磁性造影剂,能产生较高强度的磁共振信号,增强磁共振成像的信号强度。用于中枢神经(脑及脊髓)、腹、胸、盆腔、四肢等人体脏器和组织的磁共振成像;也可用于肾功能评估。不良反应显著低于碘造影剂。有轻微的一过性头痛、恶心、呕吐、发麻、头昏等不良反应;另有注射部位烧灼感、局部水肿等。

第三节 器官功能检查用药

五肽胃泌素

五肽胃泌素(gastrin pentapeptide)为白色或类白色粉末,无臭。能促进胃酸、胃蛋白酶分泌,促胃酸分泌作用相当于内源性胃泌素的1/4,作用可持续10～40 min。主要用于胃酸分泌功能的检查。可引起恶心、潮红、头痛、眩晕、胃肠痉挛和低血压等不良反应。

第四节 用药护理

【药物相互作用】

硫酸钡造影前3 d禁用吸收X线的铋剂及钙剂;硫酸钡造影前1 d禁用影响胃肠活动的阿托品及泻药等。

【禁忌证】

1. 硫酸钡 急性胃肠出血或穿孔、结肠梗阻患者禁用。
2. 泛影葡胺 过敏者,肝、肾功能减退,甲状腺功能亢进症、活动性结核患者禁用或慎用。
3. 碘海醇 碘过敏者,有哮喘史、肝功能不全、甲状腺功能亢进症、白血病患者及孕妇慎用。
4. 碘番酸 碘过敏者,肾功能衰竭、急性胃肠功能失调、严重甲状腺功能亢进症患者禁用。
5. 碘化油 碘过敏者、甲状腺功能亢进症、老年结节型甲状腺肿、甲状腺癌患者,心、肝、肺疾患者禁用。
6. 五肽胃泌素 过敏及严重消化道溃疡者禁用;胰、肝、胆道疾病患者慎用。

【用药护理要点】

1. 给药操作注意事项

(1) 硫酸钡:检查前1 d晚餐后禁食。

(2) 碘造影剂:如泛影葡胺,给药前做过敏试验。

(3) 碘化油:注射液黏稠,注射时需选用较粗大针头,必须用玻璃容器;碘遇高热和日光照射易游离析出,故应避光保存。

(4) 其他:对伴食管-气管瘘患者检查食管时,应注意避免硫酸钡经瘘管进入肺内;对怀疑溃疡性结肠炎、结肠憩室症及近期做过结肠活体病理检查患者进行钡剂灌肠时应注意结肠发生穿孔的可能,灌注时不宜过度加压。

2. 用药期间监护

(1) 密切观察患者体温、脉搏、呼吸、血压、瞳孔等变化,尤其使用碘造影剂时有无变态反应,并做好记录。

(2) 服用硫酸钡时应特别注意是否发生消化道梗阻。在检查之后应多饮水,防止硫酸钡在肠内干结成块。有幽门梗阻症状者,检查前应先洗胃。做钡剂灌肠者应在检查前1 d的晚上和当日早晨做清洁灌肠。

(3) 碘海醇用后应多饮水,以加速造影剂的排泄。

(4) 碘番酸在晚餐后用温开水吞服,每隔5 min服1片,30 min内服完6片,直至次日清晨拍片前不可进食。

3. 不良反应处理

处理碘造影剂变态反应:立即停止使用碘造影剂,积极处理变态反应、对症与支持治疗。立即使用肾上腺素、地塞米松、异丙嗪等抗过敏药物处理变态反应。对症与支持治疗包括:保持呼吸道通畅、吸氧、保暖;呼吸困难者给予氨茶碱静脉点滴;酌情给予多巴胺、间羟胺等升高血压;呼吸受抑者可应用尼可刹米、山梗菜碱等呼吸兴奋药;烦躁不安者给予镇静药;肌肉软瘫无力者可肌内注射新斯的明。

综合思考题

1. 试述口服硫酸钡的目的及护理要点。
2. 举例说明防治碘造影剂变态反应的措施。

第五十二章 抗骨质疏松药

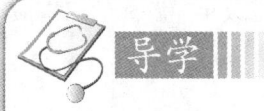

1. **熟悉** 骨吸收抑制药的药理作用、作用机制、临床应用和不良反应。
2. **了解** 骨形成促进药及骨矿化促进药和维生素D的药理作用、临床应用和不良反应。

骨质疏松症(osteoporosis,OP)是以低骨量和骨组织微结构破坏为特征,导致骨脆性增加和易发生骨折的全身性骨骼疾病,可分为原发性、继发性和特发性骨质疏松。原发性骨质疏松有高转换型(妇女雌激素下降引起)即Ⅰ型和低转换型(老年型)即Ⅱ型。发病机制是:骨量的丢失与骨的重建过程失衡,即骨吸收大于骨形成,使骨代谢处于负平衡。其原因有多方面,如内分泌失调、营养异常、遗传因素、制动以及药物长期应用等。临床表现主要有疼痛、身长变矮、骨折、卧床及其他。

目前防治骨质疏松的药物主要分为3类:①骨吸收抑制药,如双膦酸盐、雌激素、降钙素和依普黄酮等。②骨形成促进药,如氟化物、雄激素衍生物、甲状旁腺激素(PTH)等。③骨矿化促进药,如钙剂、维生素D及其活性代谢物。

骨质疏松症病理机制和药物作用环节见图52-1。

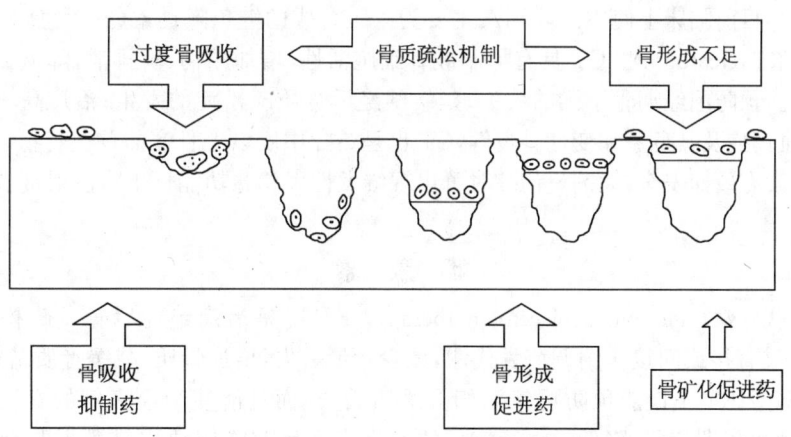

图52-1 骨质疏松病理机制和药物作用环节

第一节 骨吸收抑制药

骨吸收抑制药(antiresorptive drugs)是具有抑制破骨细胞骨吸收功能的药物,包括双膦酸盐、雌激素、降钙素等。

双膦酸盐类

双膦酸盐类(bisphosphonates)常用药物为依替膦酸(etidronic acid)、帕米膦酸(pamidronic acid)、利塞膦酸(risedronic acid)、阿仑膦酸(alendronate acid)等的钠盐,依替膦酸钠(etidronate disodium)为本类代表药。

【药动学】

口服吸收率低(仅1%~10%),咖啡、茶、乳和果汁等食物及氨基糖苷类抗生素可妨碍其吸收。吸收量的20%~80%积聚于骨内。血浆半衰期为6 h,骨半衰期可达数月至数年。游离的双磷酸盐经肾脏排泄。

【药理作用】

1. 抑制骨吸收 抑制破骨细胞的活性,减少骨吸收和减慢骨丢失的速度。
2. 对骨形成的影响 依替膦酸盐长期使用可阻滞正常的骨矿化,抑制骨形成;其所引起的骨量增加是对现有骨吸收腔的填充而非真正对骨形成的同化作用。阿仑膦酸钠等有增强成骨细胞骨形成的同化作用,能增加骨和软骨胶原的合成。

【临床应用】

1. 骨质疏松症 适用于高转换型骨质疏松症,特别是绝经期后骨质疏松有雌激素替代治疗禁忌证的患者,对男性骨质疏松、儿童期发病的特发性骨质疏松,可作为候选药物,对糖皮质类固醇性骨质疏松症可选用第三代第四代的制剂。
2. 肿瘤 可治疗多发性骨髓瘤,各种恶性肿瘤骨转移造成的骨痛和高血钙等。

【不良反应】

胃肠道反应,少数可发生腐蚀性食管炎。

降 钙 素

降钙素(calcitonin, CT)为参与钙及骨质代谢的单链多肽类激素,由甲状腺C细胞分泌。其分泌受血钙调节。目前临床上使用的降钙素主要为人工合成的鲑鱼降钙素(密钙息,miacalcic)和鳗鱼降钙素(益钙宁,elcatonin)。CT具有抑制破骨细胞活性,增加尿钙、磷排泄,降低血钙、磷作用,并能缓解骨痛。预防绝经期骨小梁的丢失;延缓绝经后骨质疏松症的发生;治疗高转换型的骨质疏松、各种高血钙症及其危象和变性骨炎等,CT也是治疗中度以上骨痛的首选药物。多数患者使用小剂量降钙素有效而安全,大剂量治疗时可出现继发性甲状腺功能低下。注射剂偶发全身性变态反应。

雌 激 素

雌激素替代疗法(hormone replacement therapy, HRT)是治疗绝经后骨质疏松症的首选疗法。雌激素通过直接或间接作用调节骨代谢,减少骨量丢失,增加骨质,减缓骨质疏松的进程,降低骨折发生率。HRT不但能预防更年期妇女骨质丢失,而且能使绝经多年的女性的骨密度增加;还可以缓解更年期症状,降低心血管疾病的发生率。目前临床常用雌激素制剂主要有己烯雌酚(diethylstibestrol)、尼尔雌醇(nylestriol)、结合雌激素(conjugated estrogen)、替勃龙(tibolone)等。

依 普 黄 酮

依普黄酮(ipriflavone)是结构与雌激素类似的异黄酮类植物雌激素。促进成骨细胞的增殖,促进骨胶原合成和骨基质的矿化,增加骨量;减少破骨细胞前体细胞的增殖和分化,抑制破骨细胞的活性,降低骨吸收;通过雌激素样作用增加降钙素的分泌,间接产生抗骨吸收作用。适用于改善原发性骨质疏松症的症状,提高骨量减少者的骨密度。不良反应有食欲不振、胃部不适、恶心、呕吐、舌炎、腹痛腹胀和便秘等;可出现消化性溃疡、胃肠道出血或恶化原有消化道症状。

第二节 骨形成促进药

骨形成促进药(bone-forming drugs)是通过促进成骨细胞活性从而刺激骨形成的药物,包括氟化物、甲状旁腺激素和类固醇激素等。

氟化物

氟化物(fluoride),如氟化钠(NaF)和单氟磷酸盐(MFP)吸收后主要分布在骨组织。氟化物不仅可缓解骨质疏松症的症状,还可持续增加骨密度,显著减少椎体骨折的发生率。适用于各种类型骨质疏松症的治疗,尤其适用于骨矿密度低于骨折阈值、中轴骨骨密度丢失明显的患者。不良反应包括胃肠道反应、外周疼痛综合征和应激性骨折。

甲状旁腺激素

甲状旁腺激素(parathyroid hormone,PTH)是一种单链多肽激素,由84个氨基酸组成。在甲状旁腺内生成前体,通过甲状旁腺的主细胞分泌。PTH可增加中轴骨、骨小梁骨量,促进骨松质形成,但不增加骨皮质骨量。其机制为PTH可增加肾小管重吸收钙,刺激肾脏产生$1,25-(OH)_2D_3$,促进肠对钙的吸收。此外,PTH能增加成骨细胞数目和活性,阻止成骨细胞凋亡。治疗骨质疏松症及原发性甲状旁腺功能减退症,应同时加服维生素D和钙。过量可致血中钙浓度过高,造成严重的并发症如肾脏和血管骨化。

雄激素衍生物

雄激素减少是男性老年人发生骨质疏松症的重要原因之一。雄激素衍生物包括苯丙酸诺龙、丙酸睾酮、甲睾酮等,它们通过促进蛋白质和骨胶原的合成刺激骨形成,增加骨松质骨量,可减少钙磷的排泄,促进矿化等。适用治疗男性骨质疏松症。

第三节 骨矿化促进药

骨矿化促进药(mineralization drugs)主要是指能够促进骨矿物质沉积的药物,包括钙剂和维生素D(vitamin D)。

钙剂

钙剂作为防治骨质疏松症的基础药物,主要发挥补充骨矿物质、促进骨矿化的作用,有利于骨的形成。临床上常用的钙剂有碳酸钙、乳酸钙、柠檬酸钙和葡萄糖酸钙等。

维生素D

维生素D(vitamin D,vit. D)为类固醇衍生物,在维持正常骨钙化、钙平衡及肠道钙吸收等方面起着重要的作用。活性维生素D,如$1,25(OH)_2D_3$可增加小肠对钙磷吸收,提高血钙和血磷,促进骨转化,加速骨的形成。常与钙剂合用作为防治骨质疏松症的一线基础药物。对伴有肠钙吸收不良、骨化三醇合成障碍的患者尤为适用。

第四节 用药护理

【药物相互作用】

强的松、利尿剂、异烟肼、甲氨蝶呤、甲状腺激素、苯妥英钠等对骨代谢有不良影响,拮抗本类药物的抗骨质疏松治疗效果。

【禁忌证】

双膦酸盐类禁用于食管炎、反流性食管炎、食管溃疡、糜烂、吞咽困难以及活动性胃和十二指肠溃疡等患者。

【用药护理要点】

1. 给药操作注意事项

(1) 双膦酸盐,口服给药时不与其他药同服,用药后 30 min 内不能平卧或进食,以减少胃部不适。局部注射有刺激反应,宜用缓慢静滴。

(2) 应用降钙素前应做皮试。

2. 用药期间监护

(1) 嘱患者注意饮食和加强运动,充分接受日光照射,多吃含钙丰富的食品,以低盐为佳。劝导患者禁烟限酒,减少咖啡、浓茶及富磷食物的摄入。适量补充活性维生素 D 比单独补钙效果更好。

(2) 提醒患者本类药物不可随意滥用,需经确诊并在医师、药师的指导下方可用药,如雌激素、钙剂等。

(3) 定期监测血钙和尿钙水平。

(4) 长期用药需定期检测肝肾功能、血常规。

3. 不良反应处理　一般不良反应停药后可消失,无需特殊处理。

综合思考题

1. 联用维生素 D 与钙剂作为防治骨质疏松的一线基础药物的依据。
2. 防治绝经期后骨质疏松该如何选药?

附 录

一、处方常用拉丁文缩写

分类	拉丁文缩写	词义	分类	拉丁文缩写	词义
常用剂型	Tab.	片剂	给药时间和次数	a. c.	饭前
	Caps.	胶囊		p. c.	饭后
	Pil.	丸剂		a. m.	上午
	Pulv.	粉剂、散剂		p. m.	下午
	Supp.	栓剂		12n.	中午12点
	Ung.	软膏剂		12m. n.	午夜12点
	Ext.	浸膏		q. m.	每晨
	Inj.	注射剂		q. n.	每晚
	Tr.	酊剂		h. s.	睡前
	Liq.	液体		q. w.	每周1次
	Lot.	洗剂		b. i. w.	每周2次
	Sol.	溶液		q. o. d.	隔日1次
	Mist.	合剂		q. d.	每日1次
	Dec.	煎剂		b. i. d.	每日2次
	Ol.	油剂		t. i. d.	每日3次
	Enem.	灌肠剂		q. i. d.	每日4次
	Neb.	喷雾剂		q. h.	每小时1次
	Syr.	糖浆剂		q. 4 h	每4小时1次
	Garg.	含漱剂		st.！或 stat.！	立即！
	Ocul.	眼膏		p. r. n.	必要时
	Amp.	安瓿		s. o. s.	需要时
剂量单位	g	克	给药途径	p. o.	口服
	mg	毫克		i. d.	皮内注射
	ml	毫升		i. h. 或 s. c.	皮下注射
	U	单位		i. m.	肌内注射
	i. u.	国际单位		i. v.	静脉注射
				i. v. gtt.	静脉滴注

(续表)

分类	拉丁文缩写	词义	分类	拉丁文缩写	词义
其他	Rp. 或 R.	请取		t. c. s. 或 T!	皮试!
	Sig. 或 S.	用法		Cit. !	急速!
	us. ext.	外用		q. s.	适量
	us. int.	内服		D. C.	停止
	M. D. S.	混合后给予		gtt.	滴
	Co.	复方		a. d.	加至

二、常用英文缩略词

英文缩略词	英文	中文
AA	arachidonic acid	花生四烯酸
ACE	angiotensin converting enzyme	血管紧张素转化酶
ACh	acetylcholine	乙酰胆碱
AChE	acetylcholinesterase	胆碱酯酶
ACTH	adrenal corticotropic hormone	促肾上腺皮质激素
AD	alzheimer's disease	阿尔茨海默病
ADH	antidiuretic hormone	抗利尿激素
ADHD	attention deficit hyperactivity disorder	注意缺陷多动障碍
AngII	angiotensin II	血管紧张素II
AP	action potential	动作电位
APD	action potential duration	动作电位时程
Apo A	apoprotein A	载脂蛋白A
Apo B	apoprotein B	载脂蛋白B
AT-III	antithrombin-III	抗凝酶-III
AUC	area under concentration-time curve	药时曲线下面积
cAMP	cyclic adenosine monophosphate	环磷酸腺苷
CBG	corticosteroid-binding globulin	皮质激素结合球蛋白
cGMP	cyclic adenosine monophosphate	环磷酸鸟苷
CHF	chronic congestive heart failure	慢性充血性心力衰竭
C_{max}	maximum concentration	药峰浓度
CM	chylomicron	乳糜微粒
COMT	catechol-O-methyl transferase	儿茶酚氧位甲基转移酶
COX	cyclooxgenase	环氧合酶
CS	Cushing's Syndrome	库欣综合征
C_{ss}	steady state concentration	稳态血药浓度

(续表)

英文缩略词	英文	中文
CysLT$_1$	cysteinyl leukotriene receptor 1	半胱氨酰白三烯受体$_1$
DAD	delayed after depolarization	迟后去极
DIC	disseminated intravascular coagulation	弥散性血管内凝血
EAD	early after depolarization	早后去极
ED_{50}	50% effective dose	半数有效量
E_{max}	maximum efficacy	最大效应
ERP	effective refractory period	有效不应期
G-6-PD	glucose-6-phosphate-dehydrogenase	葡萄糖-6-磷酸脱氢酶
GABA	gamma-aminobutyric acid	γ-氨基丁酸
GF	growth fraction	生长比率
GM-GSF	granulocyte macrophage-granulocyte stimulating factor	粒细胞-巨噬细胞集落刺激因子
HBV	hepatitis B virus	乙型肝炎病毒
HDL	high-density lipoprotein	高密度脂蛋白
HDL-C	high-density lipoprotein-cholesterol	高密度脂蛋白胆固醇
HIV	human immunodeficiency virus	人类免疫缺陷病毒
HRT	hormone replacement therapy	激素替代疗法
HSV	herpes simplex virus	单纯疱疹病毒
IFN	interferon	干扰素
ISA	intrinsic sympathomimetic activity	内在拟交感活性
LD_{50}	half lethal dose	半数致死量
LDL	low-density lipoprotein	低密度脂蛋白
LDL-C	low-density lipoprotein-cholesterol	低密度脂蛋白胆固醇
LH	luteinizing hormone	黄体生成素
LT	leukotriene	白细胞三烯,白三烯
MAO	monoamine oxidase	单胺氧化酶
MBC	minimal bactericidal concentration	最低杀菌浓度
MDP	maximal diastolic potential	最大舒张电位
MIC	minimal inhibitory concentration	最低抑制浓度
NA	noradrenaline	去甲肾上腺素
NADPH	nicotinamide adenine dinucleotide phosphate	还原型辅酶Ⅱ
NK	natural killer cell	自然杀伤细胞
NMDA	N-methyl-D-aspartic acid	N-甲基-D-天冬氨酸
NO	nitrogen monoxidum	一氧化氮
NSAIDs	non-steroidal anti-inflammatory drugs	非甾体抗炎药
OP	osteoporosis	骨质疏松症
OTC	over the counter	非处方药

(续表)

英文缩略词	英文	中文
PABA	para-aminobenzoic acid	对氨苯甲酸
PAE	post-antibiotic effect	抗菌后效应
PAM	pralidoxime iodide	碘解磷定
PD	pharmacodynamics	药物效应动力学
PD	parkinson's disease	帕金森病
PDE	phosphodiesterase	磷酸二酯酶
PG	prostaglandin	前列腺素
PGI_2	prostacycline	前列环素
PK	pharmacokinetics	药物代谢动力学
PK	protein kinase	蛋白激酶
POM	prescription only medication	处方药
PTH	parathyroid hormone	甲状旁腺激素
RAAS	renin-angiotensin-aldosterone system	肾素-血管紧张素-醛固酮系统
SI	safety index	安全指数
$t_{1/2}$	half life time	半衰期
T_3	3,5,3 - triiodothyronine	三碘甲腺原氨酸
T_4	tetraiodothyronine	四碘甲腺原氨酸
TC	total cholesterol	总胆固醇
TD_{50}	50% toxic dose	半数中毒量
TG	triglyceride	三酰甘油
TI	therapeutic index	治疗指数
T_{max}	peak time	药峰时间
TSH	thyroid stimulating hormone	促甲状腺激素
TXA_2	thromboxane A_2	血栓素 A_2
VD	vascular dementia	血管性痴呆
VLDL	very low-density lipoprotein	极低密度脂蛋白
VLDL - C	very low-density lipoprotein-cholesterol	极低密度脂蛋白胆固醇

中文药名检索

5-氟胞嘧啶 268
5-氟尿嘧啶 283
6-巯嘌呤 284
L-抗坏血酸 225
L-门冬酰胺酶 286
α-亚麻油酸 150
γ-亚麻油酸 150

A

阿苯达唑 276
阿伐斯汀 198
阿方那特 137
阿卡波糖 211
阿拉明 61
阿仑膦酸 302
阿霉素 286
阿米卡星 250
阿米洛利 127
阿莫西林 188,238,241
阿那曲唑 287
阿尼普酶 173
阿普洛尔 217
阿奇霉素 244
阿曲库铵 55
阿屈非尼 119
阿司咪唑 179,198
阿司匹林 18,113,119,172
阿糖胞苷 284
阿糖腺苷 269
阿替洛尔 69,133,143,158,217
阿托伐他汀 148
阿托品 53,74,152
阿昔单抗 172
阿昔洛韦 268
阿昔莫司 149
埃索美拉唑 186
艾司西酞普兰 102
艾司唑仑 79
安定 77
安非他酮 102

安宫唑 221
安理申 94
安灭菌 241
安乃近 115
安坦 92
安体舒通 126
安妥明 149
氨苯蝶啶 127
氨苯砜 265
氨苄西林 238,241
氨茶碱 180,199
氨基丁三醇 229
氨己烯酸 86
氨甲苯酸 174
氨甲环酸 174
氨力农 167
氨鲁米特 205
氨氯吡咪 127
氨氯地平 132,144,163
氨曲南 240
氨溴索 183
胺碘酮 159
奥氮平 100
奥格门汀 241
奥卡西平 85
奥克太尔 276
奥拉西坦 120
奥美拉唑 186
奥美沙坦 135

B

巴龙霉素 275
白消安 285
百忧解 101
棒酸 240
胞二磷胆碱 121
胞磷胆碱 94,121
贝美格 120
贝那替秦 55
倍氯米松 181,201

倍他米松　201
本芴醇　273
苯巴比妥　80,85
苯丙哌林　182
苯丙酸诺龙　221,303
苯酚　279
苯海拉明　189,198
苯海索　92,189
苯肾上腺素　61
苯妥英钠　84,157
苯溴马隆　116
苯乙哌啶　190
苯乙双胍　211
苯扎贝特　149
苯扎溴铵　280
苯佐那酯　182
苯唑西林　238
比索洛尔　166
吡贝地尔　91
吡格列酮　212
吡喹酮　275
吡拉西坦　94,120
吡硫醇　121
吡罗昔康　115
吡那地尔　136
吡嗪酰胺　264
吡斯的明　49
苄氟噻嗪　126
苄青霉素　236
苄丝肼　91
别嘌呤　116
丙吡胺　156
丙泊酚　74
丙丁酚　149
丙磺舒　116
丙基硫氧嘧啶　216
丙硫异烟胺　264
丙酸氟替卡松　181
丙酸睾酮　220,303
丙戊酸钠　85
病毒唑　269
波生坦　168
伯氨喹　274
博来霉素　285
布比卡因　71
布地奈德　181

布桂嗪　110
布洛芬　115
布美他尼　126
布托啡诺　109

C

长春碱　286
长春新碱　286
肠虫清　276
垂体后叶素　194
雌二醇　219
雌三醇　219
次亚硫酸钠　294
促皮质素　205
醋氨苯砜　265
醋丁洛尔　69,158
醋谷胺　121
醋炔诺酮　220
醋硝香豆素　172
催产素　193

D

达美康　210
达那唑　221
大观霉素　248
大仑丁　84
单氟磷酸盐　303
单唾液酸四己糖神经节苷脂　121
单硝酸异山梨醇酯　142
胆茶碱　180
低分子右旋糖酐　177
地尔硫䓬　132,144,160
地芬诺酯　190
地氟烷　74
地高辛　163
地红霉素　245
地卡因　71
地美环素　252
地美可辛　116
地诺前列素　195
地诺前列酮　195
地塞米松　201
地西泮　74,77,86
碘　216
碘酊　280
碘番酸　298
碘伏　280

碘海醇 298
碘化钾 217
碘化钠 217
碘化油 298
碘解磷定 50
碘油 298
叠氮胸苷 269
丁胺卡那霉素 248
丁丙诺啡 109
丁卡因 71
丁螺环酮 102
丁氧苯酸 126
东莨菪碱 54,189
冬眠灵 98
毒扁豆碱 49
毒毛花苷K 163
度冷丁 108
度罗西汀 102
对氨基水杨酸 264
对乙酰氨基酚 114,199
多巴胺 59
多巴酚丁胺 63,167
多氟沙星 257
多奈哌齐 94
多黏菌素B 250
多黏菌素E 250
多黏菌素M 250
多柔米星 286
多塞平 101
多沙普仑 120
多沙唑嗪 67
多索茶碱 180
多西环素 254

E

厄贝沙坦 135,166
恩波吡维铵 276
恩氟烷 74
恩他卡朋 92
二氟尼柳 114
二甲胺四环素 252
二甲弗林 120
二甲基睾丸酮 287
二甲双胍 211
二氯尼特 274
二羟丙茶碱 180
二巯丙醇 293

二巯丙磺钠 294
二十二碳六烯酸 150
二十碳五烯酸 150
二脱氧肌苷 270
二氧丙嗪 182

F

法莫替丁 187,199
反应停 10
泛影葡胺 297
放射性碘 217
放线菌素D 285
非洛地平 132
非那根 198
非诺贝特 149
芬太尼 75,109
酚苄胺 66
酚苄明 66
酚妥拉明 65
奋乃静 99,189
呋喃苯胺酸 125
呋喃坦啶 261
呋喃唑酮 188,261
呋塞米 125,167
伏格列波糖 211
氟胞嘧啶 268
氟伐他汀 148
氟伏沙明 102
氟桂利嗪 86
氟化钠 303
氟化物 303
氟康唑 268
氟氯西林 238
氟罗沙星 258
氟马西尼 79
氟美松 286
氟尼缩松 181
氟哌啶醇 99
氟氢可的松 201
氟氢松 201
氟他胺 287
氟西汀 101
福莫特罗 179
福辛普利 134,166
复方碘口服液 217
复方磺胺甲噁唑 260
复方己酸孕酮 221

复方甲地孕酮 221
复方磷酸二氢钾注射液 229
复方氯化钠 229
复方炔诺酮 221
复方新诺明 260
复方樟脑酊 190
富马酸亚铁 174

G

钆喷酸葡胺 298
干酵母 189
干扰素 269
甘露醇 127
甘油 190
肝素 170
高锰酸钾 280
高渗葡萄糖 128
睾酮 220
格列本脲 210
格列吡嗪 210
格列波脲 210
格列喹酮 210
格列美脲 210
格列齐特 210
汞溴红溶液 280
枸橼酸铋钾 188
枸橼酸铁铵 174
胍乙啶 137
过氧化氢 279
过氧乙酸 280

H

海群生 275
含氯石灰 280
蒿甲醚 273,275
核黄素 224
红霉素 244
红药水 280
后马托品 55
琥珀胆碱 55
琥乙红霉素 244
华法林 172
环孢素 A 290
环丙贝特 149
环丙沙星 258
环磷酰胺 284,291
环戊噻嗪 126

环氧乙烷 280
黄体酮 220
磺胺醋酰 259
磺胺甲噁唑 259
磺胺米隆 259
磺胺嘧啶 259
磺胺嘧啶银 259
磺吡拉宗 116
灰黄霉素 267
回苏灵 120

J

吉非贝齐 149
己烯雌酚 219,287,302
脊髓灰质炎疫苗 292
加巴喷丁 85
加兰他敏 95
加替沙星 257
甲氨蝶呤 284
甲苯磺丁脲 210
甲苯咪唑 276
甲丙氨酯 81
甲地孕酮 220
甲酚 279
甲睾酮 220,303
甲基硫氧嘧啶 216
甲基吗啡 108,182
甲基麦角新碱 194
甲基泼尼松 290
甲亢平 216
甲氯芬酯 121
甲哌利福霉素 263
甲泼尼龙 201
甲巯咪唑 216
甲醛 279
甲烯前列素 222
甲硝唑 261,274
甲氧胺 62
甲氧苄啶 260
甲氧明 61
甲状旁腺激素 303
甲状腺素 214
甲紫 280
间羟胺 61
降钙素 302
交沙霉素 245
胶体果胶铋 188

结合雌激素　302
解氟灵　295
解磷定　50
解铅乐　293
解砷灵　294
金刚烷胺　91,269
金霉素　252
肼屈嗪　136,167
聚维碘酮　280
卷曲霉素　264

K

咖啡碱　118
咖啡因　118
卡巴胆碱　46
卡巴拉汀　95
卡比多巴　91
卡比马唑　216
卡介苗　291
卡马西平　85,100
卡那霉素　248,264
卡前列甲酯　222
卡前列素　195
卡托普利　133,166
卡维地洛　136,166
坎地沙坦　135
抗淋巴细胞球蛋白　291
抗蛇毒血清　295
抗痫灵　86
抗血友病球蛋白　174
考来替泊　148
考来烯胺　148
可待因　108,182
可的松　201
可拉明　119
可乐定　62,136
克拉霉素　188,245,264
克拉维酸　240
克林霉素　245
克仑特罗　63,179
克罗米酚　220
克霉唑　268
奎尼丁　155
奎宁　273
喹硫平　100
喹那普利　134

L

拉贝洛尔　69,135
拉米夫定　269
拉莫三嗪　86,100
拉氧头孢　240
来曲唑　287
赖诺普利　134
兰索拉唑　187
雷贝拉唑　186
雷公藤总苷　291
雷洛昔芬　220
雷米封　263
雷米吉林　135
雷米普利　134,166
雷尼替丁　187,199
雷帕霉素　291
雷特普酶　173
立复汀　198
立其丁　65
利巴韦林　269
利多卡因　71,156
利凡斯的明　95
利福喷丁　264
利福平　263
利培酮　99
利塞膦酸　302
利舍平　137
利托君　195
利血平　137
痢特灵　261
链激酶　173
链霉素　249,264
两性霉素 B　267
林格注射液　229
林可霉素　245
磷霉素　246
硫胺素　224
硫代硫酸钠　294
硫利哒嗪　99
硫喷妥　80
硫喷妥钠　74,80
硫酸钡　297
硫酸镁　87,190
硫酸钠　190
硫酸软骨素 A　150
硫酸亚铁　174

硫糖铝　188
硫唑嘌呤　291
柳氮磺吡啶　259
咯萘啶　273
卢戈液　217
鲁米那　84
氯胺酮　74
氯巴占　86
氯贝胆碱　46
氯贝丁酯　149
氯苯那敏　189,198
氯吡格雷　172
氯丙嗪　98,189
氯氮平　100
氯地孕酮　220
氯法齐明　265
氯化铵　183,229
氯化钙　228
氯化钾　228
氯化钠　228
氯磺丙脲　210
氯解磷定　50
氯喹　273
氯雷他定　198
氯霉素　254
氯米帕明　101
氯普噻吨　99
氯噻酮　126
氯沙坦　134,166
氯硝柳胺　276
氯硝西泮　79,86
氯己定　280
氯酯醒　121
氯唑西林　238
罗氟沙星　257
罗格列酮　212
罗红霉素　245
罗哌卡因　71
罗沙替丁　187
罗他霉素　245
罗通定　110
螺内酯　126,166
洛贝林　120
洛伐他汀　148
洛美沙星　258
洛哌丁胺　190

M

麻黄碱　60,179
马根维显　298
马利兰　285
马普替林　101
吗丁啉　189
吗多明　144
吗啡　106
吗氯贝胺　102
麦角胺　119,194
麦角毒　194
麦角新碱　194
毛果芸香碱　46
毛花苷 C　163
美吡达　210
美加明　55,137
美降脂　148
美解眠　120
美金刚　95
美卡拉明　137
美蓝　294
美洛西林　238
美曲滕酯　49
美沙酮　109
美司钠　183
美他环素　252
美托拉宗　126
美托洛尔　69,133,158,166,217
美西林　238
孟鲁司特　182
咪达唑仑　74
咪唑斯汀　198
糜酶　134
米安色林　101
米氮平　102
米非司酮　195,222
米力农　167
米诺地尔　136
米诺环素　252,264
米索前列醇　188,195
灭滴灵　261
莫达非尼　119
莫罗单抗-CD3　291
莫索尼定　136
莫西沙星　257

N

纳多洛尔　68,132,158
纳洛酮　110
纳曲酮　110
奈替米星　250
奈韦拉平　270
奈西立肽　168
脑复康　120
脑复新　121
脑复智　120
尼尔雌醇　302
尼卡地平　144
尼可地尔　136,144
尼可刹米　119
尼群地平　132
尼扎替丁　187
尿激酶　173
柠檬酸钙　303
奴佛卡因　71
疟乃停　273
诺氟沙星　258

P

帕罗西汀　102
帕米膦酸　302
哌醋甲酯　119
哌甲酯　119
哌拉西林　238
哌仑西平　55,188
哌嗪　276
哌替啶　108
哌唑嗪　67,135,163
泮托拉唑　186
培哚普利　134
喷他佐辛　109
喷托维林　182
硼酸　279
匹鲁卡品　46
匹莫林　119
漂白粉　280
平阳霉素　285
泼尼松　201,286
泼尼松龙　201,286
破伤风抗毒素　292
扑尔敏　198
扑米酮　85
扑敏宁　198
扑蛲灵　276
扑热息痛　114
葡萄球菌激酶　173
葡萄糖　128,228
葡萄糖酸钙　303
葡萄糖酸亚铁　174
普伐他汀　148
普拉克索　91
普鲁卡因　71
普鲁卡因胺　156
普仑司特　182
普罗布考　149
普罗帕酮　157
普萘洛尔　68,132,143,158,217
普瑞特罗　63

Q

七氟烷　74
齐多夫定　269
齐拉西酮　100
齐留通　182
前列腺素 E_2　195
前列腺素 $F_{2\alpha}$　195
强力霉素　252
强痛定　110
强心苷　163
羟甲唑啉　62
羟喜树碱　285
青蒿素　273
青霉胺　291,294
青霉素 G　236
青霉素 V　238
青霉烷砜　240
氢化可的松　201
氢氯噻嗪　126,131,163
氢麦毒　194
氢氧化铝　185
秋水仙碱　116
曲安奈德　181
曲安西龙　201
曲吡那敏　198
曲马朵　109
曲美他嗪　144
曲唑酮　102
去甲金霉素　252
去甲肾上腺素　60

去甲万古霉素 246
去羟肌苷 270
去铁胺 178
去氧苯比妥 85
去氧皮质酮 205
去氧肾上腺素 61
去乙酰毛花苷C 163
炔雌醇 219
炔雌醚 219
炔睾醇 221
炔诺酮 220
炔诺孕酮 220

R

人免疫球蛋白 292
柔红霉素 286
乳果糖 190
乳酶生 189
乳酸钙 303
乳酸钠 229
乳酸钠林格注射液 229
瑞波西汀 101
瑞舒伐他汀 148

S

塞来昔布 116
噻氯匹定 172
噻吗洛尔 68,143
赛庚啶 198
赛罗卡因 71
三苯氧胺 220
三碘氨苯乙基丙酸 298
三碘甲腺原氨酸 214
三硅酸镁 186
三尖杉酯碱 286
三唑巴坦 240
三唑核苷 269
三唑仑 79
色甘酸钠 181
沙丁胺醇 63,179
沙奎那韦 270
沙利度胺 10,265
沙林 49
沙芦普酶 173
山梗菜碱 120
山莨菪碱 54
山梨醇 128

舍曲林 102
肾上腺素 57,179
生育酚 226
十一酸睾酮 220
石杉碱甲 95
石炭酸 279
视黄醇 226
舒巴坦 240
舒必利 99
舒林酸 115
舒普深 241
双醋炔诺醇 220
双碘喹啉 274
双氯芬酸 115
双氯西林 238
双嘧达莫 172
双氢克尿噻 126
双去氧肌苷 270
双香豆素 172
水合氯醛 80
水蛭素 172
顺铂 285
顺氯氨铂 285
司氟沙星 259
司可巴比妥 80
司来吉兰 92
司帕沙星 264
司坦唑醇 221
丝裂霉素C 285
思诺思 81
四碘甲腺原氨酸 214
四环素 252
苏林大 115
速尿 125
羧苄西林 238
羧甲斯坦 183
缩宫素 193
索利夫定 269

T

他巴唑 216
他莫昔芬 220,287
碳酸钙 186,303
碳酸锂 100
碳酸氢钠 229
特比萘芬 268
特布他林 63,179

特非那定 198
特拉唑嗪 67,135
特美汀 241
特治星 241
替勃龙 302
替加环素 254
替卡西林 238
替考拉宁 246
替仑西平 188
替门汀 241
替米沙坦 135
替莫西林 238
替尼泊苷 285
替普瑞酮 188
替硝唑 261
酮康唑 268
筒箭毒碱 55
头孢氨苄 238
头孢吡肟 238
头孢呋辛 238
头孢克洛 238
头孢克肟 238
头孢拉定 238
头孢利定 238
头孢孟多 238
头孢哌酮 238
头孢匹罗 238
头孢羟氨苄 238
头孢曲松 238
头孢噻吩 238
头孢噻肟 238
头孢他啶 238
头孢他美酯 238
头孢西丁 240
头孢唑啉 238
土霉素 252
托吡卡胺 55
托吡酯 86
托莫西汀 121
妥布霉素 250
妥拉唑林 66
妥泰 86

W

万古霉素 246
维库溴铵 55
维拉帕米 143,159

维生素 A 226
维生素 B_1 224
维生素 B_2 224
维生素 B_6 225,295
维生素 B_{12} 175
维生素 C 224
维生素 D 226
维生素 E 226
维生素 K 173
胃蛋白酶 188
胃复安 189
文拉法辛 102
乌拉地尔 135
无环鸟苷 268
五氟利多 99
五肽胃泌素 298
戊二醛 279
戊脉安 159

X

西地兰 163
西罗莫司 291
西咪替丁 187,199
西索米星 248
西酞普兰 102
西替利嗪 198
西维美林 48
息斯敏 198
稀盐酸 188
洗必泰 280
喜树碱 285
酰胺咪嗪 85
腺苷 160
消心痛 142
消炎痛 115
硝苯地平 132,143
硝普钠 136,168
硝酸甘油 141
硝酸异山梨酯 142
硝酸银 280
硝西泮 79,86
小分子右旋糖酐 177
小诺米星 248
缬沙坦 135,166
心律平 157
辛伐他汀 148
新福林 61

新洁尔灭 280
新霉素 248
新敏乐 198
新诺明 259
新斯的明 48
新治菌 241
溴丙胺太林 55
溴己新 183
溴隐亭 91

Y

亚胺培南 240
亚甲蓝 72,146,294—296
亚硝酸钠 294
亚油酸 150
咽泰 181
烟酸 149
炎痛喜康 115
洋地黄毒苷 163
氧化镁 185
氧化亚氮 74
氧托溴铵 180
氧异西泮 86
药用炭 191
叶酸 175
液体石蜡 190
伊伐布雷定 144
伊曲康唑 268
伊维菌素 276
依地酸钙钠 293
依梦返 81
依米丁 274
依那普利 134,166
依普黄酮 302
依普沙坦 135
依沙吖啶 280
依替膦酸 302
依替米星 248
依托泊苷 285
依托红霉素 244
依托咪酯 74
依西美坦 287
依折麦布 148
胰岛素 208
胰酶 189
乙胺碘呋酮 159
乙胺丁醇 264

乙胺嘧啶 274
乙胺嗪 275
乙醇 279
乙琥胺 85
乙硫异烟胺 264
乙酰胺 295
乙酰半胱氨酸 183
乙酰谷酰胺 121
乙酰肼胺 275
乙酰水杨酸 113
异丙嗪 198
异丙肾上腺素 62
异丙托溴铵 180
异波帕明 167
异搏定 159
异丁苯丙酸 115
异氟烷 74
异帕米星 248
异戊巴比妥 80
异烟肼 263
易蒙停 190
吲达帕胺 131
吲哚洛尔 68,132,143
吲哚美辛 115
优降糖 210
优立新 241
右美沙芬 182,199
右旋糖酐 177
右旋糖酐铁 174
育亨宾 67
月见草油 150

Z

扎鲁司特 182
扎莫特罗 63,167
扎西他宾 269
樟磺咪芬 55,137
正定霉素 286
制霉菌素 267
中分子右旋糖酐 176
重组人促红细胞生成素 176
重组人粒细胞集落刺激因子 176
重组人粒细胞-巨噬细胞集落刺激因子 176
重组乙型肝炎疫苗 292
紫杉醇 286
左卡巴斯汀 198
左西孟旦 167

左旋多巴 90
左旋咪唑 291
左氧氟沙星 259

左乙拉西坦 86
佐匹克隆 81
唑吡坦 81

英文索引

1,25-(OH)₂D₃　303
10-OH-CPT　285
¹³¹I　217
50% effective dose　9
50% lethal dose　10
50% toxic dose　10
5-fluorouracil　283
5-FU　283
5-LOX　182
6-APA　236,238
6-MP　284
7-ACA　238
α-linolenic acid　150
β-lactam antibiotics　236
γ-linolenic acid　150

A

abciximab　172
absorption　15
absorptive action　6
abstinence syndrome　7
acarbose　211
acebutolol　69
acedapsone　265
aceglutamide　121
ACEI　133,166
acenocoumarol　172
acetamide　295
acetaminophen　114
acetarsol　275
acetylcholine　41
acetylcholinesterase　41,306
acetylcysteine　183
acetylsalicylic acid　113
aciclovir　268
acipimox　149
acrivastine　198
ACTH　204—207
action potential　152
action potential duration　153

activation　20
active transport　17
acute toxicity　7
ACV　268
Ad　57
addiction　7
adenosine　160
ADM　286
ADME　15
adrafinil　119
adrenaline　57
adrenocortical hormones　200
adrenocorticotropic hormones　204
adriamycin　286
adverse reaction　6
affinity　12
agonist　12
albendazole　276
alcohol　279
aldosterone　205
alendronate acid　302
ALG　291
allergic reaction　7
allopurinol　116
allosteric theory　11
aluminum hydroxide　185
Alzheimer's Disease　94
amantadine　91,269
ambroxol　183
amikacin　248
amiloride　127
aminoglutethimide　206
aminoglycosides　248
aminophylline　180
amiodarone　159
amlodipine　132,144
ammonium chloride　183,229
amobarbital　80
amoxicilline　188

amoxycillin 238
amphotericin B 267
ampicillin 238
amrinone 167
anabolic hormone 221
anastrozole 287
androgens 220
anisodamine 54
anistreplase 173
antagonism 28
antagonist 12
anthraquinones 190
antibacterial activity 232
antibacterial spectrum 231
antibiotics 231
antidiuretic hormone 124
antidotes 293
antiepilepsirin 86
antilymphocyte globulin 291
antisterone 126
apparent volume of distribution 24
aqueous diffusion 17
AraC 284
aramine 61
area under concentration-time curve 23
aricept 94
artane 92
artemether 273
artemisinin 273
aspirin 113,172
astemizole 198
atenolol 69,133,143,158
atomoxetim 121
atorvastatin 148
atracurium 55
atropine 50,53
augmentin 241
AZA 291
azathioprine 291
azithromycin 244
aztreonam 240

B

bacillus Calmette-Guerin Vaccine 291
bactericidal drugs 232
bacteriostatic drugs 232
barium sulfate 297

BCG 291
BDZ 77,78,102
beclometasone 201
beclomethasone 181
bemegride 120
benactyzine 55
bendroflumethiazide 126
benflumetol 273
benproperin 182
benserazide 91
benzhexol 92
benzodiazepines 77
benzonatate 182
benzylpenicillin 236
betamethasone 201
bethanechol chloride 46
bezafibrate 149
bioavailability 24
biofermin 189
biopharmaceutics 24
bisoprolol 166
bisphosphonates 302
bleomycin 285
BLM 285
blood-brain barrier 20
blood-eye barrier 20
bosentan 168
broad-spectrum antibiotics 252
bromhexine 183
bromocriptine 91
bucinnazine 110
budesonide 181
bumetanide 126
bupivacaine 71
buprenorphine 109
bupropion 102
buspirone 102
busulfan 285
butorphanol 109
BVAU 269
BZ 77

C

$CaCl_2$ 228
caffeine 118
calcitonin 302
calcium carbonate 186

calcium chloride 228
calcium disodium versenate 293
calcium folinate 175
calcium ion 13
camptothecine 285
candesartan 135
capreomycin 264
captopril 133,166
carbachol 46
carbamazepine 85
carbenicillin 238
carbidopa 91
carbimazole 216
carbocisteine 183
carbolic acid 279
carboprost methylate 222
carcinogenesis 7
cardiac glycosides 163
carvedilol 136,166
cascade reaction 13
CBG 201
cedilanide 163
cefaclor 238
cefadroxil 238
cefalexin 238
cefalotin 238
cefamandole 238
cefazolin 238
cefelidin 238
cefepime 238
cefetamet pivoxil 238
cefixime 238
cefoperazone 238
cefotaxime 238
cefoxitin 240
cefpirome 238
cefradine 238
ceftazidime 238
ceftriaxone 238
cefuroxime 238
celecoxib 116
cell nuclear hormone receptor 12
cetirizine 198
cevimeline 48
chemotherapeutic index 232
chemotherapy 232

chlopheniramine 198
chloral hydrate 80
chloramphenicol 254
chloramphenicols 254
chlorimipramine 101
chlormadinone 220
chloropropamide 210
chloroquine 273
chlorotetracycline 252
chlorpromazine 98,99
chlorprothixene 99
chlortalidone 126
cholestyramine 148
cholinophylline 180
chondroitin sulfate A 150
chronic toxicity 7
chymase 134
cimetidine 187
ciprofibrate 149
ciprofloxacn 257
cisapride 189
cisplatin 285
citalopram 102
citicoline 121
clarithromycin 188,245
clavulanic acid 240
clenbuterol 63,179
clindamycin 245
clobazam 86
clofazimine 265
clofibrate 149
clomiphene 220
clonazepam 79
clonidine 62,136
clopidogrel 172
clotrimazole 268
cloxacillin 238
clozapine 100
codeine 108,182
colchicine 116
colestipol 148
colloidal bismuth pectin 188
colloidal bismuth subcitrate 188
compound camphor tincture 190
compound potassium dihydrogen phosphate
    injection 229

compound sodium chloride 229
concentration-time curve 22
conjugated estrogen 302
contraceptive 219
coramin 119
corticosteroid-binding globulin 201
cortisone 201
cotrimoxazole 260
CPT 285
cresol 279
CT 302
CTX 284,291
CTZ 98,114,189
Cushing's Syndrome 203
cyclooxgenase 112
cyclopenthiazide 126
cyclophosphamide 284
cyclosporine A 290
cyproheptadine 198
cyproterone 222
cytarabine 284
cytosis 17
cytoxan 284

D

D860 210
DA 59,89—92,97,100—102,167
DACT 285
dactinomycin 285
DAG 13
danazol 221
dapsone 265
daunorubicin 286
DDC 270
DDI 270
DDP 285
DDVP 49
defetoxamine 178
delayed after depolarization 153
demeclocycline 252
demethylvancomycin 246
desflurane 74
deslanoside 163
desoxycortone 205
dexamethasone 201
dextran 176
dextran10 177

dextran40 177
dextran70 176
dextromethorphan 182
DHA 150
diazepam 77,79
dibenzyline 66
dicaine 71
diclofenac 115
dicoumarol 172
didanosine 270
diethylcarbamazine 275
diethylstibestrol 219,302
diffusion through pores 17
diflunisal 114
digitoxin 163
digoxin 163
diiodohydroxyquinoline 274
dilantin 84
diloxanide 274
diltiazem 132,144,160
dilute hydrochloric acid 188
dimefline 120
dimercaprol 293
dinoprost 195
dinoprostone 195
dioxopromethazine 182
diphenhydramine 198
diphenoxylate 190
diprophylline 180
dipterex 49
dipyridamole 172
direct action 6
dirithromycin 245
disopyramide 156
disposition 15
distribution 15
Dm 25
DNR 286
dobutamine 63
docosahexaenoic acid 150
domperidone 189
donepezil 94
dopamine 59
dose-effect curve 8
dose-effect relationship 8
down-regulation 13

doxapram 120
doxazosin 67
doxepine 101
doxofylline 180
doxorubicin 286
doxycycline 252
dried yeast 189
drug 1
drug abuse 7
drug action 5
drug dependence 7
drug interaction 28
d-tubocurarine 55
duloxetine 102

E

early after depolarization 153
effective refractory period 153
efficacy 9
eicosapentaenoic acid 150
elimination 15
emetine 274
enalapril 134,166
endoxan 284
enflurane 74
entacapone 92
enzyme inducer 21
enzyme inhibiter 21
EPA 150
ephedrine 60
epinephrine 57
eprenone 188
eprosartan 135
ergometrine 194
ergot alkaloids 194
ergotamine 194
ergotoxine 194
erythromycin 244
erythromycinestolate 244
escitalopram 102
esomeprazole 186
estazolam 79
estradiol 219
estriol 219
estrogens 219
ethambutol 264
ethinylestradiol 219

ethionamide 264
ethosuximide 85
ethylene oxide 280
ethynodiol diacetate 220
etidronic acid 302
etimicin 248
etiological treatment 6
etomidate 74
etoposide 285
evening primrose oil 150
excitation 5
excretion 15
exemestane 287
exhaustion 5
exocytosis 17
ezetimibe 148

F

F 24
facilitated diffusion 17
FAD 225
famotidine 187
felodipine 132
fenofibrate 149
fenoterol 179
fentanyl 109
ferric ammonium citrate 174
ferrous fumarate 174
ferrous gluconate 174
ferrous sulfate 174
filtration through pores 17
first messenger 13
first pass effect 18
fleroxacin 257
flucloxacillin 238
fluconazole 268
fludrocortisone 201
flumazenil 82
flunarizine 86
flunisolide 181
fluocinolone acetonide 201
fluoride 303
fluoroquinolones 257
fluoxetine 101
flutamide 287
fluticasone propionate 181
fluvastatin 148

fluvoxamine 102
FMN 224
folic acid 175
formaldehyde 279
fortanodyn 110
fosfomycin 246
fosinopril 134,166
full agonist 12
furazolidone 188,261
furosemide 125

G

G 228,236
gabapentin 85
gadopentetate dimeglumine 298
galantamine 49
gastrin pentapeptide 298
gatifloxacin 257
G-CSF 176
gemfibrozil 149
gene engineering drug 2
general action 6
genetic pharmacology 30
gentamicin 248
glibenclamide 210
glibornuride 210
glimepiride 210
glipizide 210
gliquidone 210
globulin antihemophilia 174
glucocorticoids 180,200
glucose 228
glycerol 190
GMP 33
G protein-coupled receptors 11
graded response 8
grifulvin 267
GSP 33
guanethidine 137

H

half time 24
haloperidol 99
harringtonine 286
heparin 170
hepato-enteral circulation 22
hetrazan 275

hirudin 172
histamine 197
hivid 269
homatropine 55
human immunoglobulin 292
huperzine A 95
hydralazine 136
hydrochlorothiazide 126
hydrocortisone 201
hydrogen peroxide 279
hydroxycamptothecine 285
hyperfunction 5
hypersensitive reaction 7
hypersensitivity 30
hypertonic glucose 128
hyposensitivity 30

I

ibopamine 167
ibuprofen 115
idiosyncratic reaction 7
IFN 269,307
imipenem 240
imipramine 101
imovane 81
inactivation 20
incompatibility 28
indapamide 131
indirect action 6
individualization 26
indomethacin 115
INH 263
inhibition 5
insulin 208
intal 181
interferon 269,307
intrinsic activity 12
iodinated oil 298
iodine 216
iohexol 298
iopanoic acid 298
IP_3 13
ipratropium bromide 180
ipriflavone 302
irbesartan 135,166
iron dextran 174
isepamicin 248

isoflurane 74
isoniazid 263
isoprenaline 62
isosorbide dinitrate 142
isosorbide mononitrate 142
itraconazole 268
ivabradine 144
ivermectin 276

J

josamycin 245

K

kanamycin 248
KCl 34,228
ketamine 74
ketoconazole 206

L

labetalol 69,135
lactic acid 279
lactulose 190
lamivudine 269
lamotrigine 86
lansoprazole 186
L-asparaginase 286
latamoxef 240
latent period 22
L-dopa 90
letrozole 287
levamisole 291
levetiracetam 86
levocabastin 198
levodopa 90
levofloxacin 257
lidocaine 71,156
ligand 11
liguor iodine Co 217
lincomycin 245
linoleic acid 150
lipid diffusion 16
liquid paraffin 190
lisinopril 134
lithium carbonate 100
loading dose 25
lobeline 120
local action 6
loop diuretics 125

loperamide 190
loratadine 198
losartan 134,166
lovastatin 148
luminal 84

M

macrolides 243
mafenide 259
magnesium oxide 185
magnesium sulfate 87,190,195
magnesium trisilicate 186
malaridine 273
mannitol 127
maprotiline 101
margin of safety 10
maximal diastolic potential 153
maximum dose 8
maximum efficacy 9
maximum tolerated dose 8
mebendazole 276
mecamyhamine 137
mecamylamine 55
mechanism of action 10
mecillinam 238
meclofenoxate 121
medical charcoal 191
megestrol 220
megimide 120
meglumine diatrizoate 297
memantine 95
meprobamate 81
mercaptopurine 284
mesna 183
metabolism 15
metamizole sodium 115
metaraminol 61
meteneprost 222
metfomin 211
methacycline 252
methadone 109
methanal 279
methotrexate 284
methoxamedrine 62
methoxamine 61
methylene blue 294
methylergometrine 194

methylphenidate 119
methylprednisolone 201
methyltestosterone 220,287
methylthioninium chloride 294
methylthiouracil 216
metoclopramide 189
metolazone 126
metoprolol 69,133,143,158,166
metronidazole 261,274
mezlocillin 238
MFP 303
mianserin 101
micronomicin 248
midazolam 74
mifepristone 222
milrinone 167
mineralocorticoids 205
minimal-effective dose 8
minimum lethal dose 8
minimum toxic dose 8
minocycline 252
minoxidil 136
mirtazapine 102
misoprostol 188,195,222
mitomycin C 285
mizolastine 198
MMC 285
moclobemide 102
modafinil 119
molsidomine 144
monosialotetrahexosylganglioside 121
montelukast 182
morphine 106
motile receptor theory 11
moxifloxacin 257
moxonidine 136
MTX 284
muscarine 42
mutagenesis 7
myleran 285

N

NA 40—44,59—67,91,100—103,132
NaCl 228
nadolol 68
NaF 303
naloxone 110

naltrexone 110
NANDA 37
nandrolone phenylpropionate 221
NE 41
neomycin 248
neostigmine 48
neosynephrine 61
nesiritide 168
netilmicin 248
nevirapine 270
nicardipine 144
niclosamide 276
nicorandil 136,144
nicotine 42
nicotinic acid 149
nifedipine 132,144
nikethamide 119
nitrendipine 132
nitrofurantoin 261
nitroglycerin 141
nitrous oxide 74
nitrozepam 79
nizatidine 187
N_M 40,42—45,48—50,55,251
N_N 40,42—45,50,53,55
no-effect dose 8
noradrenaline 41
norepinephrin 41
norethisterone 220
norethisterone acetate 220
norfloxacin 257
norgestrel 220
novocaine 71
nursing process 36
nylestriol 302
nystatin 267

O

occupation theory 11
olanzapine 100
olmesartan 135
omeprazole 186
ondansetron 189
opium 106
organism 1
organophosphates 49
orthoboric acid 279

over the counter   34
oxacillin   238
oxantel   276
oxcarbazepine   85
oxiracetam   120
oxitropium   180
oxymetazoline   62
oxytetracycline   252
oxytocin   193

P

paclitaxel   286
PAM   50
PAM-Cl   50
pamidronic acid   302
p-aminomethylbenzoic acid   174
pancreatin   189
pantoprazole   186
para-aminosalicylic acid   264
paralysis   5
parathion   49
parathyroid hormone   303
Parkinson's disease   89
paromomycin   275
paroxetine   102
partial agonist   12
PAS   264
passive diffusion   16
passive transport   16
pD_2 12
peak period   22
peak time   22
peak value   22
pemoline   119
penfluridol   99
penicillamine   291,294
penicillin G   236
penicillin V   238
pentazocine   109
pentoxyverine   182
pepsin   188
perindopril   134
perphenazine   99
persistent period   22
pethidine   108
PGE_2 114,188,195
$PGF_{2\alpha}$ 195

PGI_2 114,132,134,142
pharmacodynamics   1
pharmacokinetics   1,15
pharmacological effect   5
pharmacology   1
phenformin   211
phenobarbital   80,84
phenol   279
phenoxybenzamine   66
phentolamine   65
phenylephrine   61
phenytoin sodium   84,157
phocomelia   10
physical dependence   7
physostigmine   49
phytoestrogen   220
pilocarpine   46
pinacidil   136
pindolol   68,143
pinocytosis   17
pioglitazone   212
piperacillin   238
piperazine   276
piracetam   120
pirenzepine   55,188
piribedil   91
piroxicam   115
pituitrin   194
placebo   31
placental barrier   20
plateau   25
poliomyelitis vaccine   292
polymyxin B   250
polymyxin E   250
polymyxin M   250
polymyxins   250
post-antibiotic effect   232
potassium channel openers   136
potassium chloride   228
potassium iodide   217
potency   9
povidone iodine   280
pralidoxime chloride   50
pralidoxime iodide   50
pramipexole   91
pranlukast   182

pravastatin 148
praziquantel 275
prazosin 67,135
prednisolone 201
prednisone 201
prenalterol 63
prescription only medication 34
primaquine 274
primary action 6
primidone 85
probenecid 116
probucol 149
procainamide 156
procaine 71
progesterone 220
progestogen 220
promethazine 198
propafenone 157
propofol 74
propranolol 68,132,143,158
propylthiouracil 216
prostacyclin 114
prostaglandin 112
prothrombin complex 174
protionamide 264
psychic dependence 7
psychological dependence 7
pump transport 17
pyrazinamide 264
pyribenzamine 198
pyridostigmine 49
pyrimethamine 274
pyritinol 121
PZA 264

Q

quantal response 8
quetiapine 100
quinapril 134
quinestrol 219
quinidine 155
quinine 273
quinolones 257

R

rabeprazole 186
radioiodine 217

raloxifene 220
ramipril 134,166
ranitidine 187
rapamycin 291
rate constant 23
rate theory 11
rebound reaction 7
reboxetine 101
receptor 11
receptor desensitization 13
receptor hypersensitization 13
receptor site 11
recombinant hepatitis B vaccine 292
recombinant human erythropoietin 176
regitine 65
remikiren 135
reserpine 137
residual effect 7
residual period 22
resistance 28,233
reteptase 173
Reye's syndrome 114
RFP 263
rhGM-CSF 176
ribavirin 269
rifampicin 263
rifampin 263
rifapentine 264
rimifon 263
risedronic acid 302
risperidone 99
ritodrine 195
rogor 49
rokitamycin 245
ropivacaine 71
rosiglitazone 212
rosuvastatin 148
rotundine 110
roxatidine 187
roxithromycin 245
RVLM 136

S

SA 259,260
safety index 10
safety margin 10
salbutamol 63,179

salin 49
saquinavir 270
saruplase 173
SASP 259
scopolamine 54
SD 259,260
SD-Ag 259,260
secobarbital 80
secondary action 6
secondary effect 7
second messenger 13
selectivity 6
selegiline 92
sertraline 102
sevoflurane 74
sex hormone 219
side effect 6
simdax 167
simple diffusion 16
simvastatin 148
sirolimus 291
sisomicin 248
sliver nitrate 280
slope 9
SML 259,260
SMZ 259,260,262
SMZco 35,260
snake antiserum 295
sodium bicarbonate 185,229
sodium chloride 228
sodium cromoglycate 181
sodium dimercaptosulphonate 294
sodium hyposulfate 294
sodium iodide 217
sodium lactate 229
sodium lactate ringers injection 229
sodium nitroprusside 136
sodium sulfate 190
sodium thiosulfate 294
sodium valproate 85
sodiumnitrite 294
soman 49
sorbitol 128
sorivudine 269
sparfloxacin 257,264
specificity 6

spectinomycin 248
spironolactone 126
stanozolol 221
staphylokinase 173
steady state concentration 25
streptokinase 173
streptomycin 248,264
strophanthin K 163
structure activity relationship 10
substitution therapy 5
succinylcholine 55
sucralfate 188
sulbactam 240
sulfacetamide 259
sulfadiazine 259
sulfadiazine silver 259
sulfamethoxazole 259
sulfasalazine 259
sulfonamides 259
sulfonylureas 210
sulindac 115
sulperazone 241
sulpiride 99
supplement therapy 6
suxamethonium 55
symptomatic treatment 6
synergism 28
systemic action 6

T

T 220
tabun 49
tamoxifen 220,287
tazobactam 240
tazocin 241
teicoplanin 246
telenzepine 188
telmisartan 135
temocillin 238
teniposide 285
teratogenesis 7
terazosin 67,135
terbinafine 268
terbutaline 63,179
terfenadine 198
testosterone 220
testosterone propionate 220

testosterone undecanoate 220
tetanus antitoxin 292
tetracaine 71
tetracyclines 252
tetracyline 188
tetraiodothyronine 214
thalidomide 10, 265
THAM 229
theophylline 180
therapeutic action 6
therapeutic dose 8
therapeutic index 10
thiamazole 216
thiazides 126
thiopental 80
thiopental sodium 74
thioridazine 99
thioureas 216
third messenger 13
threshold dose 8
thrombin 174
thyroid hormones 214
thyroxine 214
tibolone 302
ticarcillin 238
ticlopidine 172
tigecycline 252
timentin 241
timolol 68, 143
tinidazole 261
tissue-type plasminogen activator 173
TMP 233, 260, 262
tobramycin 248
tolazoline 66
tolbutamide 210
tolerance 28
topiramate 86
toxic effect 7
tramadol 109
tranexamic acid 174
transcortin 201
transformation 15
transmembrane transport 15
transport 15
trazodone 102
triamcinolone 201

triamcinolone acetonide 181
triamterene 127
triazolam 79
triiodothyronine 214
trimetaphan camsilate 55
trimetazidine 144
trimethaphan 137
trimethoprim 260
tromethamine 229
tropicamide 55
tyrosine kinase receptor 11

U

unasyn 241
up-regulation 13
urapidil 135
urokinase 173

V

valium 77
valsartan 135, 166
vancomycin 246
variation 29
vascular dementia 94
VCR 286
V_d 24
vecuronium 55
venlafaxine 102
verapamil 144, 159
vidarabine 269
videx 270
vigabatrin 86
vinblastine 286
vincristine 286
Vit. A 226
Vit. B_1 224
Vit. B_2 224
Vit. B_6 35, 225
Vit. C 35, 225
vit. D 303
Vit. D 226
Vit. E 226
vitamin 224
vitamin A 226
vitamin B_1 224
vitamin B_2 224
vitamin B_6 225

vitamin B_{12} 175
vitamin C 225
vitamin D 226,303
vitamin E 226
vitamin K 173
VLB 285,286
voglibose 211

W

warfarin 172
wintermine 98
withdrawal reaction 7

X

xamoterol 63,167
xylocaine 71

Y

yohimbine 67

Z

zafirlukast 182
zalcitabine 269
zidovudine 269
zileuton 182
zolpidem 81
zopiclone 81
zprasidone 100